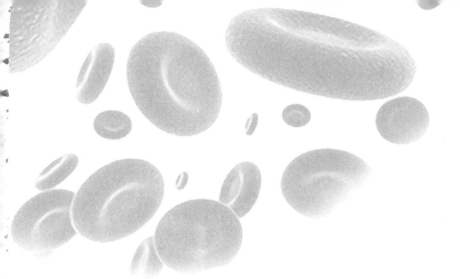

脐带血造血干细胞移植

主　编　　孙自敏
副主编　　刘开彦　刘会兰

人民卫生出版社
·北京·

图书在版编目（CIP）数据

脐带血造血干细胞移植 / 孙自敏主编 . — 北京：
人民卫生出版社，2023.12
ISBN 978-7-117-35792-0

Ⅰ．①脐… Ⅱ．①孙… Ⅲ．①脐带血-造血干细胞-
移植术（医学） Ⅳ．①R457.7

中国国家版本馆 CIP 数据核字（2024）第 010048 号

| 人卫智网 | www.ipmph.com | 医学教育、学术、考试、健康，购书智慧智能综合服务平台 |
| 人卫官网 | www.pmph.com | 人卫官方资讯发布平台 |

脐带血造血干细胞移植
Qidaixue Zaoxue Ganxibao Yizhi

主　　编：孙自敏
出版发行：人民卫生出版社（中继线 010-59780011）
地　　址：北京市朝阳区潘家园南里 19 号
邮　　编：100021
E - mail：pmph @ pmph.com
购书热线：010-59787592　010-59787584　010-65264830
印　　刷：北京华联印刷有限公司
经　　销：新华书店
开　　本：787×1092　1/16　　印张：27
字　　数：573 千字
版　　次：2023 年 12 月第 1 版
印　　次：2024 年 2 月第 1 次印刷
标准书号：ISBN 978-7-117-35792-0
定　　价：168.00 元

打击盗版举报电话：010-59787491　E-mail：WQ @ pmph.com
质量问题联系电话：010-59787234　E-mail：zhiliang @ pmph.com
数字融合服务电话：4001118166　E-mail：zengzhi @ pmph.com

主　编

孙自敏　中国科学技术大学附属第一医院（安徽省立医院）

副主编

刘开彦　北京大学人民医院

刘会兰　中国科学技术大学附属第一医院（安徽省立医院）

常务编委（按姓氏拼音排序）

耿良权　中国科学技术大学附属第一医院（安徽省立医院）

韩永胜　中国科学技术大学附属第一医院（安徽省立医院）

何　军　苏州大学附属第一医院

李乃农　福建医科大学附属协和医院

宋闿迪　中国科学技术大学附属第一医院（安徽省立医院）

汤宝林　中国科学技术大学附属第一医院（安徽省立医院）

皖　湘　中国科学技术大学附属第一医院（安徽省立医院）

魏海明　中国科学技术大学

吴　云　中国科学技术大学附属第一医院（安徽省立医院）

吴爱东　中国科学技术大学附属第一医院（安徽省立医院）

徐　欣　北京市脐带血造血干细胞库

姚　雯　中国科学技术大学附属第一医院（安徽省立医院）

翟晓文　复旦大学附属儿科医院

张红雁　中国科学技术大学附属第一医院（安徽省立医院）

郑昌成　中国科学技术大学附属第一医院（安徽省立医院）

朱小玉　中国科学技术大学附属第一医院（安徽省立医院）

祝怀平　中国科学技术大学附属第一医院（安徽省立医院）

编委（按姓氏拼音排序）

鲍晓晶　苏州大学附属第一医院

陈二玲　中国科学技术大学附属第一医院（安徽省立医院）

方欣臣　中国科学技术大学附属第一医院（安徽省立医院）

黄　璐　中国科学技术大学附属第一医院（安徽省立医院）

黄璐璐　安徽医科大学

季艳萍　安徽医科大学

金林林　中国科学技术大学

李晓帆　福建医科大学附属协和医院

罗晨晖　安徽医科大学

钱晓文　复旦大学附属儿科医院

强　萍　中国科学技术大学附属第一医院（安徽省立医院）

孙光宇　中国科学技术大学附属第一医院（安徽省立医院）

童　娟　中国科学技术大学附属第一医院（安徽省立医院）

涂美娟　中国科学技术大学附属第一医院（安徽省立医院）

汪　健　中国科学技术大学附属第一医院（安徽省立医院）

魏晓飞　北京市脐带血造血干细胞库

吴　辰　北京市脐带血造血干细胞库

吴丽敏　中国科学技术大学附属第一医院（安徽省立医院）

杨　兰　北京市脐带血造血干细胞库

张　磊　中国科学技术大学附属第一医院（安徽省立医院）

张旭晗　中国科学技术大学附属第一医院（安徽省立医院）

校对人员（按姓氏拼音排序）

刘丽娜　中国科学技术大学附属第一医院（安徽省立医院）

王冬耀　中国科学技术大学附属第一医院（安徽省立医院）

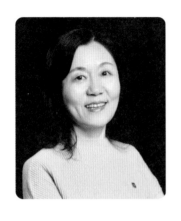

孙自敏，主任医师，二级教授，博士生导师，博士后流动站导师。中国医师协会血液科医师分会常务委员，安徽省抗癌协会血液肿瘤专业委员会主任委员，安徽省血液内科质量控制中心主任。中国妇幼保健协会脐带血应用专业委员会副主任委员，中国医药教育协会造血干细胞移植及细胞治疗专业委员会副主任委员，中国免疫学会血液免疫专业委员会副主任委员，中国血液病专科联盟副理事长，安徽省干细胞协会副理事长。曾任中华医学会血液学分会第九届常务委员。安徽省医学会血液学分会第四、第五、第七届主任委员，安徽省医师协会血液科医师分会第一届主任委员。

从事血液科临床工作 41 年，具有扎实的内科理论知识和基本技能，专业特长造血干细胞移植和疑难血液病的诊治，专业特色脐带血造血干细胞移植。作为安徽省临床医学重点学科带头人，自 1997 年成为安徽省首批临床医学重点学科至今，紧跟国际先进的诊治技术开展血液病的精确诊断和规范化治疗。1989 年从事造血干细胞移植，2000 年率领的团队开展脐带血移植，建立脐带血移植治疗恶性血液病的技术体系，解决了脐带血移植植入难的临床问题。至 2022 年 12 月单中心开展非血缘脐带血移植 1 800 余例，单份脐带血移植治疗成人恶性血液病的植入率达到 97%。2010 年 7 月牵头成立中国脐带血移植协作组，制订中国单份清髓性非血缘脐带血移植方案，开展多中心临床研究，帮助全国多家医院开展脐带血移植，推动中国脐带血移植事业的发展，被同行誉为中国脐带血移植领头人。获得国家自然科学基金、卫生部科研项目、卫生部行业专项、国家科技支撑计划、安徽省科技攻关项目、安徽省自然科学基金等科研基金课题的资助 20 余项。发表专业学术论文 400 余篇，其中以第一作者或通讯作者在 *Blood*、*Nature Communications*、*Leukemia* 等杂志发表论文 200 余篇。获得安徽省科学技术奖二等奖 7 项。首届安徽省卫生系统有突出贡献的中青年专家。安徽省 115 产业创新团队"造血干细胞移植"带头人。安徽省第一、第二届江淮名医。安徽省立医院造血干细胞移植首席专家。享受国务院政府特殊津贴，三次享受安徽省政府特殊津贴。参与制订 10 项中国临床指南与专家共识。培养博士后、博士和硕士研究生 50 余名。

副主编简介

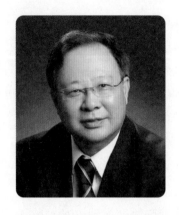

刘开彦，教授，主任医师，博士生导师，北京大学血液病研究所副所长，北京大学人民医院伦理审查委员会主任委员，北京陆道培血液病研究院常务副院长，北京市脐带血造血干细胞库主任。从事血液病临床及实验研究工作，对造血干细胞移植技术及其各种合并症、各种急慢性白血病、淋巴瘤、多发性骨髓瘤的诊断治疗有丰富的临床经验。

任第八届国家卫生健康标准委员会血液标准专业委员会副主任委员，中国妇幼保健协会脐带血应用专业委员会主任委员，中国医药教育协会造血干细胞移植及细胞治疗专业委员会副主任委员，亚洲脐带血联盟（AsiaCORD）主席，亚洲细胞治疗组织（Asian Cellular Therapy Organization）副主席，《临床血液学杂志》副主编，《白血病·淋巴瘤》副主编等。曾任中国医师协会血液科医师分会第三届会长，中华医学会血液学分会第十届委员会造血干细胞应用学组组长。荣获 2019 年第三届国之名医盛典"国之名医·卓越建树"奖，2017 年国家科学技术进步奖二等奖，2016 年高等学校科学研究优秀成果奖科学技术进步奖一等奖，2016 年中华医学科技奖一等奖，2014 年国家科学技术进步奖二等奖，2014 年北京大学优秀博士生导师，2012 年中国抗癌协会科技奖二等奖，2012 年教育部高等学校科学研究优秀成果奖一等奖，2011 年中华医学科技奖二等奖，2011 年度北京大学人民医院杰出临床科主任等。

担任国家自然科学基金项目、国家重点基础研究发展计划（"973"计划）项目、国家高技术研究发展计划（"863"计划）项目、北京大学"211 工程"及首都医学发展科研基金等多项课题负责人，在 *Blood*、*Leukemia*、*Bone Marrow Transplantation*、*British Journal of Haematology* 等血液病学期刊发表及参与发表 SCI 论文 200 余篇。至今已指导 12 名博士研究生、12 名硕士研究生毕业。

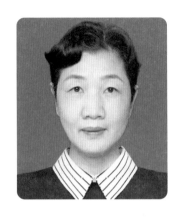

刘会兰，主任医师，博士生导师。中国科学技术大学附属第一医院造血干细胞移植亚专科主任，输血科主任，安徽省血液内科质控中心常务副主任。安徽省学术技术带头人，安徽省卫计委青年领军人才，安徽省立医院首批杰出技术骨干。1991 年毕业于安徽医科大学临床医学专业，1999 年和 2009 年分别在中国人民解放军第五医学中心移植中心和日本东京大学医学研究院移植中心研修学习造血干细胞移植术。安徽医科大学毕业后一直从事血液内科临床、科研及教学工作，2000 年至今致力于造血干细胞移植临床研究，特长为脐带血移植技术。

现任安徽省医学会临床输血分会主委，安徽省医学会血液学分会造血干细胞移植应用学组组长，安徽省医学会血液学分会及安徽省医师协会血液病专业委员会常务委员，中国抗癌协会肿瘤血液病学专业委员会委员，中华医学会血液学分会白血病·淋巴瘤学组委员，中华预防医学会血液安全专业委员会委员，中国输血协会免疫血液学专业委员会委员。在 *Bone Marrow Transplantation* 等移植权威杂志发表论文多篇，曾先后获得安徽省科技进步奖二等奖 3 次。

前言

　　随着基础研究的不断发展，特别是体外成功分离出人类胚胎干细胞的技术，引起了世界科学界的广泛重视，成为人类医学发展史上的里程碑式的进展。从理论上说，干细胞具有治疗所有疾病的潜能，其中造血干细胞移植是二十世纪临床应用最成熟的干细胞技术，已成功应用于治疗多种恶性及非恶性血液系统疾病和先天性遗传性等疾病，全球已有数百万例患者接受造血干细胞移植。近30年来移植供者的多样化是造血干细胞移植进展的标志。脐带血是重要的人类细胞生物资源，是造血干细胞的主要来源之一，同时也是干细胞研究及应用理想的细胞来源。

　　脐带血因来源丰富、取材方便、对妇婴无害、不涉及伦理问题且为实物冻存等独特的优势，过去30余年来，脐带血移植（umbilical cord blood transplantation，UCBT）取得了快速的发展和广泛的临床应用。不同于其他来源的造血干细胞，脐带血中的细胞更年轻更富有活力，造血干细胞、各类免疫细胞和其前体细胞数量更丰富，尤其免疫细胞以 naïve T 淋巴细胞为主，记忆 T 淋巴细胞少。因此，供受者间人类白细胞抗原（human leukocyte antigen，HLA）不相合程度的耐受性更高。同时脐带血在体内能够扩增和诱导分化为功能成熟的各种效应细胞，移植后供者免疫重建与受者的相容性更好，同时移植后可诱导出较强的移植物抗肿瘤作用。鉴于脐带血的生物学和免疫学的特点，UCBT 后慢性移植物抗宿主病（chronic graft versus host disease，cGVHD）的发生率低且程度轻，移植后原发病的复发率也较低。但是由于采集的单份脐带血体积（或"容量"）有限，所含的有核细胞数及 CD34$^+$ 细胞数的总量相对固定，用于移植的细胞数量仅为外周血或骨髓移植细胞数的 10%～20%，因此，UCBT 后造血重建的速度较其他移植类型慢，早期临床报道中植入率也较低。中国科学技术大学附属第一医院（安徽省立医院）开展 UCBT 临床研究 20 余年，采用的清髓性不含抗胸腺细胞球蛋白（antithymocyte globulin，ATG）的 UCBT 技术方案治疗恶性血液病 1 900 余例，获得 97% 以上的植入率，已成功解决了 UCBT 植入难的临床瓶颈问题。随着中国公共脐带血库容量的增加及质量体系的建立和完善，开展 UCBT 的中心和病例数也在不断增多。同时，在免疫细胞治疗风起云涌的时代，脐带血作为重要的新兴干细胞来源，也被广泛应用于干细胞的基础研究领域，如脐带来源的间充质干细胞用于组织修复和器官再造等。脐带来源的间充质干细胞用于心肌病变、肝脏衰竭、糖尿病足、老年痴呆和脑瘫等疾病的辅助治疗，临床上也取得了可喜的疗效，有望成为重要的干细胞治疗技术。

在这种背景下，新近从事 UCBT 的医务人员需要临床指导工具书。作者邀请了国内多名造血干细胞移植专家撰写本书，书中汇总了国内外有关脐带血的基础研究和脐带血的体外扩增，探讨了 UCBT 治疗各种疾病的临床方案，参考了大量文献并融合了各专家多年的移植经验，系统、全面、详细地介绍了 UCBT 技术，包括 UCBT 中如何筛选合适的脐带血、如何选择移植方案、如何处理移植相关并发症，以及移植过程中的护理等要点。旨在更广泛推广 UCBT 技术和指导临床医师规范应用，切实打造一项具有中国特色的 UCBT 方案，拓宽 UCBT 的适应证，增加 UCBT 的受益病种，进一步提高患者生存率及生存质量。

在全书编写过程中，各位编者竭尽所能，态度严谨，力求准确。借此衷心地感谢各位编委为本书的编写所付出的辛勤劳动和杰出智慧，感谢为本书的校对、审核辛苦工作的同仁们。感谢国家自然科学基金委员会给予的资助。

鉴于本人学术水平和实验技术有限，书中内容虽经过反复斟酌，仍难以尽善尽美，难免有诸多疏漏和不足之处，敬请各位专家和读者批评指正。

孙自敏

2023 年 8 月 24 日于合肥

英文缩写词

	A	
AA	aplastic anemia 再生障碍性贫血	
ADAMTS	a disintegrin-like and metalloprotease with thrombospondin type 1 motif 含凝血酶反应蛋白 1 型基序的去整合素和金属蛋白酶	
ADCC	antibody-dependent cell-mediated cytotoxicity 抗体依赖细胞介导的细胞毒作用	
ADV	adenovirus 腺病毒	
aGVHD	acute graft-versus-host disease 急性移植物抗宿主病	
ALL	acute lymphocytic leukemia 急性淋巴细胞白血病	
Allo-BMT	allogeneic bone marrow transplantation 异基因骨髓移植	
Allo-HSCT	allogeneic hematopoietic stem cell transplantation 异基因造血干细胞移植	
AML	acute myeloid leukemia 急性髓系白血病	
ANC	absolute neutrophil count 中性粒细胞绝对计数	
AP	accelerated phase 加速期	
APC	antigen presenting cell 抗原提呈细胞	
Ara-c	cytosine arabinoside 阿糖胞苷	
ASHI	American Society of Histocompatibility and Immunogenetics 美国组织相容性和免疫遗传学会	
ATG	antithymocyte globulin 抗胸腺细胞球蛋白	
AUC	area under the time curve 时间曲线下面积	
Auto-HSCT	autologous hematopoietic stem cell transplantation 自体造血干细胞移植	

	B	
BAFF	B cell activating factor B 细胞激活因子	
BAL	bronchoalveolar lavage 支气管肺泡灌洗	
BC	blast crisis 急变期	
BCMA	B cell maturation antigen B 细胞成熟抗原	
BCR	B-cell receptor B 细胞抗原受体	
BCNU	1,3-bis（2-chloroethyl）-1-nitrosourea 卡莫司汀	
BKV	BK virus BK 病毒	
BM	bone marrow 骨髓	
BMSC	bone marrow stem cell 骨髓干细胞	
BMT	bone marrow transplantation 骨髓移植	
BNP	brain natriuretic peptide 脑利尿钠肽	
BP	bodily pain 躯体疼痛	
Breg	regulatory B cell 调节性 B 细胞	
BSI	bloodstream infection 血流感染	
Bu	busulfan 白消安	

C

CAFC	cobblestone area-forming cell	鹅卵石区域形成细胞
CAM	cell adhesion molecule	细胞黏附分子
CAR	chimeric antigen receptor	嵌合抗原受体
CB	cord blood	脐带血
CBT	cord blood transplantation	脐带血移植
CBWG	Cord Blood Working Group	英国血液和骨髓移植协会脐带血工作组
CC	complete chimerism	完全嵌合
CD	Crohn disease	克罗恩病
CDR3	complementarity-determining region 3	互补决定区域 3
CGD	chronic granulomatous disease	慢性肉芽肿病
cGVHD	chronic graft-versus-host disease	慢性移植物抗宿主病
CFU-GM	colony forming unit-granulocyte and macrophage	粒 – 巨噬细胞集落形成单位
CFU-S	colony-forming unit-spleen	脾集落形成单位
CIK	cytokine-induced killer	细胞因子诱导的杀伤细胞
CLL	chronic lymphocytic leukemia	慢性淋巴细胞白血病
CM	costimulatory molecule	共刺激分子
CML	chronic myelogenous leukemia	慢性髓性白血病
CMV	cytomegalovirus infection	巨细胞病毒感染
CNS	central nervous system	中枢神经系统
COVID-19	Corona Virus Disease 2019	2019 冠状病毒病
CP	chronic phase	慢性期
CR	complete remission	完全缓解
CRF	controlled rate freezer	程控降温仪
CRP	C reactive protein	C 反应蛋白
CRS	cytokine release syndrome	细胞因子释放综合征
CSA	cyclosporin	环孢素
CTL	cytotoxic T-lymphocyte	细胞毒性 T 淋巴细胞
CY	cyclophosphamide	环磷酰胺

D

DAMP	damage-associated molecular pattern	损伤相关分子模式
DC	dendritic cell	树突状细胞
DFS	disease-free survival	无病生存
DIN	donation identification number	捐献识别号
DLI	donor lymphocyte infusion	淋巴细胞输注
DMSO	dimethylsulfoxide	二甲基亚砜
DNT	double negative T	双阴性 T
DSA	donor specific antibody	供者特异性抗体

E

EAE	experimental autoimmune encephalomyelitis	实验性自身免疫性脑脊髓炎
EBMT	European Blood and Marrow Transplant Group	欧洲血液和骨髓移植组

EBV	Epstein-Barr virus EB 病毒
EC	vascular endothelial cell 血管内皮细胞
ECBTG	Eurocord-Cord Blood Transplant Group 欧洲脐带血移植组
ECP	external light therapy 体外光照疗法
EFS	event free survival 无事件生存
EIS	early inflammatory syndrome 早期炎症综合征
ELISA	enzyme-linked immunosorbent assay 酶联免疫吸附实验
EOHC	early onset hemorrhagic cystitis 早发型出血性膀胱炎
EPO	erythropoietin 促红细胞生成素
EPC	endothelial progenitor cell 内皮祖细胞
ES	engraftment syndrome 植入综合征

F

FA	Fanconi anemia 范科尼贫血
FACT	the Functional Assessment of Cancer Therapy 癌症治疗功能评价系统
FACT-BMT	the Functional Assessment of Cancer Therapy-Bone Marrow Transplantation 癌症治疗功能评价系统骨髓移植生存质量评价量表
FACT-G	the Functional Assessment of Cancer Therapy-General 癌症治疗功能评价通用量表
FBS	fetal bovine serum 胎牛血清
FFS	face pain scale 面部表情疼痛评定法
FISH	fluorescence *in situ* hybridization 荧光原位杂交技术
FL	follicular lymphoma 滤泡型淋巴瘤
Flu	fludarabine 氟达拉滨
FK506	tacrolimus 他克莫司
FTBI	fractionatedtotal body irradiation 分次全身照射

G

GC	germinal center 生发中心
GD	ganglioside 神经节苷脂
GF	graft failure 植入失败
GH	general health 一般健康状况
G-CSF	granulocyte colony stimulating factor 粒细胞集落刺激因子
GM-CSF	granulocyte macrophage colony stimulating factor 粒细胞 – 巨噬细胞集落刺激因子
GO	gemtuzumab ozogamicin 吉妥珠单抗 – 奥加米星
GPI	glycosyl phosphatidyl inositol 糖基磷脂酰肌醇
GSI	gamma secretase inhibitor 伽马分泌酶抑制剂
GVHD	graft-versus-host disease 移植物抗宿主病
GRFS	GVHD free/relapse free survival 非复发非 GVHD 生存率
GVL	graft-versus-leukemia 移植物抗白血病
GVT	graft versus tumour 移植物抗肿瘤作用

H

hAPB	healthy peripheral adult blood 健康成人外周血
HC	hemorrhagic cystitis 出血性膀胱炎

HER	human epidermal growth factor receptor 人表皮生长因子受体	
HHV-6	human herpesvirus-6 人类疱疹病毒 -6 型	
Haplo-HSCT	haploidentical hematopoietic stem cell transplantation 单倍型造血干细胞移植	
HLA	human leukocyte antigen 人类白细胞抗原	
HLA-MST	human leukocyte antigen-matched sibling transplantation 人类白细胞抗原匹配的同胞移植	
HGB	hemoglobin 血红蛋白	
HPC	hematopoietic progenitor cell 造血祖细胞	
HPE	homeostatic peripheral expansion 外周扩增	
HPP-ECFC	high proliferative potential endothelial colony-forming cell 高增殖潜能内皮祖细胞	
HRQOL	health-related quality of life 健康相关生存质量	
HSC	hematopoietic stem cell 造血干细胞	
HSCT	hematopoietic stem cell transplantation 造血干细胞移植	
hUCB	healthy umbilical cord blood 健康脐带血	
HVOD	hepatic veno-occlusive disease 肝静脉闭塞病	

I

IA	invasive aspergillosis 侵袭性曲霉菌
IBD	inflammatory bowel disease 炎症性肠病
IBMTR	International Bone Marrow Transplant Registry 国际骨髓移植登记处
IC	indeterminate colitis 未定型结肠炎
ICAM	intercellular adhesion molecule 细胞间黏附分子
IDSA	Infectious Diseases Society of America 美国感染病学会
IE	immediate early 即刻早期
IFD	invasive fungal disease 侵袭性真菌病
IFN	interferon 干扰素
IL	interleukin 白细胞介素
IMA	inherited maternal antigen 遗传性母源 HLA 抗原
IP	interstitial pneumonia 间质性肺炎
IPA	inherited paternal antigen 遗传性父源 HLA 抗原
IRM	infectious-relatedmortality 感染相关性死亡率
IST	immunosuppressive therapy 免疫抑制剂治疗

J

JMDP	Japan Marrow Donor Program 日本骨髓捐赠计划

K

KIR	killer-cell immunoglobulin-like receptor 杀伤细胞免疫球蛋白样受体

L

LAIP	leukemia-related immunophenotype 白血病相关免疫表型
LBL	lymphoblastic lymphoma 淋巴母细胞淋巴瘤
LFS	leukemia-free survival 无白血病生存期

LOH	loss of heterozygosity 杂合性丢失
LOHC	late onset hemorrhagic cystitis 迟发型出血性膀胱炎
LPS	lipopolysaccharide 脂多糖
LSC	leukemia stem cell 白血病干细胞

M

MAC	myeloablative regimen 清髓性预处理
MCL	mantle cell lymphoma 套细胞淋巴瘤
MCS	mental component summary 社会心理健康状况
MCP	monocyte chemoattractant protein 单核细胞趋化蛋白
MDD	minimally disseminated disease 最小播散性疾病
MDP	muramyl dipeptide 胞壁酰二肽
MDS	myelodysplastic syndrome 骨髓增生异常综合征
MDSC	myeloid-derived suppressor cell 髓源性抑制细胞
Mel	melphalan 美法仑
MFD	matched family donor 相合亲缘供者
MFI	mean fluorescence intensity 平均荧光强度值
MH	mental health 精神健康
MHC	major histocompatibility complex 主要组织相容复合体
MLC	multileaf collimator 气动多叶准直器
MM	multiple myeloma 多发性骨髓瘤
MMc	maternal microchimerism 母体微嵌合体
MMUD	mismatched unrelated donor 不合非亲缘
MMF	mycophenolate mofetil 吗替麦考酚酯
MP	methylprednisolone 甲泼尼龙
MRD	minimal residual disease 微小残留病变
MSC	mesenchymal stem cell 间充质干细胞
MSD	matched sibling donor 相合同胞供者
MTX	methotrexate 甲氨蝶呤
MUD	matched unrelated donor 相合非亲缘

N

NASBA	nucleicacid sequence-based amplification 核酸序列扩增法
NBS	newborn screening 新生儿筛查
NCBP	National Cord Blood Program 国际脐带血组织
NCR	natural cytotoxicity receptor 自然杀伤细胞毒受体家族
NGS	next-generation sequencing 二代测序
NHL	non-Hodgkin lymphoma 非霍奇金淋巴瘤
NIH	the National Institutes of Health 美国国立卫生研究院
NIMA	non-inherited maternal antigen 母系非遗传性抗原
NIPA	non-inherited paternal antigen 父系非遗传性抗原
NK	natural killer cell 自然杀伤细胞
NMC	nonmyeloablative regimen 非清髓性预处理

NMDP	National Marrow Donor Program 美国国家骨髓捐献项目	
NRM	non-relapse mortality 非复发死亡率	
NRS	numeric rating scale 疼痛数字分级法	
NYBC	New York Blood Center 美国纽约血液中心	

O

4-OHCP	4-hydroperoxycyclophosphamide 4- 氢过氧环磷酰胺
OM	oral mucositis 口腔黏膜炎
OS	overall survival 总生存期

P

PAMP	pathogen-associated molecular pattern 抗原呈递细胞被病原相关分子模式
PRA	population reactive antibody 群体反应性抗体
PBSCs	peripheral hematopoietic stem cell 外周造血干细胞
peri-ES	peri-engraftment syndrome 围植入期综合征
PC	progenitor cell 祖细胞
PCR	polymerase chain reaction 聚合酶链式反应
PCS	physical component summary 躯体健康状况
PD-1	programmed cell death protein 1 程序性死亡受体 1
PES	pre-engraftment syndrome 植入前综合征
PedsQL	the Pediatric Quality of Life Inventory Measurement Models 儿童生存质量测定量表
PF	physical functioning 生理机能
PFS	progression-free survival 无事件生存
PGE2	prostaglandin E2 前列腺素 E2
PGF	poor graft function 移植物功能不良
PID	primary immunodeficiency disease 原发性免疫缺陷病
PIR	pre-immune response 植入前免疫反应
PI3K	phosphoinositide 3 kinase 磷脂酰肌醇 3 激酶
PLT	platelet 血小板
PM	polymyositis 多发性肌炎
DM	dermatomyositis 皮肌炎
PNH	paroxysmal nocturnal hemoglobinuria 阵发性睡眠性血红蛋白尿
PR	partial remission 部分缓解
PRCA	pure red cell aplasia 纯红细胞再生障碍性贫血
PRO	patient-reported outcomes 患者自我评价

R

RA	rheumatoid arthritis 类风湿关节炎
RE	role-emotional 情感职能
RFLP	restriction fragment length polymorphism 限制酶片段长度多态性分析
RIC	reduced intensity conditioning 减低强度预处理
ROS	reactive oxygen species 活性氧
RP	role-physical 生理职能

S

SAA	severe aplastic anemia 重型再生障碍性贫血
SCETIDE	Stem Cell Transplant for Immunodeficiencies in Europe 欧洲免疫缺陷移植协作组
SCI	spinal cord injury 脊髓损伤
SCID	severe combined immunodeficiency disease 重度联合免疫缺陷病
SCT	stem cell transplantation 造血干细胞移植
SF	social functioning 社会功能
SFK	Src-family kinase Src 家族激酶
SLE	systemic lupus erythematosus 系统性红斑狼疮
SNP	single nucleotide polymorphism 单核苷酸多态性
SOS	sinusoidal obstruction syndrome 肝窦阻塞综合征
SSc	systemic sclerosis 系统性硬化症
STB	single dosetotal body irradiation 单次全身照射
STR	short tandem repeat 短串联重复区域

T

T1D	type 1 diabetes 1 型糖尿病
T2D	type 2 diabetes 2 型糖尿病
TACI	transmembrane activator, calcium modulator, and cyclophilin ligand interactor 跨膜激活物、钙调节物、亲环蛋白配体相互作用物
TA-TMA	transplant-associated thrombotic microangiopathy 移植相关血栓性微血管病
TBI	total body irradiation 全身照射
TCR	T cell receptor T 细胞受体
TGF	transforming growth factor 转化生长因子
TLI	total lymphoid irradiation 全身淋巴结照射
TKI	tyrosine kinase inhibitor 酪氨酸激酶抑制剂
TMA	thrombotic microangiopathy 血栓性微血管病
TMI	total marrow irradiation 全骨髓照射
TMLI	total marrow and lymphatic irradiation 全骨髓加淋巴照射
TNC	total nucleated cell 总有核细胞数
TNF	tumor necrosis factor 肿瘤坏死因子
TOMO	tomotherapy 螺旋体层放射治疗
TRALT	transfusion-related acute lung injury 输血相关性急性肺损伤
TREC	T-cell receptor excision circle T 细胞受体切除环
Treg	regulatory T cell 调节性 T 细胞
TRM	transplant-related mortality 移植相关死亡率
TSEI	total skin electron irradiation 全身皮肤电子束照射
TT	thiotepa 塞替派
TWE	transient warming event 升温事件

U

UC	ulcerative colitis 溃疡性结肠炎
UCB	umbilical cord blood 脐带血

UCBT	umbilical cord blood transplantation 脐带血移植
UPBSCT	unrelated peripheral blood stem cell transplantation 非血缘外周血造血干细胞移植
URD	unrelated donor 非血缘供者
USSC	unrestricted somatic stem cell 非限制性体干细胞

V

VEGF	vascular endothelial growth factor 血管内皮细胞生长因子
VEO-IBD	very early onset inflammatory bowel disease 极早发型炎症性肠病
VP16	etoposide 依托泊苷
VST	virus-specific T cell 病毒特异性 T 细胞
VT	vitality 精力
VZV	varicella-zoster virus 水痘 – 带状疱疹病毒

W

WAS	Wiskott-Aldrich syndrome 威斯科特 – 奥尔德里奇综合征
WBC	white blood cell 白细胞
WHO	World Health Organization 世界卫生组织

X

XLN	X-linked neutropenia X 连锁中性粒细胞减少症
XLT	X-linked thrombocytopenia X 连锁血小板减少症

目录

第一章
概论

脐带血是胎儿娩出、结扎脐带并断离后残留在脐带和胎盘中的血液。脐带血中含有可以重建人体造血系统和免疫系统的造血干细胞（hematopoietic stem cell，HSC），而且其所含的多能 HSC、造血祖细胞（hematopoietic progenitor cell，HPC）的比率均高于骨髓及外周血。脐带血移植（umbilical cord blood transplantation，UCBT）临床应用 30 余年来，随着脐带血移植技术的不断改进和完善、植入机制和免疫重建等基础研究的不断进展，UCBT 已被广泛地用于治疗儿童及成人恶性血液病和非恶性疾病，包括血液系统恶性肿瘤，如急性白血病、慢性白血病、骨髓增生异常综合征（myelodysplastic syndrome，MDS）和恶性淋巴瘤等。非恶性疾病包括骨髓造血功能衰竭性疾病（如先天性和获得性再生障碍性贫血）、血红蛋白病（如地中海贫血）、先天性免疫缺陷病和先天性代谢缺陷等[1-3]。目前全球已有 80 000 例以上的儿童和成人患者接受了 UCBT。近年来，脐带血中的干细胞也被应用于治疗多种自身免疫性疾病、脑瘫和自闭症等，成为一种非常重要的人类细胞生物资源。

第一节
世界脐带血移植的历史和发展过程

20 世纪 60 年代 Ende M 和 Ende N 等用 8 份新鲜脐带血，在 17 天内分次输注给一例经过化疗后的 16 岁急性淋巴细胞白血病（acute lymphocytic leukemia，ALL）患者，虽然没能获得造血重建，但是通过检测患者外周血红细胞抗原发现，其中一份或多份脐带血获得过短暂的混合嵌合[4, 5]。20 世纪 70—80 年代初期，Koike 和 Besalduch-Vidal 比较了脐带血和骨髓中的造血干细胞的数量，证明了脐带血中含有足够数量的 HSC 可用于移植。Koike 还发现脐带血 HSC 可以经过冷冻保存而不影响活性和增殖潜能，可作为一种用于移植的 HSC 来源[6]。Broxmeyer 在美国印第安纳大学医学院系统地研究了人脐带血的生物学特性及冷冻保存，研究表明脐带血冻存后可保存 15 年之久，且可保持 90% 以上的生物学特性[7-9]。存储年限最长的案例来自美国印第安纳大学医学院和约翰斯·霍普金斯大学医学院，科研人员成功将冻存 21～23.5 年的脐带血细胞复苏，并从中分离出形态和功能正常的 HSC，细胞增殖分化潜能和对多种细胞因子刺激的反应与新鲜标本的干细胞无差异[5]。这些研究证实了脐带血（umbilical cord blood，UCB）可作为移植的 HSC/HPC 来源，为脐带血的大规模存储以及 UCBT 的临床应用奠定了可靠的理论基础。

1988 年 10 月，Gluckman 等在法国巴黎圣路易医院对一位 5 岁的范科尼贫血（Fanconi anemia，FA）患儿进行同胞人类白细胞抗原（human leukocyte antigen，HLA）相合的 UCBT 并获得成功，由此拉开了临床 UCBT 的序幕[5, 8]。1990 年，Wagner 及 Vilmer 等人分别在美国及法国首次使用同胞 HLA 相合 UCBT 治疗儿童白血病患者并取得成功。1 例曾患有神经纤维瘤的 4 岁儿童，诊断骨髓增殖性疾病半年后转为急性髓系白血病（acute myeloid leukemia，AML），通过与父母和兄弟姐妹的 HLA 配型未能找到合适的骨髓供体，Wagner 等在其母亲分娩时获取了 92ml 脐带血，其中 1ml 用于 HLA 分型，91ml 被送到印第安纳大学医学院用于祖细胞检测（2ml）和冷冻保存（89ml），结果该脐带血与患儿 HLA 配型相合。在患者疾病进展期进行同胞 HLA 相合 UCBT，采用白消安（busulfan，Bu）1.6mg/kg，每 6 小时一次（q.6h.），–9～–6 天和环磷酰胺（cyclophosphamide，CY）50mg/kg，每日一次（q.d.），–5～–2 天的预处理方案，输注脐带血总有核细胞数（total nucleated cells，TNC）4.9×10^7/kg（受者体重），移植后第 39 天中性粒细胞绝对计数（absolute neutrophil count，ANC）大于 0.5×10^9/L，移植后第 47 天血小板（platelets，PLT）大于 20×10^9/L。移植后 21 天采用细胞遗传学分析、限制酶片段长度多态性分析（restriction fragment length polymorphism，RFLP）和聚合酶链式反应（polymerase chain reaction，PCR）技术检测到外周血及骨髓标本中供者来源的细胞比例达 100%。在移植后 11 天发现皮疹与急性移植物抗宿主病（acute graft versus host disease，aGVHD）相似，但组织病理学上未证实（即病理学 1 级），该患者接受了甲泼尼龙（methylprednisolone，MP）2.5mg/（kg·d）的治疗后症状迅速被控制，移植后第 55 天停用 MP。患者每月进行疾病状况等检测及随访，在移植后第 225 天，患者外周血白细胞（white blood cell，WBC）总数为 26×10^9/L，通过骨髓和外周血细胞形态学确定原发病复发。Wagner 等人的研究结果证实脐带血可以安全地被采集，没有检测到的母体细胞或细菌污染，而且脐带血中包含着充足数量的造血干细胞，能够用于清髓性预处理后白血病患者的移植，并获得造血和免疫系统的重建[9-11]。与此同时，1990 年 5 月 Vilmer 等也成功使用同胞 HLA 相合的脐带血移植治疗 1 例 2 岁半的难治复发的 ALL 患儿，采用全身照射（total body irradiation，TBI）12Gy+ 阿糖胞苷（cytosine arabinoside，Ara-C）18g/m²+ 美法仑（melphalan，Mel）140mg/m² 的预处理方案，冻存的脐带血在 40℃条件下复苏，回输 TNC 3.4×10^7/kg（受者体重），其中粒 – 巨噬细胞集落形成单位（colony-forming unit-granulocyte/macrophage，CFU-GM）0.6×10^4/kg（受者体重）。预防 GVHD 方案采用从移植前 1 天开始服用环孢素（cyclosporin，CSA）1mg/（kg·d），联合从第 7 天到第 47 天给予抗 CD25 单克隆抗体

2.5mg/d。移植后第 32 天，患者外周血 ANC 达到 0.5×10^9/L，第 35 天达到 1.0×10^9/L。移植后 3~5 个月，胎儿血红蛋白比例占循环血红蛋白比例 25%，继而稳定下降，至移植后第 12 个月时达到 1.4%。同时移植后 9~36 周，受者淋巴细胞绝对计数从 0.395×10^9/L 升至 2.2×10^9/L，T 淋巴细胞比例从 14% 升至 26%。移植后 6 个月未出现慢性移植物抗宿主病（chronic graft versus host disease，cGVHD）症状，移植后 1 年后，患者生活与正常人一样[10, 12, 13]。

1992 年 9 月美国纽约血液中心（New York Blood Center，NYBC）建立了世界上第一个脐带血库，从而开启了非血缘脐带血移植的临床应用。目前美国纽约脐带血库仍是世界上存储规模最大、完成移植例数最多的国家公共脐带血库。同年，Gluckman 等建立了国际脐带血移植登记处（International Cord Blood Transplant Registry），此后意大利米兰大学建立了欧洲第一个公共脐带血库。1993 年，欧洲脐带血移植登记处（Eurocord Transplant Registry）成立。1997 年，国际脐带血库联盟（NETCORD）成立，其由纽约、米兰、杜塞尔多夫、伦敦、巴塞罗那、巴黎、莱顿及东京 8 个公共脐带血库发起，宗旨为安全、迅速地向全世界提供脐带血。根据全球骨髓捐赠中心（Bone Marrow Donors Worldwide，BMDW）实时更新的数据显示，来自全球的 100 多家公共脐带血库已冻存了 690 000 份以上的脐带血备查备用[1, 5, 8, 14]。

1993 年 8 月 24 日美国杜克大学医学中心 Kurtzberg 等成功进行了全球首例使用非血缘 UCBT 治疗 1 例 3 岁 T 细胞 ALL 患者，预处理方案采用 TBI+Mel+CY，预防移植物抗宿主病（graft versus host disease，GVHD）方案采用甲氨蝶呤（methotrexate，MTX）、CSA 联合 MP，供受者 HLA 4/6 个位点（HLA-A/B/DR）相合，输注 TNC 4.6×10^7/kg，患者中性粒细胞稳定植入，未发生 GVHD。1996 年 Kurtzberg 等报道了 1993 年 8 月至 1995 年 11 月期间 25 例血液病患者接受了非血缘 UCBT 的疗效，其中恶性血液病 19 例（含急性非淋巴细胞白血病经自体骨髓移植术后复发 2 例），非恶性血液病 4 例，非恶性血液病转恶性血液病 2 例。患者年龄中位数 7.0（0.8~23.5）岁，体重中位数 19.4（7.5~79.0）kg。供受者 HLA- I 类抗原（HLA-A/B）采用血清学方法检测，HLA- II 类抗原（HLA-DR）采用低分辨 DNA 分型检测时，25 例患者中供受者 HLA 6/6 个位点相合 1 例，5/6 个位点相合 20 例，4/6 个位点相合 3 例，3/6 个位点相合 1 例；采用 HLA-DR 位点高分辨 DNA 分型检测时，供受者 HLA 6/6 个位点相合 1 例，5/6 个位点相合 9 例，4/6 个位点相合 11 例，3/6 个位点相合 4 例。植入情况：25 例患者中 22 例移植后中性粒细胞获得植入，1 例原发性植入失败（移植后 65 天自体造血恢复），2 例患者白血病持续未缓解（其中 1 例有髓系植入迹象），但是 2 例患者 ANC 始终未达到 0.5×10^9/L。获得植入的 22 例患者 ANC ≥ 0.5×10^9/L 的中位时间为 22（14~37）天；16 例患者摆脱血小板输注，中位时间为 56（35~89）天；PLT ≥ 50×10^9/L 和 100×10^9/L 的中位时间分别为 82 天和 115 天；摆脱红细胞输注依赖的中位时间为 55（32~90）天。aGVHD 发生情况：22 例中可评估 21 例（其中 1 例患者移植后 15 天死于曲霉病），4 例无 GVHD，8 例发生仅累及皮肤的 I 度 GVHD，7 例发生累及皮肤及胃肠道的 II 度 GVHD，2 例发生累及皮肤和肠道的 III 度 GVHD，无 IV 度 aGVHD 发生；2 例患者分别于移植后 19 个月和 7 个月发生了累及肝脏或皮肤的 cGVHD，GVHD 的发生率或严重程度与 HLA 错配程度之间无明显相关性，GVHD 患者均使用了 MP 治疗并得以控制，未出现激素耐药加用二线药物治疗的患者。免疫重建情况：13 例植入患者移植后 3 个月检测到对 T 细胞和 B 细胞有丝分裂原的体外反应，移植后 2~3 个月 6 例患者的自然杀伤细胞功能恢复正常，移植后 6 个月内所有患者淋巴细胞绝对计数大于 0.5×10^9/L，但 CD4/CD8 比值仍倒置。输注的脐带血中有核细胞数与移植后中性粒细胞植入率呈显著正相关（$P=0.002$），移植后血小板和中性粒细胞植入的速率与 CFU-GM 数量或 $CD34^+$ 细胞数量相关但无统计学意义。本组前 3 例患者移植后观察到中性粒细胞植入延迟，余患者均采用新型解冻技术（使用 10% 右旋糖酐 40 和 5% 人血白蛋白洗涤）。该技术可增加体外细胞活力，移植后中性粒细胞植入速率明显加快。随访截至 1996 年 6 月，随访中位时间 12.5（7~32）个月，存活患者均为完全脐带血嵌合，12 例患者无事件生存（event free survival，*EFS*），其中 7 例为恶性疾病患者，5 例为非恶性疾病患者，*EFS* 率为 48%；13 例死于感染、复发或治疗相关毒性。该研究证实了 HLA 不全相合非血缘脐带血可作为儿童患者造血干细胞移植的替代供者[15]。

1995 年 9 月，世界上第一例非血缘 UCBT 治疗成人白血病患者在法国圣安东尼奥医院开展并获得成功，使用一份来自 NYBC 的非血缘脐带血，移植给一位 26 岁慢性髓细胞性白血病（chronic myelogenous leukemia，CML）的女性患者。HLA- I 类抗原采用血清分型检测，HLA- II 类抗原采用分子分型检测，供受者 HLA 5/6 个位点相合，输注 TNC 数 1×10^7/kg（受者体重），移植后 23 天中性粒细胞植入，第 2、4、8 个月骨髓显示完全供者嵌合，移植后 120 天骨髓及外周血 *BCR/ABL* 融合基因转阴，移植后 8 个月检测患者血常规显示造血恢复良好，白细胞 3.8×10^9/L，血红蛋白 100g/L，血小板为 100×10^9/L，患者回归正常生活[16]。该研究首次证实了非血缘 UCBT 用于治疗成人白血病患者的安全性和有效性。

Rocha 等在 2000 年报道来自欧洲脐带血移植组（Eurocord-Cord Blood Transplant Group，ECBTG）和国际骨髓移植登记处（International Bone Marrow Transplant Registry，IBMTR）的资料，首次比较了 1990 年至 1997 年间 ECBTG 和 IBMTR 共 2 165 例血液病患者的移植疗效，分为同胞 HLA 相合脐带血移植（CBT 组）113 例、同胞 HLA 相合骨髓移植（bone marrow transplantation，BMT）（BMT 组）2 052 例。患者年龄均 ≤15 岁，其中 CBT 组年龄中位数为 5（<1~15）岁，恶性疾病 54%；BMT 组年龄中位数为 8（<1~15）岁，恶性疾病 62%。CBT 组回输 TNC 数显著低于 BMT 组，分别为 0.47（<1.0~3.6）$\times 10^8$/kg 和 3.5（<1.0~41）$\times 10^8$/kg（$P<0.001$）；II~IV 度 aGVHD 发生率和 3 年 cGVHD 发生率 CBT 组也显著低于 BMT 组，分别为（14% vs. 24%，$P=0.02$）

和（6% vs. 15%，$P=0.02$）；但是移植后 60 天中性粒细胞植入率和 180 天血小板植入率 CBT 组明显低于 BMT 组，两组分别为（89% vs. 98%，$P<0.001$）和（86% vs. 96%，$P<0.001$）；3 年总生存率（overall survival，OS）两组之间无显著差异，CBT 组和 BMT 组 64% 分别为和 66%（$P=0.93$）。死亡原因分析中，CBT 组常见于感染和出血（原发病复发 48%、感染 23%、出血 10%、植入失败 6%、其他 13%）；BMT 组常见于 GVHD、间质性肺炎和器官衰竭（原发病复发 49%、GVHD 11%、感染 17%、植入失败 4%、器官衰竭 7%、出血 4% 和其他 8%）（$P=0.05$）[17]。该研究证实同胞 HLA 相合 UCBT 发生 aGVHD 和 cGVHD 的风险更低，对于无 HLA 相合的家庭可储存同胞脐带血，该研究还支持进一步探索将脐带血作为无关供者的干细胞移植来源。

2004 年 Gluckman 分析了使用 UCBT 治疗 550 例恶性血液病患者的疗效，数据来自 ECBTG 1994 年 7 月至 2001 年 12 月期间的患者。患者年龄中位数 9.4（0.1~62）岁，疾病类型：急性白血病 68%、慢性白血病 12%，淋巴瘤 5%、MDS 11%、其他疾病 4%。患者的疾病处于进展期的占 43%。供受者 HLA 6 个位点（HLA-A/B/DRB1）相合程度：分别为 6/6（10%）、5/6（44%）、4/6（19%）和 ≤3/6（27%）。回输 TNC 和 CD34$^+$ 细胞数分别为 3.11（1.89~5.2）$\times 10^7$/kg 和 1.38（0.7~2.72）$\times 10^5$/kg。60 天中性粒细胞植入率为 75.6%，其与 HLA 相合程度和冷冻前 TNC 成对数线性相关：HLA 6/6 个位点相合患者的植入率显著高于 HLA≤3/6 个位点相合患者，分别为 83% 和 53.2%（$HR=0.786$，$P=0.0010$）；冷冻前 TNC≥4×10^7/kg 的患者的植入率显著高于 TNC<4×10^7/kg 的患者，分别为 79.6% 和 69%（$HR=1.004$，$P=0.00077$）。180 天血小板植入率为 50.5%，其与回输 TNC 和 HLA 相合程度显著相关：回输 TNC≥3.11×10^7/kg 显著高于 TNC<3.11×10^7/kg 的患者，分别为 59.9% 和 42.4%（$HR=1.03$，$P=0.05$）；HLA 6/6 个位点相合显著高于 HLA-Ⅰ类（HLA-A/B）和Ⅱ类（HLA-DR）位点不合共存的患者，分别为 53.1% 和 43.3%（$HR=1.46$，$P=0.006$）。移植后 100 天Ⅱ~Ⅳ度和Ⅲ~Ⅳ度 aGVHD 的发生率分别为 35.8% 和 20.1%，冷冻前 CD34$^+$ 细胞数高（$HR=1.01$，$P=0.00041$）和 HLA-Ⅰ类和Ⅱ类位点不合共存（$HR=1.876$，$P=0.0093$）与Ⅲ~Ⅳ度 aGVHD 发生率显著相关，而与Ⅱ~Ⅳ度 aGVHD 发生率无明显相关性。移植后 100 天复发或疾病相关死亡 56 例（占 10.2%），移植相关死亡（treatment related mortality，TRM）186 例（占 33.8%）；TRM 与年龄大（>15 岁）（$HR=1.03$，$P<0.0001$）、女性（$HR=1.43$，$P=0.014$）和疾病进展（$HR=1.48$，$P=0.018$）显著相关。cGVHD 发生率为 12.5%（其中局限型 48% 和广泛型 52%）。复发率 21.8%，与 HLA 相合程度（HLA≤3/6 个位点相合与 HLA 全相合患者分别为 14.3% 和 28.8%，$P=0.05$）和年龄（儿童与成人患者分别为 25.4% 和 14.6%，$P=0.0032$）显著相关。3 年 OS 率为 34.4%，与年龄（$HR=1.017$，$P<0.0001$）、女性（$HR=1.34$，$P=0.015$）和疾病进展（$HR=1.67$，$P<0.0001$）显著相关[18]。该研究证实脐带血 TNC 和 HLA 相合程度与中性粒细胞植入成线性相关，TNC 和 HLA 相合程度越高

则植入越好；HLA 相合程度低，则Ⅲ～Ⅳ度 aGVHD 发生率高，复发率低。

2004 年，来自欧洲的 Eurocord 和欧洲血液和骨髓移植组（European Blood and Marrow Transplant Group，EBMT），以及来自北美的 IBMTR 和国际脐带血组织（National Cord Blood Program，NCBP）非血缘 UCBT 与非血缘 BMT 治疗成人白血病疗效的多中心临床研究分别被报道。Mary 分析了来自北美 IBMTR 和 NCBP 自 1996 年 1 月 1 日至 2001 年 12 月 31 日的数据，比较非血缘 BMT 和非血缘 UCBT 治疗成人白血病患者的移植疗效，其中供受者 HLA 6/6 个位点全相合非血缘 BMT 组（MUBMT 组）367 例，HLA 5/6 个位点相合非血缘 BMT 组（MMUBMT 组）83 例，HLA 不全相合非血缘 UCBT（MMUCBT）组 150 例（其中 4/6 个位点相合 77%，5/6 个位点相合 23%）。MMUCBT 组回输 TNC 显著低于 MUBMT 组和 MMUBMT 组（$P<0.001$），三组分别 0.22（0.1～0.65）$\times10^8$/kg、2.4（0.02～17）$\times10^8$/kg 和 2.2（0.01～5.8）$\times10^8$/kg；中性粒细胞$\geqslant0.5\times10^9$/L 和 PLT$\geqslant20\times10^9$/L 的中位时间 MMUCBT 组均显著低于 MUBMT 组和 MMUBMT 组，分别为 27（25～29）天、18（18～19）天、20（18～22）天（$P<0.001$）和 60（54～71）天、29（27～30）天、29（27～24）天。Ⅱ～Ⅳ度 aGVHD 发生率 MUBMT 组显著低于 MMUBMT 组（$HR=0.66$，$P=0.04$），但 MMUCBT 组和 MMUBMT 组发生率相似（$HR=0.81$，$P=0.17$）；cGVHD 发生率 MBMT 组 86/243（35.4%）低于其他两组（$HR=1.62$，$P=0.02$），而 MMUCBT 组 35/69（50.7%）与 MMUBMT 组 17/43（39.5%）无显著差异（$HR=1.12$，$P=0.69$），其中广泛型 cGVHD 的比例 MMUCBT 组（33%）显著低于 MBMT 组（52%）和 MMBMT 组（71%）（$P=0.03$）。复发率三组无显著差异，分别为 MUBMT 组 83/367（22.6%）、MMUBMT 组 12/83（14.5%）和 MMUCBT 组 26/150（17.3%）；3 年无白血病生存（leukemia-free survival，LFS）率分别为 MUBMT 组 33%（28%～37%）、MMUCBT 组 23%（17%～30%）和 MMUBMT 组 19%（12%～27%），MUBMT 组显著高于其他两组（$P=0.001$），而 MMUBMT 组与 MMUCBT 组无显著差异（$P=0.69$）。3 年 OS 率分别为 MUBMT 组 35%（30%～39%）、MMUCBT 组 26%（19%～32%）和 MMUBMT 组 20%（12%～28%），MUBMT 组显著高于其他两组（$P<0.001$），而 MMUBMT 组与 MMUCBT 组无显著差异（$P=0.62$）[19]。同年 Vanderson 等分析了来自 Eurocord 和 EBMT 自 1998 年 1 月 1 日至 2002 年 12 月 31 日间的数据，比较了使用非血缘 HLA 不全相合脐带血移植（UCBT 组，HLA 6/6 位点全相合占 6%）和非血缘 HLA 6/6 位点全相合骨髓移植（UBMT 组）治疗成人急性白血病的疗效，其中 UCBT 组 98 例，UBMT 组 584 例。移植前 UBMT 组疾病进展期患者数量显著高于 UCBT 组（$P<0.001$），分别为 52% 和 33%。UCBT 组回输 TNC 显著低于 UBMT 组（$P<0.001$），分别为 0.23（0.09～0.6）$\times10^8$/kg 和 2.9（<1～9）$\times10^8$/kg；中性粒细胞植入速率 UCBT 组显著迟于 UBMT 组（$P<0.001$），分别为 26（14～80）天和 19（5～72）天（$P<0.001$）；60 天中性粒细胞植入率 UCBT 组（$P<0.001$）显著低于 UBMT 组，分别为 75% 和 89%，植入风险 UCBT 组显著低于 UBMT 组（$HR=0.49$，$P<0.001$）。100

天Ⅱ~Ⅳ度 aGVHD 发生率 UCBT 组显著低于 UBMT 组（$P=0.008$），分别为 26% 和 39%；aGVHD 发生风险 UCBT 组显著低于 UBMT 组（$HR=0.57$，$P=0.01$）。移植后 2 年 cGVHD 发生率（UCBT 组 30% vs. UBMT 组 46%，$HR=0.64$，$P=0.11$）、2 年 TRM 率（UCBT 组 44% vs. UBMT 组 38%，$HR=1.13$，$P=0.5$）、复发率（均为 23%，$HR=1.02$，$P=0.93$）、2 年 OS 率（UCBT 组 36% vs. UBMT 组 42%，$HR=0.95$，$P=0.75$）和 LFS 率（UCBT 组 33% vs. UBMT 组 38%，$HR=0.95$，$P=0.7$）两组均无显著差异[20]。该两项研究在国际上首次得出非血缘 HLA 不全相合 UCBT 与非血缘 HLA 相合 BMT 或非血缘 HLA 不全相合 BMT 治疗成人白血病的可行性及疗效，非血缘 HLA 不全相合 UCBT 组供受者 HLA 不合程度更高、移植的细胞数更低、广泛型 cGVHD 的发生率最低，但植入的时间更长，复发率相当，移植疗效优于非血缘 HLA 不全相合 BMT。因此对于无非血缘 HLA 全合供者的成人患者，非血缘 HLA 不全相合 UCBT 也是一种很好的替代供者。

2005 年 Juliet 等首次报道采用双份非血缘 HLA 不全相合 UCBT 的安全性和有效性，资料来源于 2000 年 1 月至 2003 年 10 月 23 例高危恶性血液病患者，年龄中位数 24（13~53）岁，体重中位数 73（48~120）kg。脐带血选择标准：脐带血与脐带血、脐带血与患者 HLA≥4/6 个位点相合；其中 1 份脐带血冷冻前 TNC≥$1.5×10^7$/kg。预处理方案采用 TBI+CY ± 氟达拉滨（fludarabine，Flu）：TBI（总剂量 1 320cGy，分 8 次），CY 120mg/kg［60mg/（kg·d），2 天］，Flu 75mg/m²［25mg/（m²·d），3 天］，其中有 2 人没有使用 Flu 预处理。预防 GVHD 方案采用 CSA+MP+ 吗替麦考酚酯（mycophenolate mofetil，MMF）：CSA（从第 −3 天开始，至少用至 6 个月），MP（1mg/kg，q.12h.，第 5~19 天），MMF（1g，b.i.d.，第 −3~30 天），其中 2 人加用抗胸腺细胞球蛋白（antithymocyte globulin，ATG）（15mg/kg，q.12h.，第 −3~−1 天）。回输 TNC 中位数 3.5（1.1~6.3）×10^7/kg，回输过程未见明显副反应。移植后 28 天内死亡 2 例，余 21 例中性粒细胞中位植入时间为 23（15~41）天，移植后 180 天 PLT≥$50×10^9$/L 发生率为 71%。21 天患者骨髓标本供受者嵌合率分析：单份供者嵌合 16 例（76%），双份脐带血混合嵌合 5 例（24%）；移植后 60 天双份脐带血混合嵌合 2 例，移植后 100 天全部为单份脐带血嵌合。Ⅱ~Ⅳ度 aGVHD 和Ⅲ~Ⅳ度 aGVHD 发生率分别为 65% 和 13%，重型 cGVHD 发生率 23%；6 个月 TRM 为 22%；随访中位时间 10（3.5~30）个月，1 年无病生存（disease-free survival，DFS）率 57%[21]。该研究证实了双份 UCBT 的安全性及可行性。

日本在脐带血移植应用方面发展迅速，1994 年日本东京大学医学科学研究所开始进行了脐带血移植领域的相关研究，1997 年成立了东京公共脐带血库。1998 年 8 月 4 日，日本首例非血缘脐带血移植在东京大学医学科学研究所附属医院获得了成功，用于二次移植治疗白血病患者，脐带血由神奈川脐带血库提供。患者为 28 岁 CML 男性，接受骨髓移植失败后使用单份非血缘脐带血移植进行挽救性治疗，移植后 2 周检测到移植细胞存活，但移植后 1 个月死于重度 GVHD。至 2003 年 6 月日本脐带血移植数量达到 1 000 例，至 2005 年 6 月已超过 2 100 例。至 2006 年，东京脐带血库已采集的脐带血 10 000 余份，冷冻保存且合格的脐带血超过 4 000 份。此外，日本文部科学省于 2004 年批准成立了国立研究使用脐带血协作组，旨在将脐带血库中细胞数难以满足临床移植的脐带血提供给医学相关研究[22]。截至 2018 年底，日本 15 岁及以下患者中接受 UCBT 的占异基因造血干细胞移植近 40%，占非血缘造血干细胞移植近 60%；16 岁及以上患者中接受 UCBT 的占异基因造血干细胞移植近 33%，占非血缘造血干细胞移植近 50%。

2019 年 Masamitsu Yanada 等分析了单份 UCBT 治疗初次或二次缓解的 16 岁及以上 AML 患者 1 335 例的疗效，数据来自 2003 年至 2016 年间日本造血干细胞移植学会和日本造血干细胞移植数据中心。年龄中位数 52（16～85）岁，男性 698 例（52%）。其中低危组 12%、中危组 65%、高危组 17% 和不可评估组 6%；移植前首次和二次缓解各占 69% 和 31%。使用清髓预处理方案 853 例（63%），减低强度预处理方案 502 例（37%）。供受者 HLA 相合程度：6/6 个位点相合 65 例（5%），5/6 个位点相合 294 例（22%），4/6 个位点相合 996 例（74%）。回输的 TNC 数量中位数为 2.68（2.34～3.16）× 10^7/kg，中位 CD34$^+$ 细胞数 0.84（0.61～1.18）× 10^5/kg。随访中位时间 3.2（0.1～14.4）年，3 年 OS 率为 55.1%，3 年复发率和非复发死亡率分别为 18.2% 和 29.5%。多因素分析发现，移植前疾病状态与复发率、非复发相关死亡率、DFS 和 OS 均无显著相关性。输注 TNC、CD34$^+$ 细胞数及 HLA 相合程度与 OS、DFS、复发、非复发死亡率、Ⅱ～Ⅳ度 aGVHD 及广泛性 cGVHD 均无明显相关性。供受者 HLA-DRB1 相合程度与移植后 OS 或 DFS 无明显相关，但与低复发率及高无复发相关死亡率显著相关。最终该研究认为单份脐带血的 TNC≥2.0×10^7/kg、HLA（HLA-A/B/DRB1）相合数达到 4/6 及以上或许对患者是有益的，该研究为单份脐带血移植治疗成人恶性血液系统疾病提供很好临床治疗依据[23]。

第二节

我国脐带血移植的历史和现状

1991 年山东大学齐鲁医院沈柏均等采用非血缘脐带血混合移植（输注 6 份 O 型脐带血，其中 4 份女性，2 份男性）治疗 1 例 4 岁女性晚期脂肪肉瘤患儿，移植后第 8 天血象开始回升，血红蛋白（hemoglobin，HGB）>80g/L，第 11 天 WBC>1×10^9/L，PLT>10×10^9/L，第 14 天复查 HbF 由移植前 0.019 上升为 0.125，第 17 天血象恢复正常，1 个月症状全部消失，骨髓象、肝功能及腹部 B 超均恢复正常。101 天出现 XX 和 XY 性染色体嵌合体，证明一份男性脐带血成功植入，随访 5 个月未出现任何症状，维持疾病完全缓解[24]。

1998 年 1 月中山医科大学孙逸仙纪念医院黄绍良等首次成功使用单份同胞 HLA 相合脐带血移植治疗 1 例 3.5 岁重型 β 地中海贫血患者，供受者 HLA10/10 个位点相合，采用预处理方案：Mel（口服，4mg/kg，–9 ～ –6 天）+CY（50mg/kg，–5 ～ –2 天）+ATG（30mg/kg，静脉滴注，–4 ～ –2 天）；预防 GVHD 方案：CSA［3mg/（kg·d），静脉滴注，术前 1 天开始使用］+MTX（每次 7.5 ～ 15mg/m²，术后第 1、3、6 天共 3 次）。回输 TNC 4×10⁷/kg，CD34⁺ 细胞数 4.5×10⁵/kg。移植后 22 天中性粒细胞植入，41 天摆脱输注红细胞，63 天血小板植入，无 aGVHD 和 cGVHD 发生。移植后 26 天和 180 天使用 PCR-RDB 检测外周血，证实 β- 珠蛋白基因已转为 β 地中海贫血 41 ～ 42 杂合子，第 40 天使用可变数目串联重复序列（VNTR）检测证实供受者混合嵌合状态。随访至移植后 202 天，患儿健在 [25]。该研究在国内首次尝试了 UCBT 治疗重型 β 地中海贫血患者，证实了脐带血中含有丰富的造血干细胞，能够永久性重建造血功能，为同胞 UCBT 治疗非恶性疾病提供了成功的经验。

1998 年 4 月郑州医科大学第一附属医院宋永平等采用同胞 HLA 相合 UCBT 成功治疗 1 例 11 岁 AML 患者，采用预处理方案：Bu（1mg/kg，q.6h，–8 ～ –5 天）+CY［60mg/（kg·d），–4 ～ –3 天］；预防 GVHD 方案：CSA，维持血药浓度 200 ～ 350μg/L。回输 TNC 3.5×10⁷/kg，CD34⁺ 细胞数 2.04×10⁵/kg。移植后 21 天中性粒细胞植入，60 天 DNA 位点检测证实完全供者植入，移植后 100 天 ABO 血型完全转为供者型，330 天外周血象及骨髓检查正常，证明造血功能持久重建 [26]。该研究证实同胞 HLA 相合 UCBT 治疗 AML 患者的安全性和有效性。

2000 年安徽省立医院孙自敏等使用单份非亲缘 HLA 不全相合 UCBT 治疗 2 例高危的 ALL 患儿获得成功。2 例患儿均为女性，病例 1 为 5 岁 15kg 的 ALL 完全缓解（complete remission，CR）患儿，病例 2 为 2 岁 13kg 的 ALL 伴 2 次中枢神经系统白血病复发患儿，供受者 HLA 配型均 5/6（HLA-A/B/DR）位点相合。采用清髓性预处理方案：Bu（1mg/kg，q.6h，–7 ～ –4 天）+CY［60mg/（kg·d），–3 ～ –2 天］，病例 2 加用 BCNU［卡莫司汀，250mg/m²，–8 天］。预防 GVHD 方案：CSA 联合 MMF。ANC≥0.5×10⁹/L 的中位时间分别为 27 天和 17 天，PLT≥50×10⁹/L 的中位时间分别为 53 天和 46 天。病例 1 移植后 12 天 PCR 检测到 Y 染色体基因，移植后 19 天和 17 天 VNTR 法和 DNA 指纹图均提示完全供者型，移植后 49 天外周血和骨髓染色体检查均为 100% 供者型：46，XY，移植后 614 天和 517 天 DNA 指纹图均提示完全供者型。两例患者分别在移植后 5 天和 7 天出现发热伴全身红色皮疹，加用 MP 获得控制，两例均发生 Ⅱ 度 aGVHD，在移植后 8 个月和 5 个月出现皮肤局限性 cGVHD[27]，两例患者已无病生存 20 年，像正常人一样生活。

2000 年北京大学人民医院陆道培等成功使用双份非血缘 UCBT 治疗 2 例成人高危白血病患者，32 岁男性 T-ALL 和 27 岁女性 CML 急变期，预处理方案均采用 TBI（900cGy，770cGy，–1 天）+CY［1.8g/（m²·d），–5 ～ –4 天］+ 司莫司汀（250mg/m²，口服，

–3 天），女性患者加用 Ara-C（$2g/m^2$，静脉滴注，–6 天），预防 GVHD 方案 CSA+MTX+MP+MMF+ATG，ATG（男性患者总量 30mg/kg，女性患者总量 50mg/kg，–3～–2 天分次静脉滴注）。回输 TNC：男性患者分别为 $1.8 \times 10^7/kg$ 和 $0.8 \times 10^7/kg$，女性患者分别为 $1.54 \times 10^7/kg$ 和 $1.21 \times 10^7/kg$。ANC$\geqslant 0.5 \times 10^9/L$ 的中位时间分别为 21 天和 22 天，PLT 植入时间分别为 51 天和 28 天。骨髓细胞 DNA 多态性分析证实为 1 份脐带血植入，植入份脐带血均为有核细胞数高的脐带血。男性患者发生 II 度 aGVHD，二者均未发生 cGVHD。分别随访 34 个月和 30 个月，两例患者均稳定植入，并获得完全血液学缓解，且女性患者获得细胞遗传学及分子生物学完全缓解[28]。该研究首次显示双份脐带血移植治疗白血病临床应用的可行性，其中 1 份脐带血可获得稳定持久的造血重建，弥补了单份脐带血细胞数不足的缺点，且未增加 GVHD 的发生率和严重程度，进一步扩大了脐带血移植的适用人群。

2001 年，中国第一家脐带血造血干细胞库在天津市成立，至今国家卫生健康委员会正式批准建立了天津、北京、上海、广东（包括广州分库）、山东、浙江及四川 7 家（8 个）公共脐带血库。截至 2013 年 6 月，共冻存脐带血约 7.4 万份。截至 2018 年底库存公共脐带血总量约 15 万份。

2010 年安徽省立医院刘会兰等报道使用单份或多份 UCBT 治疗成人恶性血液病的疗效，患者共 28 例，其中男性 22 例，女性 6 例，年龄中位数 23（14～43）岁，疾病进展期 20 例。单份 UCBT 组 10 例和多份 UCBT 组 18 例（双份 17 例和三份 1 例），采用清髓性预处理方案 26 例（分别为 5 例 Bu+CY+ATG 和 21 例 TBI+CY+BCNU），非清髓性方案 2 例（Flu/Bu/ATG/TBI），预防 GVHD 方案采用 CSA 联合 MMF。冷冻前 TNC 单份 UCBT 组显著低于多份 UCBT 组（$P=0.005$），分别为 3.83（1.84～5.02）$\times 10^7/kg$ 和 5.25（3.63～8.38）$\times 10^7/kg$，$CD34^+$ 中位细胞数和集落形成单位（CFU）两组相似，单份 UCBT 组分别为 1.91（0.25～5.38）$\times 10^5/kg$ 和 9.58（3～34.8）$\times 10^4/kg$，多份 UCBT 组分别为 2.1（0.88～5.32）$\times 10^5/kg$ 和 10.85（1.06～16.67）$\times 10^4/kg$。26 例获得中性粒细胞植入，1 例原发性植入失败后单倍型骨髓联合外周血造血干细胞移植解救成功。中性粒细胞植入时间单份 UCBT 组为 18（14～26）天，多份 UCBT 组为 19（14～37）天。22 例获得 PLT 植入，植入时间分别为单份 UCBT 组 28.5（25～37）天，多份 UCBT 组 36（25～49）天。100 天内 aGVHD 发生率 69%，100 天后 cGVHD 发生率 27%，均为局限型，治疗后均好转。移植后 1 年死亡率为 35.7%（分别为移植相关死亡 8 例，复发死亡 1 例和急性重型肝炎死亡 1 例），3 年 *EFS* 率为 56.7%[29]。该研究证实了非血缘 UCBT 治疗高危成人恶性血液病患者安全有效，为高危及疾病进展的恶性血液病患者提供了一种很好的治疗手段。

2013 年北京大学人民医院刘开彦等单中心研究比较了 2000 年 7 月至 2008 年 7 月使用 UCBT、非血缘外周血造血干细胞移植（unrelated peripheral blood stem cell transplantation，

UPBSCT）及 UBMT 治疗 112 例急性白血病患者的疗效。其中 UCBT 组 38 例、UPBSCT 组 46 例和 UBMT 组 28 例，预处理方案中大部分患者（UCBT 组 36 例、UPBSCT 组 46 例及 UBMT 组 20 例，$P=0.000$）使用了 ATG。三组患者中 UCBT 组年龄中位数显著小于其他两组（$P<0.001$），分别为 UCBT 组 11（2~45）岁、UPBSCT 组 30（10~48）岁和 UBMT 组 20（7~42）岁。UCBT 组回输 TNC 显著低于其他两组（$P<0.001$），分别为 UCBT 组 0.43×10^8/kg（$0.18 \sim 1.58 \times 10^8$/kg）、UPBSCT 组 5.85×10^8/kg（$1.73 \sim 16 \times 10^8$/kg）和 UBMT 组 2.79×10^8/kg（$1.27 \sim 8.36 \times 10^8$/kg）。供受者 HLA 相合程度 UCBT 组显著低于其他两组（$P=0.000$），其中 HLA 4/6、5/6 和 6/6 个位点相合分别为 9/22/7 例、0/26/25 例和 0/12/16 例。移植后 60 天中性粒细胞植入率 UCBT 组显著低于其他两组，三组分别为 87.8%、97.8% 和 100%（$P<0.001$），中性粒细胞植入时间 UCBT 组显著迟于其他两组，三组分别为 18（12~33）天、11（10~19）天和 16（10~21）天（$P=0.000$）。100 天Ⅱ~Ⅳ度 aGVHD 发生率（分别为 51%、40.2% 和 77.4%，$P=0.000$）和Ⅲ~Ⅳ度 aGVHD 发生率（13.2%、10.5% 和 41.2%，$P=0.000$）UCBT 组均显著低于其他两组。cGVHD 发生率三组无显著差别（$P>0.05$），分别为 30.1%、63.1% 和 60.1%，但重度 cGVHD 发生率 UCBT 组均显著低于其他两组，分别为 4.0%、39.1% 和 49.1%（$P=0.008$）。三组复发率分别为 20.8%、27.9% 和 16.0%，无统计学差异。5 年 *OS* 率三组分别为 52.5%、48.7% 和 46.4%，无统计学差异。5 年 *LFS* 三组分别为 52.6%、46.4% 和 42.9%，无统计学差异。5 年 *TRM* 三组分别为 32.6%、33.2% 和 51%，无统计学差异（$P=0.237$）[30]。该研究结果表明接受 UCBT 患者虽然供受者 HLA 相合程度低，但重度 cGVHD 的发生率显著低于 UPBSCT 和 UBMT，患者的长期生存质量更好。

2016 年莫晓东等回顾性分析非血缘 UCBT 和单倍型造血干细胞移植（haploidentical hematopoietic stem cells transplantation，Haplo-HSCT）治疗儿童 ALL 患者 129 例的疗效，数据来自 2011 年 1 月 1 日至 2015 年 6 月 30 日北京大学人民医院和中国科学技术大学附属第一医院的患者，其中 UCBT 组 64 例和 Haplo-HSCT 组 65 例。患者年龄均≤14 岁，UCBT 组年龄稍低于 Haplo-HSCT 组（$P=0.099$），分别是 9（2~14）岁和 10（3~14）岁。回输 TNC 和 CD34$^+$ 细胞数 UCBT 组均显著低于 Haplo-HSCT 组（$P<0.001$），分别为 0.5（0.2~1.4）×10^8/kg vs. 8.2（5.7~11.9）×10^8/kg 和 0.3（0.1~3.4）×10^6/kg vs. 3.0（0.7~7.8）×10^6/kg。30 天中性粒细胞植入率和 100 天 PLT 植入率 Haplo-HSCT 组均显著高于 UCBT 组，分别为 100% vs. 96.9% 和 93.8% vs. 89.1%，中性粒细胞和血小板植入时间 Haplo-HSCT 组均显著早于 UCBT 组（$P<0.001$），分别为 13（10~21）天 vs. 17（4~89）天和 16（11~35）天 vs. 36（4~103）天。100 天Ⅱ~Ⅳ度和Ⅲ~Ⅳ度 aGVHD 发生率 UCBT 组均显著低于 Haplo-HSCT 组，分别为 62.4% vs. 28.3%（$P<0.001$）和 33.8% vs. 15%（$P=0.032$）。2 年 cGVHD 发生率和中~重度 cGVHD 发生率 UCBT 组均显著低于 Haplo-HSCT 组，分别为 64% vs. 6.3%（$P<0.001$）和 56.5% vs. 3.2%（$P<0.001$）。

多因素分析影响 2 年复发率、非复发死亡（non-relapse mortality，*NRM*）率、*DFS* 率和 *OS* 率的危险因素，两组间均无显著差异，但发生轻～中度 cGVHD 患者的 *OS* 率和 *DFS* 率均明显高于无 cGVHD 的患者（分别为 *P* = 0.017 和 *P* = 0.003），具有显著的统计学差异。该研究证实 UCBT 和 Haplo-HSCT 治疗高危 ALL 儿童患者疗效相似，均可作为替代供者，但 UCBT 后 aGVHD 和 cGVHD 的发生率和严重程度更低，特别是 cGVHD 的发生率更低，患者的生存质量更好[31]。

2015 年安徽省立医院姚雯等成功使用单份非血缘 UCBT 挽救性治疗未缓解的恶性血液病患者 26 例，疾病类型包括 7 例 AML、11 例 ALL、5 例 MDS 和 2 例非霍奇金淋巴瘤（non-Hodgkin lymphoma，NHL）。年龄中位数 13（6～32）岁。共采用 3 种清髓性预处理方案：① TBI+Ara-C+CY ± BCNU 方案 14 例［TBI（3Gy，b.i.d.，−7～−6 天），Ara-C（2g/m^2，b.i.d.，−5～−4 天），CY（60mg/kg，q.d.，−3～−2 天），BCNU（250mg/m^2，−5 天）］；② Ara-C+Bu+CY ± BCNU 方案 11 例［Ara-C（2g/m^2，b.i.d.，−9～−8 天），Bu、CY 和 BCNU 剂量同上］；③ Bu+CY 方案 1 例［Bu（1mg/kg，q.6h，−7～−4 天），CY（60mg/kg，q.d.，−3～−2 天）］。预防 GVHD 方案采用 CSA 联合 MMF。回输 TNC 和 CD34$^+$ 细胞数分别为 4.07（2.76～6.02）× 10^7/kg 和 2.08（0.99～8.65）× 10^5/kg。中性粒细胞植入率 100%，中位植入时间为 17（14～37）天，血小板植入率 88.5%，中位植入时间为 35（17～70）天。100 天总 aGVHD 和 Ⅱ～Ⅳ度 aGVHD 发生率分别为 13/26 例（50%）和 7/26 例（26.9%），其中 10 例患者加用 MP 治疗后症状控制，3 例Ⅳ度 aGVHD 治疗无效死亡。cGVHD 发生率为 26.9%，且均为局限型。随访中位时间为 27（5～74）个月，14 例患者存活并维持 CR 状态。2 年 *OS* 率、2 年 *DFS* 率、2 年复发率和 2 年 *NRM* 率分别为 50.5%、40.3%、28.9% 和 35.2%[32]。该研究证实非血缘 UCBT 后可以诱导出很强的移植后的移植物抗白血病（graft versus leukemia，GVL）效应。对恶性血液病患者在疾病进展期（未缓解）时采用单份非血缘 UCBT 解救治疗，可以获得长期无病生存，为这些濒临死亡的患者提供了一种有效的治疗技术。

2016 年安徽省立医院郑昌成等比较了单份非血缘 UCBT 与同胞 HLA 相合外周血和 / 或骨髓造血干细胞移植治疗 AML 患者的临床疗效，共纳入 162 例 AML 患者，其中单份非血缘 UCBT 组 107 例，同胞 HLA 相合外周血和 / 或骨髓造血干细胞移植（Allo-PBSCT/BMT）组 55 例。预处理方案 UCBT 组采用 Bu+CY+Ara-C+Flu 方案 60 例｛Bu（0.8mg/kg，静脉注射，q.6h，−7～−4 天），CY［60mg/（kg·d），−3～−2 天］，Ara-C（2g/m^2，q.12h.，−9～−8 天）Flu［30mg/（m^2·d），−8～−5 天］，TBI+CY+Ara-C 方案 47 例［TBI（3Gy，b.i.d.，−7～−6 天），CY 和 Ara-C 剂量同上］。Allo-PBSCT/BMT 组采用 Bu+CY ± Ara-C 方案 52 例，TBI+CY ± Ara-C 方案 3 例。预防 GVHD 方案采用 CSA 联合 MMF。42 天中性粒细胞植入率两组相似，分别为 UCBT 组 94.2% 和 Allo-PBSCT/BMT 组 100%（*P* = 0.56），100 天血小板植入率 UCBT 组显著低于 Allo-PBSCT/BMT 组，分别为 82.5% 和 100%

（$P<0.001$），中性粒细胞和 PLT 中位植入时间 UCBT 组也显著迟于 Allo-PBSCT/BMT 组，分别为 17（11~42）天 vs. 11（10~19）天和 37（17~140）天 vs. 14.5（11~25）天（$P<0.001$）。100 天 Ⅱ~Ⅳ度和 Ⅲ~Ⅳ度 aGVHD 发生率两组相似，分别为 28.7 vs. 16.8%（$P=0.12$）和 19.6% vs. 9.9%（$P=0.2$）。cGVHD 发生率和广泛型 cGVHD 发生率 UCBT 组均显著低于 Allo-PBSCT/BMT 组，分别为 13.7% vs. 28.3%（$P=0.047$）和 9.9% vs. 24.1%（$P=0.023$）。5 年复发率 UCBT 组显著低于 Allo-PBSCT/BMT 组（15.3% vs. 36.1%，$P=0.006$），5 年 *TRM* 率（27.4% vs. 20.3%，$P=0.24$）、5 年 *OS* 率（66.4% vs. 57.8%，$P=0.78$）和 5 年 *LFS* 率（62.3% vs. 50.9%，$P=0.43$）两组结果相似，而 5 年无复发无 GVHD 生存（GVHD free/relapse free survival，*GRFS*）率 UCBT 组显著高于 Allo-PBSCT/BMT 组（55.4% vs. 39.2%，$P=0.042$）[33]。该研究显示对无同胞相合供者采用非血缘 UCBT 治疗 AML 患者，取得了移植后更低的 cGVHD 的发生率和更低的原发病的复发率，更高的 *GRFS* 率，患者长期生存质量更好，提示 UCBT 后 cGVHD 与抗白血病效应分离的现象。

2017 年童娟等比较了非血缘 UCBT 与 UPBSCT 治疗成人急性白血病的疗效，数据来自中国四家移植中心共 175 例患者，其中非血缘 UCBT 组 79 例，UPBSCT 组 96 例，供受者 HLA 相合程度非血缘 UCBT 更低，非血缘 UCBT 组 HLA 6/6 位点相合仅占 8.9%，UPBSCT 组均为 HLA 10/10 位点全相合。非血缘 UCBT 组患者更年轻，两组年龄分别为 21（14~49）岁和 28（14~54）岁（$P<0.001$）。全部患者均采用清髓性预处理方案，预防 GVHD 方案，非血缘 UCBT 组采用 CSA+MMF 不含 ATG，而 UPBSCT 组采用 ATG+CSA+MMF+MTX 方案。回输 TNC 中位数非血缘 UCBT 组显著低于 UPBSCT 组（$P<0.001$），分别为 0.55（0.3~0.96）×10^8/kg 和 7.99（3.47~11.14）×10^8/kg，回输 CD34$^+$ 细胞数中位数非血缘 UCBT 组也显著低于 UPBST 组（$P<0.001$），分别为 0.3（0.15~0.52）×10^6/kg 和 5.1（2.64~15.6）×10^6/kg。中性粒细胞植入时间和血小板植入时间 UCBT 组均显著迟于 UPBSCT 组（均 $P<0.01$），分别为 19（12~31）天 vs. 11（9~31）天和 39（17~196）天 vs. 13（9~90）天，但第 42 天中性粒细胞累计植入率和第 100 天 PLT 植入率两组相似，分别为 97.5% vs. 100%（$P=1.00$）和 94.9% vs. 100%（$P=0.069$）。100 天内 Ⅱ~Ⅳ度和 Ⅲ~Ⅳ度 aGVHD 发生率两组相似，分别为 24.1% vs. 34.5%（$P=0.20$）和 11.64% vs. 11.0%（$P=0.74$），而 3 年 cGVHD 和中重度 cGVHD 发生率 UCBT 组均显著低于 UPBSCT 组，分别为 20.4 vs. 50.0%（$P<0.01$）和 5.44% vs. 28.62%（$P=0.004$）。3 年 *TRM* 率和 3 年复发率两组相近，分别为 24.7% vs. 22.8%（$P=0.75$）和 24.7% vs. 27.9%（$P=0.61$），3 年 *LFS* 率和 3 年 *OS* 率也相近，分别为 56.5% vs. 55.5%（$P=0.86$）和 61.2% vs. 60.9%（$P=0.996$），均无显著差异，而 3 年 *GRFS* 率 UCBT 组显著高于 UPBSCT 组（$P=0.04$），分别为 54.4% 和 39.4%[34]。该研究进一步显示出在对成人白血病的治疗中，非血缘 UCBT 比 UPBSCT 移植后患者 cGVHD 的发生率更低，生存质量更高。

根据中国血液与骨髓移植登记库（CBMTR）资料显示，近年来中国造血干细胞移植迅速发展，自 2015 年以来以每年增加 1 000 余例的速度进展。中国异基因造血干细胞移植中亲缘单倍型移植发展迅速占到近 60%，而中国脐带血移植的起步晚且病例数也较少。可喜的是近年来脐带血移植呈现缓慢增长的趋势，2014 年全国脐带血移植 90 例（占异基因造血干细胞移植例数的 2%），2021 年脐带血移植 654 例（占 5.3%）。脐带血移植已用于多种疾病的治疗，如先天性、遗传性和代谢性疾病。随着脐带血移植可治疗疾病类型不断增加，接受脐带血移植的成人患者及老年患者也在增加，进行移植的中心也在不断增多，为患者选择脐带血移植提供了更多机会。

脐带血移植临床应用 30 余年虽然取得了较好的成效，也存在着一些亟待深入研究的问题。特别是脐带血移植的临床结果发现，移植后 cGVHD 的发生率低且严重程度轻，但是脐带血移植后复发率低，GVL 效应较强。非血缘脐带血移植中 GVHD 和 GVL 分离的现象是一个移植免疫问题，期待揭示其机制。随着对 HLA 基因的认识及深入研究，如何寻找最合适的脐带血用于移植以提高疗效，也是移植学与免疫学需要探讨的问题。同时，一份脐带血所包含的细胞如 TNC、CD34$^+$ 细胞数量有限，对于一些大体重（大于 80kg）成人患者难以找到合适的脐带血，因此脐带血扩增的研究一直是国际关注的热点。Delaney 等人发现使用特制的 Notch1 配体 Delta1 可以促进其扩增，并提高中性粒细胞植入时间到 16 天[35]。Anderson 等人通过在体外将脐带血与间充质干细胞共培养，使 CD34$^+$ 细胞扩增 30 倍，并提高植入天数到 15 天[36]。新近，一项使用 Omidubicel 移植治疗高危恶性血液肿瘤患者的Ⅲ期临床研究取得了显著的疗效。Omidubicel 是单份脐带血体外扩增的造血祖细胞和非扩增的髓系和淋巴细胞产物，其基本原理是非血缘脐带血体外培养时加入烟酰胺（NAM），一方面可以抑制培养细胞的快速分化而提高干细胞和祖细胞的扩增，另一方面可减少细胞表型的变化，包括提高 CD34$^+$ 细胞在骨髓中的迁移、归巢和定植潜能而促进植入。在这项国际性、多中心、随机Ⅲ期临床试验中，纳入高危恶性血液肿瘤患者 125 例，随机分为接受 Omidubicel 移植组（研究组）与标准 UCBT 组（对照组）。结果发现研究组 CD34$^+$ 细胞数中位数扩增 130 倍，研究组与对照组患者相比，中性粒细胞植入率分别为 98% 和 88%（$P < 0.001$），中位植入时间分别为 12 天和 22 天（$P < 0.001$），42 天血小板植入率分别为 55% 和 35%（$P = 0.028$）。移植后 100 天 2~3 级细菌或侵入性真菌感染的发生率分别为 37% 和 57%（$P = 0.027$），中位住院时间分别为 27 天和 35 天（$P = 0.005$），移植后 210 天 NRM 发生率分别为 11% 和 24%（$P = 0.09$），而 GVHD 发生率和总生存率两组间无显著差异。该研究证实 Omidubicel 移植可促进造血恢复、降低移植相关并发症发生率并显著缩短住院时间[37]。目前，它是首款获得美国食品药品监督管理局（FDA）认定的骨髓移植产品，也已在美国和欧盟获得孤儿药资格，且 Omidubicel 目前还在Ⅰ期和Ⅱ期临床试验中治疗重型再生障碍性贫血患者，治疗这一适应证的新药研究申请目前已完成递交。

脐带血是一种人类优质的干细胞来源，随着对脐带血的生物学和免疫学特性的研究不断深入，脐带血应用的领域将更加广泛。

（孙自敏）

参考文献

[1] BALLEN K K, GLUCKMAN E, BROXMEYER H E. Umbilical cord blood transplantation: the first 25 years and beyond[J]. Blood, 2013, 122(4): 491-498.

[2] GABELLI M, VEYS P, CHIESA R. Current status of umbilical cord blood transplantation in children[J]. Br J Haematol, 2020, 190(5): 650-683.

[3] 孙自敏，汤宝林. 我如何用单份脐血干细胞移植治疗成人恶性血液病 [J]. 中华血液学杂志，2019，40（6）：449-452.

[4] ENDE N, RAMESHWAR P, ENDE M. Fetal cord blood's potential for bone marrow transplantation[J]. Life Sci, 1989, 44(25): 1987-1990.

[5] WAGNER J E, GLUCKMAN E. Umbilical cord blood transplantation: the first 20 years[J]. Semin Hematol, 2010, 47(1): 3-12.

[6] MORIO T, ATSUTA Y, TOMIZAWA D, et al. Outcome of unrelated umbilical cord blood transplantation in 88 patients with primary immunodeficiency in Japan[J]. Br J Haematol, 2011, 154(3): 363-372.

[7] MAYANI H, WAGNER J E, BROXMEYER H E. Cord blood research, banking, and transplantation: achievements, challenges, and perspectives[J]. Bone Marrow Transplant. 2020, 55(1): 48-61.

[8] GLUCKMAN E, BROXMEYER H A, AUERBACH A D, et al. Hematopoietic reconstitution in a patient with Fanconi's anemia by means of umbilical-cord blood from an HLA-identical sibling[J]. N Engl J Med, 1989, 321(17): 1174-1178.

[9] WAGNER J E, BROXMEYER H E, BYRD R L, et al. Transplantation of umbilical cord blood after myeloablative therapy: analysis of engraftment[J]. Blood, 1992, 79(7): 1874-1881.

[10] ROCHA V, WAGNER J E, SOBOCINSKI K A, et al. Graft-versus-host disease in children who have received a cord-blood or bone marrow transplant from an HLA-identical sibling. Eurocord and International Bone Marrow Transplant Registry Working Committee on alternative donor and stem cell sources[J]. N Engl J Med, 2000, 342(25): 1846-1854.

[11] LOCATELLI F, CROTTA A, RUGGERI A, et al. Analysis of risk factors influencing outcomes after cord blood transplantation in children with juvenile myelomonocytic leukemia: a EUROCORD, EBMT, EWOG-MDS, CIBMTR study[J]. Blood, 2013, 122(12): 2135-2141.

[12] VILMER E, STERKERS G, RAHIMY C, et al. HLA-mismatched cord-blood transplantation in a

patient with advanced leukemia[J]. Transplantation, 1992, 53(5): 1155-1157.

[13] DUVAL M, PÉDRON B, ROHRLICH P, et al. Immune reconstitution after haematopoietic transplantation with two different doses of pre-graft antithymocyte globulin[J]. Bone Marrow Transplant, 2002, 30(7): 421-426.

[14] GLUCKMAN E, ROCHA V, ARCESE W, et al. Factors associated with outcomes of unrelated cord blood transplant: guidelines for donor choice[J]. Exp Hematol, 2004, 32(4): 397-407.

[15] KURTZBERG J, LAUGHLIN M, GRAHAM ML, et al. Placental blood as a source of hematopoietic stem cells for transplantation into unrelated recipients. N Engl J Med, 1996, 335(3): 157-166.

[16] LAPORTE J P, GORIN N C, RUBINSTEIN P, et al. Cord-blood transplantation from an unrelated donor in an adult with chronic myelogenous leukemia[J]. N Engl J Med, 1996, 335(3): 167-170.

[17] ROCHA V, WAGNER JE JR, SOBOCINSKI KA, et al. Graft-versus-host disease in children who have received a cord-blood or bone marrow transplant from an HLA-identical sibling. Eurocord and International Bone Marrow Transplant Registry Working Committee on Alternative Donor and Stem Cell Sources[J]. N Engl J Med, 2000, 342(25): 1846-1854.

[18] GLUCKMAN E, ROCHA V, ARCESE W, et al. Factors associated with outcomes of unrelated cord blood transplant: Guidelines for donor choice[J]. Experimental Hematology, 2004, 32(4): 397-407.

[19] LAUGHLIN M J, EAPEN M, RUBINSTEIN P, et al. Outcomes after transplantation of cord blood or bone marrow from unrelated donors in adults with leukemia[J]. N Engl J Med, 2004, 351(22): 2265-2275.

[20] ROCHA V, LABOPIN M, SANZ G, et al. Transplants of umbilical-cord blood or bone marrow from unrelated donors in adults with acute leukemia[J]. N Engl J Med, 2004, 351(22): 2276-2285.

[21] BARKER J N, WEISDORF D J, DEFOR T E, et al. Transplantation of 2 partially HLA-matched umbilical cord blood units to enhance engraftment in adults with hematologic malignancy[J]. Blood, 2005, 105(3): 1343-1347.

[22] 崔砚，高桥恒夫. 日本脐血库和脐血移植的现状 [J]. 中华血液学杂志，2006，27（8）：571-572.

[23] YANADA M, KONUMA T, KUWATSUKA Y, et al. Unit selection for umbilical cord blood transplantation for adults with acute myeloid leukemia in complete remission: a Japanese experience[J]. Bone Marrow Transplantation, 2019, 54(11): 1789-1798.

[24] 沈柏均，张洪泉，候怀水，等. 脐带血造血干细胞移植一例报告 [J]. 中华器官移植杂志，1991，12（3）：138-139.

[25] 黄绍良，方建培，周敦华，等. 脐血造血干细胞移植治疗重型 β 地中海贫血 [J]. 中华儿科杂志，1998，36（11）：671-673.

[26] 宋永平，王桂菊，万鼎铭，等. HLA 相合同胞脐血移植治疗急性髓系白血病成功：国内首例报告 [J]. 中华血液学杂志，1999，20（8）：399-401.

[27] 孙自敏，王祖贻，朱微波，等. HLA 不全相合无关脐血移植治疗急性淋巴细胞白血病 [J]. 临床输血与检验，2000，2（4）：1-4.

[28] 王峰蓉，张耀臣，陆道培. 双份无关脐血移植治疗高危白血病并长期无病存活二例报告 [J]. 中华器官移植杂志，2003，24（4）：217-219.

[29] 刘会兰，孙自敏，耿良权，等. 非血缘脐血移植治疗成人恶性血液病患者的临床研究 [J]. 中华血液学杂志，2010，31（8）：519-522.

[30] CHEN Y H, XU L P, LIU D H, et al. Comparative outcomes between cord blood transplantation and bone marrow or peripheral blood stem cell transplantation from unrelated donors in patients with hematologic malignancies: A single-institute analysis[J]. Chin Med J (Engl), 2013, 126(13): 2499-2503.

[31] MO X D, TANG B L, ZHANG X H, et al. Comparison of outcomes after umbilical cord blood and unmanipulated haploidentical hematopoietic stem cell transplantation in children with high-risk acute lymphoblastic leukemia[J]. Int J Cancer, 2016, 139(9): 2106-2115.

[32] YAO W, ZHENG C C, LIU H L, et al. Salvaged single-unit cord blood transplantation for 26 patients with hematologic malignancies not in remission[J]. Braz J Med Biol Res, 2015, 48(10): 871-876.

[33] ZHENG C C, ZHU X Y, TANG B L, et al. Clinical separation of cGvHD and GvL and better GvHD-free/relapse-free survival (GRFS) after unrelated cord blood transplantation for AML[J]. Bone Marrow Transplant, 2017, 52(1): 88-94.

[34] TONG J, XUAN L, SUN Y L, et al. Umbilical cord blood transplantation without antithymocyte globulin results in similar survival but better quality of life compared with unrelated peripheral blood stem cell transplantation for the treatment of acute leukemia: A retrospective study in China[J]. Biol Blood Marrow Transplant, 2017, 23(9): 1541-1548.

[35] DELANEY C, HEIMFELD S, BRASHEM-STEIN C, et al. Notch-mediated expansion of human cord blood progenitor cells capable of rapid myeloid reconstitution[J]. Nat Med, 2010, 16(2): 232-236.

[36] DE LIMA M, MCNIECE I, ROBINSON S N, et al. Cord-blood engraftment with ex vivo mesenchymal-cell coculture[J]. N Engl J Med, 2012, 367(24): 2305-2315.

[37] HORWITZ M E, STIFF P J, CUTLER C, et al. Omidubicel vs. standard myeloablative umbilical cord blood transplantation: results of a phase 3 randomized study[J]. Blood, 2021, 138(16): 1429-1440.

第二章
脐带血的生物学特性

第一节
脐带血造血细胞的生物学特性

一、前言

脐带血是胎儿娩出，脐带结扎离断后残留在胎盘和脐带中的血液。过去很长一段时间，由于人们没有意识到脐带血的价值，生产后脐带血曾经被当作医疗废物所遗弃。直到20世纪70年代，美国的科学家在脐带血中发现了丰富的干细胞，脐带血才逐渐地引起了科学家和医生们的关注。近三十年来的医学研究发现，脐带血干细胞中含量最丰富的是造血干细胞，可以利用这些细胞进行造血干细胞移植，这项技术目前已经被广泛地应用于临床。如今脐带血已经是医学界公认的宝贵的生物资源，应用于救治病患。不浪费每一份脐带血是对生命的一份珍惜，也是对生命的一种绿色环保备份。

由于脐带血干细胞中含量最丰富的是造血干细胞，可作为造血干细胞移植的又一来源，因此脐带血移植已经被广泛地应用于临床。除了治疗血液系统疾病以外，脐带血移植还可治疗免疫缺陷性疾病、遗传性疾病、代谢性疾病及先天性疾病等。在世界范围内，脐带血已经应用于治疗80多种疾病。国家卫生健康委员会颁发的《脐带血造血干细胞治疗技术管理规范（试行）》明确阐述了脐带血干细胞的医疗用途。脐带血来源丰富，采集方便，对供者没有任何损害，把原本废弃的资源重新利用。脐带血中不仅含有丰富的造血干细胞，而且还含有可向多种组织分化的多潜能干细胞，所以脐带血有着广泛的临床应用前景。脐带血干细胞的生物学特性主要包括：①脐带血中的干细胞和祖细胞较成人骨髓中的干细胞和祖细胞更加原始，具有更强的增殖能力；②脐带血中的淋巴细胞未经受外界抗原刺激，处于初始状态（naïve），免疫功能不成熟，免疫原性较弱，移植后移植物抗宿主病的发生率比较低。

二、脐带血干细胞的类型

脐带血之所以能够作为干细胞又一新的来源，成为科学家和医生们的宠儿，是因为脐带血中含有多种类型干细胞，主要包括造血干细胞（hematopoietic stem cell，HSC）、间充质干细胞（mesenchymal stem cell，MSC）、内皮祖细胞（endothelial progenitor cell，EPC）

和非限制性体干细胞（unrestricted somatic stem cell，USSC）等。

1. **造血干细胞** HSC 是脐带血中含量比较高的一类干细胞。HSC 具有两个基本特性：①高度自我更新能力或自我复制能力，以维持干细胞数量稳定（即干细胞库的稳定）；②分化为各系祖细胞及成熟血细胞的能力（这是 HSC 生命意义的体现）。HSC 可分为 CD34$^+$ 和 CD34$^-$ 两类细胞群体，其中 CD34$^+$ 细胞群体约占 95% 以上，CD34$^-$ 细胞群体的比例不足 5%，通常所说的 HSC 即 CD34$^+$ 细胞群体。在数量上，脐带血中 CD34$^+$ 细胞的比例与骨髓相似，高于外周血，约占有核细胞的 1%～3%。在质量上，CD34$^+$CD38$^-$ 细胞和 CD34$^+$CD33$^-$ 细胞在脐带血 CD34$^+$ 细胞中的比例均显著高于骨髓，而且脐带血 CD34$^+$CD38$^-$ 细胞的增殖分化能力高于骨髓，长期植入能力也高于骨髓。此外，脐带血中 CD34$^+$ 细胞经过体外长期培养，CD34$^+$CD45$^+$ 细胞比例明显高于骨髓[1]。脐带血 HSC 和祖细胞体外增殖分化为粒 - 巨噬细胞集落形成单位（colony-forming unit-granulocyte/macrophage，CFU-GM）、红细胞集落形成单位（erythrocytic colony-forming unit，CFU-E）、髓系多能造血祖细胞（multipotential myeloid stem cell，CFU-GEMM）的能力均高于骨髓。这些可能是少量脐带血就可以替代大量的骨髓来满足临床移植需要的原因。

2. **间充质干细胞** MSC 是中胚层发育的早期细胞，具备干细胞的基本特性（如自我更新、高度增殖、多向分化性），在发育的不同阶段和特定环境条件下，MSC 可以分化为多种细胞。国际细胞与基因治疗协会已经认定 MSC 需要满足以下 3 个标准：① MSC 在标准组织培养条件下能贴壁生长；②细胞表达一些特定的表面抗原，高表达 CD90、CD73、CD105，不表达 CD14/CD11b、CD79a/CD19、CD45、CD34、HLA Ⅱ；③具有多向分化潜能，在体外特定的诱导条件下可以向成骨细胞、脂肪细胞、软骨细胞等不同种类的组织细胞分化。不同组织来源的 MSC 虽然保持了 MSC 的表面标志物，但相互之间仍有差异性。如脐带来源的 MSC 表达 CD29、CD44、CD51、CD105、SH2、SH3，不表达 CD34、CD45；胎盘来源的 MSC 表达的标志物有 CD105、SH-2、SH-3 及 SH-4，同时表达部分胚胎干细胞表面标志物，比如 SSEA-4、TRA-1–61 及 TRA-1–80 等，不表达造血细胞、内皮细胞及滋养层细胞的特殊细胞标志物；脂肪来源的 MSC 表达 CD49，不表达 CD106；骨髓来源的 MSC 表达 CD106，不表达 CD49；脐带血来源的 MSC 不表达 CD90，低表达 CD166，有别于骨髓来源的 MSC。脐带血 MSC 是脐带血干细胞中相对比例比较高的一类细胞，其表型特点与骨髓来源的 MSC 基本一致。尽管脐带血 MSC 总数量较少，但是其分化增殖能力却远高于骨髓来源的 MSC。脐带血 MSC 可以在一定的条件下，诱导分化为成骨细胞、软骨细胞、脂肪细胞、神经细胞、肝细胞样细胞等。

3. **内皮祖细胞** 从脐带血中可以分离得到 EPC，这些细胞表达 CD133$^+$、CD34$^+$、VEGFR2、Tie-2 和 VE-cadherin，约占 CD34$^+$ 细胞的 2%，目前认为 CD133$^+$ 是 EPC 区别于成熟内皮细胞的主要标志。这些 CD133$^+$CD34$^+$ 细胞可以在缺血组织分化成为内皮细胞并诱导血管生成。脐带血中 CD34$^+$CD133$^+$EPC 可以在体外扩增并分化为成熟的内皮细胞，此外 CD133$^+$ 细胞还具有向心肌细胞样细胞分化的能力。将新鲜提取的人脐带血 CD34$^+$ 细胞注入小鼠缺血的肌肉组织中，可见内皮细胞的产生。通过脐带血 EPC 移植治疗小鼠肢体缺血模型证明脐带血 EPC 能够促进缺血肢体的血管生成。根据 EPC 的克隆形成和增殖潜能，在 EPC 中鉴定出一种新的细胞群，称为高增殖潜能内皮祖细胞（high proliferative potential endothelial colony-forming cell，HPP-ECFC）。这些细胞能够完成至少 100 次群体倍增，可以形成二级和三级集落，并保持很高的端粒酶活性。由于脐带血来源 EPC 的趋化因子受体 4（CXCR4）的表达高于骨髓，更能够提高 EPC 功能，刺激新生血管形成。脐带血和外周血来源的 EPC 移植到体内，都可表达血管内皮细胞标记 CD31$^+$、E-cadherin、VWF、VEGFR2、Tie2，并合成乙酰化低密度脂蛋白，但是脐带血来源的 EPC 在体内存活时间更长，能发挥正常血管内皮细胞的功能。可采用直接贴壁法分离人脐带血中的 EPC，先使用密度梯度离心法分离脐带血单个核细胞，再经过含血管内皮生长因子等诱导因子的培养液的选择和传代处理，即可得到较纯的内皮祖细胞。脐带血存在的 EPC 分化增殖能力强，数量足够，可满足血管组织工程对种子细胞的要求。脐带血来源的 EPC 移植到心肌梗死的小鼠体内，在梗死区周围其增殖能力加强，新生血管形成，心脏功能有所提高。

4. 非限制性体干细胞 在脐带血中发现一种 CD45$^-$HLA Ⅱ$^-$ 的细胞，命名为 USSC。这种干细胞含量很低，经过 6~25 天的培养，平均每份脐带血标本（有核细胞数 2×10^8 ~ 2×10^9）只能得到 4 个克隆，但可以在体外扩增至少 10^{15} 个细胞并保持正常核型。这类细胞经诱导具有广泛的分化潜能，可以分化成为内胚层、中胚层和外胚层细胞。USSC 不同于胚胎干细胞，主要干细胞基因（如 OCT4、SOX2 和 NANOG）均未在 USSC 中显著表达，然而这些干细胞基因的表观遗传学状态介于胚胎干细胞和终末分化细胞之间。研究发现干细胞基因 OCT4 基因调控区部分去甲基化，SOX2 和 NANOG 基因启动子区和 / 或增强子区去甲基化，以及端粒酶基因（hTERT）部分去甲基化，同时也没有发现主要干细胞基因的抑制性组蛋白修饰。OCT4 基因的下游靶基因 SOX2 有两种功能相反的组蛋白甲基化修饰（分别是抑制基因表达的 H3K4me3 和促进基因表达的 H3K27me2），因此 USSC 表现为不完全的表观抑制和平衡的表观状态，使它具有对不同的分化和重编程的诱导剂作出反应的潜能。脐带血 USSC 可以在体外分化为成骨细胞、成软骨细胞、脂肪细胞和神经细胞。体外扩增后，在小鼠和胎羊模型中可分化为骨、软骨、造血细胞、神经、肝脏、心脏组织，而且未在动物模型中产生肿瘤。

三、脐带血干细胞的分化抗原和相关的分子特性

1. CD34 分子 CD34 是一种阶段特异性白细胞分化抗原，选择性表达于 HSC、祖细胞（progenitor cell，PC）和血管内皮细胞（vascular endothelial cell，VEC），是分子量约为 120~140kDa 的 Ⅰ 型跨膜糖蛋白，属于唾液黏附分子家族。它的 40kDa 蛋白核心含有

6～9个 N- 糖基化位点，9个 O- 糖基化位点。它的细胞质部分含有两个蛋白激酶 C 磷酸化位点，一个酪氨酸磷酸化位点。CD34 的功能与跨膜信号转导有关，参与调节 HSC 黏附于细胞外基质，还能促进细胞对骨髓基质的黏附。CD34 是最主要的 HSC 标志之一，并在造血细胞发育过程中存在从细胞膜内向细胞膜外翻转的现象，因此可分为胞内 CD34 和胞外 CD34 抗原，而且胞内 CD34$^+$ 提示干细胞处于更为原始的阶段。脐带血中胞内 CD34$^+$ 和胞外 CD34$^+$ 细胞占有核细胞比例分别为 0.36% 和 0.69%，而骨髓中二者的比例分别是 0.45% 和 1.45%，由此可见，脐带血中胞内 CD34$^+$/胞外 CD34$^+$ 细胞的比例要高于骨髓中的比例，表明脐带血中原始的 HSC 比例较高。随着研究的深入，发现在脐带血 HSC 中不仅有 CD34$^+$CD38$^-$Lin$^-$ 细胞，而且也存在 CD34$^-$CD38$^-$Lin$^-$ 细胞群体。进一步用 CD7 和 AC133/CD133 标记 CD34$^-$CD38$^-$Lin$^-$ 细胞群，发现超过 99% 的细胞是 AC133$^-$CD7$^+$ 细胞，这些细胞几乎没有造血干细胞 / 祖细胞的功能，CD7$^-$CD34$^-$CD38$^-$Lin$^-$ 细胞可以生长出各种细胞集落（colony-forming cells，CFC），集落形成的数量在（40～60）个集落 /1 000 细胞；比例更低的 CD133$^+$CD34$^-$CD38$^-$Lin$^-$ 细胞具有更强的集落形成能力，可以生长出各种 CFC，集落形成数量可达 400 个集落 /1 000 细胞。而且 CD133$^+$CD34$^-$CD38$^-$Lin$^-$ 细胞经过体外培养可以增殖、分化并获得 CD34 表达，因此 CD133$^+$CD34$^-$CD38$^-$Lin$^-$ 细胞是更为原始的造血祖细胞[1]。这些 CD133$^+$CD7$^-$CD34$^-$CD38$^-$Lin$^-$ 细胞移植后 8 周可以产生 CD34$^+$ 细胞，而 CD133$^-$CD7$^+$CD34$^-$CD38$^-$Lin$^-$ 细胞不具有造血重建能力。在 CD34$^+$CD38$^-$Lin- 细胞群中，CD133$^+$ 和 CD133$^-$ 细胞都具有生长成 CFC 的能力。

2. CD133 抗原　CD133 又称 AC133，编码 AC133 抗原的 cDNA 全长为 3 794 个核苷酸，有一个开放读码框架（ORF）和 2 个非翻译区（UTR），其中 5'-UTR 为 37 个核苷酸，3'-UTR 为 1 159 个核苷酸。ORF 有 2 598 个核苷酸，编码一条 865 个氨基酸残基组成的多肽链，分子量约为 120kDa，N 端位于细胞外，C 端位于细胞内，含有 5 个跨膜区域。N 端连接 19.8ku 的肽聚糖，细胞外区含 85 个氨基酸残基，并有一个亮氨酸拉链结构，另外 2 个胞外区分别由 255 个氨基酸残基和 290 个氨基酸残基构成 2 个巨大的细胞外环，每个环中均有 4 个相似的 N- 糖基化位点。C 端尾部含有 5 个酪氨酸残基，提示 AC133 可能是一个生长因子受体，与配体结合后酪氨酸残基磷酸化可引起级联反应。AC133 有 5 个跨膜结构域，前 4 个跨膜结构域内均含有半胱氨酸残基，第 5 个跨膜结构域中含有一个赖氨酸残基，在细胞质区形成 2 个小的富含半胱氨酸的胞内环。这种 5 次跨膜的结构与已知的 2 个细胞表面多跨膜受体主要家族（4 次跨膜蛋白和 7 次跨膜受体）在氨基酸序列上并不相似，在分子质量以及胞外环大小方面存在显著不同，表明 AC133 是一新多跨膜受体超家族成员，可能具有潜在的功能，值得进一步研究。

AC133 抗原主要表达于正常造血组织如胎儿肝脏，以及骨髓、脐带血、外周血 CD34$^+$ 细胞亚群上。用多色流式分析不同来源的 HSC、祖细胞、定向祖细胞的 AC133 抗原表达情况，发现在胎儿骨髓和胎儿肝脏中 AC133$^+$ 的比例分别为 31.6% 和 29.9%。在静息期外周血中 AC133⁺ 细胞占 CD34⁺ 细胞的 41%~73%，而在脐带血中为 68%~95%。在稳态外周血中，AC133⁺ 细胞占 CD34⁺ 细胞的比例明显低于成人骨髓和脐带血。AC133 是较新发现的一种跨膜蛋白，它的发现为研究 HSC 的生理特性以及选择更为原始的造血细胞提供了有价值的标志物[1, 2]。

然而，AC133 的配体及其信号转导途径尚未阐明，仍有待进一步研究。CD34、Thy-1、CD38 已作为选择造血干 / 祖细胞的标志物，AC133⁺ 细胞可能含有更多早期造血细胞。脐带血中，AC133⁺ 细胞比 CD34⁺ 细胞含有更多的早期造血干 / 祖细胞，对长期培养起始细胞（long-term culture-initiating cell，LTC-IC）的选择也要优于 CD34⁺ 细胞。所以 AC133⁺ 作为一种新的造血干 / 祖细胞表面标志，为更好地选择造血干 / 祖细胞提供了又一有力手段。此外，有研究发现 AC133⁺ 细胞在体外有分化成内皮细胞的能力。不仅如此，动物实验发现 AC133⁺ 细胞在体外培养 14 天后，与 A549 肺癌细胞同时经皮下注入 NOD SCID 小鼠体内，形成的肿瘤团块中新生血管比对照组明显增多，提示 AC133⁺ 细胞能够促进血管形成。大部分表达血管内皮生长因子受体 2（VEGFR-2）的 CD34⁺ 细胞可共表达 AC133，而成熟内皮细胞不表达 AC133，因此这种 CD34⁺VEGFR-2⁺AC133⁺ 细胞可能是一个独特的有功能的循环内皮前体细胞（CEP）群体。Reyes 研究发现 CD34⁻AC133⁺VE-cadherin-FLK⁺ 细胞能分化为内皮细胞，进一步说明 AC133 抗原可能在血管生成中起重要作用。

3. CD38 分子 CD38 是由 300 个氨基酸残基组成的单链 II 型跨膜糖蛋白，分子量约为 45kDa，其 N 端包含 21 个氨基酸残基，形成一个细胞质内短尾，跨膜区由 23 个氨基酸残基组成，C 端位于胞外区，包含 256 个氨基酸残基，有透明质酸结合区、4 个糖基化位点和 4 个疏水伸展区，其中两个伸展区有亮氨酸拉链模体。

50%~80% 的脐带血单核细胞为 CD38⁺。CD38 分子表达与分布相当广泛，无细胞系限制性，而与细胞的分化和活化状态有关。CD38 在血细胞膜表面的表达具有不连续性。大多数多能干细胞不表达或仅表达低水平的 CD38，而定向的髓系和淋巴细胞系祖细胞则表达高水平的 CD38，继而随着细胞的成熟与分化，CD38 的表达明显下降。在淋巴细胞系，活化的淋巴细胞和浆细胞可重新高水平表达 CD38。正常骨髓细胞，尤其是祖细胞，绝大部分表达 CD38。CD38 也表达于大多数胸腺细胞、淋巴结生发中心原始淋巴细胞及浆细胞。CD38 分子与 ADP 核糖（ADP ribose，ADPR）环化酶具有序列和结构上的同源性，它们的全部十个胱氨酸残基相当保守，提示二者具有相似的二级或三级结构。CD38 分子不仅具有 ADPR 环化酶活性，还具有脱氢酶活性，催化环 ADP 核糖（cyclic ADPR，cADPR）生成 ADPR。因此，CD38 的酶活性可能与细胞信号转导机制有关。此外，CD38 分子还具有膜受体功能。研究认为 CD38 的配体分子是 CD31，CD31 是免疫球蛋白（immunoglobulin，Ig）超家族成员，分子量为 130kDa，是单链跨膜蛋白，细胞膜外具有 6 个免疫球蛋白样结构域，组成性表达于内皮细胞，在 T 细胞、B 细胞、NK 细胞、颗粒细胞和血小板上也有不同程度的表达，可介导同型或异型黏附。CD31 可以发挥与 CD38

单克隆抗体相似的作用，与 CD38 结合可引起细胞质内 Ca^{2+} 的释放、细胞因子的合成与分泌等。因此，CD38 与其配体的结合可能是细胞生命活动调节，以及淋巴细胞迁移和归巢的一个重要步骤。CD38 表达水平反映了细胞活化和细胞分化成熟程度。实验证明在与骨髓基质细胞共培养 60 天后，CD34$^+$CD38$^-$ 细胞能够形成细胞克隆（CFU），而 CD34$^+$CD38$^+$ 细胞则不能形成克隆[1, 2]，表明 CD34$^+$CD38$^-$ 细胞比 CD34$^+$CD38$^+$ 细胞更加原始。

4. **CD90 分子** CD90 也称为 Thy-1，是一种高度保守的糖蛋白，分子量为 25 ~ 37kDa，利用甘油二酯锚定于糖基磷脂酰肌醇（glycosyl phosphatidyl inositol，GPI）的 C 端而附着于细胞膜。CD90 分子是细胞黏附分子免疫球蛋白超家族成员，在成纤维细胞、上皮细胞、造血细胞等多种细胞表面都有表达，是另一个可以反映造血祖细胞的分化、成熟程度的抗原分子。CD90 主要表达于早期祖细胞以前的各阶段细胞，在晚期祖细胞缺乏表达。CD90 可以调节细胞之间，以及细胞与细胞质之间的反应，在神经再生和转移、炎症以及纤维化中起重要作用。CD90 与白细胞整合素 Mac1（CD11b/CD18）有交互作用，在白细胞归巢与招募中也起作用。人类 CD90 在内皮细胞、平滑肌细胞、CD34$^+$ 骨髓细胞、脐带血细胞、心肌细胞和胎儿肝细胞中都有表达，可以促进轴突生长和神经再生、活化 T 细胞、诱导部分细胞的凋亡或坏死。近年来发现 CD90 可能通过上调纤维连接蛋白和血小板应答蛋白 1（thrombospondin，TSP-1）的表达水平来抑制肿瘤的生长，可能是恶性肿瘤的候选标志物，可作为一个新的治疗靶点。研究发现在骨髓和脐带血中 CD34$^+$CD90$^+$ 细胞数量和 CD34$^+$CD38$^-$ 细胞数量密切相关。

5. **CD117（C-Kit）分子** C-Kit 又称干细胞因子受体、肥大细胞因子受体。C-Kit 受体由 976 个氨基酸残基组成，相对分子质量为 145kDa，在进化上高度保守。C-Kit 作为Ⅲ型受体酪氨酸激酶（RTK）家族成员之一，现已发现其在造血、肥大细胞发育及功能、黑色素生成等方面均发挥着重要的作用。作为酪氨酸激酶受体蛋白家族的重要成员之一，其与干细胞因子（SCF）结合作为重要的受体配体复合物通过激活下游信号分子复合物，产生强大的级联反应，从而在细胞分化、增殖等调控中发挥着举足轻重的作用。C-Kit 激活中所涉及的信号转导通路主要有：磷脂酰肌醇 3 激酶（phosphoinositide 3 kinase，PI3K）通路、JAK 激酶（janus kinase，JAK）- 信号转导及转录激活蛋白（signal transducer and activator of transcription，STAT）通路、Ras- 细胞外信号调控的蛋白激酶（extracellular signal-regulated kinase，ERK）通路、Src 家族激酶（Src-family kinase，SFK）通路、磷脂酶 C-γ 通路。此外，还有一些协同激活通路，如粒细胞 - 巨噬细胞集落刺激因子（granulocyte macrophage colony stimulating factor，GM-CSF）、白细胞介素 3（interleukin-3，IL-3）、促红细胞生成素（erythropoietin，EPO）等所介导的信号通路。酪氨酸激酶受体及其配体在造血调控中起重要作用。受体与配体的结合导致酪氨酸磷酸化及酪氨酸激酶的活化，即传递了细胞增殖信号[3]。

6. **CD135 抗原** CD135 又称 Flt3，属于Ⅲ型 RTK 家族成员，与其配体（Flt3 ligand，

FL）在造血干 / 祖细胞的增殖和分化中起重要的调节作用。Flt3 的 ORF 长达 2 982bp，有
24 个外显子，编码 993 个氨基酸残基组成的跨膜分子。人、鼠 Flt3 在氨基酸水平上的同
源性高达 86%。人类的 Flt3 主要表达于多能干细胞、髓系和淋系前体细胞。Flt3 作为造
血生长因子和免疫分子，与其他一些细胞因子协同，参与造血干 / 祖细胞的更新和定向分
化，以及参与调节免疫细胞的生物学功能。Flt3 具有酪氨酸激酶受体的特性，和 CD117
分子共表达是早期 CD34+ 细胞的标志，60% 以上的 CD34+ 细胞共表达 CD117 和 CD135
抗原。Flt3 蛋白有两种形式，分别为 143kDa 的糖基化高甘露糖和 158kDa 的复合碳水化
合物，后者由前者转变而来，是 Flt3 在细胞表面的存在形式。Flt3 受体与其他Ⅲ型 RTK，
如 C-Kit（SCF 受体）和血小板衍生生长因子（PDGF）受体有共同的结构特征，即在胞
外区有 5 个 Ig 样结构域，胞内区含 1 个近膜结构域（JM）、2 个被激酶插入结构域（KI）
分开的激酶结构域（TK1 和 TK2）和当配体与 RTK 的细胞外结构域结合时，RTK 形成二
聚体，使激酶结构域的活化环构象发生改变，酪氨酸残基磷酸化，从而与多种细胞质蛋白
如 RAS-GPT 酶激活蛋白、磷脂酶 C-γ、Vav、Shc、Cbl、Grb2 及 SFK 等作用，介导一系列
细胞内信号转导，导致细胞增殖和活化[3, 4]。脐带血中 90% 的 CD34+ 细胞表达 CD135 抗
原，25% 的 CD34+ 细胞表达 CD95 抗原，干细胞表达此抗原可能参与了早期造血的调控。

　　7. CD45RA 和 CD45RO　CD45RA 和 CD45RO 是白细胞共同抗原 CD45 的两种异
型，均属Ⅰ型跨膜蛋白，广泛存在于白细胞表面，其胞内区均具有酪氨酸磷酸酶活性，在
淋巴细胞的发育成熟、功能调节及信号传递中具有重要意义。CD45RA+T 细胞被称为初始
T 细胞，具有抑制免疫的作用；而 CD45RO+T 细胞被称为记忆 T 细胞，具有辅助诱导作
用。CD45 分子由位于 1 号染色体（1q32）的单一基因编码，基因的 3 个连续外显子（外
显子 4、5 和 6，分别编码 CD45 的 A、B 和 C 蛋白区域）可发生可变剪接。缺乏 3 个蛋
白区域的同型称为 CD45RO，仅表达蛋白区域 A 的同型称为 CD45RA。成熟的 CD45 分
子由三部分组成，即胞外区、单链跨膜区和胞内区。胞外区为约 400 个氨基酸残基组成，
高度糖基化，富含半胱氨酸，其数量、位点较保守，具有受体特性[5]。

　　目前已发现的 CD45 分子有 5 种亚型，分布于除成熟红细胞及血小板外的所有血细
胞，不同 CD45 异型选择性表达于各种白细胞及 T 细胞发育的不同阶段。其中 B 细胞仅
表达一种亚型，而 T 细胞则能同时表达多种 CD45 亚型。CD45RA 可表达于胸腺髓质淋
巴细胞和外周血初始和静止的 T 细胞，B 细胞也表达此抗原，而 CD45RO 表达于胸腺皮
质淋巴细胞和外周血记忆 T 细胞。单核细胞和粒细胞弱表达 CD45RO。T 细胞表达不同的
CD45 异型与其功能差异有一定的关系。

　　T 细胞发育过程中 CD45RA/CD45RO 转变秩序是：从 CD45RA-CD45RO- 或 CD45RA+
CD45RO-（CD4-CD8- 细胞）分化发育成 CD45RA-CD45RO+（CD4、CD8 双阳性和大部
分单阳性胸腺细胞）。由 CD45RO+ 转换为 CD45RA+ 可能标志着阴性选择的完成，是 T 细
胞在胸腺内发育成熟的最后一步。CD4+CD45RO+T 细胞表现为辅助功能，并能辅助 B 细

胞分化产生抗体，而 CD4$^+$CD45RA$^+$T 细胞则表现为抑制功能，但在外来抗原刺激下后者可以向前者转化，脐带血中 T 细胞以 CD45RA$^+$CD45RO$^-$ 为主。

CD45RA$^+$ 和 CD45RO$^+$T 细胞分泌淋巴细胞因子的能力不同。CD45RO$^+$T 细胞对 PWM（美洲商陆有丝分裂原）或 CD3 单抗的刺激反应明显，而 CD45RA$^+$T 细胞则不同。当用 PWM 刺激 1 ~ 4 天，两类细胞均能产生 IL-2、IL-6 和 γ 干扰素（interferon-γ，IFN-γ），但第一天 CD45RO$^+$T 细胞培养液中已含有一定量的 IL-4。持续 14 天的培养和 PWM 刺激导致 CD45RA$^+$T 细胞逐渐失去表达 CD45RA，而逐步表达 CD45RO。用 CD3 单抗处理长期培养的 CD45RA$^+$ 和 CD45RO$^+$T 细胞，^{3}H 胸腺嘧啶核苷的掺入量相似，但是仅 CD45RO$^+$T 细胞分泌 IL-4 细胞因子，且分泌 IFN-γ 的能力显著增高。尽管两类细胞的表型可以发生转换，但分泌细胞因子功能的差异并没有改变。通常 CD45RO$^+$T 细胞能产生多种细胞因子，如 IL-2、IL-4 和 IFN-γ，CD45RA$^+$T 细胞以分泌 IL-2 为主。用等量的 CD3 单抗刺激，无论共刺激分子 B7 与刺激信号表达在相同的还是不同的抗原呈递细胞上，均能活化 T 细胞。但是如果 B7 与刺激信号表达在不同的抗原呈递细胞上，T 细胞活化缓慢。重要的是，当 B7 与主要刺激信号表达在不同的抗原呈递细胞上时，CD45RO$^+$T 细胞可以被有效地活化，而 CD45RA$^+$T 细胞却不能活化。这意味着 CD45RA$^+$T 细胞比 CD45RO$^+$T 细胞的活化阈值高，CD45RA$^+$T 细胞需更强的 B7 共刺激分子的刺激才能迅速活化，这个现象可能涉及自身免疫耐受的机制[5]。

8. 端粒和端粒酶　端粒是真核染色体末端的特殊结构，人端粒 DNA 是由高度保守的六核苷酸重复序列（TTAGGG）和特异结合蛋白（端粒结合蛋白）构成，不行使编码任意蛋白质的功能。端粒通过 T 环（T-loop）、鸟氨酸四联体结构及端粒结合蛋白稳固地结合在染色体 3' 末端，避免核酸酶及有害化学物质对 DNA 的降解，防止染色体末端发生端 – 端融合和非正式同源同组，在基因组结构完整性及染色体稳定性等诸多方面起重要作用。端粒有重要的生物学功能，可稳定染色体、防止染色体末端融合，保护染色体结构基因及调节正常细胞的生长[6]。要实现所有以上功能均需依赖于端粒结构的完整及端粒长度的维持。端粒酶是使端粒延伸的反转录 DNA 合成酶，发挥 RNA 指导的 DNA 合成作用，向端粒末端添加（TTAGGG）n 序列，使端粒延长，可延长细胞的寿命。是一种具有端粒特异性的末端转移酶，主要是由端粒酶逆转录酶、端粒酶 RNA 模板及端粒酶相关蛋白构成的核糖核蛋白复合体。人端粒酶 RNA 模板属于单拷贝基因，大约由 455 个核苷酸组成，能够在缺乏 DNA 模板的情况下以自身端粒酶 RNA 模板合成富含脱氧单磷酸鸟苷序列，延长端粒寡核苷酸末端，弥补细胞分裂过程中丢失的端粒末端。事实上，端粒酶的过表达足以抵抗端粒磨损，在保证基因组稳性的前提下能无限期地延长原代细胞的复制周期，甚至使其转变为癌细胞。大部分肿瘤细胞中可发现端粒酶活性，而正常细胞的端粒酶大都处于失活状态，因此普遍认为端粒酶与肿瘤的发生发展关系密切。此外，在多能干细胞和胚胎发育的早期阶段也存在端粒酶的高表达。人类淋巴细胞的端粒酶是抑制状态，但又可被某些因素激活，表明端粒酶是一种可调节酶。造血干细胞移植（骨髓干细胞、外周血干细胞）以后都涉及干细胞的大量增殖和分化，植入的干细胞都会发生复制性衰老，无论是骨髓干细胞还是外周血干细胞移植均表现为移植后外周血单个核细胞的端粒长度与供者的端粒长度相比有明显缩短。与之相对，脐带血干细胞移植后受者外周血单个核细胞的端粒长度缩短程度要明显减少，保留了相对更长的端粒长度。此外，在体细胞中端粒长度是随着年龄的增长而进行性缩短，与成人骨髓来源的干细胞相比，脐带血干细胞有更长的端粒长度。由此可见，端粒长度可能是脐带血干细胞所固有增殖优势之一。

第二节

脐带血免疫细胞的生物学特性

T 淋巴细胞、单核细胞、树突状细胞和自然杀伤（NK）细胞是发挥免疫活性和导致移植物抗宿主病（graft versus host disease，GVHD）的主要效应细胞。与骨髓和外周血相比，脐带血中的免疫细胞发育相对不成熟，抗原表达和功能活性低下。脐带血含有丰富的抑制性淋巴细胞、NK 细胞功能较弱，以及 T 淋巴细胞以初始型为主是移植后 GVHD 发生率低、严重程度轻的主要原因。

1. **T 淋巴细胞** T 淋巴细胞是机体最主要的免疫细胞，是包含多种功能的异质性和多克隆的细胞群体。它不仅直接产生免疫效应，同时还通过产生多种细胞因子发挥免疫调节功能。在移植免疫过程中，T 淋巴细胞与 GVHD 和移植物抗白血病（graft versus leukemia，GVL）效应密切相关。CD3 是 T 淋巴细胞的重要表面标志，主要反映体内 T 淋巴细胞的总量。虽然脐带血中有核细胞数（$11.4 \sim 22.77$）$\times 10^9$/L 比成人外周血中（$5.2 \sim 9.8$）$\times 10^9$/L 高，但是，CD3$^+$T 细胞在脐带血总有核细胞中所占的比例（$25.6\% \pm 2.9\%$）却低于成人外周血（$30.1\% \pm 4.1\%$），CD3$^+$T 细胞在脐带血淋巴细胞所占比例（$59.2\% \pm 7.5\%$）也低于成人外周血（$74\% \pm 1.5\%$）。脐带血 T 细胞亚群的分布特点与成人外周血相比同样存在一定的差异，CD4$^+$T 细胞在脐带血中的淋巴细胞所占的比例（$45.36\% \pm 11.39\%$）与成人外周血（$43.25\% \pm 9.82\%$）相似，而 CD8$^+$T 细胞比例（$16.97\% \pm 5.15\%$）则明显低于成人外周血（$24.94\% \pm 0.88\%$）。脐带血 CD4$^+$/CD8$^+$ 比值（3.09 ± 1.08）高于成人外周血（1.94 ± 0.88）。在外周血中 CD4$^+$T 细胞主要是辅助细胞和体液免疫应答，CD8$^+$T 细胞则是重要的免疫效应细胞。然而，脐带血中的 CD4$^+$T 细胞几乎没有辅助功能，而且还具有明显诱导抑制功能，因为脐带血中 CD4$^+$T 细胞中 CD45RA$^+$T 细胞能够诱导 CD8$^+$T 细胞的抑制活性，从而发挥免疫抑制作用。脐带血中的 CD4$^+$T 细胞绝大多数是表达 CD45RA 的初始 T 细胞，免疫功能相对不成熟，这可能是脐带血造血干细胞移植后 GVHD 发生率低和程度较轻的原因之一。在脐带血 CD4⁺ 细胞中，CD4⁺CD45RA⁺ 细胞比值（87% ± 0.5%）明显高于成人外周血（44.8% ± 9.6%），而 CD4⁺CD45RO⁺ 细胞比值（12.3% ± 5.2%）低于成人外周血（55.5% ± 9.6%）。在 CD4⁺T 细胞中，脐带血主要是 TH2/TH0 模式，而外周血为 TH1/TH0 模式。在 CD8⁺ 细胞中，脐带血 CD8⁺CD45RA⁺ 细胞比值为（93.5% ± 7.8%），明显高于成人外周血中的比例（44.8% ± 9.6%）；而 CD8⁺CD45RO⁺ 细胞比值（6.4% ± 7.8%）低于成人外周血（28.5% ± 8.1%）。脐带血 CD8⁺ 细胞分泌因子模式与外周血细胞类似，同为 TcL/Tc0 模式，但是脐带血 CD8⁺CTL 分泌 IFN-γ 明显低于外周血。脐带血不仅成熟效应 T 细胞数量少，而且功能也不成熟，导致一个较高的激活阈值，这些特性可能与低 GVHD 发生率密切相关 [7]。尽管脐带血 CD3⁺CD45RA⁺ 的初始 T 细胞在 PMA 和罗奴霉素的作用下，可以分化为 0、1、2 型 T 细胞；但是，单独应用抗 CD3 单抗不能诱导其成为产生 IL-4 和 IFN-γ 的 T 细胞。PMA 联合抗 CD3 单抗可诱导生成 2 型细胞。PMA 50ng/ml 和抗 CD3 50mg/ml 可以使 2 型细胞数量达到 10.5% 的比例。脐带血 CD45RA⁺T 细胞在 IL-18 和 IL-12 作用下可以产生 IFN-γ，但水平显著低于成人外周血。在对脐带血和成人外周血来源的初始 T 细胞通过 T 细胞受体（T-cell receptor，TCR）复合物诱导 T0 型细胞因子反应的实验中，IL-10 在初次刺激的脐带血 T 细胞中即表达，而在成人 T 细胞中则需要反复刺激后才表达。但也有报道认为，脐带血 T 细胞在 TCR 刺激活化方面与成人外周血无差异，而且 Th/Tc 细胞在产生 IL-4 和 IFN-γ、IL-12、肿瘤坏死因子 -α（TNF-α）、IL-10 方面也与成人外周血类似。提示尽管细胞原始，但脐带血 T 细胞对 TCR 介导刺激的反应性与成人外周血是相同的。

（1）脐带血 TCRαβ⁺ 和 TCRγδ⁺T 细胞：T 细胞根据其表面 TCR 的不同分为 αβ⁺T 细胞和 γδ⁺T 细胞两个亚群，每个亚群均有两种不同的糖蛋白通过二硫键组成二聚体（α/β 和 γ/δ）。αβ⁺T 细胞是主要的免疫细胞，人外周血中 T 细胞中 90%～95% 为 αβ⁺T 细胞，5%～10% 为 γδ⁺T 细胞，脐带血中 αβ⁺T 细胞也高达 95% 以上，而 γδ⁺T 细胞仅为 2% 以下。αβ⁺T 细胞和 γδ⁺T 细胞在发育成熟、外周分布、抗原识别和信号转导等方面截然不同，后者在一定程度上是对前者的功能补充作用。几乎所有 γδ⁺T 细胞都为 CD4⁻CD8⁻ 双阴性细胞，少数为 CD8⁺T 细胞，其表面标志主要有 CD2、CD3、LFA21、CD16、CD25、CD45 等。由于 γδ⁺T 细胞具有与 αβ⁺T 细胞不同的 MHC 非限制性的抗原识别能力而受到关注，尽管 γδ⁺T 细胞比例很低，但它既可以作为免疫应答的效应细胞，又可以作为免疫应答的调节细胞，在机体抗感染、抗肿瘤免疫及移植免疫中均发挥着举足轻重的作用。外周血中主要表达 Vγ9（VγⅡ）/Vδ2 T 细胞，而脐带血中并没有优势表达该亚群，而是表达更多其他的 Vγ 和 Vδ 基因亚家族。外周血中主要表达 Vγ9/Vδ2 T 细胞不仅具有抗原提呈功能，而且还具有与 αβ⁺T 细胞同样强的对肿瘤及白血病的非特异性细胞毒作用。脐带血中的 γδ⁺T 细胞，即使是 Vγ9/Vδ2 T 细胞，也只有很微弱的细胞毒性作用，表明 γδ⁺T 细胞的细胞毒性作用并不是与生俱来的 [7]。

（2）脐带血 NK/T 细胞特点：NK/T 细胞是一类具有 T 细胞和 NK 细胞表面标志的特殊细胞群，在体内不仅具有抗肿瘤及抗病毒作用，而且还能刺激 T 细胞或 NK 细胞，增强其细胞毒性，抑制 GVHD 的发生。NK/T 细胞还能通过分泌 Th1 和 Th2 细胞因子调节机体的免疫应答。NK/T 细胞在脐带血单个核细胞中的含量（0.02%±0.02%）较成人外周血（0.08%±0.02%）低，具有恒定表达 $TCRV_\alpha24$ 和 $TCRV_\beta11$ 的表型特点，脐带血中 96% 的 $TCRV_\alpha24$ 和 $TCRV_\beta11$ 细胞为 $CD4^+$ 细胞。脐带血中的 $TCRV_\alpha24$ NK/T 细胞的数量几乎是外周血的 2 倍，成人外周血中 NK/T 细胞主要为 $CD4^-CD8^-$ 双阴性细胞，少数为 $CD8^+$ 细胞。研究认为，脐带血造血干细胞移植后 GVHD 发生率低与脐带血中 $CD8^+$NK/T 细胞缺乏密切相关。$TCRV_\alpha24^+$ 和 $TCRV_\beta11^+$NK/T 细胞能分泌多种细胞因子，如 IFN-γ、IL13、IL15 以及 Th1 和 Th2 细胞因子。在 α- 半乳糖神经酰胺联合 IL17、IL15、Flt3-L 等细胞因子共同诱导下能在体外高效扩增，但是，同时也抑制了 NK/T 细胞对恶性细胞的细胞毒作用。然而，脐带血中的 NK/T 细胞与自身 DC 细胞共培养，不仅能产生高水平的 IFN-γ，而且能有效增强 NK/T 细胞对 K562 和 Raji 等细胞株的杀伤作用[7, 8]。

（3）脐带血调节性 T 细胞（$CD25^+$Treg 细胞）：脐带血 $CD25^+$Treg 细胞表型特点为 $CD4^+$ $CD25^+CD45RA^+CD38^+CD62L^+CD152^+CD122^+$，以初始型为主，外周血 Treg 细胞表型为 $CD4^+CD25^+CD45RO^+CD152^+CD122^+$，二者均有抑制特异性抗原诱导的 $CD4^+CD25^-$ 淋巴细胞增殖和细胞因子产生的能力，但是也有文献报道脐带血 Treg 细胞不具有抑制 T 细胞增殖的功能。此外，脐带血 $CD25^+$Treg 细胞 FoxP3 mRNA 水平较外周血 $CD25^+$Treg 细胞低，其表达水平受到 Treg 特异性的去甲基化区域调控。脐带血中，在静息状态，*FOXP3* 基因去甲基化与 Th2 类细胞因子 IL-15、IL-13 呈正相关，但处于极低水平。一旦接受 LpA 刺激以后，*FOXP3* 基因去甲基化程度与 Th2 类细胞因子和 IL-17 产生呈显著正相关，与 Th1 类细胞因子（IFN-γ）产生无关。脐带血中含有比成人外周血更多 Treg 细胞，多为初始表型（$CD45RA^+CD38^+$）和未分化基因表达模式，这可以部分解释减低的抑制能力。然而，经抗原刺激以后，脐带血衍生的 Treg 细胞显示更强大的扩增能力和增强的抑制功能（分泌 IL-10 能力增强）。

2. 自然杀伤细胞（natural killer cell，NK 细胞）　在脐带血中，除 T 细胞、B 细胞、单核细胞、树突状细胞（dendritic cell，DC）外，NK 细胞也是重要的免疫细胞。外周血中 NK 细胞是一类 $CD56^+CD3^-$ 细胞群体，占淋巴细胞的 10%，在脐带血中 NK 细胞占淋巴细胞的 15%～30%。根据表型和生物学功能，NK 细胞可以分为 $CD56^{dim}CD16^+$NK 细胞（$CD56^{im}$ NK 细胞）和 $CD56^{bright}CD16^{-/low}$ NK cells（$CD56^{bri}$ NK 细胞），前者是具有细胞毒性作用的 NK 细胞，通过释放颗粒酶和穿孔素直接或者通过抗体介导细胞毒效应杀伤靶细胞，后者主要产生细胞因子，发挥免疫调节作用。NK 细胞是机体抗肿瘤、抗病毒主要天然免疫效应细胞，当受到刺激时，通过分泌 IFN-γ 和 TNF-α 发挥生物学效应。外周血中 80%～90% 的 NK 细胞是 $CD56^{dim}$ NK 细胞，而淋巴结中大多数 NK 细胞是 $CD56^{bri}$ NK 细胞，CD56^{bri} NK 和 CD56^{dim} NK 比例在外周血和脐带血中基本一致。NK 细胞是 GVL 效应的主要效应细胞，特别是脐带血移植时 T 细胞重建缓慢，但是疾病复发并没有增加，表明脐带血移植后第一年 NK 细胞是 GVL 效应主要效应细胞是完全可能的。NK 细胞是 T 细胞中一类高度保守的亚群，在抑制 Th1 介导的自身免疫反应和 GVHD 中起关键作用。脐带血 NK 细胞的杀伤活性与成人外周血相当，且高表达穿孔素介导细胞毒作用。脐带血 NK 细胞可以更强地抑制自身反应性 T 细胞的功能，而且细胞比例也高于成人外周血。脐带血 NK 细胞受 IL-4 依赖途径的调节，在多抗刺激后仅分泌 IL-4，而成人外周血 NK 细胞则可产生 IL-4 和 IFN-γ。近来还发现，脐带血 NK 细胞受不同类型 DC 的调控，Ⅰ 型 DC 可使其发育成为 Ⅰ 型 NK（NKT1）细胞，即产生 IFN-γ 而不产生 IL-4；而 Ⅱ 型 DC 可使其成为 Ⅱ 型 NK（NKT2）细胞，即产生 IL-4 而不产生 IFN-γ。而成人外周血 NK 细胞对不同类型的 DC 反应的可塑性不明显。此外，在 IL-18 和 IL-12 作用下，脐带血 NK 细胞产生 IFN-γ 和 CD69 的水平高于成人外周血，杀伤活性也高于外周血，这有助于新生儿的自我防卫和脐带血移植后的抗肿瘤效应[8]。

有报道脐带血移植后 NK 细胞重建速度比外周血干细胞移植更快，这可能是脐带血中含有多种 NK 细胞的祖细胞，它们可以分化成为 NK 细胞。尽管脐带血 NK 细胞显示低表达 IL-2 受体，KIR 亚单位和低 STAT5 磷酸化水平，但是接受刺激以后，外周血和脐带血 NK 细胞产生的细胞因子（IFN-γ 和 TNF-α）水平几乎没有差别，用细胞因子（如 IL-2 或 IL-15）刺激可以增殖。IL-15 活化的脐带血 NK 细胞可以促进脐带血干细胞植入。此外，与外周血 NK 细胞相比，脐带血 NK 细胞更高表达 CXCR4，提示脐带血 NK 细胞更高表达骨髓归巢受体。脐带血 NK 细胞表面有一些黏附分子表达减少，如 CD2、CD11a、CD18、CD62L 及 CD16，低表达杀伤细胞免疫球蛋白样受体（killer-cell immunoglobulin-like receptor，KIR），高表达抑制性分子，如 NKG2A，提示脐带血 NK 细胞有不成熟的免疫表型且细胞毒活性较弱。但是，脐带血 NK 细胞和成人外周血 NK 细胞相比，与 NK 细胞的细胞毒功能有关的受体 NKp30、NKp44、NKp46 和 NKG2D 水平没有差别。

3. B 淋巴细胞　简称 B 细胞，通过产生抗体、提呈抗原和分泌细胞因子在机体免疫调节和免疫应答过程中发挥重要作用。B 细胞发育和功能异常可以导致免疫缺陷病、自身免疫病和肿瘤。根据 B 细胞的功能可以分为 CD20$^+$CD27$^+$CD43$^+$CD70$^-$（B1）、CD20$^+$CD27$^-$CD43$^-$、CD20$^+$CD27$^+$CD43$^-$ 三个亚群，分别具有自然分泌免疫球蛋白 IgM、有效刺激 T 细胞的能力，以及强烈的细胞内信号和表面标志的功能。随着年龄增长，B1 细胞的比例下降，对疾病的易感性增高。在脐带血中 B1 细胞的功能与成人外周血中的 B1 细胞没有差别。在 B 细胞中这三个群体比例分别是 CD27$^+$CD43$^+$/CD20$^+$ 为 12.7% ± 1.6%，CD27$^-$CD43$^-$/CD20$^+$ 为 19.6% ± 2.2%，CD27$^+$CD43$^-$/CD20$^+$ 为 67.7% ± 2.4%，且这些细胞的比例在脐带血和外周血中二者没有差别。淋巴细胞在脐带血和成人外周血中淋巴细胞占白细胞的比例也没有差别，分别为 29.63% ± 7.19% 和 22.42% ± 4.69%。根据细胞表面标志和免疫球蛋白不同又可以把 B 细胞为不同的群体：① CD19$^+$IgM$^+$IgD$^+$；② CD19$^+$IgM$^-$IgD$^+$；③初始 CD19$^+$CD27$^-$IgD$^+$；④边缘带样 CD19$^+$CD27$^+$IgD$^+$；⑤类别转化 CD19$^+$IgM$^-$IgD$^-$。在脐带血中调节性 B 细胞（Breg）表型为 CD19$^+$CD24^{hi}CD38^{hi}，CD19$^+$CD24^{hi}CD38^{hi} B 细胞存在于上述各个 B 细胞群体中。在边缘带样 CD19$^+$CD27$^+$IgD$^+$ 细胞群体中富含 Breg 细胞，脐带血和外周血的边缘带样 CD19$^+$CD27$^+$IgD$^+$ 细胞群体中 Breg 细胞比例分别为 60.8% 和 4.94%，二者差别最为明显。在脐带血中 Breg 细胞（CD19$^+$CD24^{hi}CD38^{hi} B 细胞）的比例为 34.39%，明显高于外周血中 CD19$^+$CD24^{hi}CD38^{hi} B 细胞的比例（9.49%）。二者的表型也存在一定的不同，外周血 Breg 细胞表型为 IgM^{hi}IgD^{hi}CD5$^+$CD10$^+$CD27$^{low/-}$，脐带血 Breg 细胞呈现类似的表型，但是有些不同，与外周血 Breg 细胞相比，脐带血中单个 Breg 细胞表达更多分子 IgM［平均荧光强度（MFI）13.38 vs. 7.716］，而且 CD27$^+$ 细胞比例低（脐带血 0.65% vs. 外周血 6.11%），这些差异也存在于非调节性 B 细胞（NoBreg）。产生 IL-10 是 Breg 细胞的功能标志。在基础状态下，脐带血 CD19$^+$CD24$^+$CD38$^+$CD27$^{low/-}$ 自然产生的 IL-10 水平明显高于外周血 Breg 细胞。脐带血 Breg 细胞表达 CD25$^+$ 细胞频率高于外周血 Breg 细胞，而 CD25 的 MFI 低于外周血 Breg 细胞。此外，脐带血 Breg 细胞 CD22 表达水平也低于外周血 Breg 细胞。脐带血中 CD24^{hi}CD38$^-$CD27$^+$ 记忆性 B 细胞是缺乏的，出生一年后才可以检测到。脐带血移植后，受者体内分泌 IL-10 的 Breg 细胞恢复能力强大，无论是 Breg 细胞的比例还是绝对值都要比健康供者外周血高[9, 10]。

4. 单核细胞 脐带血中单核细胞是一种重要的抗原提呈细胞（antigen presenting cell, APC），是 T 细胞和 B 细胞激活过程中黏附分子和共刺激分子的主要来源，在宿主自我防御机制中起重要作用。脐带血单核细胞 CD40 分子的表达低于外周血单核细胞，并且不表达 CD11b、CD11c、CD49d，经 TNF-α 诱导后不能表达 CD58 和 CD102，CD80 和 CD86 虽然可被诱导表达，但也不具备正常的共刺激功能。而且 CD64$^+$ 单核细胞产生 IL-1 和 TNF-α 的水平也显著低于外周血。此外，在成人和脐带血单核细胞中均高表达肝细胞生长因子（hepatocyte growth factor, HGF）的受体 MET（HGF receptor），但 HGF 可以显著下调成人外周血单核细胞中 MET 的表达，刺激 DNA 的合成和抗原递呈活性，同时上调 HLA-Ⅰ类抗原和 CD49e、CD54 分子的表达，但对脐带血单核细胞则不能产生上述效应。这些结果提示，脐带血单核细胞的免疫功能不成熟，这可能是 GVHD 发生率低的原因之一。此外，脐带血单核细胞经 IL-2 激活后可以产生比成人外周血单核细胞更强的杀伤 K562、Raji 和 MDA-231 肿瘤细胞的作用。以 K562 和 MDA-231 肿瘤细胞在严重免疫缺陷小鼠体内制备动物模型，发现 IL-2 激活的脐带血单核细胞可产生明显的抗肿瘤作用。这说明活化的脐带血单核细胞可能在恶性血液病和其他肿瘤的细胞免疫治疗中有重要价值。脐带血的单核细胞对无乳链球菌（*streptococcus agalactiae*，GBS）、脂多糖（lipopolysaccharide，LPS）和脂磷壁酸（lipoteichoic acid，LTA）等感染原刺激后前炎症因子 IL-1、TNF-α、IL-6 和 IL-8 的表达相似，但脐带血单核细胞对 GBS 的刺激反应更为显著，TNF-α 和 IL-1 产生明显高于 LPS 和 LTA，而且 CD14 单克隆抗体不能抑制这些细胞因子的释放，提示 GBS 对新生儿免疫系统的影响强于 LPS 和 LTA，而 CD14 可能不是 GBS 刺激单核细胞活化过程中的关键分子。

5. 树突状细胞 DC 是一类专职抗原提呈细胞。脐带血中含有一定数量的 DC，约为（5.4 ± 3.2）× 10^3/ml。脐带血 DC 表达 CD4、CD11a、CD18、CD45RA、CD50、CD54、CD123、HLA-DR 等标志分子，低表达 CD58、CD102、CD116。以往研究认为脐带血中只含有 CD11c- 亚群，但后来鉴定了一类 HLA-DR^{++}CD123$^+$CD11c$^+$CD33$^+$ 髓系 DC 和一类 HLA-DR$^+$CD123^{+++}CD11c$^-$CD33$^-$ 的淋巴系 DC。还发现脐带血 CD11c$^+$ 的髓系 DC 中 CD80 和 CD83 的表达为阴性，而且这两类 DC 均不能诱导初始脐带血 T 细胞的功能。脐带血 DC 中 CD11c$^+$/CD11c$^-$ 比值为 1 : 3，而在成人外周血 DC 中 CD11c$^+$/CD11c$^-$ 比值为 3 : 1，其中原因有待进一步探讨。脐带血 DC 的 MHC II 分子以及 CD80、CD86 共刺激分子表达水平明显低于外周血 DC，而且对 TLR4 信号、LPS、CD40L 刺激呈现出低反应性。脐带血中淋巴系 DC/ 髓系 DC 的比例（CD11c$^-$CD123$^+$/CD11c$^+$CD123$^+$）高于外周血 DC 的比例，这有利于 T 细胞接受刺激时诱导转化为 Th2 反应，在诱导免疫耐受过程中发挥重要作用。

在免疫应答过程中，脐带血 DC 可与异基因初始 CD4$^+$T 细胞相互作用，但是，脐带血 DC 不能有效产生 IL-12 的 P70 亚基或 P35 亚基产生受到抑制，同时 CCR5 的表达下调，仅能诱导低水平的 IFN-γ 产生。在 LPS 作用下，脐带血 CD34$^+$ 细胞在 SCF、GM-CSF、TNF-α 作用下可以形成表达 CD1a$^+$ 的 DC，而且诱导分化而来的 DC 表达 IL-2R、IL-6R 和 STAT3、STAT4 等分子，表明其具有对成熟信号的反应能力。经 IL-4 和 GM-CSF 诱导后，脐带血 DC 可具有与成人外周血相似的表型，但 HLA-DR、CD80、CD40 表达量较低。这些研究提示，由脐带血 CD34$^+$ 细胞诱导分化来源的 DC 和经细胞因子诱导的脐带血 DC 可以用于抗肿瘤免疫。脐带血 DC 不仅可以调控激活 T 细胞，还可以通过调节 B 细胞功能而调节体液免疫。脐带血 DC 可以直接刺激 CD40 激活的初始和记忆 B 细胞的增殖与分化，其中 IL-12 是一个重要的调节分子，可以使初始的 B 细胞分化为能产生 IgM 的浆细胞，而 IL-6R 可以介导成熟的 B 细胞分泌产生 IgM。

6. 髓源性抑制细胞 髓源性抑制细胞（myeloid-derived suppressor cell，MDSC）是一类未成熟、异质性、可塑性的细胞群体，包括髓系前体细胞、不成熟的粒细胞、单核巨噬细胞、树突状细胞等，该群细胞约占髓系细胞 1% ~ 5%，其中约 1/3 分化为成熟细胞。在人体中，MDSC 为 CD11b$^+$CD14$^-$CD33$^+$，同时缺乏表达成熟髓系 / 淋系细胞的表面标志和 HLA-DR，也有表面标记为 CD11b$^+$CD14$^+$CD15$^+$ 的 MDSC 群体。MDSC 同样可以分为粒细胞样 MDSC（CD11b$^+$CD66$^+$CD15$^+$CD33$^+$）和单核细胞样 MDSC（CD14$^+$），二者功能有所不同。MDSC 细胞的功能包括免疫功能和非免疫功能。既往研究认为，MDSC 可通过多种途径抑制多种免疫细胞功能，从而下调机体免疫应答效应。随着研究的不断扩展和深入，同时也发现其功能并不限于免疫抑制，在某些情况下可表现为免疫正向调节以及其他作用，其异质性与可塑性呈现出多功能状态。

（1）MDSC 对免疫细胞的抑制作用：MDSC 对抗肿瘤免疫的负调控作用以抑制 CD8⁺T 细胞为主。MDSC 不但可导致肿瘤特异性 T 细胞数量下降，同时抑制了 CD8⁺ 细胞的活化及杀伤肿瘤细胞的功能。另外，MDSC 还可通过下调穿孔素和 IFN-γ 的表达来抑制 NK 细胞的细胞毒活性，并通过抑制 DC、巨噬细胞的分化而下调抗肿瘤免疫应答。研究表明，MDSC 上述功能主要通过以下机制发挥作用。

1）精氨酸酶（arginase，ARG1）和诱生型一氧化氮合酶（inducible nitric oxide synthase，iNOS）MDSC 的主要功能是通过 ARG1 和 iNOS 发挥调节作用。MDSC 高表达 ARG1 和 iNOS，ARG1 和 iNOS 可以分解耗竭微环境中的 L- 精氨酸（L-Arg）。因为 L-Arg 为 T 细胞活化所必需的氨基酸，其缺乏可促使 T 细胞上调细胞周期蛋白 D3、周期蛋白依赖性激酶 4（CDK4），阻滞 T 细胞增殖，并下调 T 细胞受体相关 CD3ζ 链表达，导致 CD8⁺T 细胞活化信号转导障碍。

2）活性氧（reactive oxygen species，ROS）ROS 被证实为 MDSC 发挥免疫抑制功能的另一重要机制。在动物模型和肿瘤患者中均发现 MDSC 的 ROS 上调。研究显示该现象与 STAT3 有关。STAT3 信号通路使 MDSC 的 NADPH 氧化酶 2（NADPH oxidase 2，NOX2）高表达，NOX2 导致 ROS 生成增加，抑制 T 细胞免疫。在荷瘤小鼠模型中阻断 ROS 后，MDSC 对 T 细胞的抑制作用随之减弱。

3）氨基酸代谢半胱氨酸是 T 细胞活化所必需的氨基酸，而 T 细胞与 MDSC 都不能直接合成半胱氨酸，均需要利用微环境中的半胱氨酸或胱氨酸。因此，在病理情况下，MDSC 在病变部位被募集并扩增，与 T 细胞竞争半胱氨酸，从而干扰 T 细胞激活。新研究显示，L- 谷氨酰胺可影响 MDSC 的活化，其缺乏可抑制 iNOS 活性。

4）胞间接触与其他分子除了 ARG1 和 iNOS 途径外，MDSC 也可通过细胞间接触直接抑制 CD8⁺T 细胞功能。MDSC 和 CD8⁺T 细胞直接接触，产生过氧亚硝酸盐引起 TCR 和 CD8 分子的硝化作用，改变了相关分子结构，从而导致 CD8⁺T 细胞对抗原刺激的无应答状态。在 MDSC 对天然免疫的影响中，细胞间接触也起到了重要作用。MDSC 表面的膜结合型转化生长因子 -β（transforming growth factor，TGF-β）通过细胞间接触下调 NK 细胞受体 NKG2D 的表达，从而抑制 NK 细胞杀伤功能、阻断 IFN-γ 生成。另外，MDSC 可通过细胞表面 TLR 抑制巨噬细胞分泌 IL-12，从而使巨噬细胞极化为促进肿瘤生长的 M2 型巨噬细胞。有研究发现，癌症患者 MDSC 高表达 CD40，这部分 MDSC 与 T 细胞共培养时，对 T 细胞增殖及其分泌 IFN-γ 有较强的抑制效应，而在体外培养中，可溶性 CD40L 可促使 Treg 细胞扩增，并能够抑制单核细胞活化生成 IL-12，以上提示 CD40 在 MDSC 的功能中也起到重要作用。MDSC 还可下调初始 T 细胞淋巴结归巢所必需的分子 CD62L 表达，使初始 T 细胞不能有效迁移到淋巴结，导致分化成为 CD4⁺ 和 CD8⁺T 细胞数量减少。

（2）MDSC 对调节性 T 细胞的增强作用研究显示，MDSC 可诱导 Treg 扩增，促进 FoxP3⁺Treg 细胞对免疫的负调控作用，该反应可能依赖于 IFN-γ 和 IL-10 的协同作用。而肿瘤浸润部位的 MDSC 高表达趋化因子 CCR5 受体 CCL3、CCL4、CCL5，可介导 CCR5 依赖的 Treg 细胞募集。在 CCL5 缺陷鼠模型中显示 Treg 细胞功能受抑，肿瘤生长延迟。但也有研究提出，某些荷瘤小鼠的 MDSC 可抑制 TGF-β 介导的 Treg 细胞分化。

（3）MDSC 细胞的免疫功能主要指在癌症或其他疾病期间对免疫反应的抑制和通过调节巨噬细胞的细胞因子来调节天然免疫反应，非免疫功能主要是指促进肿瘤的血管形成和肿瘤的生长、浸润和转移。在正常的免疫应答过程中，MDSC 细胞的产生和聚集是短暂的，然而在肿瘤、感染、炎症、创伤应激及自身免疫性疾病等状态下，MDSC 细胞的分化受阻并最终导致该类细胞的聚集，发挥其免疫抑制功能。MDSC 细胞聚集、活化受到多种细胞因子的调节，例如 GM-CSF、血管内皮细胞生长因子（vascular endothelial growth factor，VEGF）、IL-1β、IL-6、PEG2 等，这些细胞因子大多通过激活 JAK/STAT3 信号通路调节 MDSC 细胞的扩增和招募。骨髓前体细胞中异常持久的 STAT3 激活会阻止它们分化为成熟的骨髓细胞从而促进 MDSC 细胞的扩增。

（4）脐带血 MDSC 细胞的免疫功能特点有研究发现在脐带血中粒细胞样 MDSC 的比例明显高于成人和儿童的外周血。在功能上，脐带血粒细胞样 MDSC 可以有效地抑制 CD4⁺ 和 CD8⁺T 细胞增殖，以及 IL-2、抗 CD3 单抗诱导的 T 细胞产生的细胞因子（如 IFN-γ、IL-15 和 IL-17），呈现出对 Th1、Th2 和 Th17 细胞的广泛抑制作用，与外周血 MDSC 没有差别。此外，还可以通过细胞间相互接触来抑制 NK 细胞的细胞毒作用。脐带血粒细胞样 MDSC 作为一类免疫抑制细胞调控天然免疫和特异性免疫反应。脐带血中有高的 MDSC 活性可能是母胎免疫抑制机制之一，也可能是脐带血移植后 GVHD 发生率低的原因之一。

第三节
脐带血作为异基因移植供体的特点

一、概述

脐带血已经成为需移植病人缺乏 HLA 匹配的相关或无关的成人供者的又一种造血干细胞来源，并得到广泛应用。以往的观念认为脐带血造血干细胞移植存在植入慢，免疫重建差，以及感染风险高的问题。随着移植技术水平的改进和提高，脐带血移植已经逐渐发展成为治疗恶性血液病和骨髓衰竭的有效治疗手段。而且脐带血作为干细胞资源还显示出独有的特点：①相对于其他供体，脐带血来源广泛，采集简单，不给供者造成任何损伤和危害，并且可以快速获得；②脐带血不存在肿瘤细胞污染，受病毒污染的可能性极小；③脐带血中含有丰富的造血干细胞，且有更强的造血潜能，造血祖干细胞重建造血的活性高于成人骨髓和外周血；④脐带血中免疫细胞大多处于初始状态，Breg 细胞比例比较高，无关供者的 HLA 配型，可以有 1～3 位点不合，移植后 GVHD 发生率低，使候选供者大大提高；⑤脐带血免疫细胞活力强，发挥 GVL 效应强；⑥在单位脐带血中总的细胞数量较骨髓或外周血干细胞要低至少一个数量级。脐带血干细胞的体外扩增或修饰，以及双份脐带血移植已经用来改善免疫重建的速度。

二、脐带血造血干 / 祖细胞特点

CD34$^+$ 细胞占有核细胞比例在脐带血中为 0.2%～1.43%，骨髓中的比例为 0.5%～5%，二者比例比较接近，但要明显高于外周血（<0.01%）。在脐带血中 CD34$^+$HLA-DR$^-$ 和 CD34$^+$CD38$^-$ 细胞数量明显高于骨髓，因此脐带血干 / 祖细胞具有更高的增殖潜能。鹅卵石区域形成细胞（cobblestone area-forming cell，CAFC）试验结果显示脐带血 CD34$^+$ 细胞含有最高 CAFC（是骨髓的 3.6 倍，是外周血干细胞的 10 倍）。可见，与成人 CD34$^+$ 细胞相比，脐带血中 CD34$^+$ 细胞数量少，但增殖潜能高。体内试验证明脐带血 CD34$^+$ 细胞植入能力明显高于骨髓 CD34$^+$ 细胞的植入能力。

与骨髓和外周血相比，脐带血中 CD34$^+$ 细胞高表达 CD44 和其他整合素家族黏附分子，如 CD49d 和 CD49f 分子，低表达 CD11 和 CD18 分子。这种特性与脐带血的归巢特性、成熟阶段等可能是脐带血移植植入缓慢的原因，这些因素影响移植物的植入效率和植入动力学，也可能是脐带血 CD34$^+$ 细胞数量不能够准确预测造血重建的时间的原因。在脐带血移植过程中，延迟中性粒细胞和血小板植入可能由于总有核细胞（total nucleated cell，TNC）和 CD34$^+$ 细胞数量有限，也有可能与在脐带血中存在其他细胞群体（如调节性 T 细胞）有关。与外周血和骨髓相比，脐带血中处于 G0 期的 CD34$^+$CD38$^-$ 细胞对细胞因子刺激有更强的细胞增殖反应，对基质细胞的依赖性更弱。脐带血中高增殖潜能的克隆形成细胞（HPP-CFC）细胞数量是骨髓中的 8 倍，在每毫升脐带血中 BFU 约为 8 000 个（大约 3 倍于骨髓和外周血），CFU-GM 大约在 13 000～24 000 个（比外周血和骨髓高 15 倍），粒巨噬系祖细胞大约 1 000～10 000 个。此外，与骨髓和外周血相比，脐带血中 CD34$^+$ 细胞有更长的端粒 DNA，所以脐带血可以有更长期的造血功能，可以分裂、产生更多的子代细胞。

三、脐带血免疫细胞的特点

大量的研究比较脐带血受者和其他干细胞来源的受者间淋巴细胞重建情况，总的来说，脐带血受者有更快的 B 细胞和 NK 细胞的重建，T 细胞亚类的重建的结论并不一致。临床结果表明脐带血移植可以更大程度允许 HLA 位点不匹配，而且 GVHD 发生率并没有明显升高，尚在可以接受范围内。供受者 HLA 不匹配是 GVHD 发生的决定因素，GVHD 可能是供体 T 淋巴细胞识别受者次要组织相容性抗原引起的。尽管存在 HLA- Ⅰ 或 HLA- Ⅱ 位点不匹配情况，但脐带血移植的 aGVHD 的发生率和严重程度都低于无关供体骨髓移植。多个因素决定了脐带血移植后 GVHD 的减少：①移植物中总的淋巴细胞数量少；②脐带血供者 T 淋巴细胞和受体的 APC 相互识别过程发生变化；③脐带血供体初始 T 淋巴细胞被异基因抗原激活的反应性很有限。所有这些变化最终导致反应性 T 淋巴细胞产生细胞因子受损，有限的细胞活化、缺乏识别异基因抗原的反应性 T 淋巴细胞克隆扩增。脐带血 T 淋巴细胞通常是 CD45RA$^+$，表达低水平活化标志。在原代混合淋巴细胞培养中，与外周血 T 淋巴细胞相比，脐带血 T 淋巴细胞具有对异体抗原刺激增殖反应性，但是细胞毒效应功能低，增殖能力减弱，活化诱导的细胞死亡（AICD）增强。脐带血移植免疫耐受的更为深入的机制还包括移植物 APC 表达 TLR 和黏附分子的改变。NK 细胞的早期恢复可以活化穿孔素 / 颗粒酶通路和 Fas/FasL 通路的活性，也有利于降低脐带血移植后的急性 GVHD 的发生。脐带血移植物 T 细胞表达活化 T 细胞核因子 -1（NFAT-1）水平减低，这可能是效应 T 淋巴细胞产生细胞因子能力减少的原因之一。可见，脐带血免疫细胞呈现出上述多方面的特点决定了脐带血移植后 GVHD 发生率低，严重程度轻。

尽管脐带血移植后 GVHD 的发生率和严重程度均明显减低，但是仍然保留 GVL 效应，大量的临床报道异基因脐带血移植受者复发率并没有增高。脐带血移植以后，免疫功能重建表现为抗巨细胞病毒（cytomegalovirus，CMV）、水痘 – 带状疱疹病毒（varicella-zoster virus，VZV）、单纯疱疹病毒（herpes simplex virus，HSV）免疫，和复发率降低密切相关。这些结果表明，虽然脐带血移植 GVHD 的发生率低，脐带血淋巴细胞具有很强的抗白血病效应和抗病毒效应。

脐带血移植受者的 aGVHD 的发生率低，感染发生率高，预计疾病的复发率会增高。然而，脐带血移植仍然具有低复发率。脐带血具有很强的 GVL 效应的机制尚不清楚，临床资料显示大多数病人在接受脐带血移植时疾病处于进展期，但他们的复发率并没有增高。脐带血独特的免疫学特性使得脐带血移植成为治疗需要进行异基因造血干细胞移植患者的一种引人注目的方法。进一步研究细胞植入和免疫重建延缓的发生机制将会提高脐带血移植的效果，有可能改变对于成人患者优先选择动员的外周血干细胞作为造血干细胞移植来源的策略，而使脐带血有可能成为首选的造血干细胞移植来源 [2, 11]。

1. **脐带血 T 细胞重建特点** 无论何种来源的干细胞移植，早期 T 细胞的恢复主要都由于过继性输注供者 T 细胞对机体淋巴细胞缺乏所致的反应性自我平衡的扩增，以及增加的分泌细胞因子，如 IL-7，或与同种抗原相互作用引起克隆性增殖。来源于成人外周血或骨髓的移植物中含有相当数量的记忆 T 细胞，一旦再次遇到抗原容易进行扩增，而脐带血中淋巴细胞虽然具有完整的 TCR 库，但是含有大量的初始 T 细胞。如果受者预处理方案中使用抗胸腺细胞球蛋白（antithymocyte globulin，ATG），可能导致正常 CD4/CD8 比例倒置，TCR 库变窄。临床上，这种早期 T 细胞没有正常的功能，这可能是脐带血移植后早期感染率高的原因之一。相反，接受脐带血造血干细胞移植的儿童如果预处理方案中不使用 ATG，T 细胞重建明显加快，呈现 CD4 偏向，增强了 GVL 效应。第二波有功能的 T 细胞重建发生在胸腺功能恢复后，胸腺依赖性 T 细胞重建最早发生在干细胞移植后 3～6 个月，CD8 细胞完全重建需要 8～9 个月，CD4 细胞完全重建需要 12～13 个月。T 细胞受体切除环（T-cell receptor excision circle，TREC）再出现与不断增加的初始 T 细胞数量、细胞有丝分裂原以及记忆抗原反应、T 细胞库的多样性呈正相关[12]。

人脐带血 T 细胞表型分析已经可以确定初始 T 细胞（CD3+CD45RA+T 细胞），然而，从分子水平上同样可以精确定量初始 T 细胞水平，目前认为它是更为可行和准确的指标。TREC 是胸腺内 T 细胞的 T 细胞受体基因在重排过程中删除重排基因片段两侧的其他基因片段所形成的环形 DNA 产物，它是稳定存在于细胞中的游离基因，不随细胞的增殖而扩增，可代表初始 T 细胞水平。脐带血 T 细胞及其亚群 CD4+ 和 CD8+T 细胞中 TREC 水平均高于健康成人外周血，脐带血 TCR Vβ 各亚家族的 TREC 水平检测也发现，脐带血中近期输出的 Vβ 亚家族初始 T 细胞量比健康成人外周血高，表明脐带血中含有初始 T 细胞较高。这是否影响脐带血造血干细胞移植后的细胞免疫重建？研究发现在脐带血造血干细胞移植后一年，与骨髓移植相比，两者的 TREC 水平均下降，而在移植后两年，经脐带血造血干细胞移植的 TREC 水平较骨髓移植的高。表明尽管脐带血植入的细胞数量少，表型较幼稚，但是并不影响其有效的胸腺依赖途径的 T 细胞免疫重建[12, 13]。

（1）脐带血 TCR Vα/Vβ 亚家族 T 细胞的表达和克隆性特点研究表明，脐带血造血干细胞移植后 GVHD 发生率低、发生程度较轻，与其 TCR 的表达存在相关性。脐带血中 TCR Vβ 亚家族 T 细胞的分布与成人外周血有所不同。正常人外周血中几乎存在所有 24 个 Vβ 亚家族 T 细胞，这是编码 TCRβ 链的基因 *TRB* 随机重排的结果，不同亚家族 T 细胞具有不同的功能，这也是机体正常情况下具有各种功能 T 细胞的一种完整的免疫功能状态。而脐带血中仅表达部分 TCR Vβ 亚家族 T 细胞，类似结果还见于脐带血 T 细胞 TCR Vα 29 个亚家族的克隆性研究。脐带血 T 细胞的这种缺失性表达和限制性利用反映了脐带血免疫细胞的不成熟性。TCR Vα 或 Vβ 亚家族在脐带血中的表达均存在个体差异，表达率最低的是 Vβ6、Vα9 和 Vα29。有研究报道，Vβ6 不仅与 GVHD 的发生有关，而且其表达还与多种自身免疫性疾病存在相关性。

（2）脐带血 T 细胞 TCR Vβ 亚家族的互补决定区 3（complementarity-determining region 3，CDR3）长度特点：脐带血 T 细胞及纯化后的 CD4+ 和 CD8+T 细胞 TCR Vβ 亚家族 T 细胞均呈多克隆性，而在成人外周血 T 细胞和纯化后的 CD8+T 细胞中则出现个别寡克隆现象，这种寡克隆也同样见于脐带血 T 细胞 TCR Vα 的个别亚家族。在脐带血 T 细胞和外周血 T 细胞中出现的这些寡克隆可能与 T 细胞在发育过程中克隆发育不全有关。

由于 TCR 的不同亚家族 T 细胞具有各自相应的功能，所以机体正常的细胞免疫功能表现在其具有稳定和多样性的基因谱型，即具有各种免疫潜能上。虽然脐带血 T 细胞只出现部分 TCR Vβ 或 Vα 亚家族，但这些 T 细胞在 CD3 单抗、IL-2、植物血凝素或超抗原等刺激源作用下可诱导向其他未表达的亚家族增殖，且呈多克隆，并保持初始的免疫表型，表现出类似正常人 T 细胞的各种免疫能力。而利用肿瘤细胞或白血病细胞等作为特异性抗原则可在体外诱导脐带血 TCR Vα 或 Vβ T 细胞呈克隆性增殖，这些克隆性增殖的 T 细胞对肿瘤细胞或白血病细胞具有一定的杀伤作用。

（3）脐带血 TCR Vγ/Vδ 亚家族 T 细胞的表达和克隆性特点同外周血类似，TCR γδ T 细胞在脐带血中所占的比例也很低。但与成人外周血 T 细胞以 Vδ2 优势表达不同的是，脐带血主要以 Vδ1 表达为主。尽管脐带血和成人外周血的 TCR Vα 和 Vβ 亚家族的分布和利用存在较大的异质性，然而它们在 TCR Vγ/Vδ 亚家族中却有着类似的分布特点。

（4）脐带血 T 细胞受体的相关分子表达特点：TCRζ 链是一种跨膜信号蛋白，主要表达于 T 细胞及 NK 细胞表面，呈高度保守结构。在 T 细胞中，绝大多数 ζ 链是通过二硫键以同源二聚体（ζ-ζ）形式存在，仅有 10% 以异源二聚体（ζ-η）形式存在。细胞的活化和增殖主要通过其表面的 TCR-CD3 复合物启动，其有两种构成形式，分别是 TCRαβγεδζζ 和 TCRαβγεδζη，其中 TCRζ 链对于跨膜信号传递最为重要，其在细胞内外的信号传递中起着关键性中介作用。TCRζ 链表达模式的改变不仅影响 TCR 在细胞表面的表达，而且影响 T 细胞的活化和增殖，其表达的下调和缺失可导致机体免疫功能失调。通过荧光定量 PCR 技术对 60 例脐带血 T 细胞及其 CD4$^+$ 和 CD8$^+$T 细胞亚群 TCRζ 链的研究中显示，脐带血 T 细胞均表达 TCRζ 链，而且未分选的 T 细胞和分选后的 CD4$^+$ 和 CD8$^+$T 细胞的 TCRζ 表达量均明显高于成人组，而 TCRζ 的基因表达量在脐带血的 CD4$^+$ 和 CD8$^+$T 细胞中的表达基本接近。国外研究发现，20% ~ 50% 正常人 TCRζ 的基因 *CD247* 胞质区有 3 个编码谷氨酸碱基的插入而形成 ζ 链的剪接异构体（ζ-θ 基因型），该谷氨酸位于第 1 与第 2 ITAM 结构中间，具有这种多态性的 TCRζ 基因可能通过 G 蛋白耦联受体途径，在 T 细胞活化中起到增加 TCR 数量的作用。然而，通过大量样本的分析尚未在脐带血中发现这种剪接异构体。

（5）脐带血 T 细胞的细胞因子分泌特点：脐带血 T 细胞仅能产生较少的细胞因子，而且生物学活性也较低，与成人外周血 T 细胞相比，脐带血 T 细胞产生 IL-2 水平低于成人外周血。IL-2 是活化 T 细胞分泌的细胞因子，具有抗肿瘤、抗微生物感染、引起移植排斥和自身免疫以及免疫应答调节等作用，而脐带血中低水平的 IL-2 使其介导的 T 细胞活化效应下降，依赖淋巴细胞的免疫排斥反应也随之减轻。这可能与脐带血造血干细胞移植后 GVHD 发生率低且程度较轻密切相关。有研究显示，在小鼠的骨髓移植中使用外源性 IL-2 可以诱发 GVHD，而在人骨髓或脐带血造血干细胞移植后使用 IL-2 或 IL-12 等细胞因子诱导扩增的脐带血 T 细胞均有诱发或加重 GVHD 的可能。IL-2 的作用主要是由细胞膜上特异性的 IL-2 受体（IL-2R）介导，高亲和力的 IL-2R 由 α、β、γ 三个亚单位共同组成。

2. **脐带血 NK 细胞** 在脐带血中，除单核细胞、DC 细胞和 T 细胞外，NK 细胞也是重要的免疫细胞。NK 细胞是淋巴细胞中一类高度保守的亚群，在抑制 Th1 介导的自身免疫反应和 GVHD 中起关键作用。脐带血 NK 细胞的杀伤活性与成人外周血相当，且高表达穿孔素介导细胞毒作用。脐带血 NK 细胞可以更强地抑制自身反应性 T 细胞的功能，而且细胞比例也高于成人外周血。脐带血 NK 细胞受 IL-4 依赖途径的调节，在多克隆抗体刺激后仅分泌 IL-4，而成人外周血 NK 细胞则可产生 IL-4 和 IFN-γ。脐带血 NK 细胞受不同类型 DC 的调控，Ⅰ 型 DC 可使其发育成为 Ⅰ 型 NK（NKT1）细胞，即产生 IFN-γ，不产生 IL-4，而 Ⅱ 型 DC 可使其成为 Ⅱ 型 NK（NKT2）细胞，即产生 IL-4，不产生 IFN-γ。而成人外周血 NK 细胞对不同类型的 DC 反应的可塑性不明显。此外，在 IL-18 和 IL-12 作用下，脐带血 NK 细胞产生 IFN-γ 和 CD69 的水平高于成人外周血，杀伤活性也高于外周血，这有助于新生儿的自我防卫和脐带血移植后的抗肿瘤效应[8]。

综上所述，脐带血中免疫细胞呈现低免疫应答活性，有助于细胞移植成功和低 GVHD 效应发生，同时脐带血中活化的单核细胞和 NK 细胞具有更强的杀伤活性，又有助于移植后抗肿瘤效应的增强。这些优点为脐带血的临床移植展示出良好的应用前景。

3. **脐带血 B 细胞** 对研究造血干细胞移植后免疫重建规律的研究发现，UCBT 与外周血造血干细胞移植（peripheral blood stem cell transplantation，PBSCT）相比，二者在 CD3⁺T 细胞、CD3⁺CD8⁺T 细胞、Treg 细胞以及 NK 细胞重建过程的差异较小，但 UCBT 的 B 细胞和 Breg 细胞重建速度（比例和绝对数）均较 PBSCT 组快。进一步比较两种移植类型的 B 细胞和 Breg 细胞重建过程与 cGVHD 之间的关系，发现 UCBT 受者无 cGVHD 组 B 细胞和 Breg 细胞的绝对数和比例在重建过程中一直高于 cGVHD 组，并且在移植后的第 6 个月 Breg 细胞的绝对数和比例在两组之间均出现统计学差异。同样的，PBSCT 患者无 cGVHD 组在 B 细胞以及 Breg 细胞绝对数和比例在重建过程中始终高于 cGVHD 组。在 B 细胞重建过程中，移植后第 3 个月才开始重建，UCBT 组 B 细胞绝对数和比例在移植后第 9 和 12 个月高于 PBSCT 组［53.80（28.00～103.20）×10⁷/L 对 23.35（5.07～35.00）×10⁷/L，$P<0.001$；21.45（11.80～30.45）% 对 9.00（3.08～16.73）%，$P<0.001$］、［66.70（36.97～98.72）×10⁷/L 对 20.85（7.72～39.40）×10⁷/L，$P<0.001$；22.20（14.93～29.68）% 对 8.75（5.80～18.93）%，$P<0.001$］。UCBT 组 Breg 细胞绝对数和比例在移植后第 6、9 和 12 个月均高于 PBSCT 组［1.23（0.38～3.52）×10⁷/L 对 0.05（0～0.84）×10⁷/L，$P<0.001$；5.35（1.90～12.20）% 对 1.45（0～7.78）%，$P=0.002$］、［2.25（1.07～6.71）×10⁷/L 对 0.12（0～0.77）×10⁷/L，$P<0.001$；6.25（2.00～12.33）% 对 0.80（0～5.25）%，$P<0.001$］、［3.69（0.83～8.66）×10⁷/L 对 0.46（0～0.93）×10⁷/L，$P<0.001$；6.15（1.63～11.75）% 对 1.40（0.18～5.85）%，$P<0.001$］。结果提示，造

血干细胞移植后，接受不同干细胞（UCBT 和 PBSCT）的受者之间 B 细胞和 Breg 细胞重建动力学的确存在不同，由于 B 细胞和 Breg 细胞的重建动力学不同导致两种移植类型在 cGVHD 发病率上的差异，这可能是 UCBT 后 cGVHD 发病率低的原因所在[14]。为了进一步观察 B 细胞和 Breg 细胞对 cGVHD 发生的抑制作用，研究发现在 UCBT 患者中非 cGVHD 组的 B 细胞绝对数在移植后第 6 和 12 个月高于中重度 cGVHD 组 [29.05（6.95~54.90）×10^7/L 对 7.00（1.05~14.45）×10^7/L，$P=0.038$；70.40（40.10~99.04）×10^7/L 对 26.20（17.15~68.50）×10^7/L，$P=0.043$]；非 cGVHD 组的 B 细胞比例在移植后第 6 个月高于中重度 cGVHD 组 [14.00（3.75~24.67）% 对 3.70（0.85~8.62）%，$P=0.049$]。UCBT 受者中非 cGVHD 组的 Breg 细胞绝对数在移植后第 6、9 和 12 个月高于中重度 cGVHD 组 [1.58（0.41~4.75）×10^7/L 对 0.05（0~0.71）×10^7/L，$P=0.006$；2.52（1.25~7.03）×10^7/L 对 0.34（0.01~2.12）×10^7/L，$P=0.028$；4.11（1.01~9.03）×10^7/L 对 0.82（0.33~2.99）×10^7/L，$P=0.050$]；非 cGVHD 组的 Breg 细胞比例在移植后第 9 个月高于中重度 cGVHD 组 [6.65（2.45~11.77）% 对 1.20（0.23~9.00）%，$P=0.038$]。研究结果进一步支持 UCBT 后 B 细胞和 Breg 细胞在抑制 cGVHD 发生过程中发挥重要作用。

四、脐带血干细胞移植的临床应用

（一）脐带血造血干细胞的临床应用

1. **血液系统疾病的治疗**　目前脐带血干细胞移植主要用于血液系统疾病治疗。①恶性血液肿瘤，如各类白血病、MDS、淋巴瘤、多发性骨髓瘤（multiple myeloma，MM）。对于难治或复发性急性白血病、CML、MDS 患者来说，造血干细胞移植是唯一的根治方法。②多种原因导致的骨髓衰竭、重型再生障碍性贫血（severe aplastic anemia，SAA）、放射线或药物导致的严重造血干细胞损伤。③遗传性血液系统疾病，如地中海贫血、血红蛋白病、遗传性严重联合免疫缺陷病。

2. **消化系统疾病的治疗**　对于脐带血干细胞是否向成熟干细胞分化已经展开了广泛的研究，在以小鼠肝脏为实验对象的一系列研究中，在特定环境和培养条件下，脐带血干细胞有向肝细胞分化的趋向和能力。也有研究发现，人脐带血干细胞在特定培养条件下能分化为成熟的肝细胞，这将为肝硬化等疾病的肝细胞移植及生物人工肝提供了一种新的肝细胞来源。观察脐带血干细胞移植治疗失代偿期肝硬化的疗效，结果表明脐带血干细胞移植治疗失代偿期肝硬化可消退腹水，提高合成蛋白的能力，改善凝血功能，明显改善临床症状，是一种起到暂时性的肝脏支持作用的安全疗法。因此，脐带血干细胞向肝细胞诱导分化可用来治疗各种急、慢性肝脏衰竭和肝脏代谢性疾病，为肝组织工程、生物人工肝提供种子细胞。

3. **自身免疫性疾病的治疗**　脐带血造血干细胞移植还可以用于多种严重的难治性

自身免疫病的治疗，如系统性红斑狼疮（systemic lupus erythematosus，SLE）、系统性硬化病（systemic sclerosis，SSc）、类风湿关节炎（rheumatoid arthritis，RA）、多发性肌炎（polymyositis，PM）、皮肌炎（dermatomyositis，DM）以及实验性自身免疫性脑脊髓炎（experimental autoimmune encephalomyelitis，EAE）等。HSC 移植能使疾病缓解，修复受损脏器，改善疾病预后。SLE 是机体免疫系统对自身抗原发生了免疫应答，以多脏器损害和血液中出现多种自身抗体为特征，儿童和女性多见。临床上表现为发热、体重减轻、肌肉关节疼痛和肿胀，在颜面、颈部、躯干和手臂等部位出现皮疹，尤其是鼻梁与双颊部出现特征性的红斑，并伴有感染、出血、淋巴结肿大和毛发脱落等症状，预后不佳。对非甾体抗炎药、泼尼松、MTX、CSA 和氯喹等治疗效果不佳的 RA 患者，经自体干细胞移植后，病情明显改善。在免疫重建中，患者的免疫调节功能达到新的平衡，产生了免疫耐受。SSc 是一种皮肤和内脏器官的纤维组织增生、硬化、萎缩的疾病。经脐带血来源的间充质干细胞移植治疗，能阻止病情发展。脐带血干细胞治疗 EAE，能显著改善 EAE 大鼠的神经功能，并能在其脑和脊髓内存活、迁徙和分化，减少脱髓鞘病灶。

（二）脐带血间充质干细胞的临床应用

1. 支持造血和免疫调控作用　在对脐带血来源间充质干细胞造血支持方面研究中发现，其可支持和促进造血细胞生长，在造血干细胞移植的联合应用中能恢复造血微环境，在预防 GVHD 发生的同时，对造血重建有非常重要的作用。

2. 间充质干细胞向不同的谱系分化　脐带血来源间充质干细胞具有一定的跨系甚至跨胚层分化的"可塑性"特性。脐带血来源间充质干细胞除了对造血干细胞有明显的支持作用外，还具有向骨和脂肪细胞分化的能力，诱导条件同骨髓类似。脐带血中的干/祖细胞较成人骨髓中的干/祖细胞更原始，有更强的增殖分化能力。大量的体内外实验表明，脐带血来源间充质干细胞具有广泛的分化潜能。在体内，微环境中的调控物质，如细胞因子和生长因子，可使脐带血来源间充质干细胞向不同的谱系分化。在体外，脐带血来源间充质干细胞在不同的诱导条件下能够向不同的体系分化，不但可分化为成肌细胞、脂肪细胞、骨细胞和软骨细胞等，而且还可以跨胚层分化，分化为外胚层的神经胶质细胞、神经元及内胚层的尿路上皮细胞、肝细胞等。因其具有较高的自我更新能力和多向分化的潜能、移植后无不良反应等优点，已成为临床应用的储备细胞的理想来源。因其取材方便，可以转换或分化为各种细胞，代替因疾病、事故或衰老而衰退的细胞，具有强大的修复潜力，已成为神经细胞、肝细胞和肌肉组织及心脑、血管等器官重大疾病移植的种子细胞的理想来源。

3. 间充质干细胞向血管内皮细胞分化与应用　脐带血中可以分离培养出间充质干细胞。在血管内皮细胞生长因子、表皮生长因子和氢化可的松的培养条件下，脐带血来源的间充质干细胞可诱导分化成具有血管内皮细胞形态的细胞集群，通过流式细胞仪、RT-

PCR 和免疫荧光法分析检测后发现脐带血来源间充质干细胞诱导分化的细胞集群可表达 FIT-1、FIK-1、血管细胞黏附分子 1、血管内皮钙黏着蛋白、Tie-1、Tie-2、血管性血友病因子（vWF）等血管内皮细胞特异性的表面标志物，且诱导分化的细胞集群可以形成血管状结构。Wu 等同样证实了脐带血来源间充质干细胞能在含有血管内皮细胞生长因子和碱性成纤维细胞生长因子的培养基微环境中，诱导分化出血管内皮细胞，经检测证实诱导分化出的细胞群落可以表达血小板内皮细胞黏附分子（PECAM）和 CD34 等血管内皮细胞的特异性蛋白。运用间充质干细胞进行快速再生血管内皮分化是目前的研究热点，此举既可促进工程化器官坏死血管的再生，又可为组织工程化器官提供血液供应，同时也为临床治疗缺血性疾病开辟了崭新的思路，特别对预防和治疗动脉粥样硬化导致的颈动脉狭窄和颈动脉支架置入后再狭窄有重大意义。

4. 间充质干细胞向肌源性细胞分化与应用　用 5- 氮杂胞嘧啶核苷（5-aza）诱导处理脐带血间充质干细胞，观察肌源性标记物的表达与细胞形态结构的变化，发现脐带血间充质干细胞在适当浓度的诱导剂的作用下可定向肌源性细胞分化。脐带血间充质干细胞在 5-aza 诱导下向肌源性细胞分化的机制尚不清楚，但发现 5-aza 可以使某些肌源性细胞分化调节基因（如成肌因子）去甲基化而活化，从而表达某些特异的功能性蛋白（如成肌因子）进而调节干细胞向肌源性细胞的定向分化。国外学者 Kadner 等尝试在心血管组织工程中用脐带血细胞代替肌成纤维细胞，发现脐带血间充质干细胞移植能恢复扩张型心肌病大鼠心功能，减轻心肌组织病变。对干细胞移植治疗急性心肌梗死的病人的随访结果显示，患者的心功能在干细胞移植治疗后有明显改善。可见，脐带血间充质干细胞向心肌源性细胞的分化，为冠心病等心血管系统疾病的治疗开拓了新的方向，为心肌细胞的再生研究提供新的来源。

5. 间充质干细胞向神经元和神经胶质细胞分化与应用　将脐带血使用特定因子诱导（如脑源性神经营养因子、碱性成纤维细胞生长因子等）或与脑组织细胞共培养，均能分化出表达神经元和神经胶质细胞标志物的细胞。杜玲等使用脐带血间充质干细胞移植对幼年型脊髓性肌萎缩治疗半年后，各方面检查分析表明其神经功能明显恢复。由此可见，脐带血间充质干细胞可以作为干细胞替代治疗神经系统疾病的一个细胞来源。

6. 间充质干细胞向软骨、骨细胞分化与应用　脐带血间充质干细胞具有成骨分化潜力，故认为脐带血间充质干细胞在治疗骨缺损方面前景巨大。通过采用脂质体向脐带血干细胞中转染 Sox9 基因，转染后可明显促进脐带血干细胞向软骨细胞分化且对脐带血干细胞的形态无明显影响。虽然脐带血干细胞能够向上述细胞进行分化，但是分化的具体条件能否准确定向诱导分化、分化后细胞能否与体内正常细胞建立联系，以及分化的确切机制尚未完全明确。

（祝怀平）

参考文献

[1] HORDYJEWSKA A, POPIOŁEK Ł, HORECKA A. Characteristics of hematopoietic stem cells of umbilical cord blood[J]. Cytotechnology, 2015, 67(3): 387-396.

[2] LEE M W, JANG I K, YOO K H, et al. Stem and progenitor cells in human umbilical cord blood[J]. Int J Hematol, 2010, 92(1): 45-51.

[3] 刘虹辰，吴晓东. 干细胞因子受体 cKit 的研究进展 [J]. 医学综述，2009，15（21）：3210-3212.

[4] Tsapogas P, Mooney CJ, Brown G, Rolink A. The cytokine flt3-ligand in normal and malignant hematopoiesis[J]. IntJMolSci, 2017, 18(5): 1115-1138.

[5] 毕胜利. CD45RA/CD45RO 研究进展 [J]. 中国实验诊断学，2007，11（4）：561-564.

[6] 刘惠芬，李峰，彭东旭等. 端粒、端粒酶及靶向抗衰老研究 [J]. 现代预防医学，2017，44（3）：557-560.

[7] 陈少华，李扬秋. 脐带血 T 细胞表型、谱系分布和相关分子表达特点的研究进展 [J]. 国际输血及血液学杂志，2009，32（2）：153-157.

[8] SARVARIA A, JAWDAT D, MARDRIGAL J A, et al. Umbilical cord blood natural killer cells, their characteristics, and potential clinical applications[J]. Front Immunol, 2017(8): 329.

[9] ESTEVE-SOLÉ A, TEIXIDÓ I, DEYÀ-MARTÍNEZ A, et al. Characterization of the highly prevalent regulatory CD24^{hi}CD38^{hi} B-cell population in human cord blood[J]. Front Immunol, 2017(8): 201.

[10] SARVARIA A, BASAR R, MEHTA R S, et al. IL-10+regulatory B cells are enriched in cord blood and may protect against cGVHD after cord blood transplantation[J]. Blood, 2016, 128(10): 1346-1361.

[11] ROCHA V. Umbilical cord blood cells from unrelated donor as an alternative source of hematopoietic stem cells for transplantation in children and adults[J]. Semin Hematol, 2016, 53(4): 237-245.

[12] POLITIKOS I, BOUSSIONTIS V A. The role of the thymus in T-cell immune reconstitution after umbilical cord blood transplantation[J]. Blood, 2014, 124(22): 3201-3211.

[13] BROWN J A, BOUSSIOTIS V A. Umbilical cord blood transplantation: basic biology and clinical challenges to immune reconstitution[J]. Clin Immunol, 2008, 127(3): 286-297.

[14] 王娇，潘田中，黄盼盼，等. 非血缘脐血移植与同胞外周血干细胞移植后免疫重建与慢性移植物抗宿主病相关性分析 [J]. 中华血液学杂志，2021, 42(6): 462-469.

第三章

脐带血库的建立和质量控制

第一节
脐带血库的特点、发展与现状

一、概论

成体干细胞是存在于已分化组织中的未分化细胞，在所有针对成体干细胞的研究中，造血干细胞是目前研究得最为透彻的。造血干细胞研究历史可追溯至 20 世纪 60 年代，Till 和 McCulloch 在 1961 年发现并鉴定脾集落形成单位（colony-forming unit-spleen，CFU-S），首次建立了一种直接评估骨髓造血干细胞数量的技术 [1]。脐带血是胎儿娩出后残留在胎盘和脐带中的血液，早期均作为废物丢弃。20 世纪 70 年代，研究人员发现和证明了脐带血中存在丰富的造血干细胞 [2]。造血干细胞移植是公认的治疗造血系统恶性疾病（包括各种白血病、多发性骨髓瘤、淋巴瘤和 MDS 等）和非恶性疾病（如造血衰竭性疾病、免疫缺陷性疾病和先天性代谢性疾病）的有效途径。较为公认的造血干细胞表面抗原表达为 Lin⁻CD34⁺CD38⁻，临床通常用 CD34⁺ 细胞检测来评估造血干细胞含量的多少。

脐带血中 CD34⁺ 造血前体细胞约占到白细胞总数的 0.1% ~ 1% 不等，略低于骨髓，但脐带血中的 CD34⁺ 细胞较之骨髓要更为原始，其增殖和分化能力要更强一些。同时，由于脐带血细胞的免疫性比较弱，故脐带血移植对 HLA 配型的要求较低，移植后发生 GVHD 的概率较低、程度较轻。1988 年，法国圣路易斯医院 Gluckman 成功进行了世界上第一例同胞全相合的脐带血造血干细胞移植治疗范科尼贫血 [3]。经过 30 余年的临床应用和发展，脐带血已经与骨髓、动员的外周血干细胞一样，成为临床治疗不可缺少的造血干细胞来源。截至 2020 年，全球无血缘关系脐带血造血干细胞的移植及应用超过 85 000 例，自体脐带血造血干细胞的成功移植案例也逐年上升。

二、脐带血库的历史与现状

1983 年，印第安纳大学的 Hal Broxmeyer 和他的同事创建了世界上第一家有据可查的脐带血库，其储存的脐带血主要用于研究，兼顾临床（第一例脐带血移植的脐带血就是由该脐带血库提供的）。美国纽约血液中心（NYBC）则于 1992 年 9 月创建了全世界第一家国家资助的真正面向临床的脐带血库，至 2018 年累计储存脐带血超过 70 000 份，提供移植超过 5 300 份，是世界上储量最大、临床应用最多的公共脐带血库。迄今为止，全世界已有 40 多个国家设立了各种性质的脐带血库超过 250 家。这些脐带血库中只有少数是国家或学术机构出资设立的"公共库"，即所谓单纯公共／非血缘关系脐带血造血干细胞库。大部分脐带血库都有偿提供自体／血缘关系造血干细胞的储存服务。而从发展趋势来看，同时提供公共和自体脐带血储存服务的混合型脐带血库的数量越来越多。此种运营模式一方面可以解决公共脐带血库的资金困难问题，另一方面又可满足个体化的储存需求，无疑具有更强大的生命力。以参加细胞治疗认证委员会（FACT）认证的脐带血库为例，早期的 FACT 认证脐带血库均为公共脐带血库，而现在通过 FACT 认证的 53 家脐带血库中，单纯的公共脐带血库仅有 14 家，混合型脐带血库则达到了 32 家。

　　同样都是造血干细胞库，脐带血库和骨髓库的最大不同在于骨髓库为资料库，而脐带血库为实体库。供临床使用的脐带血都是以实物形式存放在脐带血库中，可以随用随取。脐带血库的脐带血标本均采用 –196℃ 液氮储存，基本可保证脐带血细胞处于代谢停止的休眠状态，直至解冻复苏和使用。

　　中国第一家脐带血库是北京市脐带血造血干细胞库，其筹建于 1996 年，于 2002 年获得执业许可。截至 2022 年，国家卫生健康委员会批准的具有运营资质和纳入政府行业监管的脐带血造血干细胞库有 7 家，分别是北京市脐带血造血干细胞库、天津市脐带血造血干细胞库、山东省脐带血造血干细胞库、上海市脐带血造血干细胞库、浙江省脐带血造血干细胞库、四川省脐带血造血干细胞库和广东省脐带血造血干细胞库（下设广州市分库）。2006 年 3 月实施的《血站管理办法》将脐带血库划归特殊血站进行管理，国家卫生主管部门及地方卫生主管部门对脐带血库一直有着严格的监管，有效地规范了脐带血库的运营，并极大地促进了脐带血在中国的临床应用。例如，国家卫生健康委员会每年的基本情况调查和现场督导审核，地方卫生监督部门的飞行检查等。

　　与其他国家，特别是发达国家相比，中国的脐带血库数量较少，其覆盖的区域范围也较小。据不完全统计，美国有各类脐带血库 44 家，欧洲各国加起来超过 100 家，韩国有 15 家，印度脐带血储存起步较晚，迄今也已有 16 家脐带血库。而我国仅有 7 家脐带血库，服务于其所在的省市区域。

　　在国外，脐带血被划归细胞治疗产品，脐带血库则按照组织细胞库进行管理。中国在缺乏组织细胞库管理规范的情况下，将脐带血库按照血站来进行管理，这对于脐带血行业早期的规范和有序发展无疑是有益的。但随着社会对脐带血认知的增加，以及脐带血研究的深入，按照血站对脐带血库进行管理越来越显现其局限性，也制约了脐带血行业在中国的进一步发展。

　　中国的脐带血库在建设伊始即借鉴了欧美脐带血库的经验，国家在 20 世纪末出台的脐带血库管理规范也采用了当时的国际通用标准，最早成立的北京市脐带血造血干细胞库和天津市脐带血造血干细胞库也积极参与国际交流和合作，联合日本、韩国等国的脐带血库共同成立了亚洲脐带血库联盟（AsiaCORD），这些都是我国脐带血库发展的坚实基础保证，使得我国脐带血库的质量管理标准从一开始即和国际保持同步。而后，随着国内脐带血行业的市场化发展，脐带血库对于自身的质量管理有了更高要求，积极参与国际质量体系认证。从国际标准组织的质量管理体系一般要求（ISO 9001）到更为专业的美国血液与生物治疗促进协会（AABB，原美国血库协会），认证和FACT认证，我国的脐带血库质量管理日益和世界融合，无论是质量管理理念，还是质量管理手段都有了长足进步，有力地保证了脐带血产品的质量。

第二节
脐带血库的质量管理体系建设

一、概论

　　脐带血储存的目的是临床应用，与所有用于临床的药物一样，如何保证和持续提升脐带血产品的质量永远是脐带血库关注的首要问题。这就要求脐带血库必须采取能够覆盖血库运营全过程的全面质量管理，构建一套既能满足国家法律法规和行业规范标准要求，又能适合组织自身实际的质量管理体系。

二、组织与人员

　　脐带血库需设立与其业务相适应的组织架构。设置满足脐带血宣教、采运、制备、冻存、检测和发放，以及质量管理等功能需求的部门。明确各部门、各岗位的职责与权限及相互关系与沟通，以及报告和指令传递的途径。脐带血库实行主任负责制，血库主任负责脐带血采集、制备、冻存、检测、发放的技术方面及医学方面的全面质量管理工作。

　　为满足工作需要，脐带血库各个岗位应配备与之相适应的管理人员和技术人员，这些人员应具有一定的学历、相应的专业技术知识和/或较丰富的工作经验，具备一定的任职资格。

　　脐带血库应设置医学主任和实验室主任。医学主任负责和脐带血采集、制备和发放等相关的医学活动的审批。因为脐带血库从宣教、采集到出库应用的诸多活动均和临床知识密不可分，所以医学主任在脐带血库的几乎所有的重要事项中具有最终决定权，是脐带血库不可或缺、至关重要的高层管理人员。与职责相对应，对医学主任的资质要求也非常明确，其首先需具有执业医师资质，并具有血液学、输血医学、造血干细胞移植或细胞治疗领域的丰富经验。实验室主任则负责整个脐带血库技术方面的工作，其应具有免疫学、微生物学、生物化学或细胞生物学等专业学位。医学主任、实验室主任和血库主任可以兼任，也可分开任职。另外，脐带血库还应任命一名质量负责人，全面负责血库质量体系的建立、实施和维持。质量负责人和业务负责人不得兼任，质量负责人需定期向血库最高管理层汇报质量体系的运行情况。实验室技术人员，以及各技术部门和质量管理部门负责人的任职条件应符合《脐带血造血干细胞库设置管理规范》及相关法律法规的要求。

脐带血库工作人员应当接受血液安全和业务岗位培训与考核，经能力评估确认胜任本岗位工作后方可上岗，且需要接受每年一次的能力再评估，以确保其持续胜任。能力评估的方法包括：观察日常操作、检查实验记录、监测实验结果准确性、盲样测试和问题解决能力评估等。必须按实际情况制定继续教育和培训计划，保证员工得到持续有效的和脐带血相关的教育和培训。员工必须结合工作实践接受相关签名的工作程序以及法律责任的培训，并且经能力评估表明合格，才能允许在工作文件或记录上签名。必须登记和保存员工的签名，并定期按规定更新以及将先前的记录存档。

三、文件管理

质量管理体系以固化的文件形式存在，质量体系文件是质量管理体系的重要组成部分。质量体系文件一般包括质量手册、程序文件、作业文件［标准操作规程（SOP）及标准管理规程（SMP）］、表格 4 个层级。质量手册阐述质量方针，明确组织结构、职责和权限。程序文件表述生产和服务过程的各个要素及其相互作用。作业文件阐述脐带血采集直至发放过程活动、资源提供、质量保证系列工作的书面指导。简单来说，质量手册是概论，程序文件告诉我们做什么，作业文件则告诉我们怎么做，表格是用来记录我们做事情的痕迹和证据。程序文件和作业文件是规范日常工作的主体，在实际操作过程中，程序文件和作业文件的分界并不是那么清晰，也没有必要拘泥于名义上的分类，关键是从工作需要出发，编制出真正具有指导意义的文件。一份好的操作类文件，内容必须足够详细，描述必须足够准确和明了，从而确保一个从未接触过该操作的员工可以仅依据文件就能完成全部操作并获得满意结果。这就要求作业文件的编写必须由具有丰富实操经验的一线工作人员来进行。

编制人在编制质量手册、程序文件、作业文件时，须使用固定的文件模板。文件内容须包含目的、适用范围、职责、工作程序、相关文件、记录、参考文件（如适用）、附件（如适用）等内容。用语要求规范，措辞准确，不允许使用会引起误解的语言。不允许使用有两个以上含义或含义不唯一确定的词语，避免引起歧义。不允许使用没有量化标准的词语。编写应借鉴 PDCA ［即计划（plan）、执行（do）、检查（check）、处理（act）］的模式，按活动的逻辑顺序描述开展该项活动的各环节。规定出各环节应做的事、实施者、实施时间、实施地点、具体实施办法、所采用的材料与设备、如何进行控制、引用的文件、应保留的记录等，以及特殊情况的处理方式。每份质量体系文件具有唯一的文件编号及版本号。质量体系文件的审批，根据《脐带血造血干细胞库技术规范》和AABB《细胞治疗服务标准》的要求，脐带血采供过程中与脐带血采集、制备、冻存、检测、发放有关的技术文件，以及涉及医学方面的文件（包含宣教材料、框架协议等）须由医学主任审批。机构所有文件最终须由最高管理者审批。质量体系文件获得批准后，指定发布日期，通知文件使用部门培训。根据文件内容难易程度、文件修订内容的多少等区别，培训方式可以为自学、讲解、集中培训等形式。员工充分阅读文件，确保掌握文件内容，必要时进行操作考核后，填写培训记录。培训完成后，在实施日期当日将文件复印相应数量，在复印件首页加盖"受控文件"章，并填写文件发放号，发至文件使用部门，同时填写文件发放与回收登记表。各部门自行更新部门受控文件清单及记录清单。

质量体系文件的废止也须受控。废止当日，由专人回收废止文件复印件并销毁，记录在文件发放与回收登记表中。鉴于国家法律法规及行业标准的不定期更新，脐带血库各部门应保证至少每季度进行一次本部门相关法规和标准的查新工作。如有变更，要及时更新、存档，并组织学习，修订调整相关质量体系文件。脐带血库各部门定期对质量体系文件、框架协议、宣教材料等内容进行审核，审核内容包括实际操作是否发生变化而造成与文件内容不一致，适用于本部门的法律法规、质量体系标准、行业标准的变化是否影响文件内容等。

四、记录管理

脐带血库应建立记录控制程序，以加强与质量活动有关的所有记录（包括纸质记录及电子记录）的控制。记录的种类包括标本接收、处理、保存和销毁几大类。记录表格的设计须至少体现操作过程、操作人签字、操作日期（必要时设计操作时间）、审核人签字，及审核日期等要素。记录须由操作人员本人用签字笔或蓝黑钢笔填写，不得使用铅笔或其他可擦除的笔填写。记录必须填写及时（在每项工作完成后立即填写），信息准确，字迹清楚，内容、签名和日期完整。记录是记录生产和服务的过程和结果，因此每位员工应保证各自所填写记录的规范性、真实性、完整性及准确性。记录人的签名必须与在人力资源部门的签名备案一致。记录填写应按表格内容填写齐全，内容与上项相同时须重复抄写，不得用"〃""同上"或其他意义不明确的字符及文字表示。每个步骤的记录必须尽可能详细，能还原操作过程，便于理解和检查。如果某项目不需要填写，需在此项空白处划一斜线，不允许空项。记录不得随意涂改，需勘误时，应在原错误位置划一横线或斜线，保留原有记录清晰可辨，将正确内容写在适当位置，并在修改处注明修改人姓名和修改日期。

每份记录填写完成后，在一个月内对记录的规范性、完整性、准确性进行审核。依质量记录的重要性、时效性确定适当保存期限。与脐带血采集、制备、检测、冻存、选择、发放、临床应用、偏差管理，设备管理、控制、检定、维护、维修，信息系统开发、验证、维护、变更的记录必须至少保存至脐带血使用后 10 年。其余记录须保存至生成后 10 年。

应建立和实施保密制度，对脐带血供者的个人资料、采血信息、血液检测结果，以及脐带血受者的相关信息等进行保密，防止未授权接触和对外泄露。脐带血采集信息表（包括知情同意书和健康调查表）应放置在禁止非授权人员接触的地方。脐带血在入库冻存、检测和发放过程中，均采用独特标识符进行识别，避免使用产妇姓名等可辨别出脐带血来源的个人信息。计算机信息系统严格权限管理，禁止员工接触和本职工作无关的信息。除卫生行政部门督导检查、外审员审核、质量追踪分析等特殊需要外，不得复制任何实验记录用于其他用途，复制记录时需隐去脐带血供者和受者的个人身份信息。

五、建筑、设施与环境

（一）建筑与设施

脐带血库建筑选址周围无污染源，生产所需的建筑和设施按《脐带血造血干细胞库设置管理规范》进行配置，并适时进行建设、改建或技改等合理规划，总体结构与装修要安全、合理、坚固，并符合抗震和消防方面相关政策的要求。

脐带血库应具有脐带血处理洁净室、液氮库、组织配型室、病原微生物（包括细菌 / 真菌）检测实验室、造血干 / 祖细胞检测室、流式细胞检测实验室、档案资料室、收血室、消毒室等专业作业区，业务工作区域内污染区域与非污染区域分开。

实验室各作业区及办公区域配备充足的照明装置及应急照明装置，保证业务操作的实施。对有温湿度要求的作业区域，配备空气温湿度调节设施，保证环境温湿度符合作业要求。在封闭或半封闭的作业区配置通风、更衣和盥洗设施。实验室各作业区配有洗眼器、喷淋设备等应急配套装置。病原微生物检测实验室内配备生物安全柜，收血区、血液检测、制备区的墙面和地面应耐腐蚀，易于清洁和消毒。根据工作流程及检测项目，各独立作业区之间采用物理隔断，并设置门禁系统，实验室外来人员进入实验区域须填写《实验室来访人员登记表》登记入内。实验室及物流库房具有防止鸟类、鼠类和昆虫进入的设施。

脐带血库应具有完备畅通的上下水、电力（包括应急供电设备）、通信和完善的消防安全系统。配备充足的供、排水设施并保证水源供应，办公区与消毒室和其他实验区的供水设施相互独立。消毒室设置污水处理系统，由经过培训的专人从事污水处理工作。污水处理工作包括日常监测和第三方机构定期取样及检测，参考国家法规《医疗机构水污染物排放标准》执行。污水、污物处理均符合国家有关环境保护法律、法规的规定。

配备应急供电系统，电源配备布局合理，可确保用电设备的安全正常运转，并保证全天候持续电力供应。重点区域、关键设备及计算机系统设置不间断电源（UPS）保障突发事

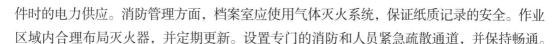

件时的电力供应。消防管理方面，档案室应使用气体灭火系统，保证纸质记录的安全。作业区域内合理布局灭火器，并定期更新。设置专门的消防和人员紧急疏散通道，并保持畅通。

配备必要的安防监控设施，在重点区域合理布防。安防监控设施每月维修保养一次。在脐带血库入口和所在建筑的各个出口设置监控以及红外对射。脐带血库内部重要区域、电梯、走廊设置视频监控。对于视频资料的保存应有明确规定，液氮库区域的安防监控视频资料保存期限较其他区域要适当延长。

脐带血库各项工作所需的建筑、设施与环境的规划、调配，应满足《实验室生物安全通用要求》《病原微生物实验室生物安全通用准则》和《脐带血造血干细胞库设置管理规范》的要求。

（二）环境

1. 实验室环境的一般要求 实验室应保持整齐洁净，每天工作结束后要进行必要的清理，定期擦拭仪器设备。仪器设备使用完后应将器具及其附件摆放整齐，盖上仪器罩或防尘布。一切用电的仪器设备使用完毕后均应切断电源。实验室内严禁吸烟、进食、喝水和存放食物等，非实验室人员未经同意不得进入实验室内。经同意进入的人员在人数上应严格控制，以免引起室内温度、湿度的波动。用于血液检测的实验室设施应有利于血液检测的正确实施。相关的规范、方法和程序对环境条件有要求或环境条件对检测结果有影响时，实验室须监测、控制和记录环境条件。当环境条件可能影响检测结果时，应停止检测，并做出相应调整。不相容活动的区域进行隔离，防止交叉污染。

2. 温湿度监控 脐带血库宜采用温湿度管理工作平台软件系统进行 24 小时连续温湿度监控。温湿度传感器的分布范围应涵盖所有对温湿度有要求的地方，包括洁净实验室、放置大型关键设备的房间、放置试剂和样本的冰箱、培养箱、库房、服务器机房等。每一个温湿度传感器均需根据工作需要设置合适的报警限，报警限的设置应预留足够的处理时间，报警信号应包括声音和光学两种，以保证工作人员可及时发现与处理。温湿度数据应定期检查和备份。

3. 洁净区环境监测 洁净区包括洁净实验室、生物安全柜和超净工作台。洁净区的环境监测项目包括尘埃粒子、沉降菌等。尘埃粒子的检测参照 GB/T 16292《医药工业洁净室（区）悬浮粒子的测试方法》执行。沉降菌的检测参照 GB/T 16294《医药工业洁净室（区）沉降菌的测试方法》执行。

对于监测采样点的数量和位置，以及监测的频次应明确规定。若检测结果不符合要求，应分析查找原因，对不合格区域进行重点清洁消毒，待再次检测合格后才可重新投入使用。

4. 工作人员手部细菌培养 脐带血库参照《医疗机构消毒技术规范》和《医院消毒卫生标准》的要求，建立手培养测试制度，以监测生物安全柜或超净台内进行无菌操作人员的手部洁净状况，防止实验操作过程中的细菌污染。

六、设备管理

脐带血库对运营过程所用的设备建立设施设备（包括个体防护装备）管理制度，对采购、验收、确认、日常使用、维护、管理、报废等方面做出细致规定。如设施设备的完好性监控指标、巡检计划、使用前核查、安全操作、使用限制、权限操作、消毒灭菌、禁止事项、定期校准或检定、定期维护、安全处置、运输、存放等内容。

用于检测、校准和抽检的设备及其软件应达到要求的准确度，并符合检测和／或校准相应的规范要求。对结果有重要影响的仪器的关键量或值，应制定校准计划。设备（包括用于抽样的设备）在投入服务前应确保其进行了校准或核查，以证实其能够满足实验室的规范要求和相应的标准操作规程。大型关键设备需完成安装确认（IQ）、运行确认（OQ）和性能确认（PQ）后方可投入使用，并建立设备档案，汇总存档和设备确认、使用、维护、维修和校准相关的所有记录，以及设备操作说明书等出厂配套材料。

设备须由经过授权的人员操作使用，设备操作软件应有明确的权限管理要求，有效防止误改和误用。设备标识包括唯一性标识、运行状态标识和校准标识。唯一性标识包含唯一性的设备编号，便于设备的认定和追溯。运行状态标识一般包括正常使用、暂停使用和停止使用三种，用以明确设备当前的状态，防止工作人员误用。校准标识则为需要校准的所有设备在校准通过后使用，可以使用标签、编码或其他标识形式表明其校准状态，包括上次校准的日期、再次校准或失效日期。

用于检测和校准的设备（包括硬件和软件）应得到保护，以避免发生致使检测和／或校准结果失效的异常情况。应保存对检测和／或校准具有重要影响的每一个设备及其软件的记录。该记录至少应包括：设备及其软件的识别、制造商名称、序列号和其他唯一性标识、对设备是否符合规范的核查、说明书、设备维护记录及已进行的维护、所有校准报告和证书的日期、结果及复印件，以及设备调整、验收准则和下次校准的预定日期、设备的任何损坏、故障、改装或维修等。

制定采供血过程中关键设备发生故障时的应急预案，应明确应急措施相互关联的部门及人员的职责，并保证有效地沟通。应急措施应不影响血库的正常工作和血液质量。所有应急备用关键设备的管理要求与上述常规设备相同。

七、物料管理

脐带血库所用的物料须符合国家相关标准，不得对供者健康和脐带血质量产生不良影响。原则上，和脐带血产品直接接触的物料必须是无菌，且被批准可以用于临床的。而对于未被国家药监部门批准用于人体，但又必需使用的物料，如用于脐带血冷冻的二甲基亚砜（dimethylsulfoxide，DMSO），则应有充分的医学文献支持其特定用途。

脐带血库应制定物料管理制度，明确关键物料清单，对采供血物料的采购、验收、储存、发放、使用等进行规范管理。对合格、待检、不合格物料应严格管理，分区存放。对库存区同类关键物料，有明显和易于识别状态类别的标识。对温度、湿度或其他条件有特殊要求的物料，应按规定条件储存，并有效持续监控。

物料须按规定的使用期限存放，遵循先进先出的原则，保证在物料的有效期内使用。未规定使用期限的，其储存期限及有效期自设为入库之日起，一般为一年，最多不超过三年，并贴上标识。

物料抽检是产品在生产前的第一个控制品质的关卡，如把不合格品投入生产中，会导致生产过程或最终产品的不合格，造成巨大的损失。物料抽检不仅影响到产品的品质，还影响到各种直接或间接成本。在物料到货时由质量管理部门对关键物料进行抽检，抽样的标准参见 GB/T 2828.1《计数抽样检验程序》的要求。关键物料的到货检验，须进行记录，并能进行追溯。如果抽检中发现物料不能满足收货标准，则对物料发起退换货，如需让步接收，则须评估其使用风险及说明让步接收原因。

为确保脐带血库采购的产品符合规定要求，满足生产所需产品质量的需要，须制定采购管理制度，以规范采购行为及供方提供服务的控制，实现对供方进行选择评价和控制。供应商的选择，要参照制度的要求进行评估选择。选择供应商时，要考虑供应商资质（满足国家法律法规要求）、产品价格、交货周期、服务、企业财务状况等方面内容。供应商审核是供应商管理过程中的重要内容，它是在完成供应市场调研分析、对潜在的供应商已做初步筛选的基础上对可能发展的供应商进行的一种审核。采购供应部门采用调查、考察等形式，对照上述准则了解供方能力。质量管理部门协同采购供应部门完成对供应商的质量审计。

对于新增供应商，在经过 1~2 次实际采购，并考察、考核后，对供应商的交货周期、产品质量等方面内容进行一定了解后，进行供应商评价，经质量管理等部门审批后将其列入合格供方名单。采购人员保持与供方的沟通，掌握供方的供货信息。每年对供方的供货能力、售后服务能力等复审一次。

八、安全与卫生

1. 医疗废物处理　实验室危险废物处理和处置的管理应符合国家、地方法规和标准的要求。遵循以下原则处理和处置危险废物：①将操作、收集、运输、处理及处置废物的危险减至最小；②将其对环境的有害作用减至最小；③只使用被承认的技术和方法处理和处置危险废物；④排放符合国家、地方规定和标准的要求。

脐带血库的医疗废物主要分为感染性废物和损伤性废物两大类。感染性废物包括废弃的血液、血浆或血清，以及使用过的一次性医疗制品和检测用试剂盒，实验废弃液等。损伤性废物包括医用针头、玻璃试管等尖锐性污物。

工作人员收集医疗废物时戴一次性手套、口罩、帽子。各个实验室备有专门存放医疗废物的容器，容器上应有明确的"生物危害"标志。各实验室收集的医疗废物，须用黄色塑料袋双层密闭包装，且盛装的医疗废物不能超过黄色塑料袋的 3/4。废弃血液时须认真检查，如包装破损或血液外漏须再增加一层包装。损伤性废物的存放必须使用硬质、防漏、防刺破的容器，不可直接扔入医疗废物袋中。由专人每天对各室医疗废物进行收集，并填写医疗废物交接记录，记录医疗废物的数量和交接时间等内容。实验室产生的医疗废物应经专用通道运至医疗废物暂存间，运送过程需保持平稳，防止医疗废物外漏或遗撒。盛装医疗废物的黄色垃圾袋上印有"生物危害""医疗废物"标识。

医疗废物的暂存应符合相关规定，医疗废物暂存间应具有紫外线消毒灯、上下水管，并设置明显的警示标识。医疗废物暂时贮存的时间不得超过 48 小时。医疗废物暂时贮存间每日用紫外线消毒灯照射至少 1 小时，每次工作结束后须用含氯消毒液擦净地面，并填写清洁记录。

集中收集的医疗废物，最终由和脐带血库签订了医疗废物清运处置合同的有资质的医疗废物处理单位进行集中销毁处理。将医疗废物交给运送人员前，脐带血库工作人员应当检查包装物或者容器的标识和封口是否符合要求。将医疗废物交给运送人员时，脐带血库工作人员应当防止造成包装物或容器破损和医疗废物的流失、泄漏和扩散，并避免医疗废物直接接触身体。每次运送工作结束后，对医疗废物转移容器进行消毒处理。和医疗废物处理单位的交接应有记录，登记内容包括医疗废物的种类、重量或者数量、交接时间、交接双方人员签名等项目。

2. **消毒与灭菌** 脐带血库应参照《消毒技术规范》的要求，建立消毒与灭菌的相关操作规程。常见的消毒方式为使用液体化学消毒剂和紫外线照射。

脐带血库常用液体化学消毒剂为含氯消毒剂和 75% 乙醇，采用的方法包括浸泡、擦拭和喷洒。75% 乙醇为中效消毒剂，适用于皮肤、环境表面和医疗器械的消毒。而含氯消毒剂则为高效消毒剂，适用于环境、水和疫源地的消毒，应根据不同的消毒目的和消毒对象，选择适宜浓度的含氯消毒剂。对于经血传播病原体、分枝杆菌和细菌芽孢污染物品的消毒，宜用含有效氯 2 000～5 000mg/L 消毒液浸泡 30 分钟以上。除此之外，还有一些低效消毒剂，如胍类消毒剂和季铵盐类消毒剂，因为对皮肤黏膜无刺激、毒性小、稳定性好、对消毒物品无损害等特点，亦被用于手部、环境表面的清洁和初步消毒处理。

紫外线主要用于实验室物体表面与空气的消毒。紫外线消毒的场所包括房间、超净工作台、生物安全柜和核酸检测仪等。紫外线照射 30～60 分钟进行空气的消毒，或根据各仪器要求的照射时长进行物体表面和实验台面的消毒。可采用自动定时紫外灯开关，设定固定的紫外灯开启时间及照射时长。紫外线灯维护保养定期使用 75% 乙醇对灯管进行除尘与去污，保持洁净光亮，用 75% 酒精消毒电源开关等触摸部位，以防交叉传染。发现灯管表面有灰尘、油污时，随时擦拭。定期检测紫外线强度值是否达到使用要求，检测方法可选用紫外强度测试仪或紫外线强度指示卡。检测时，提前开启紫外线灯管 5 分钟待其工作稳定，一般在距紫外线灯管下方垂直 1m 中央处进行测试，紫外线灯管照射强度应≥70μW/cm^2。若灯管出现故障，或照射强度检测不合格，或达到使用时限时，均需更换新紫外灯管，并重新对紫外线强度进行检测。

随着一次性无菌物品的大量使用，脐带血库对于灭菌的需求逐渐减少。当前脐带血库所需灭菌的物品主要为无菌隔离衣，多采用压力蒸汽灭菌的方法，应参照《消毒技术规范》和灭菌技术相关操作规范制定灭菌标准操作规程，严格灭菌温度、压力和时长，并对灭菌效果进行监测。灭菌效果监测包括每天灭菌前的 B-D 测试和灭菌时使用化学指示胶带和指示卡，以及每月一次的生物指示剂检测。每次灭菌后检查化学指示胶带变色情况，未达到标准或有可疑点者，不可作为无菌包发放至科室使用。合格的灭菌物品，应标明灭菌日期，并放于无菌物品存放区中，干燥条件下储存，纺织品材料包装的无菌物品有效期为 7 天，一次性纸塑袋包装的无菌物品有效期为 6 个月。使用科室在使用无菌物品前应检查无菌包内指示卡是否达到已灭菌的色泽或状态，未达到或有疑点者，不可作为无菌包使用。

3. 安全应急措施　脐带血库应制定应急措施相关的制度和程序，包括生物性、化学性、物理性、放射性危害等紧急情况，和火灾、水灾、冰冻、地震、人为破坏等任何意外紧急情况。应急程序应至少包括负责人、组织、应急通信、报告内容、个体防护和应对过程控制、应急设备、人员隔离等内容。实验室应负责使所有人员熟悉应急行动计划、撤离路线和紧急撤离的集合地点。每年应至少组织所有实验室人员进行一次演习。

应有消防相关的制度和程序，并使所有人员理解，以确保人员安全和防止实验室内的危险扩散。应制定年度消防计划，内容包括而不限于：对实验室人员的消防指导和培训，内容至少包括火险的识别和判断、减少火险的良好操作规程、失火时应采取的全部行动；实验室消防设施设备和报警系统状态的检查；消防安全定期检查计划；消防演习（每年至少一次）。

在实验室内应尽量减少可燃气体和液体的存放量。应在适用的排风罩或排风柜中操作可燃气体或液体。应将可燃气体或液体放置在远离热源或火源之处，避免阳光直射。输送可燃气体或液体的管道应安装紧急关闭阀。应配备控制可燃物少量泄漏的工具包。如果发生明显泄漏，应立即寻求消防部门的援助。可燃气体或液体应存放在经批准的贮藏柜或库中，贮存量应符合国家相关的规定和标准。需要冷藏的可燃液体应存放在防爆（无火花）的冰箱中。需要时，实验室应使用防爆电器。应配备适当的设备，需要时用于扑灭可控制的火情及帮助人员从火场撤离。应依据实验室可能失火的类型配置适当的灭火器材并定期维护，应符合消防主管部门的要求。如果发生火警，应立即寻求消防部门的援助，并告知实验室内存在的危险。

冷冻实验室和液氮库应配置必要的人员防护装备，包括耐低温手套、保温工作服、防溅面罩等。针对液氮挥发可能产生的低氧情况，应安装氧含量报警设备，在低氧状态下，严格控制人员进入。若工作人员确需进入，则应穿戴防护服和氧气面罩，并密切监视进入人员的生理反应，如有任何异常立即撤离。

4. **事故报告与疫情上报**　脐带血库应建立报告实验室事件、伤害、事故、职业相关疾病以及潜在危险的制度和程序，并符合国家和地方对事故报告的规定要求。

所有事故报告应形成书面文件并存档（包括所有相关活动的记录和证据等文件）。报告应包括事实的详细描述、原因分析、影响范围、后果评估、采取的措施、所采取措施有效性的追踪、预防类似事件发生的建议及改进措施等。事故报告（包括采取的任何措施）应提交实验室管理层和安全委员会评审，适用时，还应提交更高管理层评审。实验室任何人员不得隐瞒实验室活动相关的事件、伤害、事故、职业相关疾病以及潜在危险。

实验室人类免疫缺陷病毒（HIV）初筛阳性样本，须采用原试剂和另一种试剂同时对初筛阳性反应样本进行复检，复检有一种试剂呈阳性反应，判 HIV 抗体初筛阳性。初筛阳性样本按照要求送 HIV 确证实验室进行复检并做登记，同时上报至属地疾控部门。样本检测相关报告留存。

九、计算机信息系统管理

脐带血库须建立计算机系统管理规程，以规范计算机信息系统的开发设计、使用、更改、维护和确认管理，以及计算机信息系统和计算机使用安全管理。严控非授权人员进（侵）入血液检测计算机管理系统，严控非法查询、录入和更改数据或检测程序，保证实验室数据安全。定期对计算机信息系统的公式计算进行验证，确保实验数据准确无误。

计算机管理软件供应商应具备国家规定的资质，并负责安装、使用、维护方面的培训，提供相应的操作和维护说明书。实施计算机管理系统使用的风险分析，以及使用后的评估制度。

应建立信息技术系统应急措施，保证计算机管理系统发生意外时能及时恢复或启用备用系统，确保工作的正常进行。定期对数据库进行异地备份保存，确保备份库存点与主体数据库有效安全分隔，保证数据安全，并定期对备份数据库进行恢复测试。安装计算机防火墙和防计算机病毒软件，防范、检查并清除计算机病毒。

十、标识和可追溯性

每份脐带血均应有自己独特的数字或字母标识符，以用于脐带血、参照样本、母亲血样本和记录资料的识别。

应建立脐带血标签系统和贴签操作制度，以保证脐带血、参照样本、母亲血样本和记录资料均正确标识。粘贴在冷冻袋上的标签应能耐受 –196℃低温，且保证字迹清晰不脱落。

自 2018 年 7 月起，AABB 开始要求全面实施 ISBT 128 标准进行脐带血标识。ISBT 128 是跨越国际边界和不同医疗保健系统的人类医疗产品（包括血液、细胞、组织、人乳和器官产品）的鉴别、标识和信息传递的全球标准，由国际输血协会（ISBT）授权国际血库自动化委员会（ICCBBA）管理和维护，现已得到包括 AABB、FACT、国际细胞与基因治疗协会（ISCT）等众多国际化专业组织的认可和支持。使用 ISBT 128 标准将为细胞治疗产品提供全球唯一的独特标识和全球一致的标签格式，并通过规范的产品描述以保证对细胞治疗产品定义的准确理解。该标准的采用将显著提高细胞治疗产品的质量、安全性和可追溯性。

ISBT 128 码的主体为捐献识别号（donation identification number，DIN），一个 DIN 对应一份脐带血。DIN 由 13 位组成，前 5 位为机构代码，是脐带血库在 ICCBBA 注册时被赋予的唯一号码，中间 2 位为年份，保证 DIN 在 100 年内不会重复，后 6 位为流水号，脐带血库可以自行编排。除了 DIN，另外一个重要号码是产品代码，其由 8 位组成，前 4 位是产品描述码，是从 ICCBBA 产品描述码数据库查询所得，代表了和本血库产品最为吻合的产品描述（包括产品类别、修饰词、核心条件和属性），中间 1 位为捐献类型码，可以用来区分公共库和自体库脐带血，后 2 位为分部码，在一份脐带血分为几部分冻存时使用。因此，通过 DIN 和产品代码的结合，就可以在辨识每一份脐带血的同时，提供该份脐带血较为全面的基本信息，包括脐带血库名称、冻存年份、产品组成、制备方法、冻存方法等。如果再配合使用其他号码，如血型码、日期码等，就可以让临床接收单位仅从产品标签就可获取足够的脐带血产品信息。

十一、监控和持续改进

1. **偏差管理和不合格品控制**　偏差是机构运行过程中不可避免的现象。脐带血库应制定、实施并保持偏差管理制度，在确定出现不合格检测工作、技术操作中出现偏离标准和程序的情况时采取纠正措施，以消除并防止偏差的再次发生，不断改进质量体系和检测工作质量。

脐带血库应制定脐带血入库和出库的合格标准，并针对可能出现的各种不合格制定不合格品控制程序。对于不合格脐带血，根据实际情况，可采取隔离、废弃、让步放行等处理措施，但无论何种措施，均应充分考虑脐带血供者和受者的安全，对利益相关方履行充分告知义务，并经过严格的审批流程后方可实施。

2. **日常检查**　各部门根据机构的总质量目标分解各部门质量目标，由质量管理部门负责形成质量目标分解与实施汇总表，发布后，各部门依据规定的频次进行考核。同时，质量管理部门每月对脐带血的采集、制备、检测、冻存、查询、选择和发放主要过程的各个部门的日常工作进行日常检查，在日常检查中查看质量目标考核结果，保证质量体系有效运行。

日常检查内容包括质量体系文件是否为现行版本，是否满足日常工作的需求；记录填写是否清晰、准确、完整，修改是否符合记录控制程序的要求；人员操作是否有质量体系文件规定，其操作是否与质量体系文件规定及流程一致；质量体系文件不再适用于目前操作时，是否按要求提出更改文件申请；各种标识是否唯一、明确，具有可追溯性；仪器设备是否有明确的状态标识，需检定的设备是否在检定有效期内；质量目标完成情况及记录等内容。同时对上次检查中发现的问题进行跟进。各部门配合质量管理部门的检查，检查过程中发现问题在检查现场与被检查人或部门主管充分沟通，并做现场记录。质量管理部门根据现场记录，出具检查报告，各相关部门根据整改发现的问题进行整改。

3. **内部审核** 脐带血库应建立自己的内审员队伍，内审员可以由各部门熟悉血库业务的人员兼职担任，须经过质量管理体系相关培训并考核合格。血库质量管理部门每年组织内审组成员进行不低于两次的内部审核工作，审核机构自己的质量管理体系的有效性、过程的可靠性、产品的适用性，评价达到预期目的程度，以及确认质量改进的机会和措施，确保质量管理体系有效运行，持续改进质量管理体系。质量管理部门根据内部审核、日常检查后的质量管理体系不合格信息进行持续改进跟进。

4. **管理评审** 管理评审的目的是对质量管理体系进行评价，确保其适宜性、充分性和有效性。管理评审应由血库的最高管理者组织，每年至少进行一次，可以和年终总结一起实施。管理评审的输入主要包括血库内外环境的变化情况、血库运营现状和存在问题、内部审核和日常检查的发现、质量目标的完成情况、偏差与投诉等。通过管理评审，需要确定血库的质量方针和质量目标是否需要更改，明确质量管理体系的改进方向和所需资源。

5. **数据统计与分析** 脐带血库质量管理部门应定期对入库脐带血进行质量数据的汇总、统计及分析，包括脐带血冻存入库和检测数据、供者健康随访结果、脐带血相关不良反应，以及临床随访数据等内容。统计和分析结果需上报最高管理层，相关部门依据统计和分析结果进行过程改进。

质量管理部门应定期向各脐带血采集医疗机构进行采集质量反馈。包括该医疗机构本月合格入库例数、制备例数、废弃例数（包括细菌阳性率）与原因，以及该医疗机构采集质量的趋势等。将细菌阳性检测的结果回告至采集医生，必要时对其重新进行脐带血采集培训，以促使其提高采集质量。

6. **过程变更与确认** 脐带血库应注意识别内部和外部存在的风险和机遇，适时采取有效的预防和改进措施，执行过程开发与变更程序，持续提升脐带血产品质量和脐带血库质量管理水平。过程开发与变更应予以策划，评估可能的风险和收益，确定人员、设备、物资等各方面的需求，报最高管理层审批。变更实施前应进行过程确认，通过实验设计和数据分析，确认变更后的过程可以达到预期目标。

脐带血采集服务管理

一、与采集医疗机构的合作

1. 采集医疗机构 脐带血的采集机构为妇产医院或综合医院的妇产科。其至少应具有助产资质，并有足够的符合条件的空间暂时存放脐带血，且必须备有对母亲和婴儿的急救措施。脐带血库应与固定采集脐带血的医疗机构签订采供协议。

2. 采集者 脐带血的采集者为采集医疗机构的医护人员，必须接受过脐带血采集培训并考核合格。每个采集机构应有 2 名以上采集人员，且至少有一名为产科医生。

3. 采集培训 采集培训由脐带血库负责，按照卫生行政部门的要求进行。包括初次培训和每年定期的继续教育培训，以及针对采集过程中出现的质量问题实时进行的定向培训。

二、脐带血采集服务的主要内容

（一）科普宣传和特定人群的宣教

脐带血库应通过各种途径，对储存脐带血的意义进行宣教。宣教内容包括脐带血的生理知识、脐带血的用途、采集脐带血可能对产妇或婴儿造成的影响、捐献与自存脐带血的区别、哪些人可以捐献脐带血、哪些人不可以或暂时不能捐献脐带血等。

宣教途径包括宣传材料、报刊、媒体、公益广告牌等。针对潜在的脐带血供者，如孕龄妇女和准父母，则可借助各地计划生育部门的平台，并利用其在医院产检和待产的时间进行宣教，同时动员妇产科医护人员代为进行宣教。妇产科医护人员无疑是最好的宣教者，美国迄今已有超过一半的州通过了脐带血教育法案，要求或鼓励妇产科医生为准父母提供有关脐带血储存的教育。

脐带血的宣传应本着科学严谨的态度，不得有任何夸大或不实的地方，务必使受众对脐带血应用的医学理论得到充分理解，从而慎重考虑、权衡需要，做出储存或捐献的决定。

（二）脐带血供者选择

1. 脐带血供者分类 按照国家卫生健康委员会技术规范的描述，脐带血供者指的是从其胎盘和 / 或脐带中获取脐带血的婴儿。从临床使用的角度，脐带血供者可分为无关供者（unrelated donor）和定向供者（directed donor）两类。无关供者指匿名提供脐带血用于无血缘患者使用的供者，定向供者指采集和储存脐带血供自己或家庭成员使用的供者。

2. 获取知情同意　脐带血采集前必须获得脐带血供者母亲的知情同意。知情同意书内容应至少包括脐带血可能的用途、脐带血采集可能的风险、脐带血库对检测结果的告知义务、产妇有选择自存和捐献的权利等。

3. 脐带血供者健康调查　脐带血采集前的健康调查主要针对脐带血供者的母亲，因为在出生之前，胎儿唯一接触并有可能遗传和传播疾病的只有其母亲。对母亲的健康调查和有关传染性疾病的评估基本和一般血站的献血员健康要求一致，主要关注一些经血传播的疾病，如乙型肝炎、丙型肝炎、艾滋病，以及西尼罗病毒、寨卡病毒等，且随新疫情的出现而实时更新调整。除此之外，因为脐带血当前主要用于血液病的治疗，脐带血细胞可以在患者体内长期植活，所以还应关注脐带血供者父母双方，乃至直系亲属的遗传病史和血液系统病史。对于健康调查中发现的任何问题，均应依据相关标准和操作规程进行综合判断，以决定该份脐带血是否适合储存。

4. 脐带血储存协议　对于定向供者的自体储存脐带血，脐带血库需与供者（即脐带血的所有权人）的法定监护人签订脐带血储存协议。一般情况下，储存协议首签期限为18年。待18年后，脐带血的所有权人具有完全民事行为能力，如需续签，则签约主体需改为脐带血的所有权人本人。

（三）脐带血采集过程的管理

1. 脐带血采集　脐带血采集过程必须保护母亲和婴儿，不得为增加脐带血采集量而改变分娩过程。脐带血采集使用的采血袋多为含 CPDA 抗凝剂的 200～300ml 血袋，通过穿刺脐静脉获取脐带血。脐带血采集时间均是在脐带已经结扎，婴儿完全脱离母体后。按照采集时胎盘是否从母体娩出，可分为胎盘娩出前采集和胎盘娩出后采集两种。若胎盘已经娩出，这时的脐带血采集无论是和产妇还是新生儿均无任何物理关联，应该是最安全的。但由于在胎盘娩出的这段时间内，胎盘和脐带中的血液会流失或凝固，从而致使脐带血采集量减少，进而影响到最终冻存的细胞数量和临床应用。目前，国内绝大多数的脐带血采集均采用胎盘娩出前的方法。若采用胎盘娩出前采集，则应注意：对于难产或早产婴儿，应由产科医师评估是否适宜进行脐带血采集；多胎妊娠需等所有胎儿全部娩出后方可采集脐带血。

衡量脐带血采集质量的指标主要有两个，分别是血量和污染率。血量的提高除了上面提到的采集时机把握，采血袋的放置应尽量低于胎盘，使得胎盘内的血液尽快靠重力流出，采集时间应足够长，保证血液完全流出。而污染率的降低则只能靠脐带表面，特别是采血针穿刺部位的充分消毒。另外，在采集过程中还应注意血液和采血袋内抗凝剂的混匀，避免凝块产生。对于采集过程中可能遇到的异常情况，如采血针脱落、管路堵塞等，也需要制定应对预案，尽量减少对脐带血采集质量的影响。脐带血采集结束后，应妥善处理采血针，避免人员刺伤和血袋刺破。

2. **母亲外周血采集**　由于脐带血免疫细胞较为原始，难以针对病原微生物产生足量的抗体，对于以抗体为检测目标的微生物检测试剂，若检测脐带血就会出现假阴性。在这种情况下，母亲血病原微生物的检测结果就显得更为重要。母亲外周血的采集时间应在脐带血采集前后 7 天内，过早或过晚采集均不能准确反映脐带血的真实情况。由于血液稀释有可能造成病原标志物检测出现假阴性，故在采集母亲外周血前应对其血液稀释情况进行评估。一般情况下，如果产妇因为失血在 48 小时内接受过 2 000ml 以上的输血或胶体液输注，或者 1 小时内接受过 2 000ml 以上的晶体液输注，则应暂缓采集母亲静脉血至输血（液）后 48 小时。如果没有失血，单纯的大量输液或输血并不会造成显著的血液稀释[4]。

3. **脐带血和母亲血样本的标识**　脐带血和母亲血样本上均应有至少两个独特的标识符，以区分和识别血身份来源。采集后的脐带血标签还应包含以下信息：保存温度要求、避免辐射、生物危害标识等。

4. **脐带血采集后的暂存与运输**　脐带血采集后在采集机构的暂存，以及从采集机构到脐带血库的运输过程均应保持一定的温度，该温度应能最大限度地保证脐带血有核细胞的活性。不同国家对该温度范围的规定不尽相同，但大都要求在 4～30℃之间[5]。相对而言，低温对造血前体细胞的影响更为明显，未经处理的脐带血严禁冷冻。脐带血采集机构应使用专供脐带血存放的冰箱或恒温箱，并需对脐带血存放期间的温度进行连续监控。运输一般采用血液运输箱，运输过程中的温度也应连续监控。

5. **与脐带血供者关于脐带血采集和检测情况的沟通**　若脐带血采集成功，脐带血库应告知产妇。同时，脐带血库有义务将异常的病原微生物检测结果告知产妇。

6. **脐带血供者健康随访**　血库在脐带血成功入库后，应就脐带血供者的健康情况进行随访，以排除遗传病、先天性疾病等风险，保证脐带血临床应用的安全性。健康随访时间不宜过早，以避免因为相关疾病未充分表现而发生的漏访，一般选择在脐带血入库 6 个月后进行。失访或供者健康情况异常，且有可能对受者造成不良影响的脐带血均不宜用于临床移植。

第四节

脐带血处理过程及管理

一、脐带血处理的主要内容

脐带血处理指从脐带血到达脐带血库开始，直至被发放使用前的整个过程。主要包括脐带血制备、冷冻、储存、发放与运输，以及脐带血及母亲血液的检测。

二、制备流程及质量管控

1. 脐带血制备的目的　脐带血和外周血一样含有白细胞、红细胞、血小板和血浆，在临床移植过程中真正起作用的是富含造血前体细胞的白细胞部分。脐带血中的红细胞会在冷冻和复苏过程中被破坏并释放血红蛋白，如果数量过多，会对脐带血受者产生较为严重的不良反应。脐带血血浆则会增加冻存体积和冷冻保护剂用量，对患者输注同样不利。脐带血制备就是去除红细胞和绝大部分血浆，以达到分离白细胞、浓缩体积的目的。

2. 脐带血制备方法　从采集医疗机构采集的脐带血应尽快进行制备和冷冻，以保证细胞的活性和功能。从采集到制备的间隔，我国卫生健康委员会技术规范的要求为 24 小时，而在国外，该时间一般要求为 48 小时。当前，全世界的脐带血库均采用离心或静置的方法，以获得细胞分层，即红细胞在底部，上层为血浆，白细胞位于中间的白膜层。然后弃掉红细胞，留取白膜层和部分血浆，进行冻存。为加速红细胞沉降，使脐带血分层更清晰，可以加入高分子量羟乙基淀粉（HES）。具体来说，脐带血制备方法可分为手工制备和自动化制备两种。

全世界应用最广泛的手工脐带血制备方法依然是纽约血液中心脐带血库的 Rubinstein 等创立，并于 1995 年发表的方法[6]。首先按照 1∶5 的体积比向脐带血中加入 6%（W/V）的 HES，采血袋离心（50×g，5min，10℃），富含白细胞的上清液被挤至一个空的分浆袋中再次离心（400×g，10min），以沉淀细胞成分。保留少量血浆，使最终的细胞悬液体积为 20ml，多余的上层血浆被转移至另一分浆袋中。所有操作均可在密闭系统内进行，可有效防止外界的污染。该制备方法可回收平均 70% 以上的有核细胞和绝大多数的造血前体细胞。

近几年，专门的脐带血分离机器日益被行业所接受。其原理和手工方法基本一致，只是将细胞分层的判断，以及红细胞和血浆的转移交由机器操作。一方面节约了人工，另一方面判断和操作的精准度也大为提高。目前，市售的脐带血分离系统主要有两种：瑞士的 Sepax 系统和美国的 AXP 系统。Sepax 系统的自动化程度更高，其将离心和细胞转移全部整合在一台机器内，不需额外设备，中途也不需任何人工操作。而 AXP 系统则是借助大容量的血袋离心机，将处理装置放在离心机套筒内，中间需要人工进行一次离心力的转换（如离心机具有编程功能则不需要）。从处理能力来看，Sepax 系统一台机器一次仅能处理一份脐带血，如果日处理脐带血份数多，就要购置相当数量的机器，而 AXP 系统则类似于离心机的一个配件，普通的血袋离心机可以同时放置 6 个脐带血处理装置，一次离心可制备 6 份脐带血。两种系统制备效果基本相当，从相关报道来看，AXP 系统的细胞回收率要更高一些。

国内的脐带血库的制备工作多在洁净工作间内完成。其实，国际标准对此并无明确规定和要求，如果采取全封闭的脐带血分离系统，避免开放操作可能造成的外界污染，普通实验室环境足以满足脐带血制备的需求。

3. **脐带血制备的质量管控**　脐带血制备质量的评估主要靠两个指标，分别是有核细胞回收率和有核细胞活性。前者用以评估制备过程有多少有核细胞损失，回收率越高越好，后者用以评估制备过程对有核细胞活性的影响。因为红细胞在造血干细胞移植过程中不起作用，其冷冻后的细胞碎片还会产生不利影响，故红细胞清除率亦是有些脐带血库和临床医疗机构关注的一个指标。制备后的脐带血中红细胞残留少，今后用于临床输注时的不良反应会有所减少[7]。一般情况下，制备后的脐带血有核细胞回收率要求在 60%以上，而制备后的有核细胞活性则应不低于 85%[8]。另一方面，因为有核细胞中的大部分为中性粒细胞，而造血干 / 祖细胞则属于单个核细胞，故单个核细胞回收率更能反映造血干 / 祖细胞的制备回收情况。从质量的角度，自动化分离方法总的来说要优于手工分离方法。主要体现在有核细胞回收率更高，红细胞残留更少，制备后体积控制更为精准（制备后的脐带血体积，如果采用手工方法，基本可控制在 20 ~ 30ml，而使用机器则可控制在20ml ± 1ml）。但因为必需使用配套的一次性耗材，自动化分离的成本要远高于手工，其推广存在一定困难。

4. **脐带血制备记录**　脐带血制备涉及多步分离过程，每一步操作均应实时记录并签名，以保证后续的可追溯性。同时，制备过程所用的关键试剂（如 HES）和关键耗材（如冷冻袋、分浆袋等）均应记录厂家、批号和有效期，关键设备（如离心机、生物安全柜等）则应记录设备编号，保证出现问题时可以追溯。信息和数据录入尽量采取扫码的形式，避免手工录入出现差错。如确需手工录入，应建立双人核对机制。

三、脐带血冷冻过程

1. **脐带血冷冻的目的**　通过加入冷冻保护剂，并采用缓慢降温速率，可减少冷冻过程中由于渗透压改变和细胞内外冰晶形成对细胞造成的损伤，最大限度地保证脐带血细胞的功能活性。

2. **脐带血冷冻方法**　脐带血冷冻可使用 –80 ℃冰箱，亦可使用程控降温仪（controlled rate freezer，CRF）。采用 –80℃冰箱虽然操作简单，但降温速度不能精确控制。目前，主流脐带血库均采用程控降温仪进行脐带血冷冻。程控降温仪通过计算机设定程序和实时的温度监测，将脐带血的降温速率控制在适合造血干细胞的 1℃ /min，待脐带血温度降至 –80℃以下时即可放入液氮储存。脐带血冷冻采用的冷冻保护剂大都为 DMSO，其在脐带血中的终浓度为 10%。作为一种渗透性的冷冻保护剂，DMSO 易透入细胞内，在溶液中结合水分子，发生水合作用，使溶液的黏性增加，从而弱化水的结晶过程，达到保护的目的。在冷冻时加入 DMSO，可以改变细胞内的过冷状态，使细胞外渗透压接近胞内渗透压，降低细胞脱水皱缩的程度与速度，在复温时，还能够缓解由渗透性肿胀而引起的损伤。同时，DMSO 能使冷冻或解冻过程中形成的冰晶圆滑、细腻，从而减少胞内冰损伤[9]。

3. 冷冻过程的质量控制　冷冻是保持脐带血细胞活性的最重要环节。脐带血细胞活性的损失大都发生在冷冻过程。虽然冷冻保护剂的使用可以有效减少冷冻过程中的冰晶损伤和渗透压损伤，但仍有其他一些因素需要关注。一方面，DMSO 在常温下对细胞有毒性，另一方面，脐带血在由液态变为固态时的大量散热亦会对细胞造成损伤。在实际操作过程中，应控制冷冻保护剂的加入速度，以保证保护剂和脐带血细胞充分接触和渗透，确保其冷冻保护作用的发挥，同时整个加注过程应在 0～4℃ 的低温环境进行，以减少 DMSO 的毒性作用。加完保护剂的脐带血应尽快进行冷冻，冷冻过程中的相变回温可以通过程控降温仪的快速降温程序予以抵消。理想的脐带血降温曲线应该是一条平缓向下的斜率为 1℃/min 的直线。程控降温仪一般有两个温度探头，一个用来监测仪器箱体内的温度，一个用来监测标本温度。因为脐带血标本必须保持密闭，无法将探头插入冷冻袋内进行温度测量。目前对于标本温度的监测主要有两种方法，一是将探头紧贴在冷冻袋的表面，这种方法操作简单，但测得的温度和实际标本温度可能存在较大差异。另一种方法是使用标准袋，通过测量标准袋内的温度来代替实际的标本温度，标准袋内容物可以是废弃的脐带血，也可以是降温曲线和脐带血类似的标准溶液。

脐带血应使用专用的可耐受液氮的冷冻袋存放，并放于金属标本盒中冷冻。冷冻后的冷冻袋脆性增加，转移运输均需轻拿轻放，以防袋体破裂。冷冻后的所有操作最好在液氮气相中进行，尽量减少标本暴露在室温的时间。冷冻完毕的脐带血需尽快放入液氮，以减少细胞在进入最终休眠状态前可能受到的各种损伤。

四、脐带血储存过程

1. 脐带血储存方法　国家卫健委的《脐带血造血干细胞库技术规范》要求脐带血"冷冻保存温度不应高于 −135℃"，而最新版的 FACT 和 AABB 标准均已将该温度降低为 −150℃。国际普遍采用的方法是液氮液相或气相储存。液氮液相温度恒定为 −196℃，在其中保存的脐带血几乎没有任何温度变化，更有利于脐带血冻存质量的稳定，但有报道称不同脐带血间可通过液氮发生交叉污染，而液氮本身也会成为微生物的藏匿地[10]。虽然脐带血通过液氮发生污染的概率很低，但对于安全为首位的脐带血产品，此种隐患必须引起重视。而液氮气相在相对封闭的情况下，也能达到 −180℃ 以下的低温，特别是随着液氮罐设计和生产工艺的提高，现在好的气相液氮罐可以做到非常小的温度波动，足以保证脐带血的冻存质量。因此，出于安全考虑，越来越多的脐带血库选择液氮气相储存脐带血。

2. 脐带血储存的质量要求　脐带血在转运过程中应尽量减少脐带血标本在室温中的暴露时间，减少任何可能发生的温度回升。Rubinstein 等报道[11]，若将脐带血标本从液氮

移至 –80℃环境 4 分钟，其 CD34 阳性细胞活性最多可降低 4%，而如果改为 –40℃环境，则活性降低可增加到 11.1%。提示即使短暂的升温事件（transient warming event，TWE）对脐带血造血干细胞的功能活性也会造成影响。

脐带血库应建立液氮罐监控系统，实时对每个液氮罐的液位和温度进行监测。如采用液氮液相储存，液氮的液位应至少 24 小时测量一次，如采用液氮气相储存，则需至少每 4 小时测量罐内温度一次。液氮罐监控系统应具有报警功能，当任一液氮罐的液位或温度出现异常时发出声光报警信号，及时通知到液氮库工作人员，并预留足够时间给工作人员处理。报警系统功能需定期测试，保证运行正常。对液氮罐自带的液位计和温度探头应定期进行校准，保证测量结果准确。另外，将脐带血放入指定位置时，应双人复核，并留存准确的存放位置记录。

冷冻脐带血的稳定性应定期进行检测，脐带血冻存质量的抽样和评估应至少每年进行一次。检测内容需包括脐带血产品的完整性以及活细胞回收率等。

应保留脐带血终产品小样，采用和脐带血产品相同的冷冻和储存方法，以保证其能真实反映脐带血产品的情况。每份脐带血应至少有两个和脐带血产品相连的样本，当取走样本用于检测时，应由双人对其标识进行复核。

五、脐带血检测过程

1. **检测项目** 对脐带血的检测应包括 ABO 和 Rh 血型、制备前后的有核细胞计数、CD34$^+$ 细胞含量、细胞活性、粒 – 巨噬细胞集落形成单位（colony forming unit-granulocyte and macrophage，CFU-GM）培养、细菌 / 真菌培养和 HLA 分型等。其中，CD34$^+$ 细胞检测主要用于评估脐带血中造血干细胞的数量，而 CFU-GM 培养的集落数量反映了脐带血中具有增殖活性的造血干 / 祖细胞数量的多少。在脐带血的总有核细胞计数中含有相当数量的有核红细胞（NRBC），这些有核红细胞虽可预测脐带血移植后的植入速度（有核红细胞数越多植入越快）[12]，但因为其往往在解冻后破碎，从而会导致有核细胞数在解冻后降低。故脐带血应在冻前进行 NRBC 检测，并提供给临床机构参考。细菌 / 真菌检测包括需氧菌、厌氧菌和真菌的培养。脐带血的 HLA 分型应至少包括 HLA-A、B 和 DRB1 位点，且须采用以 DNA 为基础的检测方法，脐带血库早期多进行低分辨分型，但高分辨检测已经成为当前的共识。母亲血的检测则应包括乙型肝炎表面抗原（HBsAg）、丙型肝炎病毒（HCV）抗体、人类免疫缺陷病毒（HIV）抗体、梅毒螺旋体抗体和巨细胞病毒（CMV）抗体。

AABB 标准明确要求所有脐带血产品必须检测 HBV DNA、HCV RNA 和 HIV RNA。同时，无论是 FACT 和 AABB，均要求检测人类 T 淋巴细胞白血病病毒（HTLV-1/2），由于该病毒感染在中国很少见，国内脐带血库和多数血站均不进行该项检测。

2. 母亲血样本的管理 检测前，应对母亲血的外观和血量进行检查，如不合标准应及时通知采集机构进行补采。母亲血量除满足上述检测所需外，还需冻存足够量的血浆或血清用于复检。有的脐带血库还会冻存母亲血细胞或基因组 DNA 以用于脐带血 HLA 分型的复核和其他基因检测。

3. 脐带血样本的管理 脐带血样本按照其留取阶段的不同，分为制备前、制备后和加保护剂后三种。不同的检测项目需使用不同种类的样本：血型检测一般采用制备前样本；有核细胞计数需同时检测制备前和制备后样本，以计算有核细胞回收率；CD34⁺ 细胞检测和 CFU-GM 培养多采用制备后、未加冷冻保护剂的样本；细菌/真菌检测最好采用加完冷冻保护剂的样本，因为其最能反映最终冻存脐带血的无菌情况。除了入库检测，脐带血还需冻存血浆或血清样本复核病原微生物检测、冻存细胞样本用于出库前活性复检、冻存细胞或 DNA 样本用于出库前 HLA 复核。出库前的 HLA 复核需使用和脐带血产品相连的样本进行检测，以确认被发放的脐带血的身份准确无误。

4. 质量控制 无论是脐带血还是母亲血的检测，均应有室内质控，并参加室间质量评价。室内质控品可以是商业化的标准品，也可自行配制。细胞计数、CD34⁺ 细胞检测等定量实验应选用和日常检测标本浓度相当的质控品，而传染病的抗原、抗体和核酸检测等定性实验则须选用弱阳性质控品。定量实验的室内质控品一般在每天常规实验前进行检测，结果符合标准后才能进行常规检测工作。定性实验的室内质控品一般随日常标本一起检测，在判读实验结果时，需首先确认质控品检测结果是否在控。无论是定性实验还是定量实验，通常均采用绘制质控图的方法来判断质控品检测是否在控。相关方法可参见《血站技术操作规程》。国家卫健委临床检验中心的《临床检验室间质量评价计划》前言中，对室间质量评价的定义和作用有明确描述：室间质量评价，又称能力验证，是国际公认的临床实验室全面质量管理的重要组成部分，也是医疗机构质量管理的重要内容。室间质量评价的主要作用包括：①评定实验室开展特定检验的能力及监测实验室检验能力的保持情况；②识别实验室质量问题，促进启动改进措施，提高检验质量水平；③判断不同检验方法的有效性和可比性；④识别实验室间的差异；⑤增强医生、病人等对检验结果的信任。室间质量评价是为确保实验室维持较高的检测水平而对其能力进行考核、监督和确认的一种验证活动，是实验室保证和改进检验质量的重要手段，也是世界上多数国家临床实验室行政管理和实验室认可的基本要求，它取得的成绩代表着实验室胜任其所从事检测工作的能力。室间质评参加有困难的项目，如细胞活性检测、CFU-GM 培养等，在国内目前并无可用的室间质量评价，国外相关的室间质量评价项目又存在样本运输和进口的诸多问题而难以顺利进行，这时就可用室间比对来代替，即自行和外部实验室进行检测结果对比。室间质量评价应每年至少进行两次。

与一般血站的传染病检测相比，脐带血库的检测有着其自身特点。首先，脐带血在入库时检测的是母亲外周血。母血检测结果阴性，可以保证脐带血也为阴性，但反之，若母血检测结果阳性，脐带血则不一定为阳性。实际上，在胎盘屏障的保护作用下，绝大多数母血阳性的脐带血都是阴性的。其次，IgG 抗体可以通过胎盘进入胎儿体内，因此从脐带血中检测到抗体并不能代表脐带血已经感染病原。特别是梅毒 IgG 抗体，即使治愈仍可在产妇体内长期存在，并通过胎盘进入脐带血，但实际上脐带血中并无梅毒螺旋体，也不具有任何传染性。脐带血不同于外周血可以多次、反复采集，为了不浪费每一份正常的脐带血资源，对脐带血的阳性检测结果更加审慎地应对。针对 ELISA 检测假阳性率高的问题，可以对阳性标本进行确证实验；母血阳性时，检测脐带血；梅毒特异性抗体检测阳性时，参考产妇在临床医院的检测和诊断，等等。

另外，公共脐带血和自体脐带血是否必须执行相同的检测标准也是需要探讨的问题。以细菌检测为例。细菌阳性是脐带血检测不合格的主要原因，国内凡遇到阳性脐带血均无条件全部废弃。而通过分析可以发现，脐带血污染的细菌多为产道的正常菌群，且数量有限，通过特定的抗生素治疗很有可能消除。公共脐带血因为有更多选择，阳性脐带血保留意义有限，而自体脐带血仅此一份，如果单纯因为细菌阳性废弃确实可惜。对此，可以参考 FACT 标准的要求，即细菌阳性脐带血可以自体储存，但应进行菌种鉴定，并提供抗生素药敏试验结果[13]。

六、脐带血发放的管理

1. **脐带血查询**　脐带血库的供血范围为具有造血干细胞移植资质的医疗机构，脐带血库接受来自这些医疗机构的查询申请，并在配型数据库中进行检索。原则上，脐带血的 HLA 分型 6 个位点（A、B、DRB1）只要有 4 个以上位点和患者相合，即可用于临床。脐带血库会将所有符合配型要求的脐带血列出，供临床机构选择。

2. **脐带血选择**　临床移植机构会根据脐带血有核细胞数、HLA 配型结果等信息，然后结合患者实际情况，选择适合的脐带血进行出库前复检。一般情况下，患者体重越大，需要移植的有核细胞数就越高，而 HLA 配型相合程度高，对有核细胞数量的要求会相对降低。当前比较公认的异基因脐带血移植细胞数标准为 $\geqslant 2.5 \times 10^{7}/kg$ 体重[8]，自体 / 同基因移植的细胞数要求会相对较低。

3. **脐带血出库前复检**　脐带血库应对临床移植机构选择的脐带血进行出库前复检，复检项目包括脐带血传染病检测（包括 HBsAg、HCV 抗体、HIV 抗体、梅毒抗体和 CMV 抗体，使用的是冻存的脐带血血浆），以及 HLA 分型复核（使用和脐带血产品相连的管路样本，以验证脐带血身份），并解冻脐带血参照样本进行活性和 CD34+ 细胞检测，参照样本应和脐带血产品同样制备，且冻存条件相同，以求能尽量反映脐带血产品的真实情况。复检结果须及时告知移植机构，以便其最终决定是否选择该脐带血进行移植。

4. **脐带血运输**　应使用便携式液氮运输罐，保证脐带血标本温度稳定在 −150℃以下，且能至少保持至预定到达时间后 48 小时。国际或长途航空运输，应使用干式运输液氮罐（dry shipper），其罐壁夹层充分吸收液氮，而罐腔内不含液氮，这样既能保证运输过程中的标本温度，又可避免液氮倾溢的危险。同时须对运输过程中的罐腔温度进行连续监控和记录。

5. 脐带血收回　原则上，已经发出的公共库脐带血不可收回再用于临床。而定向储存的脐带血，在保证脐带血的液氮冻存状态未受影响的情况下，可以收回继续储存，但需明确标注，并保留相关记录。

第五节

脐带血的临床使用

一、管理规范

脐带血的临床使用应符合《造血干细胞移植技术管理规范》的要求。规范中对开展脐带血造血干细胞治疗技术的医疗机构、人员资质，以及脐带血造血干细胞治疗的适应证均作了明确规定。

二、脐带血解冻和输注

和冷冻时的缓慢降温不同，脐带血解冻复苏须快速升温。一般选择将冷冻的脐带血直接放入 37～40℃水浴，迅速解冻后输入病人体内。解冻所用水浴应使用无菌生理盐水，最好将脐带血冷冻袋放入无菌保护袋内进行解冻，以尽量保证冷冻袋破损后的抢救使用。

三、输注不良反应及处理

脐带血中的 HES 和 DMSO 均可引起患者的过敏反应。同时，由于粒细胞对冷冻的耐受性相对较差，故有部分粒细胞在冷冻过程中破裂，而脐带血中残存的红细胞则会在解冻复苏时溶解，这样在解冻后的脐带血产品中会存在粒细胞碎片、红细胞基质和游离血红蛋白，这些杂质都会引起受者的不良反应。脐带血输注不良反应主要症状包括头痛、血压变化、恶心、呕吐、皮疹和腹痛等[14]。这些不良反应大多为一过性的，通过对症治疗一般可在短时间内缓解，罕见严重不良反应。脐带血的输注不良反应多发生在儿童患者，主要因为儿童反应较为敏感，且体重轻，可承受的 DMSO 输注量较低。

四、移植后随访

脐带血库应在脐带血移植后联系临床移植机构，获得患者的相关随访资料。首次随访时间一般选择移植后 100 天，随访目的为获得脐带血的植入情况。随访内容包括中性粒细胞和血小板的恢复时间、脐带血植入的证据，以及 GVHD 的发生情况等。后续的随访一般一年一次，主要目的为跟踪患者的生存情况，同时包括造血系统的嵌合状态等。完备详尽的随访资料有助于脐带血库不断改进质量，生产出符合临床要求的脐带血产品。

第六节

脐带血库外部质量管理

一、第三方认证

1. **质量体系认证**　ISO9001 是规定质量管理体系要求的国际标准，是适用于各行各业的通用标准，也是构建质量管理体系的金标准。参加 ISO9001 质量管理体系认证有助于脐带血库建立全面规范的质量管理体系，从而更好地满足顾客要求和法律法规，增强顾客满意度，有效应对各种风险和机遇，持续改进和提高。ISO9001 质量管理体系认证证书有效期 3 年，到期前需申请再认证，期间则每年接受一次监督审核，以评价组织管理体系的建立、运行的符合性及有效性。

2. **专业组织认证**　脐带血库有其独特的质量控制要求，目前国际上对脐带血库的认证最为普遍接受和认同的是美国血液和生物治疗促进协会（AABB）和细胞治疗认证委员会（FACT）的认证。

AABB 将脐带血库划归细胞治疗服务，其认证遵从 AABB 的《细胞治疗服务标准》[15]。截至 2023 年 8 月，通过 AABB 认证的脐带血机构有 91 家，遍布北美洲、亚洲、欧洲、南美洲和非洲的 33 个国家。这些脐带血库大都为混合型脐带血库和自体脐带血库，通过认证的脐带血库数量最多的国家为美国与加拿大，依次为 24 家和 7 家。AABB 认证证书有效期 2 年，每 2 年现场复审一次。

FACT 针对脐带血库的现行标准为《脐带血采集、储存和发放应用的国际标准》[13]。截至 2023 年 8 月，通过 FACT 认证的脐带血库有 53 家，分布在欧洲、北美洲、亚洲的 23 个国家，早期以公共脐带血库为主，近期则有越来越多的自体脐带血库加入。通过认证的脐带血库数量最多的国家为美国、加拿大和比利时，依次为 8 家、5 家和 5 家。FACT 认证证书有效期 3 年，每 3 年进行一次现场复审。

经过多年发展，以及国际交流的日益加强，AABB 标准和 FACT 标准在关键控制点上已渐趋一致。相比较而言，AABB 标准更关注质量管理体系建设和过程控制，而 FACT 标准对技术细节的要求更多一些，二者互有所长，互为补充。

二、政府监管

1. **脐带血相关法律法规** 当前和脐带血库相关的法律法规主要有 4 个，分别是《血站管理办法》（卫生部令〔2005〕第 44 号）、《脐带血造血干细胞库管理办法（试行）》（卫科教发〔1999〕第 247 号）、《脐带血造血干细胞库设置管理规范（试行）》（卫医发〔2001〕10 号）、《脐带血造血干细胞库技术规范（试行）》（卫办医发〔2002〕80 号）。卫生行政部门对脐带血库的监管主要以此为依据和标准。

2. **日常监管** 脐带血库作为特殊血站同时接受属地、省级和国家三个层面的卫生行政部门的监督和检查。

属地的监督检查重点是执业的合法、合规性，包括执业许可情况、采供血范围、人员资质、生物安全、医疗废物处理、疫情上报等，每年至少两次。

省级和国家卫生行政部门的监督检查会更加全面和关注质量管理，通常覆盖脐带血采集、运输、制备、冻存、检测和应用的全过程，并要求上报脐带血冻存和临床应用的相关数据，一般每年一次。

（魏晓飞　徐欣　吴辰　杨兰　刘开彦）

参考文献

[1] TILL J E, MCCULLOCH E A. A direct measurement of the radiation sensitivity of normal mouse bone marrow cells[J]. Radiat Res, 1961, 14(2): 213-222.

[2] KNUDTZON S. In vitro growth of granulocytic colonies from circulating cells in human cord blood[J]. Blood, 1974, 43(3): 357-361.

[3] GLUCKMAN E, BROXMEYER H A, AUERBACH A D, et al. Hematopoietic reconstitution in a patient with Fanconi's anemia by means of umbilical-cord blood from an HLA-identical sibling[J]. N Engl J Med, 1989, 321(17): 1174-1178.

[4] Office of the Federal Register. U.S. Code of Federal Regulations, Title 21, 1271.80[EB/OL]. (2005-05-25) [2022-12-02]. https://www.ecfr.gov/current/title-21/chapter-I/subchapter-L/part-1271/subpart-C/section-1271.80

[5] Parent's Guide to Cord Blood Foundation. Kit temperature during cord blood shipments[EB/OL]. (2013-11) [2020-09-23]. https://parentsguidecordblood.org/en/news/kit-temperature-during-cord-

blood-shipments.

[6] RUBINSTEIN P, DOBRILA L, ROSENFIELD R E, et al. Processing and cryopreservation of placental/umbilical cord blood for unrelated bone marrow reconstitution[J]. Proc Natl Acad Sci U S A, 1995, 92(22): 10119-10122.

[7] AKEL S, REGAN D, WALL D, et al. Current thawing and infusion practice of cryopreserved cord blood: the impact on graft quality, recipient safety, and transplantation outcomes[J]. Transfusion. 2014, 54(11): 2997-3009.

[8] U.S. Food and Drug Administration. Biologics License Applications for Minimally Manipulated, Unrelated Allogeneic Placental/Umbilical Cord Blood Intended for Hematopoietic and Immunologic Reconstitution in Patients with Disorders Affecting the Hematopoietic System: FDA-2006-D-0157[R]. Washington, D.C.: United States Government Publishing Office. 2014.

[9] 刘金刚，刘作斌. 低温医学 [M]. 北京：人民卫生出版社，1993：72-90.

[10] FOUNTAIN D, RALSTON M, HIGGINS N, et al. Liquid nitrogen freezers: a potential source of microbial contamination of hematopoietic stem cell components[J]. Transfusion, 1997, 37(6): 585-591.

[11] COELHO P, DOBRILA L, RUBINSTEIN P. Effect of transient warming events on cell viability of placental cord blood: The 4th International Symposium on Hematopoietic Stem Cell Transplantation[C]. 2000.

[12] STEVENS C E, GLADSTONE J, TAYLOR P E, et al. Placental/umbilical cord blood for unrelated-donor bone marrow reconstitution: relevance of nucleated red blood cells[J]. Blood, 2002, 100(7): 2662-2664.

[13] Foundation for the Accreditation of Cellular Therapy. NetCord-FACT, international standards for cord blood collection, banking, and release for administration[M]. 7th ed. Omaha: Foundation for the Accreditation of Cellular Therapy, 2019.

[14] SAUER-HEILBORN A, KADIDLO D, MCCULLOUGH J. Patient care during infusion of hematopoietic progenitor cells[J]. Transfusion, 2004, 44(6): 907-916.

[15] Association for the Advancement of Blood & Biotherapies. Standards for cellular therapy services[M]. 9th ed. Bethesda: Association for the Advancement of Blood & Biotherapies, 2023.

第四章

非血缘脐带血移植脐带血的选择

第一节
人类白细胞抗原基因配型

一、HLA 基因配型与脐带血库的发展

脐带血作为造血干细胞的重要来源之一，具备来源丰富、采集方便、对被采集者不会造成伤害、临床应用及时等优势，因此脐带血移植已成为治疗白血病等血液和免疫疾病的有效治疗方法。脐带血库（cord blood bank）是脐带血造血干细胞库的简称，用来保存新生儿的脐带血，主要是保存其中的造血干细胞，通常包括公共库和自体库。所有公共库的脐带血在入库前需进行人类白细胞抗原（human leukocyte antigen，HLA）基因分型检测，从而向国内外提供公共库内入库样本的 HLA 基因分型资料，帮助患者寻找匹配的脐带血。

早期世界上绝大多数已登记（registered）样本 HLA 基因分型采用的是血清学方法。自 1996 年第 12 届国际组织相容性讨论会后，以 DNA 为基础的 HLA 基因分型技术日趋成熟，并逐渐取代血清学方法[1]。虽然脐带血移植后排斥率较低，但随着分子生物学检测技术的迅速发展，HLA 基因分型的分子生物学检测方法也逐渐由低分辨水平的聚合酶链式反应 – 序列特异性引物法（PCR-SSP）发展到中分辨水平的序列特异性寡核苷酸探针法（PCR-SSO）。目前国内部分脐带血库已采用高分辨水平的测序分型技术（sequencing based typing，SBT）进行脐带血的 HLA 基因分型，极大地提高了脐带血库内登记数据的有效利用率，增加了患者成功检索到 HLA 全相合供者的概率。

二、脐带血移植的 HLA 基因分型及二次确认分型

（一）标本采集和保存

脐带血含丰富的造血干细胞但数量有限，脐带血移植前的 HLA 基因分型是决定其移植成功的重要环节之一，包括脐带血入库分型及二次确认分型，而检测前样本的采集和检测方法是影响 HLA 基因分型结果的两大主要因素。首先，脐带血样本的采集直接影响

HLA 基因分型的结果，由于脐带血样本在采集过程中部位不同，可能会有母体血细胞混入，从而影响分型结果。同时，因采集时间不同，胎儿淋巴细胞成熟与否也会影响 HLA 基因分型结果，以选择自然分娩时采集脐带血样本为宜[2]。

（二）不同 HLA 基因分型技术在脐带血库中的应用

1. HLA 基因 HLA 基因是目前所知人体最复杂的多态系统之一。自 1958 年 Jean Dausset 发现第一个 HLA 抗原以来，到 20 世纪 70 年代，HLA 便成为免疫遗传学、免疫生物学和生物化学等学科的一个重要研究领域。HLA 基因定位于人类 6 号染色体短臂上，是具有高度多态性的同种异体抗原，其化学本质为一类糖蛋白，由一条被高度糖基化修饰的 α 重链和一条 β 轻链非共价结合而成，分为主要组织相容性抗原和次要组织相容性抗原。编码 HLA-Ⅰ 类分子的基因有 HLA-A/B/C 位点，编码 HLA-Ⅱ 类分子的基因包括 HLA-DRB1/DQA1/DQB1/DPA1/DPB1 和 DRB3/4/5 位点。

2. HLA 基因分型

（1）检测方法和检测位点：目前，脐带血库主要采用 PCR-SSO 和 SBT 方法进行 HLA 基因分型。SSO 方法是在磁珠上包被基于已知 HLA 序列设计的寡核苷酸探针，再将标记上荧光信号的待检测基因 DNA 片段反向与探针杂交，在磁珠通过红绿激光时，通过荧光的类型和强度来确定其特异性。SSO 方法进行 HLA 基因分型可达低或中分辨率，因实验操作相对简便，一般条件的单位均可开展，并且获得分型数据时间较短，可应用于加急检测。但由于其基于已知序列设计引物探针的方法局限性，无法发现新的等位基因，且一旦等位基因特异性引物设计不足，会导致结果判断错误，同时由于分辨率较低，分型结果中模棱两可的等位基因组合较多，已逐渐不能满足临床移植的需要[3]。SBT 方法的原理为双脱氧法（为区别于二代测序法，又称 Sanger 测序法），最终获得的实验数据为直观的序列碱基峰图，是 HLA 基因分型检测的金标准，结果分辨率高，可直接发现新的等位基因，但是对仪器设备和技术人员的要求比较高。

最早我国脐带血库内样本常规只进行 HLA-A/B 位点基因分型，后逐渐要求增加 DRB1 位点的分型，这也是目前国内脐带血入库常规选用的检测位点。但近年部分脐带血库入库分型检测位点也由原来的 HLA-A/B/DRB1 3 个位点 6 个等位基因增加为 HLA-A/B/C/DRB1/DQB1 5 个位点 10 个等位基因。

（2）初次分型和二次复核：美国组织相容性和免疫遗传学会（American Society of Histocompatibility and Immunogenetics，ASHI）在 2017 年版的标准中明确提出无论是亲缘还是非血缘造血干细胞移植，都需要在两个时间二次采样进行复核，首次检测与二次复核可以采用不同的分辨率水平。脐带血样本的入库分型可以作为首次检测，而移植医院在脐带血库里检索到合适的脐带血后，在移植前进行二次确认分型就必不可少。

在精准医疗的实践中，临床治疗仍倾向于选择 HLA 相合程度较高的脐带血进行移植，因此对于入库分型仅为 HLA-A/B/DRB1 位点的样本，二次复核中须在 HLA-A/B/DRB1 位点的基础上增加 HLA-C 和 HLA-DQB1 位点的确认分型。入库分型为 HLA-A/B/DRB1/DQB1 位点的样本，也需进行二次复核。首次和二次复核不一定必须采用同一分辨率水平，但分型结果须一致，必要时还可增加 DPB1、DQA1、DPA1 和 DRB3/4/5 位点的检测。由于脐带血样本采样的局限性，可采用脐带血采集袋内处于不同位置的样本进行二次复核。

三、脐带血移植的供者选择

英国血液和骨髓移植协会脐带血工作组（Cord Blood Working Group，CBWG）根据最新的研究结果更新了脐带血造血干细胞移植（UCBT）的脐带血选择标准、供者选择策略和预处理方案，并发表于 *British Journal of Heamatology*[4]。

在 HLA-A/B/DRB1 高分辨水平基因分型不全相合 UCBT 中，HLA 等位基因不合数目的增加与中性粒细胞和血小板的植入不良相关，并且会增加移植后 aGVHD 的发生风险。移植相关死亡（treatment related mortality，*TRM*）也与 HLA 位点的相合程度相关。与 HLA-A/B/DRB1 位点高分辨分型 8/8 相合的供者相比，选择 HLA-A/B/C/DRB1 位点单个等位基因不合的供者，*TRM* 的发生比率升高。同时，提高脐带血细胞数可有效改善移植预后，脐带血总有核细胞（total nucleated cell，TNC）< 3.0×10^7/kg 是除 HLA 基因以外，移植后 *TRM* 升高的一个独立因素。

（一）单份脐带血移植的供者选择建议

1. HLA 高分辨基因分型

（1）首选 HLA-A/B/DRB1 位点高分辨分型 8/8 相合或 HLA-A/B/Cw/DRB1 位点高分辨分型 10/10 相合，且 TNC > 3.0×10^7/kg 的供者；

（2）其次选择 HLA-A 或 HLA-B 位点错配且 TNC > 5.0×10^7/kg 的供者，尽量避免 DRB1 位点错配；

（3）一般情况下，HLA 基因高分辨分型 4/8 相合的供者不适合作为移植供者，如果必须选择则要求 TNC > 5.0×10^7/kg；

（4）与受者 HLA 低于 4/8 相合的供者一般不予推荐。

2. TNC 和 CD34+ 细胞数

（1）恶性疾病：推荐使用 TNC 冻存时 ≥ 3.0×10^7/kg，或者复苏后 ≥ $2.0 \sim 2.5 \times 10^7$/kg；CD34+ 细胞数冻存时 ≥ $1.0 \sim 1.7 \times 10^5$/kg，或者复苏后 ≥ $1.0 \sim 1.2 \times 10^5$/kg；

（2）非恶性疾病：推荐使用 TNC 冻存时 ≥ 3.5×10^7/kg，或者复苏后 ≥ 3.0×10^7/kg；

（3）骨髓衰竭性疾病（再生障碍性贫血或先天性骨髓衰竭）或血红蛋白病：推荐使用

TNC 冻存时＞5×10^7/kg，CD34$^+$ 细胞数在冻存及复苏后细胞数均应＞1.7×10^5/kg。

3. 选择单份脐带血时的其他考虑因素

在有多份脐带血可供选择的情况下，还需考虑脐带血库的资质、供受者 ABO 血型、母系非遗传性抗原（non-inherited maternal antigen，NIMA）即脐带血与患者母亲存在相同的单倍型的影响。无论是选择单份脐带血还是双份脐带血，都不需要考虑供受者性别是否相合。

（二）双份脐带血移植的供者选择建议

当单份脐带血细胞数不能满足要求时，建议选择双份脐带血治疗恶性疾病，在双份脐带血选择时，除以上选择建议以外，双份脐带血中的任意一份，均要求与受者至少 HLA-A/B/DRB1 位点 4/6 相合或以上（其中 DRB1 位点必须为高分辨基因分型），而两份脐带血 HLA 位点之间无相合与否的要求。对于细胞数的要求，则是两份脐带血中 TNC 在冻存时＞3.5×10^7/kg，每一份脐带血中 TNC 均要求＞1.5×10^7/kg。对于非恶性疾病，尚无数据支持双份脐带血移植。首选与受者 ABO 血型相合的脐带血，然后依次为次要不合和主要不合。

（三）其他选择指标

虽然 HLA 抗体在脐带血移植中的作用尚有争议，但是无论是单份或双份脐带血移植中，供者 HLA 特异性抗体（donor specific antibody，DSA）的存在不利于中性粒细胞和血小板的植入，而且也有文献报道 DSA 会增加 *TRM* 率，降低移植后生存率。因此，建议受者在移植前进行抗 HLA 抗体筛查，初筛阳性患者必要时进行特异性抗体检测，并结合脐带血 HLA 基因分型，分析是否存在 DSA。含 DSA 的脐带血不建议选择为移植供者，如无其他备选供者，受者需进行相关临床处理，如血浆置换、利妥昔单抗治疗等。同时，为了分析 DSA 抗体的存在，也建议对供受者进行 DPB1 等位点的 HLA 基因分型。

造血干细胞移植前检测抗 HLA 抗体有助于临床筛选供体，移植前后动态监测抗 HLA 抗体变化是判断移植预后的重要参考指标。2012 年美国国家骨髓捐献项目（National Marrow Donor Program，NMDP）和国际骨髓移植登记组在无关错配或脐带血 HSCT 的指导方针中提出：移植前应常规进行抗 HLA 抗体检测和 DSA 分析。移植前预存抗 HLA 抗体阳性患者，移植后造血重建时间延缓、植入失败和 aGVHD 发生率增加、总生存率下降。移植后抗 HLA 抗体持续阳性患者，cGVHD 的发生率增加。重要的是，DSA 阳性与供受者 HLA 错配的造血干细胞移植植入失败密切相关，导致患者存活率显著下降。因此，准备行脐带血移植和单倍体移植时，若患者体内 DSA 抗体的平均荧光强度值（mean fluorescence intensity，MFI）处于中高危水平，此时建议重新选择供者。此外，抗 HLA 抗体还是引起血液病患者血小板输注无效的主要原因之一，血制品中存在的抗 HLA 抗体也是输血相关性急性肺损伤（transfusion-related acute lung injury，TRALT）的主要原因，后者是一种严重的输血并发症，是引起肺水肿和输血相关性死亡的主要原因。

四、HLA 基因分型在脐带血移植中的应用价值

HLA 基因分型无论在基础研究还是临床应用上都有很重要的意义，在脐带血移植和单倍体联合脐带血移植中，精准的 HLA 基因分型为临床选择最合适的移植供者和预测移植预后提供了有力的依据。相关研究表明，HLA 基因分型与脐带血移植预后相关：供受者间 HLA 高分辨等位基因相合数目的增加，有利于移植后脐带血植入、缩短血小板植入时间和降低 aGVHD 发生；而高分辨 HLA-Ⅰ类和 HLA-Ⅱ类位点同时错配或者 HLA-DRB1、DQB1 位点不合，会导致血小板植入时间延长 [5]。

（何军　鲍晓晶）

参考文献

[1] 赵桐茂. 骨髓库和脐血库中的 HLA 分型技术和策略 [J]. 中华输血杂志，2001，14（6）：382-385.

[2] 武大林，曹琼，陆洁，等. 脐血 HLA 分型的影响因素 [J]. 中华输血杂志. 1999，12（1）：9-11.

[3] 洪敬欣，梁晓岚，韩俊领，等. 311 份脐血样本 HLA 基因型无法判读原因探讨 [J]. 中国实验血液学杂志，2009，17（05）：1261-1264.

[4] HOUGH R, DANBY R, RUSSELL N, et al. Recommendations for a standard UK approach to incorporating umbilical cord blood into clinical transplantation practice: an update on cord blood unit selection, donor selection algorithms and conditioning protocols[J]. Br J Haematol, 2016, 172(3): 360-70.

[5] 杨硕，何军，李杨，等. HLA 高分辨分型在非亲缘双份脐血移植中的应用价值 [J]. 中国实验血液学杂志，2014，22（1）：125-130.

第二节
杀伤细胞免疫球蛋白样受体的配体和基因

一、概述

NK 细胞的杀伤功能是由 NK 细胞表面的杀伤细胞免疫球蛋白样受体（killer-cell immunoglobulin-like receptor，KIR）所介导的。KIR 是 NK 细胞受体家族的一部分，与

靶细胞表面特定的 KIR 配体分子结合后通过复杂的网络系统调节 NK 细胞的功能。每个 KIR 都有自己特异性的配体和功能。NK 细胞可通过表面 KIR 受体与抗原提呈细胞（antigen presenting cell，APC）表面 HLA-Ⅰ 分子的配体结合从而区分"自我"和"非我"的细胞，对于"自我"细胞产生自我耐受，而对于失去或表达"非己" HLA-Ⅰ 类分子的"非我"细胞，则无需抗原提呈细胞刺激活化即可发挥细胞毒性杀伤功能，产生抗肿瘤效应或抗感染反应。异基因造血干细胞移植（Allo-HSCT）后的免疫重建过程中，供者 NK 细胞是最早重建的一类淋巴细胞亚群，在移植后早期可以杀伤多种靶细胞，杀伤被感染的细胞和白血病细胞，起到抗感染和移植物抗白血病（graft versus leukemia，GVL）作用，同时供者 NK 细胞还可通过清除受者体内的 T 淋巴细胞和 APC 细胞而降低移植排斥反应和发生重度 GVHD 的风险。

二、KIR 与 HLA

（一）KIR 结构与编码基因

KIR 是人类成熟 NK 细胞表达的膜结合糖蛋白，是控制 NK 细胞发育和功能的关键受体，分为膜外、跨膜、胞质三个区，根据膜外区免疫球蛋白结构域的数量分为 KIR2D（2 个）、KIR3D（3 个）。根据胞质内尾端的长度，分为"L"（长尾端）和"S"（短尾端），分别传递抑制性和活化性信号，因此 KIR 可分为抑制性 KIR（inhibitory KIR，iKIR）和活化性 KIR（activating KIR，aKIR）。人类共发现 14 种 KIR，其中 7 种抑制性 KIR（3DL1、3DL2、3DL3、2DL1、2DL2、2DL3、2DL5）、6 种活化性 KIR（3DS1、2DS1、2DS2、2DS3、2DS4、2DS5）和 1 种抑制 / 活化性 KIR（2DL4）。

编码 KIR 的基因位于人类染色体 19q13.4，NK 细胞在受体基因含量、拷贝数变异、核苷酸序列多态性、受体功能（靶细胞杀伤活化或抑制）、NK 细胞表面受体的密度和表达水平等方面具有高度的遗传变异。在 HLA 相合同胞 Allo-HSCT 中供受者 KIR 相合的概率仅为 25%，而无关供者 KIR 相合的概率几乎为 0。目前确定编码 KIR 的基因共有 16 个，除了两个假基因（*KIR2DP1* 和 *KIR3DP1*）外，分为 4 个组（*KIR2DL1-5*、*KIR3DL1-3*、*KIR2DS1–5* 和 *KIR3DS1*），其中 8 个 KIR 基因编码"L"尾端的是抑制性受体，6 个 KIR 基因编码"S"尾端的是活化性受体。根据基因可大致分为 A 和 B 两组单体型，A 单体型所含的基因相对固定 KIR 基因（*3DL3*、*2DL3*、*2DP1*、*2DL1*、*3DP1*、*2DL4*、*3DL1*、*2DS4*、*3DL2*），编码的 4 种抑制性 KIR 受体（2DL1、2DL3、3DL1 和 3DL2），分别与 4 种 KIR 配体 HLA-Ⅰ 类分子（C2，C1，Bw4 和 A3/A11）特异性结合，1 种活化性 KIR 受体 2DS4 与 C1、C2 和 A3/A11 配体弱特异性结合。B 单体型由多个 KIR 基因组成，基因数量和组合差异大，包含 7 种不同于 A 单体型的 KIR 基因（*2DL2*、*2DL5*、*2DS1*、*2DS2*、*2DS3*、*2DS5*、*3DS1*），编码不与 HLA-Ⅰ 类配体结合或弱结合的 KIR，如 KIR2DS2、KIR2DS3 和

KIR2DS5。A 单体型仅含 1 种活化性 KIR 基因，而 B 单体型含 5 种活化性基因（*KIR2DS1、2、3、5* 和 *3DS1*），因此对病原体的免疫反应更加强烈（表 4-2-1）。来自父系和母系不同 KIR 基因单体型组成的基因型（A/A、A/B 或 B/B）在人群中产生了非凡的多样性，A/A 基因型定义为 A 单体型纯合子，而 B/x 基因型则至少含一种 B 单体型。所有人群均有 A 和 B 单体型，但频率相差很大，不同人群中 KIR 基因频率和基因型可通过等位基因频率网络数据库（allele frequency net database，AFND）查询（表 4-2-2）。同时携带 A 和 B 单体型更常见于白种人和非洲人群，因此 A 和 B 单体型在这些群体中大约平均分布，携带纯合子 A/A 基因型的个体常见于东亚人群（中国、日本和韩国），而携带 A/B 或 B/B 基因型的个体常见于美国、澳大利亚和印度土著人群。

表 4-2-1　KIR 端粒区和着丝粒区模体分型及基因组成 [1]

模体分型	基因组成
端粒区（*2DS2、2DL2* 和 *2DL3*）	
Cen-A/A	仅有 *2DL3*
Cen-A/B	有 *2DL3*，且有 *2DS2* 和 / 或 *2DL2*
Cen-B/B	有 *2DS2* 和 / 或 *2DL2*，且无 *2DL3*
着丝粒区（*3DL1、3DS1、2DS1* 和 *2DS4*）	
Tel-A/A	仅有 *3DL1* 和 *2DS4*
Tel-A/B	有 *3DL1* 和 *2DS4*，且有 *3DS1* 和 / 或 *2DS1*
Tel-B/B	无 *3DL1* 和 / 或 *2DS4*

表 4-2-2　供者 KIR 基因型分类、评分及预后 [1]

KIR 基因型	KIR-B 含量分数	着丝粒区	端粒区	预后
A/A	0	A/A	A/A	一般
B/x	1	A/A	A/B	一般
		A/B	A/A	一般
	2	A/A	B/B	较好
		B/B	A/A	最好
		A/B	A/B	较好
	3	A/B	B/B	较好
		B/B	A/B	最好
	4	B/B	B/B	最好

资料来源：查询自网站 http://www.ebi.ac.uk/ipd/kir/。

注：最好（best），KIR-B 含量分数≥2 分，KIR 单体型为 Cen-B/B、Tel-x/x；较好（better），KIR-B 含量分数≥2 分，KIR 单体型为 Cen-A/x、Tel-B/x；一般（neutral）：KIR-B 含量分数 0~1 分。

仅 4 种 KIR 基因（*3DL3*、*3DP1*、*2DL4* 和 *3DL2*）存在于所有 KIR 单体型，被称为"框架"基因。*3DP1* 和 *2DL4* 将每个 KIR 单体型分为"Gen"（着丝粒）和"Tel"（端粒）两种，着丝粒区由 *3DL3* 和 *3DP1* 界定，而端粒区由 *2DL4* 和 *3DL2* 界定。*KIR2DL1*、*2DL2*、*2DL3* 和 *2DS2* 特异性位于着丝粒区，而 *KIR3DL1*、*3DS1*、*2DS1* 和 *2DS4* 特异性位于端粒区，*2DL5*、*2DS3* 和 *2DS5* 可同时位于着丝粒和端粒区。其中抑制性 *KIR2DL2* 和 *2DL3* 为一对等位基因，分别位于 A 单体型和 B 单体型的端粒区，活化性 *KIR3DS1* 和 *3DL1* 为一对等位基因，分别位于 A 单体型和 B 单体型的着丝粒区（图 4-2-1）[1]。

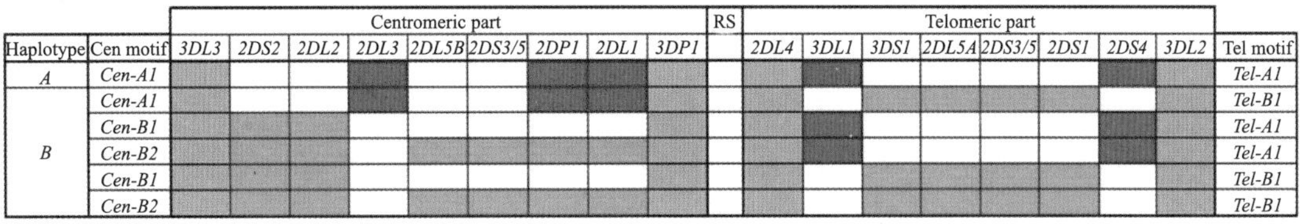

Haplotype	Cen motif	Centromeric part									RS	Telomeric part								Tel motif
		3DL3	2DS2	2DL2	2DL3	2DL5B	2DS3/5	2DP1	2DL1	3DP1		2DL4	3DL1	3DS1	2DL5A	2DS3/5	2DS1	2DS4	3DL2	
A	Cen-A1																			Tel-A1
	Cen-A1																			Tel-B1
B	Cen-B1																			Tel-A1
	Cen-B2																			Tel-A1
	Cen-B1																			Tel-B1
	Cen-B2																			Tel-B1

图 4-2-1　KIR 单体型分型及基因组成

着丝粒区（Cen）由 *3DL3* 和 *3DP1* 界定，而端粒区（Tel）由 *2DL4* 和 *3DL2* 界定，着丝粒区和端粒区由一段富含 L1 的序列（RS）分开，该序列可以重新排列两端基因的模体。该图给出了常见单体型 KIR 的基因，灰色为框架基因，蓝色为 B 单体型基因，红色为 A 单体型基因。根据是否有一个或多个特异性 B 单体型基因，Cen 区和 Tel 区可进一步分为 Cen-A、Cen-B、Tel-A 和 Tel-B 四种模体。

此外，每个 KIR 基因都表现出相当多的序列多态性，*KIR3DL1*、*KIR2DL1* 和 *KIR2DL2/3* 的序列多态性影响了它们的表达、与配体结合、细胞溶解以及细胞因子分泌功能。一些 KIR 序列是空等位基因，携带一个过早的终止密码子或一个或多个核苷酸替换/删除/插入，改变蛋白质合成的阅读框，从而影响在细胞表面的表达。等位基因多态性和可变基因含量的协同组合使 KIR 基因型个性化。在一定程度上，无关个体均具有不同的 KIR 类型，这种水平的多样性可能反映出人类 NK 细胞对病原体强大反应的压力。每个 NK 细胞克隆只表达个体 KIR 基因谱中的一部分，这是一个明显的随机组合，如 A/A 单体型个体中约 26% 的 NK 细胞仅表达 1 种 KIR，约 9% 的 NK 细胞不表达任何 KIR，而表达所有 KIR 的 NK 细胞不足 0.01%。NK 细胞不同受体的随机组合表达导致了具有多种配体特异性的 NK 细胞克隆，这可能对快速、灵敏地检测靶细胞上 HLA- Ⅰ 类配体表达减少至关重要。

KIR 单体型分型在临床中有重要意义。其中，KIR 基因型相关的白血病风险增加与抑制性 KIR 频率较高相关，如白血病患者中 *KIR2DS4**001* 等位基因的频率明显高于健康对照组，特别是 AML 患者中这种差异更加明显。*KIR2DL5A* 和 *KIR3DS1* 可促进 AML 的发生发展，但是 *KIR2DL5* 在 B 细胞慢性淋巴细胞白血病（B-CLL）和霍奇金淋巴瘤中发生频率较低。*KIR2DS4* 与 CML 和儿童 ALL 相关。部分活化性 KIR，如 *KIR2DS1*、2、3、5 与血液恶性肿瘤发生高风险相关。然而大多数 KIR（如 *KIR2DL5*）的特异性配体及其在 NK 细胞功能的调节作用尚不明确。

（二）KIR 配体

KIR 配体是位于 HLA-Ⅰ类分子上的特定表位，由人类 6 号染色体短臂（6p21.3）上约 360 万个碱基对长度的 DNA 编码，KIR 受体能与其特异性结合。人类 MHC 包含 6 种功能性 HLA-Ⅰ类基因，其中多态性的 HLA-A、HLA-B 和 HLA-C 基因编码经典的 HLA-Ⅰ类分子，而保守 HLA-E、HLA-F 和 HLA-G 基因编码非经典的 HLA-Ⅰ类分子。除 HLA-F 外，所有的 HLA-Ⅰ类分子都与 NK 细胞受体相互作用。每个 HLA-A、HLA-B 或 HLA-C 分子最多携带识别 KIR 的 4 个表位（HLA-A3/A11、Bw4、C1、C2）中的 1 个，或不携带而不作为 KIR 配体。所有 HLA-C 分子都携带 KIR 配体表位，位于肽结合沟 F-pocket 的第 80 位若为天冬酰胺（等位基因 *HLA-C*01*、*HLA-C*03*、*HLA-C*07*、*HLA-C*08*、*HLA-C*12*、*HLA-C*14* 和 *HLA-C*16* 编码）称为 KIR C1 配体，此位点若为赖氨酸（等位基因 *HLA-C*02*、*HLA-C*04*、*HLA-C*05*、*HLA-C*06*、*HLA-C*15*、*HLA-C*17* 和 *HLA-C*18* 编码）称为 KIR C2 配体。NK 细胞的抑制性 KIR2DL2/3 受体识别 C1 配体，抑制性 KIR2DL1 受体识别 C2 配体。所有 HLA-B 分子都携带 Bw4 或 Bw6 表位，但仅 Bw4 为 KIR 配体，Bw4 配体由 a1 域的第 77~83 位氨基酸残基组成，其表达于约 40% 的 HLA-B 分子（等位基因 *HLA-B*13*、*HLA-B*27*、*HLA-B*37*、*HLA-B*38*、*HLA-B*44*、*HLA-B*47*、*HLA-B*49*、*HLA-B*52*、*HLA-B*53*、*HLA-B*57*、*HLA-B*58*、*HLA-B*59*、*HLA-B*63* 和 *HLA-B*77* 编码）和 17% 的 HLA-A 分子（等位基因 *HLA-A*23*、*HLA-A*24*、*HLA-A*25* 和 *HLA-A*32* 编码）。抑制性 KIR3DL1 受体识别 Bw4 配体，人群中约 50% 的 HLA 单倍型编码 HLA-A 和 / 或 HLA-B 分子，同时具有 Bw4 配体。因此，约 75% 的人群具有 Bw4 表位，而约 25% 的人群缺乏 Bw4 表位。HLA-A3/11 表位由 16% 的 HLA-A 分子携带，由 *HLA-A*03* 和 *HLA-A*11* 等位基因编码并被 KIR3DL2 识别，但该受体的精确特异性尚不确定。HLA-G 被 *KIR2DL4* 识别，仅在肠外滋养层（EVT）中表达，并与 EVT 和子宫 NK 细胞之间的相互作用相关，对胎盘和成功妊娠至关重要。KIR 及其配体详见表 4-2-3[2]。

表 4-2-3 NK 细胞 KIR 及其配体

抑制性		活化性		共同	
KIR	配体	KIR	配体	KIR	配体
KIR2DL1	HLA-C2	KIR2DS1	HLA-C2	2B4	CD48
KIR2DL2	HLA-C1	KIR2DS2	HLA-C1	NTB-A	NTB-A
KIR2DL3	HLA-C1	KIR2DS3	未知	CS1	CS1
KIR2DL4	HLA-G	KIR2DS4	HLA-A11	NKp80	AICL
KIR2DL5	未知	KIR2DS5	未知	TLR	TLRL

续表

抑制性		活化性		共同	
KIR	配体	KIR	配体	KIR	配体
KIR3DL1	HLA-Bw4	KIR3DS1	HLA-F	DNM-1	PVR、Netcin-2
KIR3DL2	HLA-A3/A11	NKG2C	HLA-E	CD96	PVR
KIR3DL3	未知	NKG2D	MICA、MICB、ULBP1-4		
NKG2A	HLA-E	NKp30	B7-H6、BAT3、CMV pp65		
LIR-1	HLA-Ⅰ	NKp44	病毒血凝素		
		NKp46	病毒血凝素		
		CD16	IgG-1、IgG-3、IgG-4		

（三）KIR 受体与配体相互作用

正常情况下，NK 细胞通过"受教育"而获得自我耐受和杀伤功能，通过对"自我"的 HLA 配体产生免疫耐受，而对"非我"的 HLA 配体活化。每个人体至少携带一个抑制性 KIR-HLA 基因对，这对于 NK 细胞的发育至关重要。在同源性配体环境中活化性 KIR 的反应性会降低以防止自身免疫疾病的发生，但受感染和／或肿瘤细胞可能因抑制性 KIR 配体的表达不足，或表达活化性 KIR 配体而激活 NK 细胞，使其发挥抗感染和抗肿瘤作用。多数 NK 细胞在外周血中至少表达一种 MHC-Ⅰ类的抑制性 KIR，并具有识别和杀伤 MHC-Ⅰ类配体下调的靶细胞的功能。而发育不成熟的 NK 细胞亚群缺乏识别自我 MHC-Ⅰ类配体的 KIR，对于 MHC-Ⅰ类表达弱的靶细胞反应迟钝。对自我 HLA-B 和 HLA-Cw 分子的抑制性 KIR 表达的增加，与 NK 细胞效应功能的增强相关。总之，KIR 与 MHC-Ⅰ类配体的相互作用决定了 NK 细胞的功能和反应能力。因位于 19 号染色体上编码 KIR 的基因和位于 6 号染色体上编码 HLA 的基因具有多态性并且具有显著变异，因此，HLA 基因型相似的个体 KIR 基因型往往相差很大，如日本人群中近 99% 携带 *KIR2DL1* 基因，而 HLA-C1 配体表达明显高于 HLA-C2，其中 HLA-C1/C1、HLA-C1/C2 和 HLA-C2/C2 的表达比例分别为 86%、13% 和 1%[3]，显著高于非日本人群（表达比例分别为 42%、46% 和 13%）。这些独立分离的不连锁基因家族产生了个体 KIR-HLA 基因组合的数量和种类多样性，可能影响个体的健康和特定疾病状态。越来越多的数据证实 KIR-HLA 基因型与多种疾病相关，如自身免疫性、感染和再生障碍性疾病，并与多种恶性血液系统肿瘤易感性相关，但尚未发现与白血病发生明显相关的特异基因型。

此外，KIR 基因亚型影响受体和配体的表达、亲和力、教育和抑制程度。其中，

KIR3DL1/S1 基因是最具多态性的 KIR 基因之一，根据 KIR3DL1 受体在 NK 细胞上分布的部位和在细胞表面的密度，分为细胞表面密度高（KIR3DL1-h）、密度低（KIR3DL1-l）和细胞内表达（KIR3DL1-n）三种亚型，KIR3DL1 受体识别 HLA-B 的等位基因编码的 Bw4，而 KIR3DS1 受体位于细胞表面但不结合 Bw4。根据 Bw4 分子第 80 位氨基酸可分 Bw4-80I（异亮氨酸）和 Bw4-80T（苏氨酸），两种亚型在健康细胞表面的表达相似，KIR3DL1 与 Bw4 结合的强度由 KIR3DL1 的表达量和 Bw4 亚型决定，KIR3DL1-h 优先与 Bw4-80I 结合，而 KIR3DL1-l 优先与 Bw4-80T 结合。KIR3DL1-h/Bw4-80I 是一种强抑制性结合，可能使个体易于发展为癌症。临床研究发现，高危 AML 患者中 KIR3DL1-h 与 Bw4-80I 结合率显著高于低危 AML 患者，表明 KIR 与 HLA 结合在 AML 的发生和发展中发挥了重要作用。

（四）KIR 与 HLA 配体组合模式

移植学者根据 KIR 建立了四种模式以优化供者选择。

1. "配体 – 配体错配"模式　最先由意大利 Ruggeri 等 [4] 提出的供受者"配体 – 配体错配"模式（也称为"缺失自我"模式），根据供受者 HLA 基因分型结果来预测 Allo-HSCT 中的 KIR 配体错配情况，若供者表达 KIR 配体而受者缺乏相应配体则定义为配体 – 配体错配，供者 NK 细胞的异基因反应将被激活。如来自 HLA-C1/C2/Bw4 供者的 NK 细胞会对仅表达 HLA-C2/C2 或 C1/C1 的受者产生同种异体反应，若受者同时表达 HLA-C1/C2/Bw4，则不会激活供者 NK 细胞。

2. "配体缺失"模式　仅根据受者 HLA-C1/C2/Bw4 配体的表达情况，受者缺失其中任一配体即定义为配体缺失，不需要了解供者的 KIR 或 HLA 分型情况。其原理是基于供者体内 NK 细胞会与缺失相应 KIR 配体的受者细胞结合并被激活的假设。

3. "KIR/HLA 受配体错配"模式　若供者表达抑制性 KIR 而受者缺失相应的 HLA 配体，供者 NK 细胞将在 GVH 方向被激活。因此，需了解供者 KIR 基因分型和受者的 HLA 分型。如供者携带并表达 *KIR2DL1*、*2DL2/3*、*3DL1* 基因，而患者缺失 HLA-C1/C2/Bw4 中任一配体则视为配体缺失，移植后供者同种异基因 NK 细胞的杀伤功能将被激活，可降低 GVHD 发生率、降低移植排斥率、减少复发、促进植入、增加免疫重建和减少感染并发症。

4. "KIR 基因 – 基因错配"模式　Gagne 等 [5] 提出的"KIR 基因 – 基因错配"模式，KIR 基因型不能由 HLA 基因型推断出，HLA 基因型相似的供者 KIR 基因型往往不同，供受者 KIR 基因型（KIR 基因单体型、单体型基因数量、活化性或抑制性基因等）不合均可定义为 KIR 基因 – 基因错配，分为 4 种类型：①供者缺失受者 KIR 基因型，有移植排斥风险；②受者缺失供者的 KIR 基因型，有发生 GVHD 风险；③供受者 KIR 基因型相合；④供受者 KIR 基因型错配。

三、KIR 与造血干细胞移植的结果

NK 细胞在固有免疫中发挥重要的作用，特别是在预防病毒感染和肿瘤进展方面，在血液系统恶性肿瘤的免疫监测中起重要作用。Allo-HSCT 后 NK 细胞重建需几个月至几年时间不等，移植后早期重建的 NK 细胞不成熟且细胞毒性功能不健全，并受移植物其他淋巴细胞的影响。移植物中 T 淋巴细胞含量越多则移植后 T 细胞重建越快，重建的 NK 细胞数量和 KIR 表达量受到 T 淋巴细胞的影响，因为外周血中少量淋巴细胞（5% 的 CD8$^+$T 细胞、0.2% 的 CD4$^+$T 细胞和 10% 的 γδT 细胞）也可表达 KIR，因此，NK 细胞潜在的优势可能受到强大的异基因 T 淋巴细胞反应的抑制。

（一）移植后感染

KIR 配体错配的患者可能更易出现感染，KIR 配体错配与 *TRM* 和 CMV 复燃发生率增加相关，NK 细胞分泌大量的 IFN-γ 可能激活 Th1 细胞的免疫反应、活化 APC 和巨噬细胞杀伤作用而降低感染率。然而，KIR 配体错配也可能通过供者异基因 NK 细胞清除受者 APC 而增加感染的风险。

研究发现，KIR-B 单体型可能有助于抗感染，并且多数为采用去除 T 淋巴细胞技术的 Allo-HSCT。Cook[6] 首次发现同胞 Allo-HSCT 中供者为 KIR-B 单体型与降低 CMV 复燃发生率显著相关。Wu 等发现供者表达活化性 KIR 数量多与 CMV 复燃发生率低相关，尤其是 KIR2DS2 和 KIR2DS4 发挥了主要的保护性作用，供者 KIR2DS1 与更好的感染保护相关。Mancusi 等进一步证实了 KIR2DS1 与 HLA-C2 结合后可刺激异基因 NK 细胞分泌促炎性细胞因子，KIR2DS2 与高 CMV 复燃发生率相关。此外，供者为 KIR-B 单体型的患者细菌感染率减低。Schaffer 等的一项非血缘造血干细胞移植回顾性研究发现，KIR 配体不合组 *TRM* 明显增加，主要原因是感染率增加，而 GVHD 的发生无显著差异。

（二）移植后疾病复发与生存

1. "配体 – 配体错配"模式与移植结果 2002 年 Ruggeri 等 [7] 首次通过动物实验及临床移植结果揭示了异基因 NK 细胞在造血干细胞移植中的作用，回顾性分析了亲缘单倍型 HSCT 治疗 112 例急性白血病患者的结果，均采用体外去除 T 淋巴细胞模式，具有 HLA-C 等位基因的患者 92 例，其中 AML 57 例、ALL 35 例，根据 GVH 方向 KIR 配体 – 配体错配情况，分为无错配组（*n*=58）和错配组（*n*=34）。结果显示，AML 患者中，移植后 5 年复发率 KIR 配体错配组显著低于无错配组（分别为 0 vs. 75%，*P*＜0.000 8），5 年 *EFS* 率错配组显著高于无错配组（分别为 60% vs. 5%，*P*＜0.000 5）。多因素分析结果示 KIR 配体错配是影响 AML 患者生存的唯一独立预测因素，而 KIR 配体无错配是预测不良预后的唯一独立危险因素（*HR*=0.33，*P*=0.04），但是在 ALL 患者中未见到相似结果。

该临床研究结果提示在人类体外去 T 模式的单倍型移植中，异基因 NK 细胞具有强大的 GVL 效应。基于以上临床结果，该团队通过几种小鼠模型进一步探究了异基因 NK 细胞的 GVL 效应，采用非肥胖糖尿病 / 严重联合免疫缺陷（NOD/SCID）小鼠构建的人 AML 模型进行研究，分为以下几个阶段。

（1）第一阶段：通过输注 NK 细胞至人 AML 小鼠模型体内，分为实验组（输注少量人异基因 NK 细胞）和对照组（未处理或输注同种 NK 细胞）。结果显示，实验组小鼠体内的白血病细胞被清除并存活，而对照组小鼠均死于疾病进展。该模型证实了异基因 NK 细胞可杀伤白血病细胞。

（2）第二阶段：第一部分：均采用致死剂量 TBI（9Gy）预处理方案。实验组使用 MHC 半相合 BMT 模型，供者为 C57BL/6（H-2^b）与 BALB/c（H-2^d）第一代杂交小鼠（F$_1$ H-2$^{d/b}$），受者为母系 H-2^b 小鼠，联合输注大剂量异基因 H-2$^{d/b}$ NK 细胞（细胞数 16×10^6）。对照组使用 MHC 不相合 BMT 模型（H-2^d 供 H-2^b 小鼠），联合输注供者 T 淋巴细胞（细胞数 1×10^6）。结果显示，实验组小鼠均未发生 GVHD 并全部存活，而对照组小鼠全部死亡。第二部分：对照组接受 9Gy TBI 预处理，实验组 1（接受 6.5Gy TBI 预处理），实验组 2（接受 6.5Gy TBI 预处理联合输注 4×10^6 同种 NK 细胞），实验组 3（接受 6.5Gy TBI 预处理联合输注 4×10^6 异基因 NK 细胞）。检测小鼠骨髓和脾脏的 T 淋巴细胞和粒细胞数，结果显示，仅实验组 3 的骨髓和脾脏的 T 细胞和粒细胞数降至对照组水平，这两项研究证实了异基因 NK 细胞具有免疫清除作用且不会导致 GVHD。第三部分：采用 MHC 半相合 BMT 模型（H-2$^{d/b}$ 供 H-2^b 小鼠），探究异基因 NK 细胞输注是否能减轻预处理毒性。对照组接受 9Gy TBI 预处理，实验组 1 接受 7Gy TBI 预处理，实验组 2 接受 7Gy TBI 预处理联合输注 4×10^6 同种 NK 细胞，实验组 3 分别接受 7、6、5Gy TBI 预处理联合输注 4×10^6 异基因 NK 细胞。结果显示，对照组和实验组 3 小鼠均获得稳定的植入，而实验组 1 和组 2 小鼠均植入失败。第四部分：在小鼠 BMT 模型中，采用 6.5Gy TBI 预处理联合输注不同剂量异基因 NK 细胞，检测供者嵌合率，发现输入异基因 NK 细胞数在 2×10^5 即可促进供者植入。第五部分：在接受以 Flu 为基础减低强度预处理的 BMT 小鼠模型中探究了联合 NK 细胞输注对供者植入的影响，预处理方案分为 5 组，分别是组 1（Flu 180mg/m^2+Bu 8mg/kg）、组 2（Flu 120mg/m^2+Mel 120mg/m^2）、组 3（Flu 120mg/m^2+TBI 2Gy）、组 4（Flu 120mg/m^2+CY 120mg/kg）和组 5（Flu 120mg/m^2），其中组 1~4 分别联合输注异基因 NK（细胞数 8×10^5）或同种 NK（细胞数 8×10^6）细胞，组 5 联合输注低剂量异基因 NK（细胞数 2×10^5）或同种 NK（细胞数 8×10^6）细胞。检测移植后 6 个月供者嵌合率，结果显示，输注异基因 NK 细胞后组 1~3 小鼠的嵌合率均 >95%，组 4 为 80%，组 5 为 30%；输注同种 NK 细胞后组 1~4 小鼠的嵌合率均为 0，组 5 为 30%；组 5（输注异基因 NK 细胞）小鼠在移植后 6 周二次输注异基因 NK 细胞（细胞数 8×10^5）可转化为完全供者嵌合。该模型证实了异基因 NK 细胞输注可减轻预处理毒性并促进供者植入。

（3）第三阶段：使用 MHC 不相合的 BMT 小鼠模型（H-2^d 供 H-2^b 小鼠），采用 TBI（9Gy）预处理，联合或不联合输注 NK 细胞，移植物中含 1×10^6 供者 T 淋巴细胞。实验组联合输注异基因 NK 细胞，对照组未处理或输注同种 NK 细胞。结果显示，即使移植物中含大量供者 T 淋巴细胞（细胞数 2×10^7），实验组小鼠均存活且未发生 GVHD，而对照组小鼠均死于 GVHD。该模型证实了在 MHC 不相合的 BMT 模型中，输注异基因 NK 细胞可减轻 GVHD 并可能代替去 T 淋巴细胞移植技术。

（4）第四阶段：第一部分：使用 MHC 不相合的 BMT 小鼠模型（H-2^d 供 H-2^b 小鼠），对照组接受 TBI（9Gy）预处理或联合输注同种 NK（细胞数 4×10^6）细胞，移植物含 1×10^6 供者 T 淋巴细胞，实验组接受 TBI（9Gy 或 6.5Gy）预处理或联合输注异基因 NK（细胞数 4×10^5）细胞，移植物含 2×10^7 供者 T 淋巴细胞。结果显示，对照组均未发生 GVHD 并存活，实验组小鼠移植后 2 ~ 4 周均死于 GVHD。第二部分：使用 MHC 不合的二次 BMT 小鼠模型，供者为 H-2^d 小鼠，受者为已接受初次 BMT 的 H-2^b 小鼠（初次供者为 H-2$^{d/b}$ 或 H-2^b 小鼠）。对照组为初次供者为 H-2^b 小鼠（含 H-2^b APC 细胞，对 H-2^d NK 细胞敏感），接受 TBI（9Gy 或 6.5Gy）预处理联合输注异基因 NK（细胞数 4×10^5）细胞，移植物含 2×10^7 供者 T 淋巴细胞。实验组为初次供者为 H-2$^{d/b}$ 小鼠（含 H-2$^{d/b}$ APC 细胞，对 H-2^d NK 细胞耐受，可激活 T 淋巴细胞），接受 TBI（9Gy）预处理联合输注异基因 NK（细胞数 4×10^5）细胞，移植物含 1×10^6 供者 T 淋巴细胞。结果显示，实验组小鼠均死于 GVHD，而对照组小鼠均未发生 GVHD 并存活。第三部分：对小鼠多脏器（骨髓、脾脏和肠道）进行 APC 细胞计数，分为五组，组 1 未治疗，组 2 接受 9Gy TBI 预处理，组 3 接受 9Gy TBI 预处理联合输注 4×10^6 同种 NK 细胞，组 4 接受 9Gy TBI 预处理联合输注 4×10^5 异基因 NK 细胞，组 5 接受 6.5Gy TBI 预处理联合输注 4×10^5 异基因 NK 细胞。结果显示：组 4 和组 5 小鼠体内的 APC 细胞数显著低于其他组。该模型证实了在 MHC 不合的 BMT 中，输注异基因 NK 细胞通过清除受者 APC 而减轻 GVHD 作用。

该团队通过单倍体去 T 淋巴细胞移植模型的临床研究和相应的几种小鼠移植模型，证实了异基因 NK 细胞具有强大的 GVL 效应，具有促进供者植入和减轻 GVHD 作用。输注异基因 NK 细胞的移植方案有望降低预处理的强度，降低因去除 T 淋巴细胞移植而导致的移植后感染发生率高和植入率低的风险。

2009 年 Willemze 等[8]分析了 1997—2007 年 218 例单份 UCBT 治疗急性白血病患者的资料，研究了供受者 KIR 配体错配对移植结果的影响，其中 AML 患者 94 例，ALL 患者 124 例，所有患者移植前均处于完全缓解。供受者 HLA6/6 个位点相合 21 例，不全合 197 例，根据供受者 KIR 配体（HLA-C1、C2、HLA-Bw4 或 HLA-A3/A11）在 GVL 方向的错配程度进行分类，其中 KIR 配体错配组 69 例，相合组 149 例。结果发现 2 年 *LFS*

和 *OS* 率 KIR 配体错配组均显著高于相合组（分别为 55% vs. 31%，*P*=0.005 和 57% vs. 40%，*P*=0.02），2 年复发率 KIR 配体错配组均显著低于相合组（分别为 20% vs. 37%，*P*=0.03），多因素分析发现 KIR 配体错配组的 2 年 *LFS*（*HR*=2.05，*P*=0.001 6）、2 年 *OS*（*HR*=2.0，*P*=0.004）和 2 年复发率（*HR*=0.53，*P*=0.05）均显著优于 KIR 配体相合组。2 年 *NRM* 率两组间无显著差异（分别为 25% vs. 31%，*P*=0.34）。在 AML 患者中该优势更显著，KIR 配体错配组和相合组的 2 年 *LFS*、2 年 *OS* 率和复发率分别为 73% vs. 38%（*P*=0.012）、70% vs. 36%（*P*=0.016）和 5% vs. 36%（*P*=0.005）。该研究结果显示，UCBT 治疗急性白血病中，供受者 KIR 配体 GVL 方向错配与提高生存和降低复发相关。

Sherif 等[9]分析了 KIR 配体错配在无关供者 HSCT 治疗 1 571 例髓系恶性肿瘤患者移植疗效的影响，数据来自 1990—1999 年间国际血液和骨髓移植研究中心（Center for International Blood and Marrow Transplant Research，CIBMTR）、EBMT 和荷兰登记处，所有供受者 HLA-A 和 HLA-DRB1 位点均相合，通过供受者 HLA 分型确定 KIR 配体状态，根据供受者 KIR 错配程度和方向，分为四组：组 1（HLA-A/B/C/DRB1 位点相合，*n*=1 004）、组 2（GVH 方向 KIR 配体错配，*n*=137）、组 3（HVG 方向 KIR 配体错配，*n*=170）和组 4（HLA-B 和 / 或 -C 位点错配但 KIR 配体相合，*n*=260）。结果发现，5 年 *TRM* 率各组分别为 45%、62%、65% 和 54%（*P*<0.001），5 年 *LFS* 分别为 39%、20%、26% 和 29%（*P*<0.001），5 年 *OS* 率分别为 42%、24%、30% 和 31%（*P*<0.001），5 年复发率四组间无显著差异。在 *TRM* 率、移植失败率和总死亡率方面，组 1 均显著低于组 2、组 3 和组 4。可见在无关供者 HSCT 中，供受者 HLA 相合对移植疗效的益处高于 KIR 配体错配对移植的影响，该研究不建议基于 HLA 分型的 KIR 配体错配筛选无关供者。

2. "配体缺失" 模式与移植结果　近 96% 的正常人群同时表达 HLA-C1 和 C2 配体，供者 NK 细胞的异基因反应与受者的 HLA-C1 和 C2 配体是否存在，以及与抑制性 KIR 受体结合是否与配体缺失相关。基于以上遗传背景，Carmen 等[10]分析了西班牙 Reina Sofia 大学医院 2002 年 9 月—2011 年 10 月，接受 HLA≥4/6 相合单份 UCBT 治疗 33 例恶性血液病患者的结果，其中 AML 13 例，ALL 18 例，其他疾病 2 例。根据受者是否存在 HLA-C1 和 C2 配体分为：组 1（*n*=21，受者为纯合子 HLA-C1/C1 或 HLA-C2/C2）、组 2（*n*=12，受者为杂合 HLA-C1/C2）。随访中位时间为 93 个月，结果显示，移植后中性粒细胞和血小板植入率、5 年 *OS*、5 年 *EFS* 和 *NRM* 率两组均无显著差异，2 年复发率和 5 年复发率组 1 均显著低于组 2，分别为 21%±10% vs. 68%±18% 和 36%±13% vs. 84%±14%（*P*=0.025）。疾病亚组分析显示，ALL 患者中 2 年复发率组 1 显著低于组 2，分别为 36%±21% vs. 66%±26%（*P*=0.038），而 AML 患者中 2 年复发率两组间无显著差异，分别为 41%±18% vs. 50±35%（*P*=0.81）。单因素分析示 KIR 配体缺失是低复发率显著相关的独立危险因素，多因素分析示 KIR 配体不缺失是增加复发率的独立危险因素

（*HR*=3.75，*P*=0.035）。Ⅱ~Ⅳ度 aGVHD 发生率组 1 也显著低于组 2，分别为 38% vs. 75%（*P*=0.04），cGVHD 发生率两组间无显著差异，分别为 14% vs. 36%（*P*=0.16）。该研究提示，在单份 UCBT 治疗急性白血病中，受者 KIR 配体（HLA-C1 或 HLA-C2）缺失与移植后的低复发率相关，可能与抑制性 KIR2DL1/2/3 受体在缺乏相应配体的状况下抑制作用降低，从而 NK 细胞发挥杀伤功能，介导的 GVL 效应。

2020 年本中心分析了 566 例非血缘 sUCBT 治疗急性白血病和 MDS 患者的移植结果（数据尚未发表），患者均采用清髓性预处理联合不含 ATG 的预防 GVHD 的移植方案，根据供受者 KIR 配体是否相合分为相合组（*n*=433）和错配组（*n*=133），其中 KIR 配体相合组中根据配体是否存在 C1 和 C2 分为两组，组 1 为缺失组，供 / 受者为 C1C1/C1C1 或 C2C2/C2C2，*n*=115，组 2 为无缺失组，供 / 受者为 C1C2/C1C2，*n*=18。结果显示，两组在中性粒细胞植入率、3 年复发率和 3 年 *OS* 率均无显著差异，但Ⅱ~Ⅳ度和Ⅲ~Ⅳ度 aGVHD 发生率组 1 均显著低于组 2，分别为 36.2% vs. 50.0%（*P*=0.009）和 22.5% vs. 33.6%（*P*=0.024），而 3 年 *DFS* 率和 3 年 *GRFS* 率组 1 也均显著高于组 2，分别为 67.4% vs. 57.9%（*P*=0.055）和 53.2% vs. 38.1%（*P*=0.003）。该研究提示供受者 KIR 配体相合伴缺失时移植效果更好，供受者配体相合且不缺失时（如 C1C2/C1C2）移植后 aGVHD 发生率更高、*GRFS* 率更低。

3. "KIR/HLA 受配体错配"模式与移植结果　*KIR2DL1* 是 KIR 家族中传递抑制信号最强的基因，KIR2DL1⁺NK 细胞与 HLA-C1/C1 为 "KIR/HLA 受配体" 错配。Nobuyoshi 等[11] 回顾性分析日本国家登记处 1996—2004 年间，首次进行 HLA 8/8 个位点相合亲缘或无关供者 Allo-PBSCT/BMT 治疗恶性血液病 10 792 例患者移植的结果，根据受者 HLA-C 配体类型，分为 HLA-C1/C1 组（*n*=9 485）、HLA-C1/C2 组（*n*=1 153）和 HLA-C2/C2 组（*n*=154）。结果显示，在 AML 患者中，移植后 3 年的复发率 HLA-C1/C1 组为 35.3%，显著低于 HLA-C1/C2 组的 42.6%（*HR*=0.79，*P*=0.006）和 HLA-C2/C2 组的 53.8%（*HR*=0.67，*P*=0.033），而 HLA-C1/C2 组和 HLA-C2/C2 组两者间无显著差异，3 年 *OS* 率和 *RFS* 率 HLA-C1/C1 组也均显著高于 HLA-C1/C2 组（分别 *HR*=0.83，*P*=0.022 和 *HR*=0.79，*P*=0.001）。进一步对 HLA-C1/C1 组和 HLA-C1/C2 组共 10 638 例患者进行亚组分析，其中 AML 3 071 例，ALL 1 759 例，CML 377 例，MDS 984 例，淋巴瘤 1 008 例，骨髓瘤 138 例，成人 T 淋巴细胞白血病 422 例，随访中位时间 6（2~9.2）年。根据疾病类型发现，CML 患者中，HLA-C1/C1 组的移植后复发率显著低于 HLA-C1/C2 组（*HR*=0.48，*P*=0.025），但在 ALL 患者中，移植后复发率 HLA-C1/C1 组却显著高于 HLA-C1/C2 组（*HR*=1.36，*P*=0.044），而在淋巴瘤（*HR*=0.97）、低危 MDS（*HR*=1.40）和骨髓瘤患者中两组均无显著差异。对 AML 和 CML 患者进行亚组分析发现，移植后复发风险 HLA-C1/C1 组 HLA-C1/C2 组的对比，在供者来源（血缘 *HR*=0.79，*P*=0.068；非血缘 *HR*=0.77，*P*=0.022）、预处理方案（清髓性 *HR*=0.79，*P*=0.014；减低强度 *HR*=0.73，*P*=0.084）、aGVHD（发生

$HR=0.70$，$P=0.122$；未发生 $HR=0.71$，$P=0.026$）或 CMV（复燃 $HR=0.67$，$P=0.054$；未复燃 $HR=0.71$，$P=0.032$）方面，HLA-C1/C1 组移植后复发风险均低于 HLA-C1/C2 组。该研究结果提示，具有 C1/C1 配体的 AML/CML 患者接受 HLA 全相合的移植，KIR2DL1+NK 细胞具有较强的 GVL 效应。

该研究团队进一步扩大 ALL 患者的病例数，分析 KIR 配体对 Allo-HSCT 疗效的影响，分析了 1996—2016 年间，接受首次血缘或非血缘 HLA8/8 个位点相合 Allo-PBSCT/BMT 治疗 ALL 患者 2 884 例的移植结果[12]，其中 HLA-C1/C1 组 2 447 例、HLA-C1/C2 组 322 例、HLA-C2/C2 组 41 例。结果显示，移植后 3 年复发率 HLA-C1/C1 组、HLA-C1/C2 组和 HLA-C2/C2 组分别为 31.7%、24.5% 和 24.4%，HLA-C1/C1 组显著高于 HLA-C1/C2 组（$HR=1.55$，$P=0.003$），与 HLA-C2/C2 组比较无统计学差异。进一步分析发现移植后的复发率，B-ALL 患者中，HLA-C1/C1 组显著高于 HLA-C1/C2 组（$HR=1.59$，$P=0.004$）；Ph⁻ALL 患者中 HLA-C1/C1 组也显著高于 HLA-C1/C2 组（$HR=1.88$，$P=0.001$）；而 Ph⁺ALL 患者中两组间无显著差异（$HR=1.13$，$P=0.589$）。这两项研究结果提示，在 KIR/HLA 受配体错配模式下，不同疾病类型（ALL 或 AML）患者中显示出不同的移植结果。一种观点认为，AML 细胞表达 HLA-Ⅰ类抗原高于 ALL 细胞，或 ALL 细胞缺乏表面分子，如 LFA-1（淋巴细胞功能相关抗原 -1）、NKG2D（自然杀伤组 2D）配体和 NCR（自然细胞毒性受体）配体等。另一种观点认为，在 ALL 患者中，主要由 KIR2DS1+NK 细胞识别 HLA-C1/C2 分子发挥杀伤作用而降低复发率，而在 HLA-C2/C2 或 HLA-C1/C1 分子的环境中 KIR2DS1+NK 细胞的反应迟钝。对于不同白血病类型患者 KIR 受配体错配模式对移植结果的差异性，明确的机制尚不清楚，需要进一步的研究。

2017 年 Jeanette 等[13] 通过体外实验研究了 HLA-Bw4 配体与 KIR3DL1 受体的作用对 NK 细胞功能影响，采用 KIR3DL1 高（-h）或低（-l）表达的单阳性的 NK（single positive NK，spNK）细胞，与 Bw4 基因转染细胞（转染 Bw4-80T 基因的 HLA-B*44 或转染 Bw4-80I 基因的 HLA-B*51）和 AML 细胞系（Bw4-80T 阳性细胞系 SET-2 或 Bw4-80I 阳性细胞系 KG-1）共培养。结果发现，KIR3DL1-l+spNK 细胞对 HLA-B*44 基因转染细胞和 SET-2 细胞系的抑制作用均显著高于 KIR3DL1-h+spNK 细胞（分别 $P=0.002$ 和 $P=0.023\ 7$），KIR3DL1-h+spNK 细胞对 HLA-B*51 基因转染细胞和 KG-1 细胞系抑制作用也显著高于 KIR3DL1-l+spNK 细胞（分别 $P=0.009\ 7$ 和 $P=0.04$），可见 KIR3DL1-h+NK 细胞与 Bw4-80I 配体的亲和力高，而 KIR3DL1-l+NK 细胞与 Bw4-80T 配体的亲和力高且被抑制程度大。进一步的研究探索了不同 KIR3DL1 亚型 NK 细胞对 AML 患者的白血病原代细胞的杀伤作用，根据 KIR3DL1 的表达程度分为三型：KIR3DL1-H、KIR3DL1-L 和 KIR3DL1-N［KIR3DL1-n 和 / 或 KIR3DS1］。将各 KIR3DL1 亚型健康供者外周血单核细胞（PBMC）与 Bw4-80I 或 Bw4-80T 阳性的 AML 细胞共培养，发现 KIR3DL1-

H$^+$PBMC 对 Bw4-80T$^+$AML 细胞的杀伤作用显著高于 KIR3DL1-L$^+$PBMCs（$P=0.0238$），而 KIR3DL1-L$^+$PBMCs 对 Bw4-80I$^+$AML 细胞的杀伤作用显著高于 KIR3DL1-H$^+$PBMCs（$P=0.0039$），使用抗体靶向阻断 KIR3DL1 受体后，两组 AML 细胞的杀伤程度无显著差异，该实验证实 NK 细胞杀伤功能的差异可以归因于 KIR3DL1 不同亚型 NK 细胞受配体间的亲和力和抑制的程度不同。

为明确 KIR3DL1-HLA-B 受体配体亚型组合是否影响 AML 患者移植后复发，该研究团队[13]进一步分析了 HLA9-10/10 相合无关供者 HSCT 治疗 1 328 例 AML 患者的移植结果，根据供者 KIR3DL1 和受者 HLA-B 亚型分为三组：强抑制组（KIR3DL1-H+Bw4-80I 或 KIR3DL1-L+Bw4-80T）、弱抑制组（KIR3DL1-H+Bw4-80T 或 KIR3DL1-L+Bw4-80I）和无抑制组（Bw6 和 / 或 KIR3DL-N）。多因素分析结果显示，移植后的复发率和总死亡率方面，弱抑制组、无抑制组和弱 / 无抑制组均显著低于强抑制组（均为 $P<0.05$）。在 HLA-C1/C2 配体的受者中，弱 / 无抑制组的复发率和总体死亡率均显著低于强抑制组（分别为 $HR=0.54$，$P<0.001$ 和 $HR=0.74$，$P=0.009$）。分析 KIR3DL1/HLA-B 受配体亚型组合对复发和生存的影响，发现 KIR3DL1-N+HLA-Bw4 组患者的复发率和死亡率最低，而在强抑制组最高。分析 KIR3DL1 亚型供者对 HLA-B 受者移植结果的影响，发现在 Bw4-80T 受者中，KIR3DL1-H 或 KIR3DL1-N 供者的复发率均显著低于 KIR3DL1-L 供者（分别为 $HR=0.65$，$P=0.031$ 和 $HR=0.52$，$P=0.058$），而在 Bw4-80I 患者中，KIR3DL1-N 供者的复发率和死亡率均低于 KIR3DL1-H 供者（分别为 $HR=0.52$，$P=0.055$ 和 $HR=0.64$，$P=0.054$）。该研究通过体外实验和临床研究，证实 KIR3DL1 不同亚型 NK 细胞与不同亚型 HLA-Bw4 配体通过受配体相互结合的亲和力和抑制程度的不同而影响对 AML 细胞的杀伤能力。强抑制受体配体组合 KIR3DL/HLA-Bw4 有增加移植后复发率和死亡率的风险，而弱抑制受体配体组合则结果相反。在 AML 患者的供者筛选过程中，根据 KIR3DL1 亚型筛选供者将能提高移植后的 GVL 效应、降低复发风险并提高生存。

2020 年本中心回顾性分析了 KIR/HLA 受配体模式在非血缘单份 UCBT 中的作用[14]，共纳入 270 例恶性血液病患者，全部患者均采用不含 ATG 的清髓性预处理方案，选择同时表达 KIR2DL1 和 2DL2/2DL3 的脐带血，根据患者 HLA-C 配体表达情况分为缺失组（C1/C1 或 C2/C2，$n=174$）和无缺失组（C1/C2，$n=96$）。结果显示：Ⅱ～Ⅳ度 aGVHD 发生率缺失组低于无缺失组分别为 38.7% 和 50.0%（$P=0.075$），3 年 OS 率缺失组高于无缺失组，分别为 72.1% 和 60.5%（$P=0.079$），3 年复发率两组分别为 17.7% 和 22.7%（$P=0.288$），3 年 DFS 分别为 64.9% 和 55.4%（$P=0.082$），180 天 TRM 分别为 2.1% 和 16.7%（$P=0.328$），均无显著差异。多因素分析显示 KIR 配体缺失是Ⅱ～Ⅳ度 aGVHD 发生的独立保护性因素（$P=0.036$）。该研究提示在不含 ATG 清髓性预处理 sUCBT 血液病治疗体系中，抑制性 KIR 配体缺失患者移植后 aGVHD 发生率更低。

本中心回顾性研究了 KIR 基因与 HLA 配体对移植疗效的影响，全部脐带血的 KIR 基因型均含有 *KIR3DL1*，病例纳入 2012 年 7 月 31 日—2017 年 12 月 31 日使用非血缘单份 UCBT 治疗 AL 和 MDS 患者 232 例[15]，患者与脐带血配型 HLA 4～6/6 个位点相合，其中 AML 112 例，ALL 104 例，MDS 16 例，年龄中位数 13（2～45）岁，所有患者均采用清髓性不含 ATG 的移植方案。根据 *KIR3DL1* 基因对应的受者 HLA-B KIR 配体亚型分为三组：Bw4-80I 组（*n*=86）、Bw4-80T 组（*n*=68）和 Bw6 组（*n*=78）。结果显示：植入率、Ⅱ～Ⅳ度 aGVHD 发生率和 cGVHD 发生率三组间均无显著差异，2 年复发率 Bw4-80I 组 6.4% 显著低于 Bw6 组 24.4% 和 Bw4-80T 组 13.2%（*P*=0.023），2 年 *DFS* 率 Bw4-80I 组为 91.7%，显著高于 Bw6 组 60.2% 和 Bw4-80T 组 79.3%（*P*=0.002），2 年 *TRM* 率分别为 Bw6 组 14.6%、Bw4-80T 组 22.2% 和 Bw4-80I 组 16.9%（*P*=0.45），2 年 *OS* 率三组分别为 Bw6 组 64.6%、Bw4-80T 组 73.4% 和 Bw4-80I 组 76%（*P*=0.53）。多因素分析显示 2 年 *OS* 率 Bw4-80I 组显著高于 Bw6 组（*P*=0.000 1），HLA-B 亚型是影响 *OS* 的危险因素（*P*=0.000 3）。该研究结果提示 UCBT 中供者 KIR3DL1 和受者 Bw4-80I 组合移植后的复发率下降，提高急性白血病患者的无病生存率。该研究结果与 Jeanette 等的结果[13]存在差异，可能与供者来源不同（无关供者与非血缘脐带血）和移植方案不同（非血缘脐带血移植采用不含 ATG 的方案）等，需要扩大样本量的临床研究来进一步证实。

2023 年孙自敏等[16]回顾性分析了 2015 年至 2020 年，在中国科学技术大学附属第一医院接受单份 UCBT 治疗急性白血病患者 602 例，均采用不含 ATG 清髓性预处理方案，所有脐血供者均进行 16 种 KIR 基因分型（*KIR2DL1*、*KIR2DL2*、*KIR2DL3*、*KIR2DL4*、*KIR2DL5*、*KIR2DS1*、*KIR3DS1*、*KIR2DS2*、*KIR2DS3*、*KIR2DS4*、*KIR2DS5*、*KIR3DL1*、*KIR3DL2*、*KIR3DL3*、*KIR2DP1*、*KIR3DP1*）。根据供者和受者 HLA-C 位点等位基因分为"C1"型和"C2"型，将"KIR-B/HLA-C 组合"定义为供者 CenB 和 C1 型配体 GVH 方向错配、供者 TelB 和 C1 型配体 GVH 方向错配或供者 TelB 和 C2 型配体 GVH 方向错配，分析 CD34+ 细胞数、HLA 错配、抑制性 KIR 错配和供体 KIR 单倍型对移植结果的影响。多因素研究显示，移植前 CR1 与移植后复发相关性最强（HR 0.35；95%*CI* 0.24～0.52；*P*<0.001），CR1 和 KIR-B/HLA-C 组合与较低的复发相关死亡显著相关（分别为 HR 0.33；95%*CI* 0.20～0.53；*P*<0.001 和 HR<0.01；95%*CI*<0.01；*P*<0.001）；HLA 错配≤3/10 与较低的 NRM 显著相关（HR 0.46；95%*CI* 0.30～0.72；*P*<0.001）；HLA 错配≤3/10 亚组患者的复发相关死亡较低（*P*<0.001），而"KIR-B/HLA-C 组合"患者的复发相关死亡最低（*P*=0.047）。CR1（HR 1.38；95%*CI* 1.16～1.64；*P*<0.001）和更高的 CD34+ 细胞数（≥0.83×10⁵/kg）（HR 1.16 每 105/kg；95%*CI* 1.10～1.22；*P*<0.001）是预测早期中性粒细胞植入的显著有利因素。"HLA 错配≤3/10，KIR-B/HLA-c 组合"供者对 OS 最有益（HR 0.05；95%*CI* 0.007～0.41；*P*=0.005），其次是"HLA 错配≤3/10，非

KIR-B/HLA-c 组 合 "（HR 0.27；95%*CI* 0.14 ~ 0.51；*P* < 0.001）和 "HLA 错 配 ≥ 4/10，CD34$^+$ 细胞数 ≥ 0.83 × 10^5/kg"（HR 0.35；95%*CI* 0.18 ~ 0.69；*P* = 0.003）供者。该研究结果提示，自然杀伤细胞同种异体反应有可能降低了急性白血病患者移植后复发相关死亡率，在供者选择时应考虑 *KIR* 基因分型。

4. "KIR 基因 – 基因错配" 模式与移植结果　*KIR* 基因 B 单体型最多含有 6 种活化性 *KIR*，具有 B 单体型的供者可能产生具有较低激活阈值的 NK 细胞库，增加 GVL 效应而降低 Allo-HSCT 后白血病复发，并提高生存率，这种保护效应可能位于 Cen-B 位点。KIR B/x 单倍型供体的移植后预后更好，若为纯合子并且位于着丝粒区（CenB/B），这种优势最为明显，CenB/B 供体的复发率明显低于 CenA/A 或 CenA/B 供体。

2009 年 Cooley 等[17]分析了供受者 KIR 基因型对 HLA 全合 / 不全相合无关供者 HSCT 治疗 AML 患者 448 例的影响，数据来自 1988 年至 2003 年间美国国家骨髓捐献项目（National Marrow Donor Program，NMDP），采用清髓性非去 T 淋巴细胞模式，对供受者进行 16 种 KIR 基因检测，根据是否有 *KIR B* 单体型基因（*KIR2DL5*、*2DS1*、*2DS2*、*2DS3*、*2DS5* 或 *3DS1*），分为 *KIR B/x* 基因型（供者组 317 例，受者组 292 例）和 KIR A/A 基因型（供者组 131 例，受者组 156 例）。结果显示，3 年 *RFS* 率 KIR B/x 供者组显著高于 KIR A/A 供者组（28% vs. 17%，*P* = 0.003），而受者 *KIR* 基因型对 3 年 *RFS* 率无显著影响（*P* = 0.75）。多因素分析结果示 3 年 *OS* 率 KIR B/x 供者组显著高于 KIR A/A 供者组（31% vs. 20%，*P* = 0.007），3 年 *RFS* 风险 KIR B/x 供者组显著高于 KIR A/A 供者组（*RR* = 0.7，*P* = 0.002），3 年 cGVHD 发生率 KIR B/x 供者组显著高于 KIR A/A 供者组（39% vs. 28%，*P* = 0.02），在 aGVHD、复发率和 *TRM* 方面供者两组间无显著差异。该研究显示在非去 T 淋巴细胞模式 HSCT 治疗 AML 患者时，*KIR B/x* 基因型供者有助于提高生存，筛选供者时除考虑 HLA 配型外，还应考虑供者 *KIR* 基因型。

2010 年[1]该团队进一步探究了影响 AL 患者移植疗效的供者特异性 *KIR B/x* 基因，移植模式同前，纳入 1988 年至 2006 年间来自 NMDP 的患者共 1 409 例（AML 1 086 例和 ALL 323 例），对供受者进行 HLA10/10 个位点配型，HLA 相合在 AML 为 50%，ALL 为 46%。根据是否有 B 单体型基因将供者分为 B/x 和 A/A 基因型，将着丝粒和端粒区分为着丝粒模体（Cen-A/A、Cen-A/B、Cen-B/B）和端粒模体（Tel-A/A、Tel-A/B、Tel-B/B）（方法详见前表 4-2-1）。结果显示，在 AML 患者中，3 年复发率 Cen-B/B 组显著低于 Cen-A/A 组，分别为 15.4% 和 36.5%（*RR* = 0.34，*P* < 0.001），3 年 *DFS* 率 Cen-B/B 组显著高于 Cen-A/A 组（*RR* = 0.72，*P* = 0.01），3 年复发率和 *DFS* 率在 Tel-B/B 组与 Tel-A/A 组间无显著差异（分别 *RR* = 0.52，*P* = 0.07 和 *RR* = 0.82，*P* = 0.32），在 *TRM*、aGVHD 和 cGVHD 方面各组均无显著差异。但在 ALL 患者中，各组间的移植结果均无显著差异。进一步研究了 KIR B 模体数量对 AML 患者移植结果的影响，通过对 KIR B 模体（Cen-B 或 Tel-B）数量进行积分（每个计为 1 分，总分 0 ~ 4 分，详见前表 4-2-2）。结果显示，与

KIR B＝0 分组相比，3 年复发率在 KIR B＝1 分组无显著差异（$RR＝0.93$，$P＝0.56$），在 KIR B＝2 分组和 KIR B＝3～4 分组均显著降低（分别 $RR＝0.54$，$P<0.001$ 和 $RR＝0.44$，$P<0.001$）。与 KIR B＝0～1 分组相比，3 年复发率在 KIR B≥2 分（Cen-A/x，Tel-B/x）组和 KIR B≥2 分（Cen-B/B，Tel-x/x）组均显著降低（分别 $RR＝0.64$，$P＝0.003$ 和 $RR＝0.33$，$P<0.001$），3 年 DFS 率在 KIR B≥2 分（Cen-A/x，Tel-B/x）组无显著差异（$RR＝0.84$，$P＝0.07$），但在 KIR B≥2 分（Cen-B/B，Tel-x/x）组显著降低（$RR＝0.70$，$P＝0.007$）。在 HLA 全合和 HLA 不全合的患者中，3 年复发率 KIR B≥2 分组均显著低于 KIR B＝0～1 分组（均为 $RR＝0.52$，$P<0.001$）。该研究结果提示单体型 KIR B 模体数和类型均可影响移植疗效，Cen-B 和 Tel-B 模体均有助于复发保护和提高生存，但与 Cen-B 的关联性更强，选择 KIR B≥2、Cen-B/B 模体的供者可提高 AML 患者的移植疗效。基于该研究结果，根据 KIR B 模体的组成将供者分为三组：最好、较好和一般（详见前表 4-2-2）。

2014 年[18]该团队扩增了样本量，纳入 1988—2009 年间来自 NMDP 的 AML 患者 1 532 例，探究了供者 KIR B 基因与受者 HLA-Ⅰ类配体间的相互作用，移植模式同前，供受者 HLA10/10 全合占 57%。根据 KIR B 评分将供者分为 KIR 一般组（KIR B＝0～1 分，$n＝1013$）和 KIR 较好 / 最好组（KIR B≥2 分，$n＝429$）。结果显示，3 年 LFS 率和 3 年复发率 KIR 较好 / 最好组均显著优于 KIR 一般组（分别为 $RR＝0.79$，$P＝0.001$ 和 $RR＝0.70$，$P＝0.0005$），在 HLA 全相合（分别为 $RR＝0.83$，$P＝0.063$ 和 $RR＝0.72$，$P＝0.016$）和 HLA 不全合（$RR＝0.76$，$P＝0.0078$ 和 $RR＝0.49$，$P＝0.016$）患者中 KIR 较好 / 最好组的这种优势均存在。根据 HLA-C1 配体的表达情况将受者分为 C1/x 组（$n＝1294$）和 C2/C2 组（$n＝238$），多因素分析结果示，在 C1/x 受者中，3 年 LFS 和 3 年复发率 KIR 较好 / 最好供者组均显著优于 KIR 一般供者组，3 年 LFS 分别为 37% 和 21%（$RR＝0.78$，$P＝0.0015$），3 年复发率分别为 27% 和 38%（$RR＝0.70$，$P＝0.0018$）。亚组分析显示这种优势仅存在于 HLA 不全相合的 C1/x 受者中［分别为 25% vs. 21%（$RR＝0.70$，$P＝0.003$）和 26% vs. 35%（$RR＝0.61$，$P＝0.008$）］，而在 C2/C2 受者或 HLA 全相合的 C1/x 受者中两组的移植结果均无显著差异。在 HLA 不全相合的患者中，根据供受者的 HLA 错配情况分为 HLA-Ⅰ类错配组（$n＝457$）和 HLA-Ⅱ类错配组（$n＝81$），亚组分析发现在 HLA-Ⅰ类错配的 C1/x 受者中，3 年 LFS 和 3 年复发率 KIR 较好 / 最好供者组均显著优于 KIR 一般供者组（分别 $RR＝0.69$，$P＝0.0029$ 和 $RR＝0.62$，$P＝0.019$），而在 HLA-Ⅱ类错配或 C2/C2 受者中两组的移植结果均无显著差异。将 HLA-Ⅰ类错配的受者分为 HLA-A/B 错配组（$n＝180$）和 HLA-C 错配组（$n＝277$），亚组分析发现在 HLA-C 错配的 C1/x 受者中，3 年 LFS 和 3 年复发率 KIR 较好 / 最好供者组均显著优于 KIR 一般供者组（分别 $RR＝0.57$，$P＝0.001$ 和 $RR＝0.54$，$P＝0.013$），而在 HLA-A/B 错配或 C2/C2 的受者中两组均无显著差异。进一步研究了 KIR B/x 供者中 7 个 KIR B 基因（2DL2，2DL5，2DS1，

2DS2，*2DS3*，*2DS5*，*3DS1*）分别对移植结果的影响，结果示在 C1/x 的受者中，3 年复发率仅 KIR B/x（伴 2DS1）和 KIR B/x（伴 3DS1）供者组复发率较 KIR A/A 供者降低约 20%（分别 $RR = 0.80$，$P = 0.052$ 和 $RR = 0.79$，$P = 0.044$），亚组分析发现在 HLA 不全合的受者中，3 年 LFS 率和 3 年复发率 KIR B/x 供者组（7 个 KIR B 基因亚组）均显著优于 KIR A/A 供者组（分别 $RR = 0.65 \sim 0.80$，$P = 0.003\ 2 \sim 0.055$ 和 $RR = 0.57 \sim 0.70$，$P = 0.003\ 8 \sim 0.036$），而在 HLA 全相合或 C2/C2 受者中，各 KIR B 基因亚组与 KIR A/A 供者组均无显著差异。该研究证实了移植后供者 KIR 和受者 HLA-C1 间存在显著的保护性相互作用，在 C1/x 受者中，KIR 较好 / 最优者与提高生存和降低复发相关，这种保护性作用在 HLA-C 不合的移植中最为强烈，根据供者 KIR 和受者 HLA-C1 的相互作用选择供者有望提高 AML 患者移植疗效。该团队进一步将 KIR 基因分型纳入 AML 患者无关供者选择的多中心前瞻性研究已经完成（NCT01288222），结果证实基于 KIR 单体型的供体选择是可行的，但该研究与移植疗效的结果尚未见报告。

2019 年 Viktoria 等[19] 分析了 KIR 受体、HLA-Ⅰ类配体及 KIR/HLA-Ⅰ基因型与 AML、ALL 和 CML 发生率之间的相关性，纳入白血病患者 82 例（ALL 52 例，AML 17 例和 CML 13 例），健康对照 126 例。通过比较白血病患者和健康人群的 *KIR/HLA-Ⅰ* 基因型，发现 KIR 基因型在髓系白血病组和健康对照组之间有显著差异，其中 *KIR2DL5A* 在两组分别为 17.6% 和 47.7%（$P = 0.02$），*KIR3DS1* 分别为 17.6% 和 47.6%（$P = 0.02$），*KIR2DS4*001* 分别为 36.6% 和 20.2%（$P = 0.017$）。HLA-Bw4 纯合子和 Bw4-80T 纯合子髓系白血病组发生的频率均显著高于与健康对照组［分别为 31.0% vs. 12.5%（$P = 0.042$）和 13.0% vs. 1.2%（$P = 0.01$）］。髓系白血病组的 *KIR3DS1⁺/KIR3DL1⁻* 显著低于健康对照组，而 *KIR3DL2⁺/HLA-A3/11⁻* 显著高于健康对照组。此外，髓系白血病患者抑制性 *KIR2DL2*、活化性 *KIR2DS2* 和 *KIR2DS3* 缺失的 KIR 基因型频率较低。该研究表明，由遗传性 *KIR/HLA-Ⅰ* 基因型多态性决定的 NK 细胞活性可能影响髓系白血病的易感性，而在急性淋巴细胞白血病患者中未发现其特异性变化，KIR/HLA 基因型在 Allo-HSCT 中的作用尚无统一定论。

综上所述，NK 细胞在脐带血移植后发挥 GVL 效应，KIR-HLA 的相互作用对移植后感染和 GVHD 等重要并发症发生的影响，以及对移植后生存影响已被多项研究证实，其作用受到疾病类型、移植方案（是否去除 T 淋巴细胞以及去除 T 淋巴细胞的程度）和免疫抑制剂等多种因素的影响。选择合适供者时需考虑疾病类型、KIR 基因型及 KIR-HLA 组合模式等因素，以最大限度激活 NK 细胞、提高 GVL 效应并获得很好的生存质量。KIR 的研究也需要更多临床病例的验证和深入的研究。

（季艳萍　方欣臣　孙自敏）

参考文献

[1] COOLEY S, WEISDORF D J, GUETHLEIN L A, et al. Donor selection for natural killer cell receptor genes leads to superior survival after unrelated transplantation for acute myelogenous leukemia[J]. Blood, 2010, 116(14): 2411-2419.

[2] GAO F, YE Y S, GAO Y, et al. Influence of KIR and NK cell reconstitution in the outcomes of hematopoietic stem cell transplantation[J]. Front Immunol, 2020(11): 2022.

[3] ARIMA N, NAKAMURA F, YABE T, et al. Influence of differently licensed KIR2DL1-positive natural killer cells in transplant recipients with acute leukemia: A Japanese national registry study[J]. Biol Blood Marrow Transplant, 2016, 22(3): 423-431.

[4] RUGGERI L, CAPANNI M, URBANI E, et al. Effectiveness of donor natural killer cell alloreactivity in mismatched hematopoietic transplants[J]. Science, 2002, 295(5562): 2097-2100.

[5] GAGNE K, BRIZARD G, GUEGLIO B, et al. Relevance of KIR gene polymorphisms in bone marrow transplantation outcome[J]. Hum Immunol, 2002, 63(4): 271-280.

[6] COOK M, BRIGGS D, CRADDOCK C, et al. Donor KIR genotype has a major influence on the rate of cytomegalovirus reactivation following T-cell replete stem cell transplantation[J]. Blood, 2006, 107(3): 1230-1232.

[7] RUGGERI L, CAPANNI M, URBANI E, et al. Effectiveness of Donor Natural Killer Cell Alloreactivity in Mismatched Hematopoietic Transplants[J]. Science. 2002, 295(5562): 2097-2100.

[8] WILLEMZE R, RODRIGUES C A, LABOPIN M, et al. KIR-ligand incompatibility in the graft-versus-host direction improves outcomes after umbilical cord blood transplantation for acute leukemia[J]. Leukemia, 2009, 23(3): 492-500.

[9] FARAG S S, BACIGALUPO A, EAPEN M, et al. The effect of KIR ligand incompatibility on the outcome of unrelated donor transplantation: A report from the center for international blood and marrow transplant research, the European blood and marrow transplant registry, and the Dutch registry[J]. Biol Blood Marrow Transplant, 2006, 12(8): 876-884.

[10] MARTÍNEZ-LOSADA C, MARTÍN C, GONZALEZ R, et al. Patients lacking a KIR-ligand of HLA group C1 or C2 have a better outcome after umbilical cord blood transplantation[J]. Front Immunol, 2017(8): 810.

[11] ARIMA N, KANDA J, TANAKA J, et al. Homozygous HLA-C1 is associated with reduced risk of relapse after HLA-matched transplantation in patients with myeloid leukemia[J]. Biol Blood Marrow Transplant, 2018, 24(4): 717-725.

[12] ARIMA N, KANDA J, YABE T, et al. Increased relapse risk of acute lymphoid leukemia in homozygous HLA-C1 patients after HLA-matched allogeneic transplantation: A Japanese national registry study[J]. Biol Blood Marrow Transplant. 2020, 26(3): 431-437.

[13] BOUDREAU J E, GIGLIO F, GOOLEY T A, et al. KIR3DL1/HLA-B subtypes govern acute myelogenous leukemia relapse after hematopoietic cell transplantation[J]. J Clin Oncol, 2017, 35(20): 2268-2278.

[14] 方婷婷，朱小玉，汤宝林，等. KIR/HLA 受配体模式对血液病患者单份非血缘脐血移植预后的影响 [J]. 中华血液学杂志. 2020，41（03）：204-209.

[15] FANG X C, ZHU X Y, TANG B L, et al. Donor KIR3DL1/receptor HLA-Bw4-80I combination reduces acute leukemia relapse after umbilical cord blood transplantation without in vitro t-cell depletion[J]. Mediterr J Hematol Infect Dis, 2021, 13(1): e2021005.

[16] Sun Z, Hu Y, Ji Y, et al. Refining eligibility criteria of unit selection for myeloablative cord blood transplantation in acute leukemia: Real-world experience of a referral center. EJHaem. 2023; 4(2): 470-475.

[17] COOLEY S, TRACHTENBERG E, BERGEMANN T L, et al. Donors with group B KIR haplotypes improve relapse-free survival after unrelated hematopoietic cell transplantation for acute myelogenous leukemia[J]. Blood, 2009, 113(3): 726-732.

[18] COOLEY S, WEISDORF D J, GUETHLEIN L A, et al. Donor killer cell Ig-like receptor B haplotypes, recipient HLA-C1, and HLA-C mismatch enhance the clinical benefit of unrelated transplantation for acute myelogenous leukemia[J]. J Immunol, 2014, 192(10): 4592-4600.

[19] VARBANOVA V P, MIHAILOVA S, NAUMOVA E, et al. Certain killer immunoglobulin like receptor (KIR)/ KIR HLA class Ⅰ ligand genotypes influence NK antitumor activity in acute myelogenous leukemia but not in acute lymphoblastic leukemia: A case control leukemia association study[J]. Turk J Haematol, 2019, 36(4): 238-246.

第三节

受者人类白细胞抗原的抗体

HSCT 是治疗血液系统疾病、恶性肿瘤、免疫缺陷病、某些遗传代谢性疾病和严重自身免疫性疾病的主要手段之一。人类白细胞抗原的（HLA）相合同胞供者是 Allo-HSCT 最佳的 HSC 来源，其次是 HLA 相合的非血缘供体。然而在同胞中 HLA 相合概率仅为 25%，非血缘关系随机志愿者中为几百分之一到几十万分之一，HLA 相合供体远远满足不了患者移植的需求。而 UCBT 以来源丰富、获得迅速、可允许更多的 HLA 错配等优点被越来越多地应用于临床。HLA 作为影响 UCBT 后脐带血的植入、造血重建时间及患者预后的最重要因素一直被广泛关注，其中抗 HLA 抗体被认为与移植物的植入及移植后患者的生存密切相关。根据受者体内的抗 HLA 抗体是否与供者 HLA 位点对应，抗 HLA 抗体被分为供者特异性抗体（donor specific HLA antibody，DSA）和非供者特异性抗体（non donor specific HLA antibody，NDSA），现普遍认为 DSA 可显著影响 UCBT 的临床疗效。

一、抗 HLA 抗体的来源

人类体内抗 HLA 抗体主要来源于女性的妊娠、血制品的输注、HSCT 中供受者间 HLA 的错配以及肿瘤抗原、细菌或病毒感染等。抗 HLA 抗体最早被关注于输血医学，血制品的输注是男性体内抗 HLA 抗体的主要来源，因此它也被认为是血小板输注无效以及输血相关肺损伤的主要原因[1-4]。而对于女性患者，妊娠引起的同种异体免疫激活是抗 HLA 抗体产生的主要原因。在 Ciurea 等报道的一组全部为单倍体移植的病例中，5 例 DSA 阳性的患者均为女性，其中 4 例患者既往有妊娠史[5]。另一项包括 7 920 名志愿者的研究发现，女性的抗 HLA 抗体阳性率（17.3%）明显高于男性（1.7%），而且随着妊娠次数的增加而增加（无妊娠史为 1.7%，有 1 次妊娠史为 11.2%，2 次为 22.5%，3 次为 27.5%，4 次及以上为 32.2%）[4]。

二、HLA 分子在血细胞中的分布及抗 HLA 抗体的检测方法

HLA-Ⅰ类分子作为重要的抗原提呈分子广泛表达于各类有核细胞表面，HLA-Ⅱ类分子则主要表达在 B 细胞、单核细胞及活化的 T 细胞表面。Ottmann 等[6]认为 95% 以上的多能造血干细胞有 HLA-DR 分子的表达，而且接近 61% 的造血干细胞共同表达 HLA-DR 和 HLA-DP 分子，血小板不表达 HLA Ⅱ类分子。

目前抗 HLA 抗体的检测方法主要有两大类。①基于细胞的分析技术，主要包括淋巴细胞毒试验以及抗人球蛋白 – 淋巴细胞毒试验两种方法，该类方法以新鲜的供者淋巴细胞表面的 HLA 分子作为抗原，加入补体后（后一种检测方法为加入抗人球蛋白以提高补体结合效率，提高试验敏感性）检测受者血清里是否存在对应抗 HLA 抗体。该类方法因其检测费用低廉曾得到广泛应用，但因同时存在检测敏感性低、操作相对复杂且费时较长等缺点而限制了其进一步发展。对于 UCBT 而言，冻存脐带血无法提供新鲜的供者淋巴细胞更是限制了其在 UCBT 中的应用。②固相免疫检测技术：主要包括酶联免疫吸附试验（enzyme-linked immunosorbent assay，ELISA）、基于流式细胞仪的荧光分析技术以及免疫磁珠液相芯片（Luminex）技术三种方法。上述三种方法较淋巴细胞毒试验敏感性提高，同时可对抗体的特异性进行检测，但 ELISA 每次仅能检测一种抗体，且操作繁琐，故临床应用较少，基于流式细胞仪的荧光分析技术则存在重复性和稳定性受检测人员的影响较大且检测通量小等缺点。Luminex 法因其敏感性高、可对特异性抗体进行定量检测，同时可用 MFI 来定量表达抗体强度的高低等优点，实际应用较广，是美国组织相容性与

免疫遗传学协会推荐的抗 HLA 抗体检测方法。

目前各移植中心多采用抗 HLA 抗体的初筛试验，对于初筛试验阳性或可疑阳性的患者再进一步进行确认试验。需要警惕的是，无论是采用混合抗体，抑或是群体反应抗体的方法，初筛试验均存在假阳性或假阴性的可能，故对于初筛试验出现可疑结果时，进一步行 HLA 特异性抗体检测是十分必要的。另外，严格的实验室质量控制及科学设置实验室的阳性截止（cut off）值亦至关重要[7, 8]。

三、DSA 对 UCBT 移植效果的影响

UCBT 中更多的 HLA 错配以及脐带血可提供的有限的有核细胞数，导致 DSA 对 UCBT 的临床疗效影响较大。

Takanashi 等[9] 的一项包括 386 例单份 UCBT、均采用清髓性预处理方案的患者的回顾性研究发现，DSA 阳性（抗体特异性检测采用 Luminex 法，MFI＞1 000 为阳性）的患者移植后中性粒细胞及血小板的植入率较抗 HLA 抗体阴性患者均明显减低。在另一项[10] 共有 73 例双份 UCBT 患者的回顾性分析中，DSA 阳性（检测方法同样为 Luminex 法，MFI＞1 000 为阳性）的患者 UCBT 后原发性植入失败（GF）的发生率较 DSA 阴性的患者明显升高。而且他们还发现在 DSA 阳性的患者中，发生原发性 GF 的患者 DSA 的 MFI（17 650）明显高于未发生者的 MFI（1 850）。同样，Annalisa 等[11] 报道的一组包括 294 例采用降低强度预处理的 UCBT（单份 109 例，双份 185 例）患者的结果与上述结果一致，他们认为移植后 DSA 阳性患者髓系植入明显劣于 DSA 阴性患者。

Brunstein 等[12] 报道的一项包括 126 例双份 UCBT、采用清髓/减低强度预处理方案的患者的回顾性分析却得出了与上述研究不同的结论。他们发现 DSA 阳性（检测方法同样为 Luminex 法，MFI＞500 为阳性）的患者 UCBT 后中性粒细胞的累积植入率为 78%（$n=18$，95%CI 59%～93%）、中位植入时间为 24.5 天，与非抗供者 DSA 阳性的患者（$n=32$，中性粒细胞的累积植入率为 84%，95%CI 70%～94%，中位植入时间为 19 天）及抗 HLA 抗体阴性的患者（$n=76$，中性粒细胞的累积植入率为 86%，95%CI 85%～94%，中位植入时间为 19 天）相比差异均无统计学意义。值得注意的是，该研究将 DSA 阳性的 MFI 界值定为 500，使 DSA 滴度较低的患者纳入阳性组，可能是导致该研究得出不同结果的原因之一。

无论对于单份或者双份脐带血移植，现有报道均未发现 GVHD 的发生与 DSA 有关[9-11]。根据 Cutler 等[10] 的报道，DSA 对双份 UCBT 后 II～IV 度 aGVHD 的发生率无明显影响，但由于 DSA 阳性的患者早期复发及死亡例数较多（18 例 DSA 阳性患者中 14 例在 UCBT 后 100 天内复发或死亡），导致有效观察例数较少可能是影响统计结果的重要因素。Takanashi 等[9] 的关于单份 UCBT 的报道亦未发现 DSA 对 GVHD 可产生影响。在双

份 UCBT 中，Cutler 等 [10] 认为同时存在针对两份脐带血的 DSA 阳性患者，移植后无论是 *OS* 或是无进展生存（progression free survival，*PFS*）率均明显差于 DSA 阴性患者（分别 $P=0.04$ 和 $P=0.004$）。与双份 UCBT 的结论一致，在单份 UCBT 中，Takanashi[9] 的报道认为 DSA 阳性患者移植后在 *OS* 与 *EFS* 方面均明显差于抗 HLA 抗体阴性患者，而且他们进一步比较了 DSA 阳性与非抗供者 DSA 阳性两组患者，发现后者的 *EFS* 率仍明显优于前者。

四、NDSA 对 UCBT 的临床疗效有无影响

Pan 等 [13] 的一项研究指出，纳入 123 例进行非血缘 HSCT，抗 HLA 抗体阳性（包括 DSA 及非抗供者 DSA 阳性）患者移植后血小板的植入较阴性者变慢，同时会增加 GVHD 的发生、降低患者的 *OS* 率，但该报道未进一步比较非抗供者 DSA 阳性患者与抗体阴性患者移植后的临床疗效。另一篇包括 70 例儿童患者的回顾性分析同样缺少相应的对比 [14]。Takanashi[9] 的报道认为非抗供者 DSA 阳性的患者与抗 HLA 抗体阴性的患者相比，中性粒细胞和血小板的植入率降低，同时有更高的复发率及更差的 *EFS* 率，而 Brunstein[12] 与 Ruggeri[11] 则一致认为 NDSA 对植入的影响与抗体阴性患者无明显差异。所以，非抗供者 DSA 对 HSCT 是否有影响，特别是 MFI 较高的非抗供者 DSA 在 HSCT 后是否会对患者产生不利影响尚无定论。

五、提高 DSA 阳性患者 UCBT 疗效的措施

（一）脐带血的筛选

NMDP 在最新的指南 [15] 中建议 HSCT 前应常规对受者进行 HLA 抗体检测。即使在 HLA10/10 全合的非血缘 HSCT 中，因为 HLA-DP 位点错配的存在，抗 HLA 抗体的检测仍十分必要。更有研究建议应避免选择受者抗 HLA 抗体对应的供体作为 HSCT 的移植物来源。避免选择 DSA 对应的脐带血进行 UCBT 是目前阻止抗 HLA 抗体介导的原发性 GF 最简单、有效的方法，已有文献报道该方法的有效性 [16, 17]。

（二）清除 B 细胞或浆细胞

受者体内抗体由成熟的 B 细胞（浆细胞）分泌。利妥昔单抗已广泛用于非霍奇金淋巴瘤的治疗，其能与 CD20 特异性结合，清除体内幼稚 B 细胞及 B 记忆细胞，同时可阻止浆细胞的生成，已被报道用于清除受者体内记忆 B 细胞 [5, 18-19]，但其降低 DSA 滴度的作用尚不明确。硼替佐米是 26S 蛋白酶体的特异性抑制剂，主要用于多发性骨髓瘤 / 浆细胞瘤的治疗，能有效清除浆细胞。因其清除浆细胞的能力，同时有阻止抗体介导的体液免

疫，现已被应用于肾移植后超急性、急性排斥反应的治疗[20, 21]，而且有报道称其在治疗血小板输注无效中有效[22]，但关于其在 HSCT 中能否改善 DSA 阳性患者的移植疗效的报道较少[18]，有效性尚需更多证据验证。

（三）降低体内已产生的 DSA 强度

可输注含有受者体内 DSA 对应 HLA 位点的血小板 / 辐照淋巴细胞，通过抗体吸附作用降低受者体内 DSA 强度，但是对于进行 UCBT 的患者而言，由于寻找合适的血小板 / 淋巴细胞难度较大，该方法应用有限。血浆置换作为另一种降低抗体强度的方法，已被较多应用于临床[5, 23-25]，该方法不影响 B 细胞 / 浆细胞的存在，抗体强度可很快反弹，故需在 HSCT 的预处理阶段应用。但由于存在预处理阶段进行血浆置换的风险较大、有影响预处理药物药效的可能等缺点，限制了其进一步的应用。

其他方法包括大剂量丙种球蛋白的输注或应用艾库组单抗，以封闭抗体介导的细胞毒反应来阻止 DSA 对 HSCT 的不利影响，均因病例资料较少，有效性尚不能明确。

六、展望

抗 HLA 抗体介导原发性 GF 的机制尚需更深入的研究，但 DSA 对 UCBT 后患者的植入、生存等方面可产生不利影响是明确的。HSCT 前受者体内抗 HLA 抗体筛查十分必要，避免选择抗 HLA 抗体对应的供体是最有效的阻止抗体介导的原发性 GF 的方法。但对于别无他选的患者，上述降低抗体强度的方法的有效性尚需更大规律的临床试验的验证。现有的关于抗 HLA 抗体的报道多集中于 IgG 和 IgM 抗体，而诸如 MHC-Ⅰ类链相关分子 A（MICA）抗体的非 HLA 抗体在 HSCT 中的作用，需要更多的研究去阐明。

（孙光宇）

参考文献

[1] REIL A, KELLER-STANISLAWSKI B, GÜNAY S, et al. Specificities of leucocyte alloantibodies in transfusion-related acute lung injury and results of leucocyte antibody screening of blood donors[J]. Vox Sang, 2008, 95(4): 313-317.

[2] MAŚLANKA K, MICHUR H, ZUPAŃSKA B, et al. Leucocyte antibodies in blood donors and a look back on recipients of their blood components[J]. Vox Sang, 2007, 92(3): 247-249.

[3] POWERS A, STOWELL C P, DZIK W H, et al. Testing only donors with a prior history of pregnancy or transfusion is a logical and cost-effective transfusion-related acute lung injury prevention strategy[J]. Transfusion, 2008, 48(12): 2549-2558.

[4] TRIULZI D J, KLEINMAN S, KAKAIYA R M, et al. The effect of previous pregnancy and transfusion on HLA alloimmunization in blood donors: implications for a transfusion-related acute lung injury risk reduction strategy[J]. Transfusion, 2009, 49(9): 1825-1835.

[5] CIUREA S O, DE LIMA M, CANO P, et al. High risk of graft failure in patients with anti-HLA antibodies undergoing haploidentical stem-cell transplantation[J]. Transplantation, 2009, 88(8): 1019-1024.

[6] OTTMANN O G, NOCKA K H, MOORE M A, et al. Differential expression of class Ⅱ MHC antigens in subpopulations of human hematopoietic progenitor cells[J]. Leukemia, 1988, 2(10): 677-686.

[7] 何军，吴德沛. 我们如何做好抗 HLA 抗体检测的质量控制 [J]. 中华血液学杂志，2019，40（4）：265-269.

[8] 袁晓妮，何军. 如何应用 Luminex 技术做好抗 HLA 抗体的临床检测 [J]. 临床检验杂志，2019，37（11）：801-805.

[9] TAKANASHI M, ATSUTA Y, FUJIWARA K, et al. The impact of anti-HLA antibodies on unrelated cord blood transplantations[J]. Blood, 2010, 116(15): 2839-2846.

[10] CUTLER C, KIM H T, SUN L, et al. Donor-specific anti-HLA antibodies predict outcome in double umbilical cord blood transplantation[J]. Blood, 2011, 118(25): 6691-6697.

[11] RUGGERI A, ROCHA V, MASSON E, et al. Impact of donor-specific anti-HLA antibodies on graft failure and survival after reduced intensity conditioning-unrelated cord blood transplantation: a Eurocord, Société Francophone d'Histocompatibilité et d'Immunogénétique (SFHI) and Société Française de Greffe de Moelle et de Thérapie Cellulaire (SFGM-TC) analysis[J]. Haematologica, 2013, 98(7): 1154-1160.

[12] BRUNSTEIN C G, NOREEN H, DEFOR T E, et al. Anti-HLA antibodies in double umbilical cord blood transplantation[J]. Biol Blood Marrow Transplant, 2011, 17(11): 1704-1708.

[13] PAN Z J, YUAN X N, LI Y, et al. Dynamic detection of anti-human leukocyte antigen (HLA) antibodies but not HLA-DP loci mismatches can predict acute graft versus host disease and overall survival in HLA12/12-matched unrelated donor allergenic hematopoietic stem cell transplantation for hematological malignancies[J]. Biol Blood Marrow Transplant, 2016, 22(1): 86-95.

[14] ANSARI M, UPPUGUNDURI C R, FERRARI-LACRAZ S, et al. The clinical relevanceof pre-formed anti-HLA and anti-MICA antibodies after cord blood transplantation in children[J]. PLoS One. 2013, 8(8): e72141.

[15] SPELLMAN S R, EAPEN M, LOGAN B R, et al. A perspective on the selection of unrelated donors and cord blood units for transplantation[J]. Blood, 2012, 120(2): 259-265.

[16] KATAOKA K, YAMAMOTO G, NANNYA Y, et al. Successful engraftment following HLA-mismatched cord blood transplantation for patients with anti-HLA Abs[J]. Bone Marrow Transplant, 2008, 42(2): 129-130.

[17] UCHIYAMA M, IKEDA T. Successful engraftment following umbilical cord blood transplantation for patients with HLA antibody with or without corresponding HLA in the transplanted cord blood[J]. Bone Marrow Transplant, 2010, 45(1): 199-200.

[18] YOSHIHARA S, MARUYA E, TANIGUCHI K, et al. Risk and prevention of graft failure in patients with preexisting donor-specific HLA antibodies undergoing unmanipulated haploidentical SCT[J]. Bone Marrow Transplant, 2012, 47(4): 508-515.

[19] NARIMATSU H, WAKE A, MIURA Y, et al. Successful engraftment in crossmatch-positive HLA-mismatched peripheral blood stem cell transplantation after depletion of antidonor cytotoxic HLA antibodies with rituximab and donor platelet infusion[J]. Bone Marrow Transplant, 2005, 36(6): 555-556.

[20] SHAH N, MEOUCHY J, QAZI Y. Bortezomib in Kidney Transplantation[J]. Curr Opin Organ Transplant, 2015; 20(6): 652-656.

[21] STEGALL M D, GLOOR J M. Deciphering antibody-mediated rejection: new insights into mechanisms and treatment[J]. Curr Opin Organ Transplant, 2010, 15(1): 8-10.

[22] MIKI H, OZAKI S, TANAKA O, et al. Marked improvement of platelet transfusion refractoriness after bortezomib therapy in multiple myeloma[J]. Int J Hematol, 2009, 89(2): 223-226.

[23] MARUTA A, FUKAWA H, KANAMORI H, et al. Donor-HLA-incompatible marrow transplantation with an anti-donor cytotoxic antibody in the serum of the patient[J]. Bone Marrow Transplant, 1991, 7(5): 397-400.

[24] POLLACK M S, RIRIE D. Clinical significance of recipient antibodies to stem cell donor mismatched class Ⅰ HLA antigens[J]. Hum Immunol, 2004, 65(3): 245-247.

[25] COSTA L J, MOUSSA O, BRAY R A, et al. Overcoming HLA-DPB1 donor specific antibody-mediated hematopoietic graft failure[J]. Br J Haematol, 2010, 151(1): 94-96.

第四节

脐带血选择标准

在脐带血移植中选择一份合适的脐带血是移植成功的关键。选择脐带血中需要考虑多个因素：脐带血与受者间 HLA 匹配的程度、受者体内的 HLA 抗体、脐带血中 TNC 和 CD34⁺ 细胞数量、GM-CSF、脐带血复苏后的活力、NIMA 配型、脐带血库的资质及脐带血的质量等因素。

一、细胞数量

从理论上说 1 个造血干细胞就可以重建造血功能，造血干细胞移植后早期造血重建依靠的是造血祖细胞，而永久性造血重建依赖于造血干细胞。其他移植类型（同胞、非血缘、单倍型）是根据受者的体重来计算需采集的供者细胞数量，而单份脐带血的造血细胞数量有限，仅为其他移植类型的 1/20～1/10，特别是造血祖细胞的数量低，因此，植入失败的风险较其他移植类型高，早期造血重建较慢，可能导致移植早期非复发死亡率增高，尤其是成人和体重大的患者。在脐带血选择过程中，细胞数量是需要考虑的主要因素之一。早期多数成人和儿童 UCBT 研究发现，冻存时或复苏后的 TNC 数量是造血恢复和生存最重要的影响因素[1]，部分研究认为 TNC 数量与植入相关，但与生存无显著相关性。也有研究认为单份脐带血移植（sUCBT）中冻存时 TNC 与死亡率显著相关[2]。近年来已证实，脐带血中 TNC、CD34⁺ 细胞数和 CFU-GM 含量是影响 UCBT 结果重要的预后因素，尤其是植入率、非复发死亡率和生存率[3]，但是应根据哪类细胞数量进行脐带血筛选尚无统一定论。

在 sUCBT 研究中，美国多家移植中心推荐的 TNC 阈值为 2.5×10^7/kg[4]，欧洲移植中心推荐的 TNC 阈值为 3.0×10^7/kg[5]，日本推荐的 TNC 阈值为 2.0×10^7/kg[6]，TNC 数高于该阈值可提高植入率和生存率，并降低移植相关死亡率[7, 8]。对于恶性疾病，推荐冻存前 TNC＞$(2.5～3.0) \times 10^7$/kg，复苏后 TNC＞$(2.0～2.5) \times 10^7$/kg。非恶性疾病冻存前 TNC≥5.0×10^7/kg，复苏后 TNC≥3.5×10^7/kg。也有研究推荐恶性疾病冻存前 TNC≥3.0×10^7/kg 或者解冻后 TNC≥$(2.0～2.5) \times 10^7$/kg，非恶性疾病冻存前 TNC≥3.5×10^7/kg 或者解冻后 TNC≥3.0×10^7/kg，骨髓衰竭性疾病（AA、先天性骨髓衰竭性疾病）或血红蛋白病患者冻存前 TNC≥5×10^7/kg[5]。

2004 年 Gluckman 等[9]分析研究了 550 例恶性血液病患者接受 UCBT 的结果，资料来自欧洲脐带血登记处（Eurocord Registry），均采用 HLA6 个位点（HLA-A、B 低分辨、DRB1 高分辨）配型。结果显示：移植后中性粒细胞和血小板的植入与 HLA 错配数、脐带血冻存时 TNC 相关，其中 60 天中性粒细胞植入率 HLA6/6 个位点相合组显著高于 HLA3/6～5/6 个位点相合组（83% vs. 53.2%，$P＝0.001$），脐带血冻存时 TNC≥4×10^7/kg 组显著高于 TNC＜4×10^7/kg 组（79.6% vs. 69%，$P＝0.000\,77$），中性粒细胞恢复与 HLA 错配数和冻存时 TNC 数呈线性相关。180 天血小板累计植入率在回输 TNC≥3.11×10^7/kg 组高于 TNC＜3.11×10^7/kg 组（59.9% vs. 42.4%，$P＝0.05$），HLA-Ⅰ类和 HLA-Ⅱ类位点无同时错配组明显高于同时错配组（53.1% vs. 43.3%，$P＝0.006$），HLA-Ⅰ类和 HLA-Ⅱ类位点同时错配（$HR＝1.876$，$P＝0.009\,3$）和冻存时高 CD34⁺ 细胞数（$HR＝1.01$，$P＝0.000\,41$）与Ⅲ～Ⅳ度 aGVHD 相关。100 天 TRM 与细胞数（$P＝0.40$）和 HLA 错配数（$P＝0.58$）均无显著相关性。HLA 全合组患者的复发率高于 HLA3/6～5/6 个位点相合组

（28.8% vs. 14.3%，$P=0.05$），而细胞数与复发率无显著相关性（$P=0.09$），提示 HLA 不合 UCBT 的 GVL 效应更高，细胞数与 HLA 错配数与 3 年 OS 均无显著相关性。该研究提示回输 TNC 数越高、HLA 错配数越低则植入率越高，CD34$^+$ 细胞数和 HLA 错配数越高则 III ~ IV 度 aGVHD 发生率越高，HLA 错配数越高则复发率越低，应结合细胞数和 HLA 相合程度来筛选合适的脐带血。有学者指出，回输细胞数高有望克服 HLA 错配的负面影响，HLA 错配程度越高，则需要回输的 TNC 数越高以提高生存[10]，也有专家认为过高的细胞数不能提高植入率，目前尚不能明确最佳的细胞数量。

Juliet[10] 等分析了清髓性 sUCBT 治疗 1 061 例恶性血液病患者的结果，数据来自纽约血液中心，结果示 HLA 相合程度和 TNC 对移植结果均有显著影响，与对照组 HLA（HLA-A/B/DRB1）中 5/6 个位点相合，TNC 数 2.5 ~ 4.9 × 10^7/kg 相比，HLA6/6 个位点相合组（不论 TNC 数量）的 TRM 率最低（$RR=0.4$，$P=0.019$），HLA4/6 ~ 5/6 个位点相合且 TNC 数 ≥5 × 10^7/kg 的患者 TRM 率无显著差异。HLA 4/6 个位点相合且 TNC 数 2.5 ~ 4.9 × 10^7/kg 的患者 TRM 率较高（$RR=1.5$，$P=0.014$）。HLA4/6 个位点相合且 TNC 数 <2.5 × 10^7/kg（$RR=1.9$，$P=0.002$）、HLA5/6 个位点相合且 TNC 数 <2.5 × 10^7/kg（$RR=2.4$，$P<0.001$）和 HLA3/6 个位点相合（不论 TNC 细胞数，$RR=1.7$，$P=0.02$）患者的 TRM 率均明显升高。该研究推荐优先选择 HLA6/6 个位点相合脐带血，其次选择 HLA5/6 个位点相合且 TNC 数 ≥2.5 × 10^7/kg，或 HLA4/6 个位点相合且 TNC 数 ≥5 × 10^7/kg 的脐带血。对于成人患者，由于体重较大，获得较高数量的脐带血不易，部分患者输注较低细胞数量的脐带血也获得了稳定的植入和生存，日本东京大学的 Takahashi 等[11] 研究认为成人患者输注 TNC 数 <2 × 10^7/kg（受者体重）的脐带血也能获得植入，对于缺少供者又急需短时间内接受移植的成人患者，低细胞数脐带血也可作为一种治疗选择。对不同疾病类型和移植时不同疾病状态的患者合适的细胞阈值目前仍在探索中。

CD34$^+$ 细胞数是造血恢复最关键的因素之一[12, 13]，能更准确地反映造血干 / 祖细胞量，在评价一份脐带血细胞数时较 TNC 更有效，冻存时 TNC 数高但未去除红细胞的脐带血并不能反映更高的祖细胞含量。总体而言，大多数中心认为 CD34$^+$ 细胞数是脐带血筛选的最关键因素。常见推荐的冻存时 CD34$^+$ 细胞数为（1 ~ 1.5）× 10^5/kg，部分研究提出高 CD34$^+$ 细胞数较 TNC 数更有助于促进植入。早期研究发现 CD34$^+$ 细胞数 <1.7 × 10^5/kg 不仅与植入延迟相关，且可增加早期 TRM 率而降低生存率[14]。近期也有研究发现高 CD34$^+$ 细胞数有助于造血恢复，但对生存率无显著影响。目前"合适剂量"的 CD34$^+$ 细胞数阈值尚未完全建立，早期推荐恶性疾病患者移植需要的 CD34$^+$ 细胞数为复苏后（1.2 ~ 1.7）× 10^5/kg，非恶性疾病需要 ≥HLA4/6 个位点相合和 CD34$^+$ 细胞数更高的脐带血，要求 CD34$^+$ 细胞数复苏后达（2 ~ 2.5）× 10^5/kg。也有推荐对于恶性疾病患者使用冻存时 CD34$^+$ 细胞数 ≥（1.0 ~ 1.7）× 10^5/kg 或者解冻后 CD34$^+$ 细胞数 ≥（1.0 ~ 1.2）× 10^5/kg 的脐带血。对于骨髓衰竭性疾病（先天性或获得性）或血红蛋白病，CD34$^+$ 细胞数在冻

存时及解冻后细胞数均应>1.7×10^5/kg[13]。现有的美国和更新的 Eurocord 指南推荐[7-8]单份脐带血冻存时的最低 CD34+ 细胞数为 1.5×10^5/kg。Takaaki 等[15]回顾性分析 1998—2016 年间，日本单中心采用不同类型细胞数进行 sUCBT 治疗成人患者评价对移植后疗效的影响，结果显示，在获得造血重建的患者中，三系植入与 CD34+ 细胞数显著相关，但与 TNC 数和 CFU-GM 无明显相关性，同时重度 cGVHD 的发生率与高 CD34+ 细胞数显著相关，各类型细胞数与生存、*TRM* 和复发率均无显著相关性。该研究提示 CD34+ 细胞数是移植后预测造血恢复和重度 cGVHD 明确的影响因素，成人 sUCBT 患者应根据 CD34+ 细胞数进行脐带血筛选。Hideki 等[16]分析了 2006—2014 年间使用 sUCBT 治疗 1 917 例青年及成人恶性血液病患者的结果，所有患者回输 TNC 数均<2.5×10^7/kg，根据 TNC 和 CD34+ 细胞数进行分组，结果显示低 TNC 数高 CD34+ 数组植入显著优于高 TNC 数低 CD34+ 数组，特别是 CD34+ 数<0.5×10^5/kg 的患者，但 *OS* 率两组间无显著差异。该研究提示若脐带血的有核细胞数不理想，可优先根据 CD34+ 数进行筛选脐带血。

2023 年 Chen 等[17]回顾性分析了 2015 年 1 月 1 日至 2020 年 12 月 26 日，在中国科学技术大学第一附属医院（安徽省立医院）接受单份 UCBT 治疗急性白血病患者 619 例的数据，计算脐血中 CD34+ 细胞数阈值与移植后中性粒细胞恢复的相关性，CD34+ 细胞数通过 3 种方式表达：①CD34+ 细胞的绝对数（CD34+ 绝对值）；②每千克受体体重 CD34+ 细胞数（CD34+/BW）；③每升受体血容量中 CD34+ 细胞数（CD34+/BV）。使用限制三次样条的 Bayesian Cox 回归模型来估计 CD34+ 细胞的非线性剂量效应。结果显示，当 CD34+ 细胞数量化为 CD34+ 绝对值时，中性粒细胞恢复的危险函数不稳定；当 CD34+/BW>3×10^5/kg，中性粒细胞恢复的风险高原值稳定在≈1.5，并且不存在风险突然降为零的阈值；当 CD34+/BV>0.5×10^7/L 时，中性粒细胞恢复的风险高原值稳定在≈1.5，即使 CD34+/BV 降至本研究队列的第 2.5 个百分点值 0.05×10^7/L 时，风险仍保持≈0.5。根据 CD34+ 细胞数将研究者分成五组，计算每组 CD34+ 细胞数对数值与中性粒细胞恢复时间的相关性。当 CD34+ 细胞数量化为 CD34+/BV 时，与中性粒细胞恢复间隔的相关性最好［$r=0.96$（CD34+/BV）vs. -0.85（CD34+ 绝对值）和 0.92（CD34+/BW）］。当 CD34+/BV 每递减一半，中性粒细胞植入时间延长 1.6 天。即使在 CD34+/BV 剂量最低的五分之一组中，移植后 NK 细胞、CD8+T 细胞、CD4+T 细胞和 B 淋巴细胞数在移植后 1 年内重建正常，并且所有五组的复发和累积生存发生率相似。在多变量 Cox 回归分析中，CD34+/BV 与中性粒细胞恢复累积发生率独立相关（HR=1.89 每 10^7/L［1.42, 2.51］，P<0.001）。该研究揭示了 CD34+ 细胞与移植后中性粒细胞恢复的非线性剂量效应，发现移植后骨髓功能恢复不需要 CD34+ 细胞剂量阈值，并且 CD34+ 细胞数应该根据受体血容量而不是体重来计算。

另外，CFU-GM 含量是反映造血祖细胞增殖能力很好的指标，与 CD34+ 细胞数呈正相关，若 CD34$^+$ 细胞数高而 CFU-GM 含量低，则建议复查以避免误差。

单份脐带血移植中脐带血的选择，应结合 HLA 配型、TNC 数、CD34$^+$ 细胞数等指标综合考虑。英国血液与骨髓移植协会（BSBMT）脐带血工作组（CBWG）推荐：①对于恶性血液疾病，TNC 数冷冻前 ≥3×10^7/kg 或复苏后 ≥（2.0～2.5）×10^7/kg，CD34$^+$ 细胞数冷冻前（1.0～1.7）×10^5/kg 或复苏后（1.0～1.2）×10^5/kg；②对于非恶性血液疾病，TNC 数冷冻前 ≥3.5×10^7/kg 或复苏后 ≥3.0×10^7/kg，其中骨髓衰竭性疾病（AA、先天性骨髓衰竭性疾病）或血红蛋白病冻存前 TNC 数应 ≥5×10^7/kg，CD34$^+$ 细胞数冷冻前或复苏后 >1.7×10^5/kg。Eurocord 推荐：①对于恶性血液病，冷冻前 TNC 数（2.5～3）×10^7/kg 和 / 或 CD34$^+$ 细胞数 ≥1.5×10^5/kg；②供、受者均做高分辨（HLA-A/B/C/DRB1）配型，避免选用 >HLA2/8 个位点不合和 HLA-C 位点不合的脐带血；③对于非恶性血液病，选择 HLA 相合好且细胞数高（TNC 数 >5×10^7/kg）的脐带血，对于大体重患者，优先考虑细胞数而非 HLA 配型。NMDP/CIBMTR 推荐：① HLA 相合程度 ≥4/6 和 4/8 个位点相合；② TNC 数 ≥2.5×10^7/kg 和 CD34$^+$ 细胞数 ≥1.5×10^5/kg；③综合考虑细胞数和 HLA 配型，若细胞数高（TNC 数 ≥3×10^7/kg 和 CD34$^+$ 细胞数 ≥2×10^5/kg），则优先考虑 HLA 相合程度更高的脐带血；若 TNC 和 CD34$^+$ 细胞数低，则优先考虑 CD34$^+$ 细胞数，其次考虑 HLA 配型；若多份脐带血的细胞数相同，则选择 HLA 相合程度更高的脐带血。

如果单份脐带血细胞数难以达到标准，有学者指出采用双份脐带血移植（dUCBT）可提高植入率，降低 *TRM* 率并降低复发风险[18]。筛选双份脐带血需满足每份脐带血的 TNC 数 ≥1.5×10^7/kg，双份 TNC 总数 ≥3.5×10^7/kg[5]。若双份脐带血的 TNC 数相同，则选择 CD34$^+$ 数量和活力更高的脐带血，一般不采用细胞活力低于 90% 的脐带血制品[3]。Juliet 等[19] 研究认为寻找脐带血时优先考虑 HLA 相合程度高，并且每份 TNC 数 ≥2×10^7/kg 的脐带血，但是，双份脐带血间 HLA 相合程度与植入率无显著相关性。双份脐带血移植后最终仅一份脐带血获得造血重建，对于获得植入（优势份）脐带血的特点，很多学者做了研究，针对 HLA 相合程度、TNC、CD34$^+$、CFU-GM、CD3$^+$ 或输注的途径（静脉输注或骨髓腔注射）等均没有得出优势份脐带血的特点，同时双份脐带血移植并没有提高移植后的植入率，所以，如何在双份脐带血移植中选择脐带血还有待于进一步的研究。

二、ABO 血型

（一）ABO 血型配型

ABO 血型是人类发现的首个血型系统，编码 ABO 血型的基因位于第 9 号染色体，与 HLA 基因相互独立遗传。根据红细胞表面有无特异性抗原（凝集原）A 和 B 来划分的血型系统，血浆中还有天然产生的抗 A 或抗 B 抗体，又被称为同种凝集素。若供者的红细胞与受者的血浆抗体发生凝集反应，该方向的错配称为主要不合或主侧不合，反之若受者红细胞与供者血浆之间发生凝集反应，则称为次要不合或次侧不合。ABO 血型不合输血可造成严重的溶血性输血反应。在实体器官移植中，ABO 错配可以引起排斥反应而导致移植失败，而在脐带血干细胞移植中，ABO 血型错配并不是移植的禁忌。

ABO 血型主要不合的 Allo-HSCT 中，若输注的移植物（供者细胞）中含有少量红细胞，可与受者的血浆抗体结合而发生急、慢性溶血反应或纯红细胞再生障碍（pure red cell aplasia，PRCA）。而在 ABO 血型次要不合的 Allo-HSCT 中，若供者的细胞制剂中含有高滴度的 ABO 抗体，可破坏受者红细胞而发生溶血反应，但由于移植物中血浆的含量较少，且抗体的滴度不同，所以发生溶血反应的比例低。Allo-HSCT 中供受者 HLA 相合而 ABO 血型不合的发生率约 25%，在供受者 ABO 血型主要不合的移植患者可导致移植后红系植入延迟或 PRCA 的发生，其发生率在 10% ~ 15%[20, 21]，这些患者依赖输血的时间较长。通常认为 PRCA 的发病机制是由凝集素介导的免疫机制异常，在 ABO 血型主要不合的移植受者体内残存的浆细胞分泌的抗 A 或抗 B 同种凝集素持久存在，抑制了供者的红系前体细胞，导致红细胞及其前体细胞破坏。然而，国内外学者均发现在非血缘脐带血移植中，即使供受者 ABO 血型主要不合，移植后均未发现 PRCA 的患者，红细胞的植入（网织红细胞＞1%）的中位时间为移植后 23（12 ~ 56）天。其机制可能与脐带血干细胞的特点相关，在红细胞植入转型过程中脐带血分化的红细胞表面抗原弱，不被受者血浆抗体破坏。因此，脐带血选择过程中不受 ABO 血型配型的限制。

2007 年 Tomonari 等[22] 首次分析了 95 例 sUCBT 中 ABO 血型不合对植入和输血量的影响，结果示中性粒细胞植入在供受者 ABO 血型分组（相合或次要不合组与主要不合或双向不合组）间均无显著差异。与主要不合或双向不合组相比，ABO 相合或次要不合组的血小板植入率更高（$P=0.013$），移植后 60 天的血小板输注量 ABO 相合或次要不合组更低（$P=0.040$）。红细胞植入率两组间无显著差异，而红细胞输注量 ABO 相合或次要不合组更低（$P<0.005$），无 PRCA 病例的发生。该研究结果示 ABO 血型主要不合或主次均不合影响血小板和红细胞的输注量，并影响血小板的植入。2016 年 Solves 等[23] 分析了 318 例 sUCBT 中影响输血的因素，结果示 6.8% 的 ABO 血型主要不合患者在移植后平均 176（103 ~ 269）天检测到受体凝集素的持续存在，15 例患者诊断为自身免疫性溶血性贫血，其中 12 例为冷抗体所致。移植后 180 天摆脱红细胞和血小板输注依赖的发生率在 ABO 血型组间（相合、主要不合、次要不合）均无显著差异，该研究提示 UCBT 中供受者 ABO 血型不合对输血量无显著影响。

2016 年 Matthew 等[24] 研究了 270 例单份或双份 UCBT 治疗非恶性血液病患者的资

料，分析了供受者 ABO 血型相合性对移植结果的影响，发现 ABO 血型对移植后中性粒和红细胞植入时间、移植 100 天内红细胞输注量、急性和 / 或慢性 GVHD 发生率、植入失败率、供者嵌合率和移植后 OS 均无显著影响，观察到主要不合组有 aGVHD 发生率增加的趋势。该研究结果提示 UCBT 治疗非恶性血液病患者的脐带血筛选过程中，无须考虑供受者间的 ABO 相合性。2015 年孙自敏[25] 团队回顾性分析了 ABO 血型不合对 sUCBT 结果的影响，数据来自 2008 年 4 月—2014 年 10 月间共 208 例患者，结果显示，ABO 血型相合组与不相合组相比，中性粒细胞植入率、血小板植入率、红细胞植入率、Ⅱ～Ⅳ度 aGVHD 发生率、Ⅲ～Ⅳ度 aGVHD 发生率和 180 天 TRM 率均无显著差异，也无 PRCA 病例的发生。该研究提示供受者 ABO 血型不合对 UCBT 患者的造血重建、aGVHD 发生率及 TRM 均无影响。

鉴于以上的临床结果，在脐带血初筛时无须考虑 ABO 血型相合性，仅在多份脐带血可选择的情况下，考虑输血方便可选择供受者 ABO 血型相合的脐带血。对于采用供受者 ABO 血型不合的 UCBT，因为用于移植的脐带血在冻存前已经过红细胞的去除，脐带血冻存的体积仅 25～40ml，一般移植物不需要做特殊处理。

（二）供受者 ABO 血型不合移植后输血原则

1. 移植后血型变化　当 ABO 血型主要不合时，受者 ABO 血型抗原大约在移植后 1～3 个月内逐步变为供者型，且其对应供者的 ABO 血型抗体在 2 个月后逐渐消失，完全转变为供者型。次要不合患者移植后，受者 ABO 血型抗原首先变成供者型，受者的血型抗体效价减弱（效价维持在 4～8）后能维持较长时间（＞6 个月），且无论受者既往何种血型，均检测不出新抗体的出现，致使 ABO 正反定型不一致，正定型与供者相符。当双向不合时，供者抗原在 1～2 个月内开始出现，受者自身抗原逐渐减弱至消失，受者血清中与供者抗原相对应抗体也逐渐减弱，但受者血清中无新抗体出现，ABO 正反定型不一致。美国血液与骨髓移植协会建议从移植后 4 天开始，要密切监测红细胞 ABO 血型抗原及血清中相应的 IgM 型、IgG 型抗体效价的变化。如果受者移植前抗 -A/ 抗 -B 效价大于 128，需要在移植后每周检测两次 IgM 型、IgG 型抗体效价，直至其效价降低到 16，再每周检测一次，直至连续两周检测不到相应抗体[26]。

2. 移植后的输血　患者移植后在恢复造血前需输注血液制品支持，移植后可能出现一般输血反应、输血相关性急性肺损伤（TRALI）等不良反应。美国血库协会[27] 建议 ABO 血型不合的 Allo-HSCT 在血型转换前应按照受者血型输注血制品，血型转换后（供受者正反定型一致）应按照供者血型输注血制品，血型转换期的输血原则应遵循表 4-4-1。不考虑 Rh 等其他血型配型，但若 RhD 阴性女性患者接受 RhD 阳性细胞，有产生 Rh 抗体并导致新生儿溶血病的风险。

表 4-4-1　ABO 血型不合的 Allo-HSCT 患者血型转换期的输血原则（2016 版）[27]

| 项目 | 受者血型 | 供者血型 | 红细胞 | 血小板 | | 新鲜冷冻血浆 |
				首选	次选	
主要不合	O	A	O	A	AB/B/O	A/AB
	O	B	O	B	AB/A/O	B/AB
	A	AB	A	AB	A/B/O	AB
	B	AB	B	AB	B/A/O	AB
	O	AB	O	AB	A/B/O	AB
次要不合	A	O	O	A	AB/B/O	A/AB
	B	O	O	B	AB/A/O	B/AB
	AB	A	A	AB	A/B/O	AB
	AB	B	B	AB	B/A/O	AB
	AB	O	O	AB	A/B/O	AB
双向不合	A	B	O	AB	A/B/O	AB
	B	A	O	AB	B/A/O	AB

三、NIMA 配型与 IPA 配型

在家庭遗传中，子女分别获得 1 条遗传性父源 HLA 抗原（inherited paternal antigens，IPA）单体型和 1 条遗传性母源 HLA 抗原（inherited maternal antigens，IMA）单体型。父母未遗传给子女的另 1 条 HLA 单体型分别为非遗传性父源抗原（noninherited paternal antigens，NIPA）和非遗传性母源抗原（noninherited maternal antigens，NIMA）。

（一）NIMA 配型

1. NIMA 效应　研究发现，妊娠期间由于母胎细胞可以通过胎盘屏障双向交流，胎儿暴露于母亲的 NIMA 抗原而产生特异性 Treg 细胞，其对特定 NIMA 反应性低、持久性耐受且有终生的免疫调节作用，称为 NIMA 效应，这种效应至少持续至成年早期。在暴露于 NIMA 的小鼠 HSCT 模型中，发现 NIMA 特异性 Treg 细胞的反应力低下，且其前体细胞的频率显著减低，若去除移植物中的 Treg 细胞可导致 NIMA 效应消失。同时，Treg 细胞还通过抑制移植后 T 细胞的同种异体反应性而降低 aGVHD 的发生率和 GVHD 相关死亡率。但是供者 NIMA 暴露并不能完全抑制异基因 T 淋巴细胞的活化和 GVHD 的发生发展，同时还可诱导出 GVL 效应，主要由供者 CD4[+] 和 CD8[+]T 淋巴细胞介导。实体器官移植研究也证实了 NIMA 效应可提高移植疗效。移植后 Treg 细胞的扩增需要低的 T 淋巴细胞、特异性抗原和 IL-2 的协同刺激环境，因此，采用清髓性预处理方案后淋

巴细胞减少状态有助于 NIMA 特异性 Treg 细胞的扩增。然而，钙调磷酸酶抑制剂，如 CSA 和 FK506，通过 IL-2 依赖的机制干扰 Treg 细胞的活化和扩增而抑制 NIMA 效应，若采用不干扰 Treg 细胞的免疫抑制剂，如西罗莫司和吗替麦考酚酯，可能提高 NIMA 效应。

　　2. **脐带血 NIMA 配型与 HLA 虚拟表型**　　通过比较脐带血供者与其母亲的 HLA 表型，可以确定每份脐带血的 NIMA 表型。在供受者 HLA 不合的 HSCT 中，若供受者 HLA 错配位点与供者的 NIMA 相同则称为 NIMA 相合，反之称为 NIMA 不合。

　　理论上，单份脐带血在 HLA-A/B/DR 位点均各有一个 NIMA，如将脐带血的 HLA 错配位点用 NIMA 取代，则可极大提高与患者匹配的概率。若每个 HLA 位点用 1 个 NIMA 取代，可产生 6 种虚拟表型，2 个位点用 NIMA 取代可产生 12 种虚拟表型，3 个位点取代可产生 18 种虚拟表型。换言之，每份脐带血最多可以与 26 个 HLA 表型不同的患者匹配，被选中的机会可提高 26 倍（详见表 4-4-2）。实际情况下，部分脐带血与其母亲的某个 HLA 位点为纯合子或相合，则 NIMA 数减少，HLA 虚拟表型数也因此减少。NIMA 配型通过降低 HLA 相合水平要求而扩大了脐带血移植物的优势，与成人供者高分辨配型至少需要 9~10 个位点相合的特点不同，脐带血仅需达到 ≥4/6 个位点相合即可。据统计，每份脐带血平均有 13 种 HLA 虚拟表型，因此每份脐带血可以与多达 130 种 HLA 表型的患者 HLA6/6 虚拟表型相合。

表 4-4-2　脐带血 HLA6/6 虚拟表型示例

脐带血母亲	A1, **A2**; B7, **B8**; DRB1*01:01, DRB1*15:01	脐带血 NIMA
脐带血	A1, A3; B7, B44; DRB1*03:01, DRB1*15:01	**A2、B8、DRB1*01:01**
结合脐带血的 HLA 与 NIMA 可产生以下 6/6 虚拟表型相合		
1 个位点（5/6+1NIMA 相合）	2 个位点（4/6+2NIMA 相合）	3 个位点（3/6+3NIMA 相合）
A1, **A2**; B7, B44; DRB1*03:01, DRB1*15:01	A1, **A2**; **B8**, B44; DRB1*03:01, DRB1*15:01	A1, **A2**; **B8**, B44; **DRB1*01:01**, DRB1*15:01
A2, A3; B7, B44; DRB1*03:01, DRB1*15:01	A1, **A2**; B7, **B8**; DRB1*03:01, DRB1*15:01	A1, **A2**; **B8**, B44; DRB1*03:01, **DRB1*01:01**
A1, A3; **B8**, B44; DRB1*03:01, DRB1*15:01	A1, **A2**; B7, B44; **DRB1*01:01**, DRB1*15:01	A1, **A2**; B7, **B8**; **DRB1*01:01**, DRB1*15:01
A1, A3; B7, **B8**; DRB1*03:01, DRB1*15:01	A1, **A2**; B7, B44; **DRB1*01:01**, DRB1*15:01	A1, **A2**; B7, **B8**; DRB1*03:01, **DRB1*01:01**
A1, A3; B7, B44; **DRB1*01:01**, DRB1*15:01	**A2**, A3; **B8**, B44; DRB1*03:01, DRB1*15:01	**A2**, A3; **B8**, B44; **DRB1*01:01**, DRB1*15:01

续表

脐带血母亲	A1, **A2**; B7, **B8**; **DRB1**`*`**01:01**, DRB1`*`15:01	脐带血 NIMA **A2**、**B8**、**DRB1**`*`**01:01**
脐带血	A1, A3; B7, B44; DRB1`*`03:01, DRB1`*`15:01	

结合脐带血的 HLA 与 NIMA 可产生以下 6/6 虚拟表型相合		
1 个位点（5/6+1NIMA 相合）	2 个位点（4/6+2NIMA 相合）	3 个位点（3/6+3NIMA 相合）
A1, A3; B7, B44; DRB1`*`03:01, **DRB1**`*`**01:01**	**A2**, A3; B7, **B8**; DRB1`*`03:01, DRB1`*`15:01	**A2**, A3; **B8**, B44; DRB1`*`03:01, **DRB1**`*`**01:01**
	A2, A3; B7, B44; **DRB1**`*`**01:01**, DRB1`*`15:01	**A2**, A3; B7, **B8**; **DRB1**`*`**01:01**, DRB1`*`15:01
	A2, A3; B7, B44; DRB1`*`03:01, **DRB1**`*`**01:01**	**A2**, A3; B7, **B8**; DRB1`*`03:01, **DRB1**`*`**01:01**
	A1, A3; **B8**, B44; **DRB1**`*`**01:01**, DRB1`*`15:01	
	A1, A3; **B8**, B44; DRB1`*`03:01, **DRB1**`*`**01:01**	
	A1, A3; B7, **B8**; **DRB1**`*`**01:01**, DRB1`*`15:01	
	A1, A3; B7, **B8**; DRB1`*`03:01, **DRB1**`*`**01:01**	

　　2014 年 van Rood 等[28]分析了 1987—2000 年间，荷兰 2 020 例患者与 6 827 份 NIMA 已知脐带血的 HLA 虚拟配型结果，结果发现遗传性 HLA6/6 相合仅占 11%，HLA5/6+1NIMA 相合占 9.6%，HLA4/6+2NIMA 相合占 7.9%，HLA3/6+3NIMA 相合占 4.6%。因此，HLA 虚拟表型 6/6 相合占 22%，遗传性或虚拟表型 HLA6/6 相合占 33%。6 827 份脐带血共有 6 376 种遗传性 HLA 配型，可产生 122 180 种虚拟表型，较遗传性 HLA 配型高出 19 倍，为另外 20% 的患者提供了 6/6 虚拟表型相合的机会。其次，遗传性 HLA5/6 相合占 45%，HLA4/6+1NIMA 相合占 17%，遗传性或虚拟表型 5~6/6 相合占 80%，极大地增加了患者寻找到虚拟表型 5~6/6 相合的概率。112 例 HLA 罕见表型的患者中，42 例（37.5%）使用 NIMA 替代找到了 6/6 虚拟表型相合的脐带血。该研究证实了脐带血母亲的 HLA 表型能为患者提供大量 5~6/6 虚拟表型相合的脐带血，具有潜在的成本效益并对推动 UCBT 具有重大的意义。

　　3. NIMA 效应在 Allo-HSCT 中的作用　2018 年 Julia 等[29]回顾性分析了 NIMA 效应在无关供者 PBSCT/BMT 中的作用及对移植疗效的影响，数据来自 EBMT 和 CIBMTR 1999 年至 2013 年间成人 AML/ALL 患者的资料。对供受者和供者母亲均进行 HLA10 个位点配型，筛选供受者 HLA9/10 相合患者 445 例，根据受者的 HLA 不合位点是否与供者 NIMA 相合，分为 NIMA 相合组（$n=31$）和 NIMA 不合组（$n=414$）。多因素分析结果显示，移植后 100 天 IV～III 度 aGVHD，1 年、3 年、5 年的移植结果（OS、DFS、复发率、TRM）和 1 年、2 年 cGVHD 发生率两组均无显著差异。NIMA 相合最常见的位点依次为 HLA-C*07:01（19%）、HLA-C*03:04（10%）和 HLA-DQB1*03:01（10%）。欧洲人群最常见的 HLA-A 位点依次为 HLA-A*02:01（28.5%）和 HLA-A*01:01（15.7%），最常见的 HLA-C 位点是 HLA-C*07:01（15.2%），而 HLA-C*03:04 仅占 8.4%。本研究中 HLA-A*02:01 和 HLA-A*01:01 分别占 6% 和 3%。受者的 HLA 不合位点比较罕见，因此难以匹配，但若此不合位点在供者或者其母亲的家族背景中较常见，则有望找到与受者相合的 NIMA 位点。

NIMA 效应在 UCBT 中的研究较少，2009 年 van Rood 等[30] 首次分析了脐带血 NIMA 对单份 UCBT 治疗 1 121 例恶性血液病患者结果的影响，纳入供受者 HLA 1～2 个位点不合（HLA-A/B/DR 位点）共 1 059 例，根据受者错配抗原是否与脐带血 NIMA 相合，分为有 NIMA 相合组 79 例，其中 HLA 1 个位点不合 25 例，HLA 2 个位点不合 54 例（其中 1 个 NIMA 相合 53 例，2 个 NIMA 相合 1 例），无 NIMA 相合组 980 例。结果示有 NIMA 相合组的 3 年 TRM 率（$P=0.034$）、总死亡率（$P=0.022$）和移植失败率（$P=0.02$）均显著低于无 NIMA 相合组，中性粒细胞植入速度有 NIMA 相合组显著快于无 NIMA 相合组（$P=0.043$），急慢性 GVHD 发生率两组间无显著差异，3 年复发率有 NIMA 相合组稍低于无 NIMA 相合组（$P=0.074$）。该研究证实了 UCBT 中 NIMA 相合可以提高生存、降低 TRM 并可能降低复发的风险，可能与存在抗 NIMA 免疫或再次暴露于受者不合抗原时免疫反应上调相关，筛选 NIMA 相合的脐带血有望提高移植疗效。

2012 年 Vanderson 等[31] 分析了 NIMA 效应在 HLA 不合单份 UCBT 治疗恶性血液病患者中的作用，分为 NIMA 相合组（$n=48$）和 NIMA 不合组（$n=116$）。结果示：移植后中性粒细胞植入、100 天 II～IV 度 aGVHD、5 年 cGVHD 和复发率两组均无显著差异，5 年 TRM 率 NIMA 相合组低于 NIMA 不合组（18% vs. 32%，$P=0.05$），5 年 OS 率 NIMA 相合组显著高于 NIMA 不合组（55% vs. 38%，$P=0.04$），该研究提示在 HLA 不合的 UCBT 中，如有多份合适的脐带血，筛选 NIMA 相合的脐带血可能会提高生存。

（二）IPA 配型

1. 母体微嵌合体　若受者 HLA 位点与脐带血中 IPA 相合，称为共享 IPA 移植。妊娠期间，表达 IPA 的胎儿细胞和体液成分持续暴露于母体免疫系统中，IPA 为主要、次要组织相容性抗原多肽或癌胚抗原，诱导母体致敏产生 IPA 特异性 T 淋巴细胞称为母体微嵌合体（maternal microchimerism，MMc），包括 Treg 细胞、细胞毒性 T 细胞、B 细胞、NK 细胞等[32]。大量 MMc 穿过胎盘进入脐带血，脐带血中 MMc 的含量在不同研究中有很大的差异（0.004%～1%），其中 Treg 细胞有助于母体对胎儿的耐受以维持妊娠，部分 MMc 驻留于胎儿淋巴结内诱导胎儿产生 Treg 细胞，可抑制胎儿抗母体免疫并且至少持续至成年早期。另外，MMc 中还含有对 IPA 致敏的记忆性 T 淋巴细胞，UCBT 中若受者 HLA 与脐带血 IPA 相合，MMc 将被"启动"以识别靶细胞发挥 GVL 作用而不增加 GVHD 发生率。产后几个月内母源抗体有助于婴儿的抗细菌、抗病毒感染免疫，MMc 可能不仅有助于移植后抗复发，而且可能在癌症监测中发挥作用。

2. 脐带血 IPA 分型　通过比较供受者与供者母亲 HLA 分型可以推断出每份脐带血的 IPA 分型（脐带血与母亲 HLA 相合情况除外），若供受者的 HLA 相合位点与脐带血 IPA 共享，且母亲无此 HLA 位点称为 IPA 相合，其他情况称为 IPA 不合（详见表 4-4-3）。

表 4-4-3　受者与脐带血 HLA5/6 相合 IPA 分型示例

HLA 分型	HLA-A	HLA-B	HLA-DRB1
受者与脐带血共享 IPA			
脐带血母亲	3，66	44，58	07:01，15:03
脐带血	2，3	45，58	12:01，15:03
受者	2，3	45，58	13:02，15:03
脐带血抗 IPA	2	45	12:01
共享 IPA	2	45	无
无受者与脐带血共享 IPA[Δ]			
脐带血母亲	2，33	53，72	08:04，11:01
脐带血	2，33	53，64	08:04，08:04
受者	2，33	27，53	08:04，08:04
共享 IPA	无	无	无

Δ：指供受者相合的 HLA 位点与脐带血 IPA 不合，或与 IPA 相合但无脐带血抗 IPA（脐带血与母亲 HLA 相合或脐带血为纯合子）。

3. IPA 配型在 UCBT 中的作用　UCBT 中若受者 HLA 位点与脐带血的 IPA 位点相同，称为共享 IPA 移植。UCBT 的临床研究中发现，有一个或多个 HLA 与脐带血 IPA 相合的白血病患者的肿瘤复发率显著低于无 IPA 相合的患者。

2012 年 van Rood 等[33]的一项回顾性研究中，分析了 MMc 对单份 UCBT 治疗恶性血液病患者结果的影响，供受者均为 HLA 1/6～3/6 个位点不合，根据供受者和供者母亲的 HLA 分型推理出供者 IPA 并进行分组，分为有 IPA 相合组（受者有 1～3 个 HLA 位点与脐带血 IPA 相合，n=1 030）和无 IPA 相合组（受者无 HLA 位点与脐带血 IPA 相合，$n=64$）。结果发现，IPA 相合组与无 IPA 相合组相比，Ⅲ～Ⅳ度 aGVHD 发生率较高（26% vs. 13%，$P=0.054$）、3 年复发率明显降低（20% vs. 38%，$P=0.001$），而 IPA 相合组与复发率的显著相关性仅发生于 AML（$P=0.002$）和 ALL（$P=0.005$）患者。对 AML/ALL（$n=854$）亚组进行多因素分析发现，3 年复发率 IPA 相合组显著低于无 IPA 相合组（$HR=0.38$，$P<0.001$），其中 HLA 1 个位点 IPA 相合组的复发率明显降低（$HR=0.15$，$P<0.001$），且重度 GVHD 发生风险也无显著相关性（$HR=1.43$，$P=0.73$）。因 IPA 相合组脐带血母亲与受者的不合数可能较无 IPA 相合组更高，进一步分析了 GVHD 和复发与脐带血母亲和受者 HLA 不合程度的相关性，发现均无显著性差异。该研究证实了受者与脐带血共享 IPA 移植可降低移植后的复发率，其中一个 HLA 位点共享的 IPA 效应强且不增加 GVHD 发生风险，共享 IPA 的移植后 GVL 效应与供受者 HLA 不合程度、不相合的方向和 NIMA 相合均无显著相关性，可能是脐带血中对 IPA 致敏的母体微嵌合细胞介导了 GVL 效应。

脐带血筛选过程中，考虑受者与脐带血的 IPA 和 NIMA 抗原是否相合，需要检测脐带血母亲的 HLA 分型，由于检测成本等原因尚未在中国各脐带血库常规开展。此外，需要大样本的进一步研究来评估 GVHD 的严重程度与共享 IPA 位点数量、NIMA 单倍型类型以及预防 GVHD 方案之间的相关性。若能更好地理解 NIMA 效应则有望降低 HLA 配型的局限性，将 NIMA 相合纳入脐带血筛选标准中，寻找"允许的"HLA 错配而 NIMA 相合的脐带血可能获得更好的移植结果，当有多份类似的 HLA 不合脐带血可选时可优选此类脐带血。受者与脐带血 IPA 位点相合能够提高恶性血液病患者的移植疗效，共享 IPA 位点也可纳入脐带血筛选标准中，将会对推动脐带血移植的广泛应用有重要的意义。

四、HLA 配型

早期研究对 HLA-Ⅰ类位点多采用血清学或抗原水平的低分辨分型，但是无法鉴别某些密切相关的 HLA 等位基因，现在多采用核酸技术检测等位基因水平的高分辨分型。目前尚不清楚高分辨错配是否较低分辨错配对移植更有益。

（一）供受者 HLA 错配方向

UCBT 中，当受者在某 HLA 位点为纯合子，而供者在相同位点为杂合子（其中 1 个抗原位点与受者相合）时，则 HLA 不合为宿主抗移植物（host versus graft，HVG）方向，有植入失败和增加复发风险，相反则为移植物抗宿主（graft versus host，GVH）方向，若供受者双方均有 HLA 位点不合，则为双向不合。目前有关 HLA 错配方向对移植结果的影响尚存在不同的观点。

2011 年 Stevens 等[34]分析了 1 202 例 sUCBT 中 HLA 不合方向对移植结果的影响，

受者为恶性血液疾病、遗传性或获得性非恶性血液疾病，供受者均为 HLA≥4~6/6 个位点相合（HLA-A/B/DRB1），不考虑其他 HLA 位点相合程度。根据供受者 HLA 不合方向分组，分为全相合组（$n=72$）、仅 GVH 不合组（$n=58$）、仅 HVG 不合组（$n=40$）、双向不合组（$n=890$，其中 1 个位点 $n=364$，2 个位点 $n=526$）和其他不合组（$n=142$）。多因素分析结果示与 1 个位点双向不相合组相比，植入速率仅 GVH 不相合组更快（$HR=1.6$，$P=0.003$），与 HLA 全合组相似。Ⅲ~Ⅳ度 aGVHD 和 cGVHD 发生风险在 GVH 不合组中无显著差异，HVG 不相合组的发生较低，但无统计学差异。对恶性血液病患者亚组分析发现，HVG 不相合组的复发风险显著增加（$HR=2.4$，$P=0.010$），其中髓系和非髓系肿瘤患者的复发趋势相似，在 3 年 TRM（$HR=0.5$，$P=0.062$）、总体死亡率（$HR=0.5$，$P=0.019$）和移植失败率（$HR=0.5$，$P=0.016$）中 GVH 不相合组均明显降低，与 HLA 相合组结果相似。该研究提示 UCBT 中供受者仅 HVG 不合对植入、复发和死亡率有显著影响，而 GVH 方向不合与 HLA 全合的移植结果相似，脐带血筛选过程中应优先选择 GVH 方向不合的脐带血。

2012 年 Kanda 等[35]回顾性分析了 HLA 不合方向对 2 977 例 sUCBT 治疗白血病或 MDS 患者结果的影响，对供受者进行血清学 HLA6 个位点配型（HLA-A/B/DR）。结果显示，与 1 个位点双向不相合组相比，仅 GVH 方向不相合组或仅 HVG 方向不相合组的总体死亡率均无显著差异，在成人和儿童患者的结果一致，但儿童患者中仅 GVH 方向不相合组的 NRM 显著降低（$HR=0.65$，$P=0.04$），仅 GVH 方向不相合组的中性粒细胞和血小板植入率低于 1 个位点双向不合组（分别为 $P=0.081$ 和 $P=0.053$），但无统计学差异。HLA 不合方向与复发率均无显著相关性。该研究提示 sUCBT 中 HLA 不合方向对生存率无显著影响。

然而，Eurocord 近期的一项 1 565 例 sUCBT 研究中，各组间的中性粒细胞植入、血小板植入、死亡率和 OS 均无显著差异。因此，UCBT 中虽然 HLA 不合方向可能影响植入，但对移植结果无显著相关，脐带血筛选过程中 HLA 不合方向不作为首先考虑的因素。

（二）HLA 错配组合

在 UCBT 中，获得 HLA 全合的脐带血供者比例仅占 10% 左右，某些 HLA 位点错配对移植结果的影响引起了血液学专家的关注。

2007 年 Takakazu 等[36]回顾性分析了 HLA 错配组合及相应的氨基酸替代位点对移植结果的影响，数据来自 1993 年 1 月至 2006 年 1 月日本骨髓捐赠计划（Japan Marrow Donor Program，JMDP）共 5 210 例无关供者 BMT 的资料，供受者均进行 HLA12 个位点配型（HLA-A/B/C/DR/DQ/DP）。结果发现 4 种 HLA-A 错配（供者-受者：A*02:06-A*02:01、A*02:06-A*02:07、A*26:02-A*26:01 和 A*26:03-A*26:01）、1 种 HLA-B 错配（B*15:01-B*15:07）、7 种 HLA-C 错配（Cw*04:01-Cw*03:03、Cw*08:01-Cw*03:03、Cw*03:03-

Cw*15:02、Cw*03:04-Cw*08:01、Cw*14:02-Cw*03:04、Cw*15:02-Cw*03:04 和 Cw*15:02-Cw*14:02）、1 种 HLA-DRB1 错配（DR*04:05-DR*04:03）、2 种 HLA-DPB1 错配（DP*03:01-DP*05:01、DP*05:01-DP*09:01）共 15 个 HLA 错配组合和 1 种 HLA-DRB1-DQB1 连锁错配［（DR14:03-DQ03:01）-（DR14:01-DQ05:02）］是重度 aGVHD 发生的高危因素，且多与死亡率增加相关，被定义为"不允许"错配组合。根据"不允许"错配数分为 4 个组：HLA 全相合组（$n=972$）、无"不允许"错配组（有其他 HLA 错配，$n=2\ 446$）、1 个"不允许"错配组（有 / 无其他 HLA 错配，$n=571$）和 ≥2 个"不允许"错配组（有 / 无其他 HLA 错配，$n=61$）。多因素分析结果显示：重度 aGVHD 发生率、OS 和 aGVHD 相关死亡率在 HLA 全相合组与无"不允许"错配组间相似，重度 aGVHD 发生率在 1 个或 ≥2 个"不允许"错配组均显著高于无"不允许"错配组（分别为 $HR=2.22$，$P<0.001$ 和 $HR=3.68$，$P<0.001$）。OS 率 1 个或 ≥2 个"不允许"错配组均显著低于无"不允许"错配组（分别为 $HR=1.51$，$P<0.001$ 和 $HR=2.25$，$P<0.001$）。aGVHD 相关死亡率 1 个或 ≥2 个"不允许"错配组（分别为 19.7% 和 15.8%）高于 HLA 全相合组和无"不允许"错配组（分别为 8.5% 和 11.4%）。进一步研究发现 HLA-A 分子 9 号位置的 1 种替代氨基酸（Tyr9A-Phe9A），HLA-C 分子 9、77、80、99、116 和 156 号位置的 6 种替代氨基酸（Tyr9C-Ser9C、Asn77C-Ser77C、Lys80C-Asn80C、Tyr99C-Phe99C、Leu116C-Ser116C 和 Arg156C-Leu156C）均与重度 aGVHD 的发生风险显著相关，且均为肽结合和 T 淋巴细胞识别的重要部位，而其他 HLA 位点的替代氨基酸位点与重度 aGVHD 的发生无显著相关性。目前仅少数研究证实移植相关免疫反应和临床结果是由 HLA 错配所致，此研究以 HLA 分子为基础为阐明 aGVHD 的发生机制提供了依据。该研究提示在无关供者筛选过程中，应避免选择有"不允许"错配的供者，基于这种"不允许"错配的供者选择可能较 HLA 位点错配更有意义。在 HLA 错配中除了"不允许"错配外，还存在"允许"错配。此外，某些未归类为"不允许"错配也可能是潜在的"不允许"错配，需要更进一步的研究证实。

（三）HLA-C 位点错配

多项成人无关供者 BMT 研究证实 HLA-C 位点错配发生 GVHD 的程度和 / 或死亡率更高，然而在以往各国脐带血筛选指南中尚未对 HLA-C 位点作出要求。2011 年 Mary 等[37]首次分析了 HLA-C 位点对单份 UCBT 结果的影响，数据来自 1996—2008 年间 CIBMTR 和 Eurocord 共 803 例白血病 /MDS 患者的移植资料。对供受者均进行 HLA8 个位点（低分辨 HLA-A/B/C，高分辨 DRB1）配型。结果示 TRM 风险 HLA 6/6 相合 +HLA-Cw 不合组显著高于 HLA 8/8 相合组（26% vs. 9%，$HR=3.97$，$P=0.018$），HLA 5/6 相合 +HLA-Cw 不合组显著高于 HLA 5/6 相合 +HLA-Cw 相合组（28% vs. 18%，$HR=1.7$，$P=0.029$）。分析 HLA 错配程度对 TRM 的影响，发现 HLA 2 个（$HR=3.27$，$P=0.006$）、

3个（*HR*＝3.34，*P*＝0.005）和4个（*HR*＝3.51，*P*＝0.006）位点不合的*TRM*风险均显著高于HLA全合组。同时移植失败率、感染率和器官衰竭发生率HLA-Cw相合组均高于HLA-Cw不合组。分析死亡风险与特定HLA位点的相关性，发现仅HLA 5/6相合＋HLA-Cw不合组显著高于HLA 5/6相合＋HLA-Cw相合组（55.6% vs. 44.9%，*HR*＝1.42，*P*＝0.023），3年*OS*率HLA 5/6相合＋HLA-Cw相合组高于HLA 5/6相合＋HLA-Cw不合组（分别为51%和37%）。对供受者HLA-Cw1个位点错配患者进行亚组分析，发现HLA-Cw1个位点错配组的*TRM*（*HR*＝1.76，*P*＝0.022）和总体死亡风险均显著高于HLA-Cw相合组（*HR*＝1.42，*P*＝0.030）。28天中性粒细胞植入率与HLA相合程度相关，HLA 8/8、7/8和6/8相合组的植入率相似（分别为70%、64%和64%），但HLA 5/8和4/8相合组的植入率显著降低（分别为54%和44%）。Ⅱ～Ⅳ度aGVHD和复发风险与HLA相合程度和特定HLA位点均无显著相关性。该研究着重于在传统HLA 6个位点配型的基础上分析HLA-Cw位点对移植结果的影响，发现在HLA 5/6～6/6个位点相合（HLA-A/B/DR）的移植中，HLA-Cw不合是增加*TRM*的独立危险因素，为脐带血筛选提供了新的指导：当无HLA 8/8个位点相合的脐带血时，优选HLA-Cw相合的脐带血。

2016年Satoko等[38]回顾性分析了供受者HLA错配对移植后的影响，资料来自日本各中心采用未去除供者T淋巴细胞的移植方案的6 967例无关供者BMT患者，供受者均行HLA 12个位点配型，发现供者和/或受者间HLA-B*51:01位点错配与重度aGVHD的发生风险增加显著相关（供者*HR*＝1.35，*P*＜0.001，受者*HR*＝1.37，*P*＜0.001），受者HLA-C*14:02位点错配也与重度aGVHD的发生风险增加显著相关（*HR*＝1.35，*P*＜0.001），而供者HLA-C*14:02与重度aGVHD无显著相关。进一步分析这些高危HLA位点与供受者HLA位点错配的关系，发现与HLA-C位点相合组相比，HLA-C位点不合组中受者为HLA-C*14:02发生重度aGVHD率显著增高（*HR*＝3.61，*P*＜0.001），而且*TRM*率显著增高（*HR*＝2.53，*P*＜0.001）。虽然受者HLA-C*14:02与供者HLA-C*15:02错配通常是GVH方向的KIR2DL-配体错配，但是无论KIR2DL-配体是否相合，受者HLA-C*14:02不合导致严重aGVHD的风险均明显增加。同时，供者和/或受者HLA-B*51:01对重度aGVHD的影响不仅与HLA-C*14:02与HLA-B*51:01的强烈连锁不平衡有关，还与HLA-B*51:01本身的作用有关。该研究证明，受者HLA-C*14:02错配是发生重度aGVHD和死亡的一个强烈危险因素，在无关供者HSCT的供者筛选中应被列为"不允许"的HLA-C错配。同时，这些位点与死亡率高风险相关（受者HLA-B*51:01 *HR*＝1.18，*P*＜0.001，供者HLA-B*51:01 *HR*＝1.15，*P*＝0.001，受者HLA-C*14:02 *HR*＝1.18，*P*＝0.001）。

在UCBT中供受者HLA-B*51:01或HLA-C*14:02错配的研究尚无报道。2020年12月笔者回顾性分析了2012年9月至2019年12月在中国科学技术大学附属第一医院接受sUCBT治疗急性白血病和MDS患者851例的资料，全部受者与脐带血均进行

HLA 12 个位点（HLA-A/B/C/DR/DQ/DP）高分配型，患者均采用清髓性不含 ATG 预处理方案，其中受者和 / 或脐带血含 HLA-B*51:01 和 / 或 HLA-C*14:02 的共 108 例。根据供受者在 HLA-B*51:01 和 HLA-C*14:02 两个位点的相合程度分为相合组（两个位点均相合，n=44）和不合组（1~2 个位点不合，n=64），结果显示，两组在植入率、OS、TRM、DFS 和 aGVHD 发生率均无显著差异，但是 cGVHD 发生率不合组显著高于相合组（32.81% vs. 15.91%，P=0.049），因此认为供受者 HLA-B*51:01 和 HLA-C*14:02 均相合有利于改善患者移植后长期生活质量，在脐带血筛选过程中应避免这两个位点错配的脐带血（资料尚未发表）。次研究还需进一步的扩大病例来阐明 HLA-B*51:01 和 HLA-C*14:02 在 UCBT 中的作用。

（四）HLA-DP 位点错配

HLA-DPB1 抗原是经典的移植抗原，在无关供者 BMT 或 PBSCT 研究中，证实 HLA-DPB1 错配可出现重度 aGVHD 及移植相关死亡率的增加。但是在 UCBT 中的作用尚未阐明。目前，HLA-DPB1 位点尚未纳入脐带血筛选标准中。根据 DPB1 抗原与 T 淋巴细胞表位错配状态，DP 位点错配可分为可允许错配和不允许错配 2 种类型，其中不允许错配与高风险非复发死亡相关，当其他位点错配时更高。

关于 HLA-DPB1 位点在 UCBT 中的作用，2017 年日本脐带血移植研究组[39]（Japanese Cord Blood Transplantation Histocompatibility Research Group）首次回顾性分析了 1999 年至 2012 年日本接受 sUCBT 的 1 157 例白血病和 MDS 患者的资料，所有脐带血均来自日本脐带血库，所有的患者均采用不含 ATG 的预防 GVHD 方案，脐带血与患者均进行 HLA12 个位点（HLA-A/B/C/DRB1/DQB1/DPB1）高分辨基因配型。结果发现 HLA-DPB1 错配组较 HLA-DPB1 相合组复发风险明显降低（HR=0.61，P<0.001），而与其他 HLA 位点错配组无显著差异。与 HLA-DPB1 相合组相比，1 个或 2 个 HLA-DPB1 位点错配均可显著降低复发风险（分别为 HR=0.60，P=0.001 和 HR=0.62，P=0.003）。此外，HLA-DPB1 错配对 aGVHD、植入率、NRM 和死亡风险均无显著性差异。该研究证实了 HLA-DPB1 错配可以诱导出很强的 GVL 效应而不增加移植相关不良事件的风险，筛选 HLA-DPB1 不合的脐带血可能对白血病患者的移植结果更佳。

（五）建议脐带血选择策略

可根据以下标准筛选合适的脐带血。

1. 患者检测①进行 HLA 12 个位点高分辨配型；②HLA 抗体初筛，若结果为阳性，需进一步进行 HLA-Ⅰ、HLA-Ⅱ类抗体特异性检测。

2. 脐带血初筛①供受者 HLA 配型≥4/6 个位点相合（基因型高分辨）；②冷冻前 TNC＞3×10^7/kg、CD34$^+$ 细胞数＞1.5×10^5/kg，CFU 与 CD34$^+$ 细胞数呈正相关；③NIMA 优先。

3. 对初筛的脐带血进行小管复苏后 TNC 活力＞80%，CD34$^+$ 细胞活力＞90%。

4. 对意向使用的脐带血进行 HLA 12 个位点的基因型高分辨配型，加做 KIR 配型。

5. 脐带血的确认①供受者 HLA 配型 ≥ 4/6、5/8、6/10 个位点相合（基因型高分辨），对于非恶性疾病患者选择 HLA 相合程度高和 HLA-Cw 位点相合的脐带血；② TNC 数＞2.5×10^7/kg，CD34$^+$ 细胞数＞1.5×10^5/kg（对于急需移植的恶性血液病患者，如果小管复苏 CD34$^+$ 细胞数＞1.5×10^5/kg、TNC＞2×10^7/kg 也可进行移植），不建议 CD34$^+$ 细胞数＞5×10^5/kg；③ NIMA 优先；④ DSA 排除；⑤若满足以上条件则优选 ABO 血型相合、次要不合的脐带血。

除此之外，还须充分了解脐带血库的质量和特点，以及疾病的危险度和移植时疾病状态等。应选择经国家认证的，有脐带血采集、处理和应用资质体系的脐带血库。

（季艳萍　宋阆迪　孙自敏）

参考文献

[1] RUGGERI A, LABOPIN M, SORMANI M P, et al. Engraftment kinetics and graft failure after single umbilical cord blood transplantation using a myeloablative conditioning regimen[J]. Haematologica, 2014, 99(9): 1509-1515.

[2] COHEN Y C, SCARADAVOU A, STEVENS C E, et al. Factors affecting mortality following myeloablative cord blood transplantation in adults: a pooled analysis of three international registries[J]. Bone Marrow Transplant, 2011, 46(1): 70-76.

[3] WAGNER J J, EAPEN M, CARTER S, et al. One-unit versus two-unit cord-blood transplantation for hematologic cancers[J]. N Engl J Med, 2014, 371(18): 1685-1694.

[4] BARKER J N, KURTZBERG J, BALLEN K, et al. Optimal practices in unrelated donor cord blood transplantation for hematologic malignancies[J]. Biol Blood Marrow Transplant, 2017, 23(6): 882-896.

[5] HOUGH R, DANBY R, RUSSELL N, et al. Recommendations for a standard UK approach to incorporating umbilical cord blood into clinical transplantation practice: an update on cord blood unit selection, donor selection algorithms and conditioning protocols[J]. Br J Haematol, 2016, 172(3): 360-370.

[6] YANADA M, KONUMA T, KUWATSUKA Y, et al. Unit selection for umbilical cord blood transplantation for adults with acute myeloid leukemia in complete remission: a Japanese experience[J]. Bone Marrow Transplantation, 2019, 54(11): 1789-1798.

[7] COHEN Y C, SCARADAVOU A, STEVENS C E, et al. Factors affecting mortality following myeloablative cord blood transplantation in adults: a pooled analysis of three international

registries[J]. Bone Marrow Transplant, 2011, 46(1): 70-76.

[8] KURTZBERG J, PRASAD V K, CARTER S L, et al. Results of the Cord Blood Transplantation Study (COBLT): clinical outcomes of unrelated donor umbilical cord blood transplantation in pediatric patients with hematologic malignancies[J]. Blood, 2008, 112(10): 4318-4327.

[9] GLUCKMAN E, ROCHA V, ARCESE W, et al. Factors associated with outcomes of unrelated cord blood transplant: guidelines for donor choice[J]. Exp Hematol, 2004, 32(4): 397-407.

[10] BARKER J N, SCARADAVOU A, STEVENS C E. Combined effect of total nucleated cell dose and HLA match on transplantation outcome in 1061 cord blood recipients with hematologic malignancies[J]. Blood, 2010, 115(9): 1843-1849.

[11] TAKAHASHI S, OOI J, TOMONARI A, et al. Posttransplantation engraftment and safety of cord blood transplantation with grafts containing relatively low cell doses in adults[J]. Int J Hematol, 2006, 84(4): 359-362.

[12] TERAKURA S, AZUMA E, MURATA M, et al. Hematopoietic engraftment in recipients of unrelated donor umbilical cord blood is affected by the $CD34^+$ and $CD8^+$ cell doses[J]. Biol Blood Marrow Transplant, 2007, 13(7): 822-830.

[13] PURTILL D, SMITH K, DEVLIN S, et al. Dominant unit $CD34^+$ cell dose predicts engraftment after double-unit cord blood transplantation and is influenced by bank practice[J]. Blood, 2014, 124(19): 2905-2912.

[14] WAGNER J E, BARKER J N, DEFOR T E, et al. Transplantation of unrelated donor umbilical cord blood in 102 patients with malignant and nonmalignant diseases: influence of CD34 cell dose and HLA disparity on treatment-related mortality and survival[J]. Blood, 2002, 100(5): 1611-1618.

[15] KONUMA T, KATO S, OIWA-MONNA M, et al. Cryopreserved $CD34^+$ cell dose, but not total nucleated cell dose, influences hematopoietic recovery and extensive chronic graft versus host disease after single-unit cord blood transplantation in adult patients[J]. Biol Blood Marrow Transplant, 2017, 23(7): 1142-1150.

[16] NAKASONE H, TABUCHI K, UCHIDA N, et al. Which is more important for the selection of cord blood units for haematopoietic cell transplantation: the number of CD34-positive cells or total nucleated cells?[J]. Br J Haematol, 2019, 185(1): 166-169.

[17] CHENJ, GALE, RP, FENGY, et al. Are haematopoietic stem cell transplants stem cell transplants, is there a threshold dose of CD34-positive cells and how many are needed for rapid posttransplant granulocyte recovery?. Leukemia (2023). https://doi.org/10.1038/s41375-023-01973-2.

[18] ZHANG K, ASTIGARRAGA I, BRYCESON Y, et al. Familial Hemophagocytic Lymphohistiocytosis[M/OL]//ADAM M P, EVERMAN D B, MIRZAA G M, et al. GeneReviews®. Seattle: University of Washington (2021-09-30) [2022-12-07].

[19] BARKER J N, BYAM C, SCARADAVOU A. How I treat: the selection and acquisition of unrelated cord blood grafts[J]. Blood, 2011, 117(8): 2332-2339.

[20] WATZ E, REMBERGER M, RINGDEN O, et al. Analysis of donor and recipient ABO incompatibility and antibody-associated complications after allogeneic stem cell transplantation with reduced-intensity conditioning[J]. Biol Blood Marrow Transplant, 2014, 20(2): 264-271.

[21] BLIN N, TRAINEAU R, HOUSSIN S, et al. Impact of donor-recipient major ABO mismatch on allogeneic transplantation outcome according to stem cell source[J]. Biol Blood Marrow Transplant, 2010, 16(9): 1315-1323.

[22] TOMONARI A, TAKAHASHI S, OOI J, et al. Impact of ABO incompatibility on engraftment and transfusion requirement after unrelated cord blood transplantation: a single institute experience in Japan[J]. Bone Marrow Transplant, 2007, 40(6): 523-528.

[23] SOLVES P, CARPIO N, CARRETERO C, et al. ABO incompatibility does not influence transfusion requirements in patients undergoing single-unit umbilical cord blood transplantation[J]. Bone Marrow Transplant, 2017, 52(3): 394-399.

[24] KUDEK M R, SHANLEY R, ZANTEK N D, et al. Impact of graft-recipient ABO compatibility on outcomes after umbilical cord blood transplant for nonmalignant disease[J]. Biol Blood Marrow Transplant, 2016, 22(11): 2019-2024.

[25] 严家炜，孙光宇，张磊，等. 供受者 ABO 血型不合对单份非血缘脐血造血干细胞移植早期疗效的影响 [J]. 中华血液学杂志，2015，36（12）：999-1004.

[26] BOOTH G S, GEHRIE E A, BOLAN C D, et al. Clinical guide to ABO-incompatible allogeneic stem cell transplantation[J]. Biol Blood Marrow Transplant, 2013, 19(8): 1152-1158.

[27] STALEY E M, SCHWARTZ J, PHAM H P. An update on ABO incompatible hematopoietic progenitor cell transplantation[J]. Transfus Apher Sci, 2016, 54(3): 337-344.

[28] VAN DER ZANDEN HG, VAN ROOD JJ, OUDSHOORN M, et al. Noninherited maternal antigens identify acceptable HLA mismatches: benefit to patients and cost-effectiveness for cord blood banks. Biol Blood Marrow Transplant. 2014; 20(11): 1791-1795.

[29] PINGEL J, WANG T, HAGENLOCHER Y, et al. The effect of NIMA matching in adult unrelated mismatched hematopoietic stem cell transplantation - a joint study of the Acute Leukemia Working Party of the EBMT and the CIBMTR. Bone Marrow Transplant. 2019; 54(6): 849-857.

[30] VAN ROOD J J, STEVENS C E, SMITS J, et al. Reexposure of cord blood to noninherited maternal HLA antigens improves transplant outcome in hematological malignancies[J]. Proc Natl Acad Sci U S A, 2009, 106(47): 19952-19957.

[31] ROCHA V, SPELLMAN S, ZHANG M J, et al. Effect of HLA-matching recipients to donor noninherited maternal antigens on outcomes after mismatched umbilical cord blood transplantation

for hematologic malignancy[J]. Biol Blood Marrow Transplant, 2012, 18(12): 1890-1896.

[32] KANAAN S B, GAMMILL H S, HARRINGTON W E, et al. Maternal microchimerism is prevalent in cord blood in memory T cells and other cell subsets, and persists post-transplant[J]. Oncoimmunology, 2017, 6(5): e1311436.

[33] VAN ROOD J J, SCARADAVOU A, STEVENS C E. Indirect evidence that maternal microchimerism in cord blood mediates a graft-versus-leukemia effect in cord blood transplantation[J]. Proc Natl Acad Sci U S A, 2012, 109(7): 2509-2514.

[34] STEVENS C E, CARRIER C, CARPENTER C, et al. HLA mismatch direction in cord blood transplantation: impact on outcome and implications for cord blood unit selection[J]. Blood, 2011, 118(14): 3969-3978.

[35] KANDA J, ATSUTA Y, WAKE A, et al. Impact of the direction of HLA mismatch on transplantation outcomes in single unrelated cord blood transplantation[J]. Biol Blood Marrow Transplant, 2013, 19(2): 247-254.

[36] KAWASE T, MORISHIMA Y, MATSUO K, et al. High-risk HLA allele mismatch combinations responsible for severe acute graft versus host disease and implication for its molecular mechanism[J]. Blood, 2007, 110(7): 2235-2241.

[37] EAPEN M, KLEIN J P, SANZ G F, et al. Effect of donor–recipient HLA matching at HLA A, B, C, and DRB1 on outcomes after umbilical-cord blood transplantation for leukaemia and myelodysplastic syndrome: a retrospective analysis[J]. Lancet Oncol, 2011, 12(13): 1214-1221.

[38] MORISHIMA S, KASHIWASE K, MATSUO K, et al. High-risk HLA alleles for severe acute graft versus host disease and mortality in unrelated donor bone marrow transplantation[J]. Haematologica, 2016, 101(4): 491-498.

[39] YABE T, AZUMA F, KASHIWASE K, et al. HLA-DPB1 mismatch induces a graft-versus-leukemia effect without severe acute GVHD after single-unit umbilical cord blood transplantation[J]. Leukemia, 2018, 32(1): 168-175.

第五章
脐带血移植技术

第一节
脐带血移植预处理和预防移植物抗宿主病方案的特点和原则

异基因造血干细胞移植的预处理和移植物抗宿主病（GVHD）方案是移植中重要的技术，是决定供者造血干细胞在受者体内是否能植活、移植后的疗效和移植后受者生活质量的关键环节。异基因造血干细胞移植预处理的目的，是尽可能地清除受者体内的肿瘤细胞，强力抑制受者的免疫功能，让供者的干细胞在受者体内植活，重建受者的造血系统和免疫系统。从理论上说，1个造血干细胞即能重建造血功能，造血干细胞移植过程中早期造血恢复依靠的是造血祖细胞，而永久性造血重建需要的是造血干细胞。预处理方案和预防 GVHD 方案的设计需要考虑多方面的因素，如移植类型、供受者间 HLA 相合的情况、供受者的年龄、受者原发病的性质、移植时疾病的状态、移植时受者各脏器的功能，以及是否有伴有其他疾病等。针对非血缘脐带血移植，移植物脐带血的特点：年龄 0 岁（最年轻的细胞）、免疫细胞以早期阶段的细胞为主（大部分 T 淋巴细胞为 naïve T 淋巴细胞，记忆 T 淋巴细胞很少）、造血祖细胞的含量少［即单位脐带血（用于移植）的总有核细胞数和 CD34 阳性的细胞数量仅为骨髓和动员后外周血移植物的 1/20～1/10］。鉴于脐带血的特点，脐带血移植也具有以下特点：①脐带血移植后早期造血恢复慢于骨髓或外周血移植（孙自敏等研究发现非血缘脐带血移植 ANC 大于 0.5×10^9/L 的中位时间为 18 天，同胞相合外周血移植 11 天）；②脐带血中的 T 淋巴细胞免疫原性弱，对供受者 HLA 相合程度相对要求低，移植后 GVHD 特别是 cGVHD 的发生率低及严重程度轻。鉴于以上，非血缘脐带血移植技术方案设计的原则是：①对于恶性血液系统疾病，采用清髓性（含有较强的细胞毒药物）预处理方案，在保证供者造血干细胞植入的情况下，最大限度地清除肿瘤细胞和受者的免疫细胞，同时尽可能降低 *TRM* 和复发率；②对于非恶性血液系统疾病，采用非清髓或减低强度（降低细胞毒药物的强度）的预处理方案，清除受者体内异常的免疫功能，保证供者造血干细胞的植入；③预防 GVHD 的方案中，应该保护脐带血中 naïve T 淋巴细胞，降低预防 GVHD 方案的强度，从而加快免疫重建，降低移植后的感染率和恶性血液系统疾病的复发率。

造血干细胞移植通过预处理最大限度地清除肿瘤细胞及移植后诱导 GVL 效应来消灭白血病微量残留病（minimal residual disease，MRD），达到其治愈白血病的目的。移植前

需使用化疗药物和 / 或放疗结合进行预处理，旨在：①降低恶性血液病的肿瘤负荷；②抑制受者免疫功能，促进供者造血干细胞的植入。患有严重免疫缺陷的婴儿或双胞胎（同基因）移植的 SAA 患者进行 HSCT 前无需使用细胞毒药物预处理。预处理方案的强度（常指细胞毒药物的强度）影响移植早期毒性反应和移植相关死亡率，强烈的免疫抑制作用（如 ATG）可抑制受者的免疫功能，促进植入同时抑制供者（移植物）的 T 淋巴细胞预防 GVHD。但是由于较强抑制移植物的 T 淋巴细胞可使移植后免疫重建延缓，增加了感染的风险，同时免疫重建延缓影响了移植后早期（3 ~ 4 个月）的 GVL 效应，移植后早期复发的风险增大。根据预处理方案对骨髓细胞的毒性，分为清髓性（myeloablative regimen，MAC）、减低强度（reduced-intensity regimen，RIC）和非清髓性（nonmyeloablative regimen，NMC）预处理方案（图 5-1-1）。

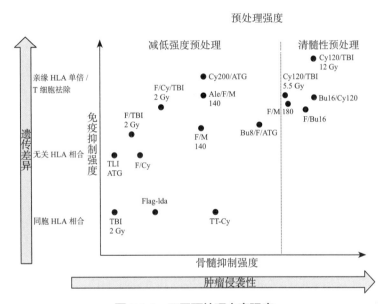

图 5-1-1　不同预处理方案强度

MAC 方案旨在使用全身照射（TBI）或烷化剂清除患者的造血和免疫功能，通常在用药后 1 ~ 3 周内出现严重的不可逆性全血细胞减少和骨髓细胞的清除，受者自体造血不能恢复，需及时输注造血干细胞以恢复骨髓造血功能。常用的方案包括 Bu（总量口服制剂总量＞8mg/kg 或静脉＞6.4mg/kg）、TBI（总剂量≥5Gy 单次或≥8Gy 分次照射）联合 CY，也可联合其他化疗药物以进一步加强预处理强度，如塞替派（thiotepa，TT）、Mel 和依托泊苷（etoposide，VP16）等。对于高危患者或移植时 MRD 阳性或疾病进展期进行移植的患者，采用 MAC 方案可以降低移植后的复发率，但移植相关毒副作用将增加，脏器功能不良或老年患者难以耐受。

NMC 方案通过相对低的预处理强度达不到清髓的化疗、放疗剂量，使受者的骨髓及免疫功能受到抑制，联合输注较大剂量的供者 T 淋巴细胞和 CD34⁺ 细胞得以植入。该方案对骨髓抑制较小，如果供者干细胞不能植活，受者将在较短时间内恢复自身造血功能（少于 28 天）。因此，NMC 方案的本质是受者免疫功能抑制联合大量供者细胞输注。与MC 方案相比，NMC 方案的 *TRM* 明显降低，常用于年龄大、合并症多及脏器功能损伤的患者。常用的 NMC 方案如：① TBI（总剂量≤2Gy）± 嘌呤类似物；② Flu+CY ± ATG；③ Flu+Ara-c+Ida（伊达比星）；④ Ara-c+Cladribine（克拉曲滨）；⑤ 全身淋巴结照射（total lymphoid irradiation，TLI）+ATG。NMC 预处理方案移植后的 aGVHD 常延迟至移植 100天后发生。NMC 方案对于恶性血液病患者移植后的复发率增加，特别对移植时疾病进展或 MRD 阳性患者不建议采用。

　　RIC 方案处于以上两者之间，RIC 方案的烷化剂和 TBI 剂量较 MC 方案减少≥30%，仍达到清髓和清除免疫功能的效果，移植受者将导致长期的全血细胞减少，自体造血功能难以恢复，因此需要输注供者造血干细胞才能重建造血功能。常用的 RIC 方案包括：Flu+烷化剂（Mel/Bu/CY）或 Flu+TBI。此外，也可以联合其他靶向药物，如利妥昔单抗针对CD20⁺ 淋巴系肿瘤、CD33 免疫毒素单抗针对 CD33⁺ 髓系肿瘤、酪氨酸激酶抑制剂或靶向*FLT3* 基因突变的抑制剂等，以及联合去甲基化的药物（地西他滨、阿扎胞苷）或去乙酰化的药物（西达本胺）等进一步加强 RIC 方案的抗肿瘤作用，RIC 方案主要用于年龄大伴有脏器功能损伤及其他合并症的患者，移植时疾病进展或 MRD 阳性患者移植后的复发率高于 MC 方案。

　　异基因造血干细胞移植治疗恶性血液病成功的关键是移植后是否能诱导出 GVL 效应，预处理方案的强度、GVL 效应及移植相关的毒副反应之间的恰到好处平衡是很重要的。为患者选择最佳的预处理方案需考虑多种因素：疾病相关因素（疾病的生物学特性、肿瘤细胞对化疗及放疗的敏感性、移植时疾病的缓解状态等）、患者相关因素（脏器功能的评估、体能状况评估、心理状况的评估、年龄和合并症的评估等）、针对非血缘脐带血移植供者相关因素（供受者 HLA 相合程度、供受者 HLA 特殊错配的位点、细胞数量、受者体内是否存在特异性抗供者 HLA 抗体等）。

　　过去的 30 余年来各移植专家对预处理方案不断改进和优化，如儿童患者 Bu 总剂量减半（8mg/kg），降低 CY 总剂量（由 200mg/kg 减至 120mg/kg）等。为减少白血病患者复发，TBI 分次照射总剂量由 12Gy 调整为 15.75Gy 等。此外，身体状况差和伴有并发症的患者需要考虑对预处理方案毒性的耐受性，通过减低强度以降低 *TRM*。RIC 方案对于恶性血液病具有脏器功能受损、伴有合并症和年龄大不能耐受大剂量放疗、化疗的患者可以选择使用，从而扩大了异基因造血干细胞移植的适应证，但是接受该类型移植的患者应该在疾病缓解期进行移植以减少移植后的复发率。对于年轻、体能状况好的恶性血液病患者，可采用 TBI/Cy 方案（TBI 10～15Gy+CY 120mg/kg）或 Bu/CY 方案（总剂量口服 Bu 16mg/kg，静脉 Bu 12.8mg/kg 联合 CY 120mg/kg）。对于惰性淋巴增殖性疾病的慢性淋巴细胞白血病（chronic lymphocytic leukemia，CLL）、滤泡型淋巴瘤（follicular lymphoma，FL）或套细胞淋巴瘤（mantle cell lymphoma，MCL）等，移植后 GVL 效应较强，可选用预处理强度较低、耐受性良好的方案[1]。临床研究显示 FL、MCL 和 CLL 患者接受 Auto-HSCT 与接受 RIC 方案后的 Allo-HSCT 相比，Allo-HSCT 后患者复发率更低，诱导的 GVL 作用较强，生存率更高[2]。CML 患者的移植疗效与移植时间、疾病状态明显相关[3]，其中慢性期（chronic phase，CP）生存明显优于疾病进展期：加速期（accelerated phase，AP）或急变期（blast crisis，BC），疾病进展期患者预后不良可能是肿瘤负荷超过了 GVL 作用。因此，在进行 HSCT 前应采用化疗或二代酪氨酸激酶抑制剂（tyrosine kinase inhibitor，TKI）药物尽可能恢复到慢性期。对于可能 GVL 效应诱导较差的疾病，如难治进展期的白血病、高危的细胞遗传学和分子表型的白血病，以及缓解期 MRD 持续阳性的白血病，即使采用 MC 预处理方案移植，移植后的复发率仍较高。这些患者可以结合免疫细胞治疗如嵌合抗原受体 T 细胞免疫治疗（CAR-T）以获得缓解后再进行造血干细胞移植，或加用一些靶向药物续贯造血干细胞移植或移植后序贯 CAR-T 等免疫细胞治疗，达到移植后能诱导产生 GVL 效应，消灭残留的肿瘤细胞，降低复发率。

（季艳萍 孙自敏）

第二节
以化疗为主的预处理方案

一、清髓性预处理方案

白消安（busulfan，Bu）是以化疗为主预处理方案中重要的药物，它是一种具有双功能 DNA 烷基化剂，对包括早期髓系前体细胞在内的未分化骨髓细胞具有强毒性作用，毒性呈剂量依赖性，但对成熟淋巴细胞的毒性有限，因此以 Bu 为基础的预处理方案需联合其他免疫抑制药物联合成为预处理方案。1974 年 Santos 等[4] 在 AA 小鼠模型中成功使用 Bu 预处理后进行骨髓移植，获得供受者混合嵌合，拉开了以 Bu 为基础的 MC 方案用于临床的序幕。经典的化疗药物组成的清髓性预处理方案 Bu+CY 方案：Bu（口服制剂 1mg/kg，q.6h.，4 天或静脉制剂 0.8mg/kg，q.6h.，4 天）联合 CY（60mg/kg，q.d.，2 天）。有些学者在 Bu+CY 方案的基础上加用 Flu 或 TT 或 Ara-c 等药物以促进植入。

Bu 口服制剂对胃黏膜有较强的刺激性，导致呕吐等不良反应，同时，患者每次需要服用大量片剂以达到有效血药浓度，生物利用度和药代动力学个体间差异极大，平均生物利用度为 69%(<10%~100%)，不同个体 Bu 血浆药物浓度可相差 3 倍以上，儿童患者血浆 Bu 清除率高于成人 4~5 倍。口服制剂的肝脏首过效应可导致肝静脉系统内局部血药浓度较高，增加肝静脉阻塞症（hepatic veno-occlusive disease，HVOD）的发生率。而 Bu 静脉制剂则避免了口服剂型的首过效应以及血药浓度不稳定的缺点，通过减少药物吸收和代谢的差异性，静脉给药可能更有效地清除这些原始的、静止期、耐药的白血病干细胞而减少移植后的复发率。一项 II 期临床研究结果表明，静脉 Bu 剂量 0.8mg/kg 的血浆药物浓度与时间曲线下面积（area under the time curve，AUC）为 1100~1 200μmol/（min·L），与口服 Bu 剂量 1mg/kg 等效。大量回顾性研究建立了血浆 Bu 的 AUC 的治疗窗［900~1 500μmol/（min·L）］，AUC 低水平［<900μmol/（min·L）］与移植失败和疾病复发相关，AUC 高水平［>1 500μmol/（min·L）］增加预处理相关毒性，特别是肝脏和神经毒性。Bu 血浆 AUC 水平过高可增加 aGVHD 的发生率、增强胃肠道和肝脏毒性。Fernandez 等[5] 研究了 Bu 静脉制剂不同给药频率的安全性、药代动力学及对移植疗效的影响，预处理方案采用 Bu 静脉制剂［3.2mg/（kg·d），-7~-4 天］联合 CY［60mg/（kg·d），-3~-2 天］，使用 Auto-HSCT 或 Allo-HSCT 治疗 12 例恶性血液病患者，根据静脉 Bu 给药频率分为组 A（1.6mg/kg，输注>4h，q.12h.，4 天）和组 B（3.2mg/kg，输注>4h，q.d.，4 天），分别于组 A（第 1、5、7 剂）和组 B（第 1、4 剂）监测两组患者的 Bu 血药浓度。结果显示 10 例患者可评估，中性粒细胞和血小板植入的中位时间分别为 11 天和 14 天。与预处理方案相关的严重的毒性（III~IV 度）发生：肝毒性 2 例，导管感染 2 例，鼻出血 3 例，腹泻 1 例，厌食 1 例，黏膜炎 1 例，高血糖 1 例，肺炎 1 例和败血症 1 例，无中枢神经系统或肺毒性的发生。药代动力学参数（药物清除率、半衰期，最大浓度和曲线下面积）在患者间差异性小，首剂 Bu 药物参数可高度预测其他的药代动力学曲线，且未观察到药物的积累毒性。血清学（肌酐、乳酸脱氢酶和肝功能检查）监测显示，肺、肾、心脏或肝脏的组织损伤未增加。该研究证实了尽管血浆药物浓度较高，但给药方案的变化并未增加药物的毒性或终末器官的损害，也未影响造血干细胞的植入。静脉 Bu 每日两次或单次给药均安全、有效，可作为造血干细胞移植前的预处理方案。

Williams 等[6] 研究采用 Bu+CY 预处理，在 Bu 总剂量相同、用药天数相同的前提下改变每天的用药频次及每次用药量以评估其安全性和毒性反应。预处理方案采用静脉 Bu（总剂量：12.8mg/kg，-7~-4 天）联合 CY［60mg/（kg·d），-3~-2 天］，根据 Bu 的不同给药方案分为 5 组：组 1（Bu 1.6mg/kg，q.12h.，1 天；0.8mg/kg，q.6h.，3 天，共 4 例），组 2（Bu 1.6mg/kg，q.12h.，2 天；0.8mg/kg，q.6h.，2 天，共 4 例），组 3（Bu 3.2mg/kg，q.d.，1 天；1.6mg/kg，q.12h.，1 天；0.8mg/kg，q.6h.，2 天，共 4 例），组 4（3.2mg/kg，q.d.，2 天；0.8mg/kg，q.6h.，2 天，共 6 例），组 5（3.2mg/kg，q.d.，4 天，共 3 例），每组入组 4 例患者（因组 5 中前 3 例毒性大而停止入组，所以调整 2 例入组 4），在 Bu 给药的第 1 天和第 4 天（最后 1 天）收集血样用于药代动力学分析。结果显示，所有患者移植

后 30 天均获得植入，预处理相关毒性 ≥ Ⅲ度的共 5 例，其中 3 例死亡（2 例死于 HVOD、1 例发生疱疹性脑炎、继发性癫痫和中毒性表皮坏死松解症于移植后第 40 天死亡），4 例出现肝功能异常，其中 3 例临床诊断 HVOD（2 例是组 5 患者，Bu 的 AUC 最高值分别为 6 380µmol/（min·L）和 6 198µmol/（min·L），均治疗无效死亡；1 例患者在组 2，AUC 最高值为 2 062µmol/（min·L），治疗后好转），1 例临床未诊断为 HVOD 的患者在组 4，其 Bu 的 AUC 最高值为 6 272µmol/（min·L），移植后第 22 天经肝活检证实为 HVOD。5 例患者 AUC 最高值＞6 000µmol/（min·L），其中 3 例出现在组 3 和组 4，AUC 最高值出现在 Bu 给药的第 1 天，但均未发生 HVOD。2 例出现在组 5，AUC 最高值出现在 Bu 给药的第 4 天，均发生 HVOD。组 1 至组 4 的患者中给药的最后 1 天的 AUC 平均值均低于第 1 天，而组 5 患者中最后 1 天的 AUC 平均值均高于第 1 天，证实了组 5 中高浓度 Bu 暴露时间延长。此外，每位患者的两次 Bu 药代动力学之间的差异小，反映出静脉 Bu 给药的稳定性。此研究表明，Bu 3.2mg/（kg·d）连续 4 天给药组与肝毒性和 HVOD 发生风险增加有关，可能与 Bu 持续高浓度暴露增加对肝脏的损伤，而每 6 个小时给药的患者耐受性更好。

Andersson 等[7] 回顾性分析了使用静脉 BuCY2 方案后进行亲缘 HLA 全相合 HSCT 的移植结果，发现随着血浆 Bu 的 AUC 水平增加，胃肠道毒性（$P=0.01$）、肝毒性（$P<0.01$）、黏膜炎（$P=0.09$）和 aGVHD（$P<0.01$）的发生率显著增加。此外，AUC 水平在 950 ~ 1520µmol·min 的患者死亡风险明显降低，而 AUC 水平过高或过低的患者的死亡风险均急剧增加，因此，需根据 AUC 调整 Bu 的最佳治疗窗。来自欧洲血液和骨髓移植组、急性白血病工作组和国际骨髓移植登记处几项研究显示，同胞 HSCT 中采用静脉 Bu 作为预处理方案均显示出与 TBI 同等的疗效，甚至在部分研究中具有更高的存活率。

Hassan 等[8] 研究了在 BuCY2 方案中，末次 Bu 与首剂 CY 的给药间隔时间与 CY 的药代动力学，以及其细胞毒性代谢物 4- 氢过氧环磷酰胺（4-hydroperoxycyclophosphamide，4-OHCP）对机体的影响。根据给药间隔时间分为 A 组（间隔 7 ~ 15h）和 B 组（间隔 24 ~ 50h），结果显示：①CY 清除率 A 组 0.036L/（h·kg）显著低于 B 组 0.055L/（h·kg）；②CY 半衰期 A 组 10.93h 显著长于 B 组 6.87h；③4-OHCP 暴露量 A 组显著高于 B 组；④静脉闭塞性病（VOD）发生率 A 组 58.3%（7/12 例）显著高于 B 组 14.3%（2/14 例）；⑤黏膜炎发生率 A 组 66.6%（8/12 例）显著高于 B 组 7.14%（1/14 例）。该研究提示了 CY 的给药时间需考虑提高药物疗效及降低药物相关毒性，末次 Bu 和首剂 CY 之间的间隔时间短会影响 CY 的药代动力学并增加毒副反应。同时，因 Bu 可穿透血脑屏障，脑脊液中的浓度与血浆药物浓度相近，大剂量 Bu（＞600/m² 或 16mg/kg）可能与发生神经毒性相关[9]，在成人和儿童患者中的发生率分别为 10% 和 7%，呈剂量依赖性，老年患者常见。临床表现为全身性癫痫发作，常在 Bu 持续给药的第 3 ~ 4 天发生，可能与药物积蓄相关，大约 60% 以上的患者无癫痫发作但会出现脑电图的异常，所以使用 Bu 时需要预防癫痫发作的治疗。临床上常用的抗惊厥药物包括苯妥英钠、苯巴比妥和苯二氮䓬类药物，其中苯妥英钠因无镇静作用而广泛用于含 Bu 预处理方案患者的癫痫预防治疗，通常于使用 Bu 前或同时给予静脉苯妥英钠负荷剂量以快速达到治疗水平（10～20ng/ml）。

大剂量 CY 显著增加肝毒性、出血性膀胱炎、间质性肺炎、心脏毒性等不良反应的发生，因此提出使用无肝毒性的免疫抑制剂替代 CY 以提高预处理方案的安全性。Flu 是一种抑制 DNA 合成的抗代谢药物，具有强大免疫抑制特性，通过抑制 DNA 损伤修复来增强放疗和烷化剂诱导的细胞毒性。小鼠模型中显示，使用 Flu 与 CY 的免疫抑制作用相当，且不良反应明显降低，因此 Flu 成为 HSCT 预处理方案中 CY 的极佳替代药物。Flu 的半衰期长，每天仅需给药一次，与静脉 Bu 联合毒性低且抗肿瘤作用强，因此 Flu 联合 Bu 方案可有效清髓、优化抗白血病效应和提高预处理安全性[10]。Andersson 等[11]证实 AML/MDS 患者中使用静脉 Bu/Flu 与静脉 Bu/CY2 具有相似的抗肿瘤效应，并且更加安全，疗效相当。因此，对于年龄大、存在合并症而不能耐受清髓性预处理的患者，Flu 的使用扩大了移植的适应证。另一种可减轻 CY 相关毒性的替代药物是 Mel，联合用药主要用于淋系恶性肿瘤，特别是对经典预处理方案疗效较差的 ALL 患者。氯法拉滨和奈拉滨是较新的嘌呤类似物，与 Flu 相似，在各种血液系统恶性肿瘤中都有活性，FDA 已批准用于治疗晚期 ALL/淋巴瘤。临床研究证实静脉 Bu 联合氯法拉滨方案可稳定促进植入。

进一步探索以静脉 Bu/Flu 为基础的预处理方案[12]，联合以下的药物能提高移植疗效：①基于白血病细胞与骨髓基质分离时对化疗更敏感的假设，可以通过细胞动员剂（如普乐沙福等）来进一步清除肿瘤干细胞；② DNA 甲基化在 MDS/AML 耐药性的发展中具有重要意义，可通过加入阿扎胞苷或地西他滨等药物去甲基化，提高恶性细胞对化疗药物的敏感性；③联合其他药物如塞替派或低剂量的 TBI，可能会增强抗白血病效应，并促进植入。

预处理引起的其他严重的长期并发症包括心血管损害（高血压、高脂血症）、器官功能损害（慢性肾脏病）、内分泌疾病（糖尿病、甲状腺功能减退、性腺功能减退）和骨骼影响（骨质减少/骨质疏松、缺血性坏死）等，其中继发性肿瘤是长期存活患者最严重的并发症，占死亡原因的 5%～10%。Shimoni 等[13]回顾性分析了 HSCT 后发生继发性肿瘤的 27 例患者，多因素分析结果示以 Flu 为基础的预处理方案（$HR=3.5$，$P=0.05$）、中重度 cGVHD、慢性骨髓增殖性疾病和非恶性疾病是发生继发性肿瘤的危险因素，因此，以 Flu 为基础的预处理方案后发生继发性肿瘤的风险并未降低，需更多的病例验证。

CIBMTR[14]的一项多中心、回顾性对比研究 Bu/CY 与 TBI/CY 预处理方案的疗效，资料来自 2000 年 1 月 1 日至 2006 年 12 月 31 日间全球 500 余家移植中心，采用 HLA 全相合同胞或无关供者的造血干细胞移植治疗初次缓解的 1 230 例 AML 患者，采用 Bu/CY 预处理方案共 816 例，其中口服 Bu/CY 组 408 例〔Bu 剂量中位数 15.7（13.8～16.0）mg/kg，

CY 剂量中位数 118.8（104.6～120.0）mg/kg］，采用静脉 Bu/CY 组 408 例［Bu 剂量中位数 12.6（10.9～12.9）mg/kg，CY 剂量中位数 117.1（100.6～120.4）mg/kg］，采用 TBI/CY 组 586 例［TBI 单次总剂量≥5.5Gy 或分次总剂量≥9Gy，CY 剂量中位数 118.6（98.0～120.0）mg/kg］。各组患者年龄中位数：口服 Bu/CY 组 34（2～62）岁，静脉 Bu/CY 组 40（2～64）岁，TBI/CY 组 37（2～63）岁。三组在疾病类型、供受者性别、移植物类型方面均无统计学差异。结果显示，28 天中性粒细胞植入率三组相近，口服 Bu/CY 组、静脉 Bu/CY 组和 TBI/CY 组分别为 93%、95% 和 95%（$P=0.824$），100 天间质性肺炎发生率 Bu/CY 方案组显著低于 TBI/CY 组，分别为 5%、3% 和 10%（$P<0.001$），100 天 VOD 发生率三组间无显著差异，分别为 8%、6% 和 9%（$P=0.18$），100 天Ⅱ～Ⅳ度 aGVHD 发生率 Bu/CY 方案组显著低于 TBI/CY 组，分别为 39%、40% 和 51%（$P<0.001$），5 年 cGVHD 发生率三组间无显著差异，分别为 48%、55% 和 52%（$P=0.314$）。1 年 NRM 率 Bu/CY 方案显著低于 TBI/CY 方案，分别为 14%、12% 和 21%（$P=0.002$），5 年 NRM 率 Bu/CY 方案组也显著低于 TBI/CY 方案组，分别为 18%、18% 和 31%（$P<0.001$）。5 年 LFS 率 Bu/CY 方案组显著高于 TBI/CY 方案组，分别为 54%、57% 和 41%（$P<0.001$），5 年 OS 率 Bu/CY 方案组也显著高于 TBI/CY 方案组，分别为 61%、58% 和 43%（$P<0.001$）。多因素分析三组间比较结果显示，1 年 NRM 率静脉 Bu/CY 组显著低于 TBI/CY 组（$RR=0.58$，$P=0.0066$），1 年复发率静脉 Bu/CY 组也显著低于 TBI/CY 组（$RR=0.23$，$P=0.006$）。5 年 LFS 率和 5 年 OS 率静脉 Bu/CY 组显著高于 TBI/CY 组（分别为 $RR=0.7$，$P=0.0028$ 和 $RR=0.7$，$P=0.0034$）。可见静脉 Bu/CY 预处理方案在异基因造血干细胞移植治疗 AML 中安全性耐受性好，疗效优于 TBI/CY 预处理方案。

2013 年欧洲血液和骨髓移植中心的一项前瞻性多中心队列研究[15]比较了静脉 Bu 为主的预处理方案与 TBI 为主的预处理方案的疗效，来自 2009 年 3 月至 2011 年 2 月间 450 余家移植中心，采用 HLA 全相合或部分相合的同胞或无关供者的造血干细胞移植治疗 AML、CML 和 MDS 患者 1 483 例，其中采用静脉 Bu 为主的预处理方案组 1 025 例（Bu 总剂量＞9mg/kg，CY≥60mg/kg 或 Flu≥80mg/m²），采用 TBI 为主的预处理方案组 458 例（TBI 单次总剂量≥500cGy 或分次总剂量≥800cGy，CY≥60mg/kg 或 VP16≥30mg/kg），预防 GVHD 方案多采用钙调神经磷酸酶抑制剂（CNI）+ 短程 MTX。患者年龄中位数：静脉 Bu 组 46（1～60）岁，TBI 组 43（1～60）岁，两组在患者性别、脏器功能评分、疾病类型等方面无明显差异。结果显示：移植后 28 天中性粒细胞植入率静脉 Bu 组显著高于 TBI 组，分别为 96% vs. 93%（$P=0.01$），28 天血小板植入率两组之间无显著差异，分别为 76% vs. 73%（$P=0.147$）。移植后 100 天 VOD/ 肝窦阻塞综合征（sinusoidal obstruction syndrome，SOS）发生率静脉 Bu 组显著高于 TBI 组，分别为 5% vs. 1%（$P<0.001$），100 天间质性肺炎发生率两组之间无显著差异，分别为 4% vs. 6%（$P=0.055$），100 天肾脏功能衰竭的发生率两组无显著差异，分别为 6% vs. 7%（$P=0.243$）。100 天Ⅱ～Ⅳ

度和Ⅲ～Ⅳ度 aGVHD 发生率两组之间均无显著差异，分别为 46% vs. 51%（$P=0.128$）和 18% vs. 23%（$P=0.052$），1 年 cGVHD 发生率两组间也无显著差异，分别为 44% vs. 42%（$P=0.397$）。2 年 TRM 率和 2 年原发病复发率两组间均无显著差异，分别为 18% vs. 19%（$P=0.75$）和 34% vs. 39%（$P=0.084$）。2 年无事件生存（progression-free survival，PFS）率两组间也无显著差异，分别为 48% vs. 42%（$P=0.063$），2 年 OS 率静脉 Bu 组显著高于 TBI 组，分别为 56% vs. 48%（$P=0.019$）。多因素分析结果提示，静脉 Bu 为主的预处理方案与低移植后死亡风险显著相关（$HR=0.82$，$P=0.03$），治疗失败和复发率多因素分析两组无显著差异（分别 $P=0.17$ 和 $P=0.494$）。该项前瞻性研究进一步证实，静脉 Bu 为主的清髓性预处理方案在异基因造血干细胞移植治疗髓系恶性肿瘤中疗效佳和安全性好。

2019 年一项中国多中心回顾性队列研究[16]，比较非血缘脐带血移植中静脉 Bu/CY 预处理方案与 TBI/CY 预处理方案的疗效，Tang 等研究了来自中国 8 家造血干细胞移植中心的资料，从 2008 年 5 月 1 日至 2016 年 3 月 31 日间采用单份 UCBT 治疗恶性血液病患者 331 例，其中采用静脉 Bu/CY 预处理方案组 131 例（Bu 总剂量 12.8mg/kg，0.8mg/kg，q.6h.，4 天；CY 60mg/kg，q.d.，2 天），采用 TBI/CY 预处理方案组 200 例（TBI 总剂量 12Gy，分 4 次照射，CY 60mg/kg，q.d.，2 天），患者年龄中位数 Bu/CY 组 13.8（9～50）岁、TBI/CY 组 23（12～51）岁，体重中位数 BU 组 40（18～82）kg、TBI 组 56.5（31～100）kg。疾病类型：AML 115 例、ALL 162 例、CML 25 例、MDS 19 例、淋巴瘤 6 例和其他 3 例，两组间疾病类型没有统计学差异。预防 GVHD 采用 CSA+MMF 不含 ATG 的方案。结果显示：移植后 42 天中性粒细胞累计植入率 TBI/CY 组高于静脉 Bu/CY 组，分别为 98.0%（$95\%CI$ 62.9%～99.9%）和 91.6%（$95\%CI$ 85.1%～95.3%）（$P<0.001$），但是中性粒细胞中位植入时间静脉 Bu/CY 组显著短于 TBI/CY 组，分别为 16（11～41）天和 19（13～42）天（$P<0.001$）。移植后 100 天血小板累计植入率静脉 Bu/CY 组与 TBI/CY 组相近，分别为 0.821（$95\%CI$ 0.742～0.848）和 0.836（$95\%CI$ 0.775～0.882）（$P=0.656$），血小板中位植入时间两组也无统计学差异，分别为 37（14～216）天和 39（17～196）天（$P=0.121$）。移植后 180 天 NRM 率静脉 Bu/CY 组显著低于 TBI/CY 组，分别为 18.3% 和 25.5%（$P=0.043$）。移植后 100 天 SOS/VOD 发生率静脉 Bu/CY 组和 TBI/CY 组相似，分别为 6.9% 和 7.0%（$P=0.958$）。3 年累计复发率 Bu/CY 组和 TBI/CY 组分别为 15.5%（9.9%～22.3%）和 13.7%（9.3%～18.9%）（$P=0.561$），3 年累计 OS 率 Bu/CY 组和 TBI/CY 组分别为 65.9%±4.21% 和 57.8%±3.55%（$P=0.29$），3 年 DFS 率 Bu/CY 组和 TBI/CY 组分别为 63.9%±4.21% 和 54.4%±3.57%（$P=0.21$），3 年 GRFS 率 Bu/CY 组和 TBI/CY 组分别为 51.6%±4.4% 和 53.3%±3.57%（$P=0.428$）。多因素分析显示两组在非复发死亡率、复发率和生存率均无统计学差异。该研究显示以静脉 Bu 为基础的预处理方案在非血缘 UCBT 治疗恶性血液病中取得了很好的疗效，特别是对于 Bu/CY 预处理方案组，近一半

ALL 患者，可见该方案用于非髓系血液肿瘤移植中也能与 TBI 为主预处理方案媲美。

2016 年日本学者 Kenjiro[17] 的一项回顾性研究对采用 Bu/CY 预处理方案与 TBI/CY 预处理方案的异基因造血干细胞移植治疗 ALL 患者的疗效进行分析。病例来自 2000 年 1 月 1 日至 2012 年 12 月 31 日，日本国内使用异基因造血干细胞移植治疗缓解期≥16 岁的急性淋巴细胞白血病患者 2 130 例，其中预处理方案采用 TBI/CY 组（TBI 总剂量≥8Gy，分次照射）2 028 例，Bu/CY 口服组（Bu 总剂量≥9mg/kg）60 例，Bu/CY 静脉组（Bu 总剂量≥7.2mg/kg）42 例。接受血缘相关 PBSCT 的患者 306 例，血缘相关 BMT 的患者 353 例，非血缘 CBT 的患者 385 例和非血缘 BMT 的患者 984 例。结果显示：60 天中性粒细胞累计植入率和 60 天血小板累计植入率 TBI/CY 组、Bu/CY 口服组和 Bu/CY 静脉组相近，分别为 95.2%、98.3% 和 97.6%（$P=0.128$）和 84.2%、71.4% 和 83.3%（$P=0.591$）。100 天 Ⅱ~Ⅳ度 aGVHD 发生率三组间无显著差异，分别为 40.4%、36.8% 和 33.3%（$P=0.524$），1 年 cGVHD 发生率三组间也无显著差异，分别为 37.6%、31.5% 和 40.1%（$P=0.524$）。100 天的 SOS/VOD 发生率 Bu/CY 口服组显著高于其他两组，分别为 2.3%、10.3% 和 2.4%（$P=0.006$）。2 年复发率三组间无显著差异，分别为 19.7%、20.7% 和 24.6%（$P=0.51$），2 年 NRM 率三组分别为 17.7%、24.1% 和 20.1%（$P=0.24$），2 年累计 OS 率 Bu/CY 口服组显著低于其他两组，分别为 69%、55.9% 和 71%（$P=0.038$）。该研究显示采用 Bu 口服的预处理方案增加 SOS 发生率降低 2 年 OS 率，而 Bu 静脉预处理方案组与 TBI 预处理方案在 SOS 发生率和 2 年 OS 率等方面均无显著差异，提出成人 ALL 患者可使用静脉 Bu 预处理方案来减少 Bu 毒性并提高生存，对于不适合用 TBI 预处理方案的患者，静脉 Bu 可作为良好的预处理药物。

2007 年 Gluckman 等[18] 回顾性分析了 1994 年至 2005 年间使用 UCBT 治疗范科尼贫血患者 93 例的结果。供受者 HLA 相合程度：3/6 位点相合 5 例，4/6 位点相合 40 例，5/6 位点相合 35 例和 6/6 位点相合 12 例。共采用 9 种预处理方案，其中以 Flu 为主 57 例，低剂量 CY 为主 35 例，VP16+TT+TBI 方案 1 例。预防 GVHD 方案单用 CSA 或联合泼尼松 71 例，CSA 联合 MTX 12 例，其他方案 10 例。回输 TNC 和 CD34+ 细胞数中位数分别为 4.9（1.0~19.2）×10^7/kg 和 1.9（0.2~27.3）×10^5/kg。年龄中位数 8.6（1.4~45.4）岁，随访中位时间 22（3~121）个月。结果示 60 天中性粒细胞植入率为 60%±5%，中位植入时间为 23（11~43）天，多因素分析示使用 Flu 和回输细胞数＞4.9×10^7/kg 及中性粒细胞植入显著相关（分别为 $HR=1.86$，$P=0.05$ 和 $HR=1.78$，$P=0.03$）。180 天血小板植入率为 51%±7%，中位植入时间为 44（15~172）天，回输 TNC≥4.9×10^7/kg 组植入率显著高于 TNC≤4.9×10^7/kg 组，分别为 55% vs. 28%（$P=0.003$）。100 天 Ⅱ~Ⅳ度 aGVHD 发生率 32%±5%，cGVHD 发生率为 53%±6%。3 年 OS 率为 40%±5%，单因素分析结果示 HLA 相合程度高、患者血巨细胞病毒感染（cytomegalovirus infection，CMV）阴性、回输细胞数高和使用 Flu 与提高 OS 率显著相关，HLA6/6 相合、HLA5/6

相合和 HLA3～4/6 相合的 OS 率分别为 74%±13%、48%±9% 和 25%±7%（$P=0.009$），血 CMV 阴性与阳性患者的 OS 率分别为 64%±8% vs. 26%±6%（$P=0.003$），回输 TNC≥$4.9×10^7$/kg 组与 TNC≤$4.9×10^7$/kg 组的 OS 率分别为 49%±7% vs. 31%±7%（$P=0.04$），使用 Flu 组与未使用 Flu 组 OS 率分别为 50%±7% vs. 25%±7%（$P=0.01$）。多因素分析结果显示：患者血 CMV 阴性、回输 TNC>$4.9×10^7$/kg 和使用 Flu 预处理方案与移植后 OS 显著相关，分别为 $HR=2.82$（$P<0.01$）、$HR=1.75$（$P=0.05$）和 $HR=1.79$（$P=0.04$）。药物毒性并发症中出血性膀胱炎、肝脏 VOD、间质性肺炎和急性呼吸窘迫综合征的发生率分别为 24%、13%、22% 和 20%，是否使用 Flu 与发生药物毒性无显著相关性。该研究证实供者选择和预处理方案中含 Flu 可显著改善接受 UCBT 治疗 FA 患者的生存，Flu 可根除异常细胞克隆，能促进植入而不增加 TRM。

二、减低强度预处理方案

高龄及脏器功能受损的恶性血液病患者往往难以耐受清髓性预处理方案的强度，而 RIC 为他们提供了一种新的治疗选择。RIC 具有预处理耐受性好、适应证广等优势，但对于恶性血液病来说，RIC 方案移植后复发的风险较高，因此主要用于移植时疾病控制良好、对放化疗敏感、脏器功能受损或伴有合并症、年龄较大且不能耐受大剂量化放疗的患者。

2003 年 Barker 等[19]率先报道 43 例恶性血液病患者接受 RIC 预处理的非血缘 UCBT，其中 21 例采用 Bu/Flu/TBI 的预处理方案（Bu 2mg/kg，口服，q.12h.，−8～−7 天；Flu 40mg/m²，q.d.，−6～−2 天；TBI 200cGy，单次，−1 天），22 例采用 CY/Flu/TBI 的预处理方案［CY 50mg/（kg·d），6 天；Flu 40mg/m²，q.d.，−6～−2 天；TBI 200cGy，单次，−1 天］，超过一半的患者接受了 dUCBT，所有的患者采用 CSA 联合 MMF 方案预防 GVHD。脐带血与受者 HLA 均≥4/6（HLA-A/B/DR）个位点相合。移植后 42 天髓系累计植入率 CY/Flu/TBI 组显著高于 Bu/Flu/TBI 组，分别为 94% vs. 76%（$P<0.01$），移植后 1 年 DFS 率 CY/Flu/TBI 组显著高于 Bu/Flu/TBI 组，分别为 41% vs. 24%（$P=0.15$）。该研究显示 CY/Flu/TBI 的 RIC 预处理方案在非血缘脐带血移植中取得很好的植入率和疗效。

Brunstein 等[20]采用减低强度预处理方案（TBI/CY/Flu）的 dUCBT 与单倍体骨髓移植各 50 例进行对比分析显示，移植后 56 天中性粒细胞累计植入率两组间相当，分别为 94% vs. 96%，1 年累计非复发死亡率 dUCBT 组高于单倍体骨髓移植组，分别为 24% vs. 7%，1 年累计复发率 dUCBT 组显著低于单倍体骨髓移植组，分别为 31% vs. 45%，1 年累计 PFS 率两组之间无差别，分别为 46% 和 48%。

2012 年 Brunstein 等[21]又研究分析了来自 CIBMTR 的 585 例接受 RIC-dUCBT 和 RIC-非血缘外周血干细胞移植（UPBSCT）的急性白血病患者的移植结果。采用 RIC 预处理方案 TBI 总剂量<200cGy，Bu 总剂量<8mg/kg 或 Flu 总剂量<140mg/m²，其中采用 TCF（TBI/CY/Flu）预处理方案的 dUCBT 组 121 例，年龄中位数 55（23~68）岁，RIC-UPBSCT 组 424 例，其中 HLA 8/8 个位点相合 313 例，年龄中位数 59（23~69）岁，7/8 个位点相合 111 例，年龄中位数 58（21~69）岁。结果显示：移植后 28 天中性粒细胞累计植入率 dUCBT 组、8/8 位点相合 UPBSCT 组和 7/8 位点相合 UPBSCT 组分别为 83%、93%、92%（dUCBT 组 vs. 8/8 UPBSCT 组，$P<0.001$；dUCBT 组 vs. 7/8 UPBSCT 组，$P=0.013$），100 天 Ⅲ~Ⅳ度 aGVHD 发生率分别为 17%、14%、23%（dUCBT 组 vs. 8/8 UPBSCT 组，$P=0.727$；dUCBT 组 vs. 7/8UPBSCT 组，$P=0.197$）。2 年累计 cGVHD 发生率 dUCBT 组显著低于 UPBSCT 组，分别为 34%、56%、54%（dUCBT 组 vs. 8/8 UPBSCT 组，$P<0.001$；dUCBT 组 vs. 7/8 UPBSCT 组，$P<0.001$），2 年累计 NRM 率 dUCBT 组也低于 UPBSCT 组，分别为 19%、21%、28%（dUCBT 组 vs. 8/8 UPBSCT 组，$P=0.719$；dUCBT 组 vs. 7/8 UPBSCT 组，$P=0.035$）。2 年累计复发率三组间无显著差异，分别为 49%、44%、44%（dUCBT 组 vs. 8/8 UPBSCT 组，$P=0.155$；dUCBT 组 vs. 7/8 UPBSCT 组，$P=0.495$），2 年累计 OS 率三组间也无显著差异，分别为 37%、44%、37%。本研究显示对于无合适同胞供者的成人急性白血病患者，dUCBT 可作为较好的替代供者，RIC-TCF 的预处理方案可作为较好的选择。

对于自身合并症多且缺少合适的同胞相合供者的老年恶性血液病患者，RIC-UCBT 是一种疗效较好的治疗手段。Majhail 等[22] 比较了 43 例 RIC-UCBT 和 47 例血缘全相合 RIC-BMT/PBSCT 患者的治疗效果，患者均为 55 岁以上的老年人。大多数患者采用 CY 50mg/kg+Flu 200mg/m²+TBI 200cGy 预处理方案，预防 GVHD 方案 CSA+MMF。100 天 Ⅱ~Ⅳ度 aGVHD 发生率两组分别为 42% 和 49%（$P=0.2$），180 天 TRM 累计发生率为 23% 和 28%（$P=0.36$），3 年 PFS 累计率为 30% 和 34%，3 年累计 OS 率为 43% 和 34%（$P=0.98$），两组间均无显著的统计学差异，然而 1 年 cGVHD 发生率 RIC-UCBT 组显著低于 RIC-BMT/PBSCT 组，两组分别为 17% 和 40%（$P=0.02$），可见脐带血移植后患者的生存质量更好。该研究为老年恶性血液病患者提供了一种治疗的选择，进一步扩展非血缘脐带血移植的适应证。

由于 UCBT 后具有较强的 GVL 作用，RIC-UCBT 越来越多应用于临床，为更多的患者提供安全、有效的治疗手段，结合免疫细胞治疗，可以使老年及脏器功能受损的患者能够进行 UCBT，以治愈恶性血液病。

（季艳萍 孙自敏）

第三节

以放疗为主的预处理方案

一、引言

X (γ) 射线全身照射（total body irradiation，TBI）是一种特殊放射治疗技术，自 1959 年 Thomas 首次使用 TBI 作为预处理方案成功完成了第 1 例移植后，50 余年来 TBI 因其独特作用已成为异基因和自体移植的重要常规治疗的一部分，或配合化学药物治疗用于 HSCT 的预处理，以及某些晚期已经全身受累且对放射线较敏感的恶性肿瘤的治疗。造血干细胞移植术是治愈恶性血液病的重要方法之一，包括自体、异基因骨髓移植或外周血干细胞移植或脐带血移植。患者接受 TBI 预处理后进行造血干细胞的输入重建造血和免疫系统，从而起到治疗疾病及预防复发的目的。TBI 具有清髓速度快，效果明显，能够有效杀死药物不易达到区域内的肿瘤细胞等优势，大剂量化疗药物结合 TBI 方案进行造血干细胞移植，可以根治白血病和淋巴瘤等疾病，其 5 年生存率可达 50% 以上。造血干细胞移植前给予受者 X(γ) 射线 TBI 预处理治疗的主要作用在于：①消灭体内残存的恶性肿瘤干细胞；②免疫抑制，可达到最大程度地抑制机体的免疫排斥反应，使移植物易被受体接受，减少单纯化疗的移植失败率和排斥率；③清除骨髓细胞，为干细胞的植入腾出空间以提高干细胞移植的存活率。多项研究表明不同来源造血干细胞、不同的清髓性预处理方案对不同疾病移植后的造血及免疫系统重建有着不一样的影响 [23, 24]。HSCT 成功的关键是移植后造血和免疫功能的恢复，使供者细胞对受者主要组织相容复合体（major histocompatibility complex，MHC）免疫耐受的同时重建自身免疫监督及应答系统。移植后造血重建延迟、免疫重建延迟及 GVHD 的发生是影响治疗效果的重要因素。化疗与放疗的不同治疗原理使各种预处理方案具有各不相同的特性，全身照射应用在造血移植中，其给予干细胞移植受者超过正常骨髓的辐射耐受剂量，具有较强的周期非特异性抗肿瘤效应和免疫抑制效能。与单纯以化疗药物为主的预处理方案相比，TBI 和化疗相结合的预处理方案具有一定优势，高能 X (γ) 射线可对化疗药物无法进入的脑组织和睾丸屏障及对化疗不敏感的癌细胞进行杀灭，最终提高移植成功率，降低移植后的复发率。

二、全身照射的适应证

TBI 具有抗肿瘤和免疫抑制双重作用，常与化疗药物联合用于 UCBT 的预处理。TBI 总剂量大多以 12 ~ 13.75Gy，分 4 ~ 9 次照射，剂量率多在 5 ~ 7cGy/min。和 TBI 联用的药物通常有 CY 和 Flu 或 Ara-c。含高剂量 TBI 方案有：TBI 13.2Gy+Flu 75mg/m^2+CY 120mg/kg、TBI 12Gy+CY 120mg/kg+Ara-c 8~12g/m^2 及 TBI 12Gy+Flu 150mg/m^2+Ara-c 10g/m^2 等，已成为多数移植中心清髓性 UCBT 标准的预处理方案。

多项研究显示以 TBI 为基础的预处理方案已广泛应用于治疗各类恶性血液病患者，包括 AML 和 ALL 等疾病患者，并且移植疗效显著优于单纯化疗的预处理方案。临床需根据患者的基础疾病、供者类型、干细胞来源及治疗中心等进行选择，但由于 TBI 受限于技术、设备等因素，在中国许多移植中心尚无法推广使用 TBI。

Ringdén 等 [25] 报道了来自北欧骨髓移植组织（The Nordic Bone Mallow Transplant Group，NBMTG）自 1988 年至 1992 年的一项随机研究，比较了使用不同预处理方案的 HLA 全相合骨髓移植治疗 AL 患者 167 例的疗效，分为 TBI 组（79 例）和 Bu 组（16mg/kg，88 例），均联合 CY（120mg/kg）。结果示：Bu 组与 TBI 组肝脏 VOD 发生率（12% vs. 1%，$P=0.009$）、出血性膀胱炎发生率（24% vs. 8%，$P=0.003$）、癫痫发生率（6% vs. 0%，$P=0.03$）Bu 组均显著高于 TBI 组。移植前疾病进展的患者中 *TRM* 率 Bu 组显著高于 TBI 组（62% vs. 12%，$P=0.002$），Ⅱ~Ⅳ度 aGVHD 发生率两组间无显著差异，但Ⅲ~Ⅳ度和 3 年 cGVHD 发生率分别为（15% vs. 4%，$P=0.04$）和（45% vs. 35%，$P=0.04$）和 GVHD 相关死亡率（17% vs. 2%，$P=0.003$）Bu 组均显著高于 TBI 组，3 年 *OS* 率 Bu 组显著低于 TBI 组（62% vs. 76%，$P<0.03$）。多因素分析结果示疾病进展（$P<0.0001$）、败血症（$P=0.0006$）、Ⅱ~Ⅳ度 GVHD（$P=0.006$）和使用 Bu（$P<0.02$）与生存率差相关，复发率两组间无显著差异，但成人（$P=0.05$）和疾病进展（$P=0.005$）的患者的 *LFS* 率 TBI 组均显著高于 Bu 组。该研究提示使用 Bu 可增加疾病进展患者的早期毒性和移植相关死亡，因此对于成人和疾病进展的患者，TBI 是一种治疗选择，而对于处于疾病早期或 TBI 不适用的患者，Bu 可作为替代方案。

Heinzelmann 等 [26] 分析了来自德国干细胞移植注册中心（German Registry for Stem Cell Transplantation，DRST）自 1998 年至 2002 年间 14 371 例患者的数据，分析了含 TBI 预处理方案在不同移植类型、疾病类型、供者类型、干细胞来源等的使用情况，以及其与移植中心规模的相关性，结果示 TBI 使用率在异基因干细胞移植（85%）中明显高于自体移植（10%），疾病类型中 TBI 使用率分别为 ALL（85%）、CLL（80%）、AML（45%）、CML（49%）、低级别 NHL（35%），而供者类型、干细胞来源和移植中心大小与 TBI 的使用情况无显著相关性。该研究提示含 TBI 的预处理方案在自体移植中的作用有限，而被广泛应用于异基因造血干细胞移植。疾病类型中，TBI 被广泛应用于 ALL 患者，CML 和 AML 患者的使用率约 50%。

针对以 TBI 为主的预处理方案在 UCBT 中的应用早期报道来自 Wagner 等 [27] 的一项研究，数据来自 1994 年至 2001 年间接受 UCBT 的恶性及非恶性血液病儿童 102 例，患者年龄中位数 7.4 岁，体重中位数 25.9kg。采用 TBI（13.2~13.75Gy）+CY（120mg/kg）+

ATG（90mg/kg，马源性）的预处理方案。预防 GVHD 方案：2 例采用环孢素（cyclosporin，CSA）+MTX，100 例采用 CSA+MP。移植后 42 天中性粒细胞和 6 个月血小板恢复的累计发生率分别为 88% 和 65%。发生 aGVHD 的 63 例，其中Ⅰ~Ⅱ度 52 例、Ⅲ~Ⅳ度仅 11 例。cGVHD 发生率 10%。1 年 *TRM* 率和 *OS* 率分别为 30% 和 58%。

Kurtzberg 等[28]报道了 1999 年至 2003 年间，使用 UCBT 治疗儿童恶性血液病 191 例患者的一项前瞻性Ⅱ期多中心临床研究结果。年龄中位数 7.7 岁，体重中位数 25.9kg，其中高危患者占 77%，HLA 相合程度：6/6 相合（17 例），5/6 相合（58 例），4/6 相合（11 例）和 3/6 相合（5 例）。预处理方案采用 TBI（总剂量 13.5Gy，每次 150cGy，9 次，每日两次，−8 ~ −4 天）+CY［60mg/（kg·d），−3 ~ −2 天］+ATG［马源性，15mg/（kg·次），每日两次，−3 ~ −1 天］，预防 GVHD 方案采用 CSA 联合 MP。原发性植入失败 21 例，继发性植入失败 2 例，42 天 ANC 和 6 个月 PLT 累计植入率分别为 79.9% 和 63%。100 天Ⅲ~Ⅳ度 aGVHD 和 2 年 cGVHD 的累计发生率分别为 19.5% 和 20.8%，2 年复发率为 19.9%，6 个月和 2 年 *OS* 率分别为 67.4% 和 49.5%。随访中位时间 27.4 个月，93/191 例死亡，主要死亡原因为复发（37 例）、GVHD（25 例）、植入失败（16 例）和感染（9 例）。该研究证实了 HLA 不合的 UCBT 可用于治疗儿童 AL 患者。

来自日本 UCBT 治疗不同年龄急性白血病患者的研究，将患者分为老年组 19 例［年龄中位数 52 岁（50 ~ 55）岁］，年轻组 81 例［年龄中位数 36 岁（16 ~ 49）岁］。采用以 TBI+CY+Ara-c 为主的清髓性预处理方案。预防 GVHD 方案主要为 CSA+MTX，不含 ATG。老年组和年轻组相比，42 天 ANC 植入率（89% vs. 93%）、80 天 PLT 植入率（81% vs. 75%）相似。Ⅱ~Ⅳ度 aGVHD 发生率（53% vs. 62%）、广泛型 cGVHD 发生率（21% vs. 23%）、3 年 *TRM* 率（5% vs. 9%）、*OS* 率（77% vs. 75%）、*DFS* 率（72% vs. 71%）和复发率（22% vs. 19%）均无显著性差异，该研究证实了以 TBI 为主的清髓性 UCBT 用于治疗 50 ~ 55 岁白血病患者安全有效。

2019 年来自中国的一项多中心单份 UCBT 治疗恶性血液病的回顾性临床研究[16]显示，对于接受静脉 Bu/CY 与 TBI/CY 两种预处理方案的患者 3 年 *OS* 率（65.9% vs. 57.8%，*P* = 0.29）及 3 年 *DFS* 率（63.9% vs. 54.4%，*P* = 0.21）相近，但 42 天累计中性粒细胞植入率 TBI/CY 组较静脉 Bu/CY 组更高（98.0% vs. 91.6%，*P* < 0.001）。总之，基础疾病的类型和移植方式在某种程度上决定是否应用含 TBI 预处理方案，而实际应用中治疗单位和不同医师的选择也不尽相同，如何个体化地决定是否使用含 TBI 方案仍待进一步研究。

三、以 TBI 为主的预处理方案

TBI 对低肿瘤负荷比较有效，如处于 CP 的 CML 或已达完全缓解的 AL，即 TBI 对于清除恶性克隆源性细胞是高度有效的，因为 8 ~ 15Gy 剂量能诱导大约 2 ~ 21 个对数水平（平均 5 个对数）的细胞死亡。但即使完全缓解状态下仍有大约 10^7 个肿瘤细胞存活，单独 TBI 可能无法清除所有恶性细胞，因此常结合化疗药物如 CY 等进行联合治疗。基于一些简单的生物学猜想，TBI 结合化疗是非常合理的，虽然高能 X 射线放疗和药物所产生的一些细胞死亡途径有交叠，但二者仍具有很多独立的机制。因此，在某些潜在死亡途径被细胞耐受机制抵消情况下，联合处理仍然有效。另外，也因药物作用仅限于充分灌注的组织，而 TBI 能不受限制地照射到液体空间和其他受限身体部位，因此以 TBI 为主与化疗相结合进行联合治疗就显得格外重要。总之，TBI 为主的预处理方案已成为很多疾病移植前预处理策略的重要部分。

四、TBI 基本治疗模式

使用高能 X (γ) 射线大剂量全身照射，临床治疗模式可分为单次全身照射（single dose TBI，STBI）和分次全身照射（fractionated TBI，FTBI）。近年来的研究认为分次全身照射更优于单次全身照射，STBI 照射剂量一般 2 ~ 10Gy，FTBI 模式照射剂量一般 10 ~ 15Gy，1.2 ~ 3Gy/ 次。如果分四次照射的话，一般每天照射 2 次，上午、下午各照射一次，两次照射时间间隔大于 6 小时，该模式从放射生物学的角度考虑了细胞受辐射后亚致死损伤的修复，降低了对正常组织的损伤。分次照射通过增加辐射剂量，提高放疗对骨髓或白血病细胞灭杀和免疫抑制，同时可以减少晚反应组织毒性的发生率且改善长期生存率，目前被广泛应用。明尼苏达州大学的 Tomblyn 等 [29] 回顾性分析了 623 例 ALL 患者的预后情况，随访中位时间为 8.3 年（1.0 ~ 22.9 年），结论认为 FTBI 改善了 1 年、5 年 *OS* 和 *DFS*，治疗相关死亡 STBI 组要高于 FTBI 组。虽然 FTBI 其有助于正常组织修复，且较 STBI 因分次剂量低可减少晚期器官毒性的发生率且改善长期生存率，但在相同总剂量情况下，FTBI 的免疫抑制作用相对 STBI 要弱，会导致更高的植入失败率，因此需要提高总剂量以达到 STBI 相同的免疫抑制效果。目前 FTBI 具体的总剂量、分次计划、分次剂量、分次照射次数等都尚缺乏统一方案。Soejima 等 [30] 回顾性分析了 1 次 / 天和 2 次 / 天照射对肺部副反应的影响，发现总生存率、无复发生存率和肺部副反应两组并无明显差异。即实施 1 次 / 天的照射方案是可行的，这不仅减少了 TBI 计划的复杂性，同时也减少了照射次数和单个患者照射时间，且不以牺牲生存率和肺部副反应为前提。有人提出将各种 TBI 计划标准化，使之在相同条件下可以互相比较，从而更有利于临床选择应用，其中将 FTBI 计划转化为生物有效剂量就是一种尝试。Kal 等 [31] 用线性平方模型计算不同 TBI 计划的生物有效剂量来比较不同计划的优劣和对预后的影响，二者均发现高生物有效剂量组的复发率降低、无疾病生存率高，而非复发死亡率升高，但总生存率并无明显差别。儿童因其依从性较差，多数研究采用的是单次 TBI，剂量则不一而足。华盛顿大学医学院的

Mansura 等 [32] 分析了 57 例儿童患者用单次 5.5Gy 的 TBI，对于儿童患者来说这种方式比传统分次照射更易于操作，而且急性毒性反应，尤其是放射性肺炎，和总治疗相关死亡率似乎比传统处理方案稍低。但此研究因病例数少，其安全性和有效性还需进一步的大型预测试验证实。

五、TBI 的主要毒副反应

TBI 潜在毒副反应很多，发生率取决于照射剂量和不同的分次照射方案。临床资料也显示，毒副作用的严重程度还明显依赖于照射时剂量率的大小。急性期毒副作用是指 TBI 开始后发生的一系列反应，例如胃肠道反应（恶心、呕吐）、口腔黏膜反应和腮腺红肿等，晚期毒副作用主要包括间质性肺炎（interstitial pneumonia，IP）、白内障、肝肾功能损伤和神经系统毒性等，其中 IP 是 TBI 最主要和最严重的并发症，也是导致早期死亡的主要原因之一。

1. 肺部的毒副反应 TBI 的技术设计、照射剂量、剂量率和分割方案均主要考虑减轻或避免 IP 这一目的。多数情况下，这种并发症无有效的治疗手段，从而最终影响 TBI 的疗效。因此，患者在接受 TBI 时，肺剂量的控制尤为重要。多项研究显示，IP 发生率随照射的分次模式、剂量率、单次剂量和肺总剂量增加而增高。Oya 等 [33] 的研究显示 12～15Gy 的 FTBI 模式，IP 的发生率明显低于 10Gy 的 STBI 模式。相关研究均提示采用分次全身照射的方案可以减轻肺部损伤，并且有可能通过增加照射剂量而达到增强预处理效果，进而给患者带来生存获益。在减轻肺损伤的角度，分次 TBI（FTBI）是一种较为理想的照射方案，主要可能是因为 FTBI 对恶性细胞和正常组织产生不同效应。采用 FTBI 模式，有助于正常组织放射后的损伤修复，减轻 TBI 的急性或晚期毒副作用。剂量率也是诱发 IP 的重要因素之一，IP 发生率随剂量率、单次剂量和肺总剂量增加而增高。Barrett[34] 使用超低剂量率（0.025Gy/min）治疗患者，肺剂量达到 9.5Gy，无放射性肺炎发生。Keane 等 [35] 在低剂量率 0.01～0.05Gy/min 条件下确定肺损伤始发剂量值升至 9Gy，而剂量率在 0.5～4Gy/min 时，肺损伤始发剂量约在 7.5Gy。虽然 TBI 采用高剂量率似乎可以耐受，但是对比低剂量率其移植成功率没有明显区别，但毒副作用会有增加。中国科学技术大学附属第一医院的分次全身照射的患者体中平面的剂量率控制在 0.05～0.06Gy/min，肺部受射剂量维持在 7Gy 左右的较低水平，没有患者发生间质性肺炎，HSCT 前的 TBI 治疗安全有效 [36]。肺部剂量的控制包含有两方面的内容：①在全身照射条件下，肺实际受剂量的估算。肺是低密度组织，如不进行组织不均匀性校正，肺的实际受剂量要高于其他部位组织的剂量，并依赖于辐射能量和患者的体厚，TBI 照射中不同射线能量和不同体厚的肺剂量有相应的校正体系数（见表 5-3-1）。②综合临床资料显示，肺剂量与间质性肺炎发生率的关系具有一定的阈值，约在 7.5～8Gy。在一定的剂量范围内，对于单次

TBI 照射，剂量率是影响间质性肺炎发生率的显著因素，剂量率在 0.02 ~ 0.06Gy/min 之间间质性肺炎的发生率对剂量率有显著的依赖性，而剂量率在 0.06 ~ 0.108Gy/min 时变化不大，提示采用低剂量率 TBI 照射可有效减小辐射对肺组织的毒副作用。

表 5-3-1　肺剂量校正系数表

患者厚度 /cm	肺剂量校正系数		
	⁶⁰钴 γ 射线	6MV X 射线	25MV X 射线
12	1.04	1.04	1.04
16	1.09	1.09	1.06
20	1.14	1.13	1.09
24	1.19	1.17	1.12
28	1.24	1.21	1.24

2. **肾脏的毒副反应**　基本以血清肌酐升高、肾小球滤过率<50%、蛋白尿、贫血和高血压为特征。美国希望之城总结了 TBI 和肾脏副反应相关 12 篇文献后发现其发生和 TBI 总剂量呈显著正相关，且剂量率<0.1Gy/min 对肾有保护作用，但当剂量率>0.1Gy/min 时影响将趋于一致，而每日分次、单次剂量等参数与其并无明显相关 [37]，Kal 和 Van Kempen-Harteveld[38, 39] 也综合分析了与 TBI 和肾脏副反应相关文献，结论为肾的容忍有效生物剂量大约为 16Gy，≤16Gy 方案包括 1.7Gy/ 次共 6 次或 2Gy/ 次共 6 次，剂量率>0.05Gy/min，而其他>16Gy 的方案中几乎均需要使用肾挡铅或限制其剂量。

3. **眼睛白内障形成**　白内障是 TBI 后常被提到的一个晚期副反应，已知有一些因素能影响白内障形成，包括 TBI 剂量、分次方案、照射剂量率、激素治疗和肝素的使用。van Kempen-Harteveld 等 [38] 从欧洲骨髓移植中心（EBMTG）中选取了 495 例急性白血病患者，这些患者均接受了单次 TBI 照射方案，作者使用线性平方模型计算生物等效剂量（BED）以分析剂量 – 效应关系，计算不同有效生物剂量组患者的无白内障发生率和白内障发生率，其最后结论为当晶状体剂量下降 20% 时白内障发生率减少了 50%。晶状体铅挡在某些文献中有提到过但并不常应用，不仅是因为制作比较费时，而且眼部剂量太低可能会导致局部复发，眼部复发者中 3/4 接受 2.0 ~ 2.25Gy 的眼部剂量，此剂量是通过眼挡实现的，且一般用于非清髓处理方案。

六、全身照射治疗设备的技术特点

TBI 是一种有别于常规照射的大野照射技术，医院在开展 TBI 治疗时，常选用医用电子直线性加速器（图 5-3-1）或 ⁶⁰钴治疗机作为辐射源。在全身照射设备的选用上主要从以下几个方面考虑：①建立 TBI 条件方便、易行；②造价低，易维修，性能好，连续照射不出故障；③剂量输出稳定，可控制；④能量控制在 10MV 以下，常用的 X 射线能量为 6MV。

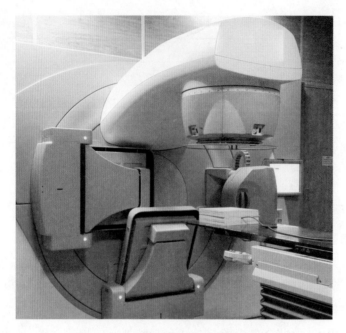

图 5-3-1　医用电子直线加速器示意图

目前各地医院基本都拥有医用电子直线性加速器（见图 5-3-1），[60]钴治疗机已基本淘汰不用。但[60]钴治疗机由于构造简单、使用[60]钴作为辐射源，因此具有性能稳定（放射源可长时间处于照射位置）、造价低、维修简单方便、单位时间内剂量稳定等特性，非常适合 TBI 治疗。但是在使用[60]钴治疗机时应注意必须选用均匀板对空间剂量场做均匀处理，使其更符合 TBI 的技术需求。

医用电子直线加速器由于设有不同的能量和剂量率调节档，在患者治疗时可以选择所需的治疗能量并实现对病人体中心平面剂量率的控制，其内部设置的均整块保证了 X 线的射野场平面剂量分布均匀，这样也为 TBI 的大野照射提供了均匀空间剂量分布，避免人为干预。由于医用电子直线加速器不含类似于[60]钴治疗机的平衡锤结构，照射时可采用水平、夹角和垂照等方式进行治疗。TBI 治疗床的选择根据治疗条件和治疗的方式确定，可以购买和自制，为保证治疗床高度与加速器治疗中心等高，治疗床最好能够有一定有升降范围用来调整病人的治疗中心。床的两侧装有吸收屏和散射屏，使用吸收屏和散射屏主要因为在 TBI 条件下入射皮肤和表浅部位剂量不同于常规剂量，在延长源皮距后，射野内 X (γ) 射线散射成分增加，包括反向散射。对于高能 X (γ) 射线使用散射屏减小剂量在患者体内的建成，增加皮肤剂量，对于 6MV X 射线使用 10mm 厚的有机玻璃板。

七、传统医用电子直线加速器 TBI 照射模式

医用电子直线加速器是利用微波电场对电子进行加速，产生高能射线，广泛应用于各种肿瘤的远距离外照射放射治疗。医用电子直线加速器可以产生 X 辐射和 / 或电子辐射束。高能 X 射线具有高穿透性、较低的皮肤剂量、较高的射线均匀度等特点，适用于治疗深部肿瘤。电子束具有一定的射程特性，穿透能力较低，用来治疗浅表肿瘤，也可用于全身皮肤电子束照射（total skin electron irradiation，TSEI）以治疗各种皮肤恶性淋巴瘤。医用电子直线加速器是医疗器械中的高、精、尖技术相结合的产品，是医疗器械领域中技术含量最高的产品之一。目前医用电子直线加速器是各医院配备的常规放疗设备，其剂量输出和剂量率可调节，治疗时可保证病人体中心平面剂量率的控制，加速器机头内设有的均整器保证了 X 线的射野场平面剂量比较均匀，这样可以为延长源的 TBI 大射野照射提供均匀的空间剂量分布。

1. **常规加速器 TBI 照射技术** 利用传统的 C 臂电子直线加速器产生 6MV 的 X 射线，机架转角 90°、准直器旋转 45° 呈水平照射，等中心处照射野大小 40cm×40cm。常规标称治疗源皮距条件下，治疗机所能提供的最大射野不能包含患者全身，所以将照射源皮距延长至 400cm，形成一个对角线约为 200cm 长的照射野，治疗时射野对角线与人的长轴保持一致，以获得包罗人体的最大面积射野且治疗时保持人体处于相对均匀的射野场内，行水平照射。利用医用加速器低剂量率档或采用低熔点铅制成一定厚度的铅板，置于加速器托架处用作剂量衰减滤过板，可满足患者治疗所需要的低剂量率要求。考虑长时间照射时患者能较为舒适以避免其位置的移动，治疗时将患者置于有机玻璃板制作的全身照射治疗亭和治疗床中，采用半坐立姿和侧卧式行前后 / 后前（AP/PA）对穿照射，并在射线入射方向上距患者身体前约 10cm 处放置一块 1.0cm 厚的有机玻璃板散射屏，用于固定屏蔽眼睛、双肺及生殖器的铅挡块，并提高皮肤表面剂量，治疗床靠近墙壁以提高背向散射线对患者皮肤的贡献。在分次全身照射的前 2~3 天先进行 TBI 治疗的模拟定位，拍摄患者胸部定位片并利用模拟定位机在患者前后体表勾画出 TBI 所要遮挡的肺部区域，制作肺部铅挡块，全挡控制肺部的照射剂量。另外，在治疗的前一天需用电离室刻度 TBI 治疗时用于适时监测的半导体剂量仪及测量探头。分次照射的第一天上午、下午取患者半坐立式加肺部、晶状体、生殖器等部位铅挡块屏蔽条件下行前后 / 后前（AP/PA）体位各治疗一次，第二天上午、下午在没有前一天铅挡块屏蔽条件下，患者取侧卧式行前后 / 后前（AP/PA）体位各治疗一次，共完成两对四野平行对穿照射。为达到剂量均匀性要求，每野都给予相同照射剂量。为评估患者实际治疗过程中的实际受照剂量，在照射过程中使用半导体探头分别固定于患者的头、左肺、右肺、脐部、膝、踝六个重要部位的体表进行实时剂量监测，具体治疗方案如图 5-3-2 所示。同时，为满足整个人体中平面剂量均匀性要求，治疗中根据实时剂量监测的结果，使用不同厚度的铅皮屏蔽某些受照部位（如膝、踝

和头等）以降低它们的受照射剂量，通过这些剂量均匀性调整措施使整个人体中平面受照射剂量均匀性小于±10%要求。此项技术治疗前准备工作复杂，对辅助设备要求高，需要一定数量工作人员配合，治疗时间长。另外利用传统的C臂加速器低剂量率照射，治疗时间长，设备耗损大，治疗费用低。

2. **TBI基本剂量学**　TBI所需的基本剂量学数据与常规放射治疗相同，包括绝对剂量校准、组织最大剂量比（TMR）或百分深度剂量（PDD）和束流截面强度分布（OAR）的测定等。所不同的是，这些剂量学参数必须在特定的TBI摆位，即延长源皮距和大野治疗条件下获取，以保证TBI照射剂量学的准确性和可靠性。TBI大野剂量学测定时可能会遇到一些常规放射治疗没有的问题，这些问题主要涉及测量用的模体和剂量仪。与常规标准放射治疗相比，TBI所使用的模体通常比TBI射野要小很多，更是小于人体体积，这会导致模体中的散射情况与实际情况不一致，从而影响输出量和TMR/PDD。TBI剂量学数据的准确性也受电离室测量的影响，由于使用非常大的照射野，导

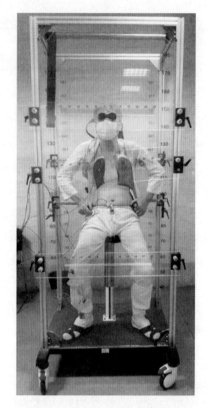

图5-3-2　半立式治疗时双眼和双肺挡铅及半导体剂量实时监测示意图

致更多的电离室电缆被包括在射野内，致使电离室漏电增加。尤其是在TBI低剂量率条件下，电离室的漏电流和饱和特点会对剂量测量的准确性产生更多不利的影响。获取特定TBI技术的剂量学数据后，在临床开展TBI照射前需要进行多次模拟测试，验证TBI治疗的剂量学准确性。

（1）TBI剂量参数的模拟测量　模拟实际TBI条件下，保持放射源至电离室测量距离为400cm，使用标准剂量仪和0.6cm³指形电离室测量以下参数。①组织最大剂量比和剂量率。在截面积30cm×30cm的固体水模体中测量射野中心轴上不同深度的组织最大剂量比值和最大剂量深度的剂量率，用于TBI人体吸收剂量的计算，测量时为模拟TBI人体所具有的全散射特性，在测量模体两侧摆放长度、厚度与人体相近的有机玻璃模体用于全散射目的。中国科学技术大学附属第一医院模拟测量了6MV X射线，放射源到模体表面照射野中心的距离（source skin distance，SSD）为400cm，射野中心轴上不同深度测量值归一至模体的最大剂量深度（$D_{max}=1.5cm$）得到中心轴的组织最大剂量比曲线，同时也测得最大剂量深度的剂量率约为0.069 6Gy/min。根据人体厚度（10～24cm）推算人体中平面照射剂量率为0.05～0.06Gy/min。②离轴比剂量曲线。电离室戴平衡帽，在空气中沿照射野水平对角线方向（与人体长轴一致）从中心开始向两侧每间隔10cm测量一个点，

最后将测量结果归一到射野中心点得到射野对角线上的离轴比剂量曲线即射野平坦度（如图5-3-3）。由图可知在常用 TBI 射野内（沿射野对角线长轴 ± 90cm 范围）射野平坦度与常规放疗射野相比明显变差，最大达 35%。

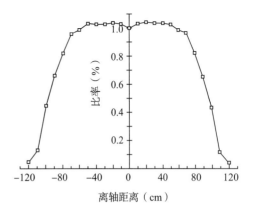

图 5-3-3　射野对角线上的离轴比剂量曲线
（SSD＝400cm）

（2）TBI 基本剂量模式　Belkacemi 等研究显示，在对 AL 患者的全身照射时，对略超过半数的患者（54%）实施 FTBI 治疗模式。TBI 剂量模式以剂量率 0.04Gy/min 区分高低剂量率水平，STBI 组总剂量水平为 6 ~ 11.82Gy，平均剂量 9 ± 1.20Gy，剂量中位数 10Gy，剂量率为 0.018 ~ 0.3Gy/min，平均剂量率为 0.11 ± 0.096Gy/min，剂量率中位数 0.06Gy/min，其中低剂量率（$D \leqslant 0.04$Gy/min）照射占 36%，高剂量率（$D > 0.04$Gy/min）为 64%。FTBI 组总剂量水平为 8.5 ~ 16Gy，平均剂量 11.8 ± 1.3Gy，剂量中位数 12Gy，分次照射次数为 2 ~ 12 次，其中 59% 为 6 次，剂量率 0.02 ~ 0.56Gy/min，平均剂量率 0.09 ± 0.007Gy/min，剂量率中位数 0.065Gy/min，其中低剂量率照射占 23%，高剂量率照射占 77%。中国科学技术大学附属第一医院根据患者移植预处理方案的不同，采用 FTBI 治疗模式，总剂量 10 ~ 12Gy，照射次数 4 次，2.5 ~ 3Gy/ 次；采用 STBI 治疗模式，总剂量 2 ~ 4Gy，所有患者 TBI 剂量率水平在体中平面处都控制在 0.05 ~ 0.06Gy/min。

（3）照射处方剂量铅挡方案　TBI 处方剂量点位于患者体内，通常在体中线平处，并取人体脐中平面为处方剂量计算点，TBI 照射剂量需要归一到处方剂量点处，且治疗中患者体内剂量分布的非均匀性不能超过处方剂量的 ± 10%。为了获取较为均匀的剂量分布，TBI 照射时常使用组织补偿物或组织补偿器进行修正。中国科学技术大学附属第一医院 HSCT 采用两种方案：一是减低强度的预处理方案，采用单次 2 ~ 4Gy 前后两野对穿照射；二是清髓性预处理方案，采用 9 ~ 12Gy 大剂量、每天 2 次、共 2 天 4 个野对穿照射。造血功能障碍患者采用单次 2 ~ 4Gy 的半坐立式或侧卧式前后 / 后前（AP/PA）两野对穿照射，ALL 等植患者采用 9 ~ 12Gy 大剂量两天四野等剂量分次前后 / 后前（AP/PA）对穿照射。为得到病人治疗需要的低剂量率要求，利用加速器中低剂量率模式，或采用低熔点铅制成一定厚度的铅板置于加速器托架处用作剂量衰减滤过板的方式使患者脐中平面病人体中心平面的剂量率约为 5 ~ 6cGy/min。由于低剂量率、大剂量照射会损伤一些正常组织和器官，特别是密度较低肺组织，为避免 IP 的发生，照射时利用低熔点铅挡块对双肺、晶状体等重要器官进行局部遮挡，使肺中线吸收剂量均控制在 7Gy 左右。

（4）半导体剂量仪校准　在完全模拟 TBI 条件下，用上述标准剂量仪和电离室校准多通道半导体剂量仪及带有建成材料的 P 型硅半导体探头（X 线能量范围 6 ~ 12 MV，SNC）。

方法是将电离室置于校准模体表面下最大剂量深度（D_{max}＝1.5cm）而半导体探头固定于模体表面，加速器出束 200MU 时半导体探头测量值与剂量仪所得吸收剂量的对应关系即读数剂量修正系数。调整半导体剂量仪的测量修正系数，使两剂量仪在该测量条件下测得的值相等，即半导体剂量仪 1 个剂量值读数代表该点最大剂量深度的吸收剂量为 1MU＝1cGy。

（5）实时剂量监测　全身照射与常规局部放疗不同，它没有明确的靶区，而是把整个人体放在一个照射剂量分布不均匀的大面积辐射场中，使全身各部位受到不均匀性剂量照射。因此全身照射最重要的质量保证之一是如何确保整个人体中平面接受正确、均匀的照射剂量。加速器均整器设计通常适应于常规治疗，全身照射的源皮距延长，同等剂量条件下射野边缘剂量较小、射野均匀性变差。在实际治疗中，处于射野边缘的头、踝部位前后径相对较小，它们中平面最终接受的照射剂量反而较高，因此为了使整个人体中平面照射剂量均匀，有时可根据半导体探测器实时剂量监测的情况，使用不同厚度的铅皮屏蔽来降低头、膝、踝等部位的受照剂量。利用半导体剂量仪可实时监测和调节 TBI 照射过程全身重要部位的照射剂量是否合理、治疗中摆位方法是否正确或患者体位是否出现变动等，从而有针对性地加以改进或完善。而半导体探头灵敏度受剂量率、温度、剂量累积效应等固有或几何特性的影响，在每次监测前必须使用标准剂量仪校准半导体测量设备，并把它作为日常 TBI 质量保证和质量控制重要内容之一。环境温度对半导体探头灵敏度影响较大，变化幅度大约是 0.35%/ 度。为减少环境温度对半导体探头灵敏度的影响，探头在室温下校准而用于患者体表（通常体表温度约为 35～37℃）测量时，其读数大致可按偏高3% 进行校正。由于人体前后径厚度变化较侧位小，采用半导体剂量仪实时监测与半立式和侧卧式前后 / 后前体位四野平行对穿照射相结合的全身照射方法，比较容易控制患者总受照剂量以及运用不同厚度铅皮遮挡屏蔽的方式调整照射剂量的均匀性。另外，间质性肺炎与 TBI 的总剂量和剂量率有密切关系，为减少肺部照射剂量，在半立式前后 / 后前对穿野照射时进行肺部铅挡块屏蔽，并利用半导体剂量仪实时监测肺部挡铅位置的准确和照射剂量，使全肺总照射量控制在 7Gy 左右，这样既能减低放射性肺炎的发生率，又不至于影响移植效果。根据半导体剂量仪实时剂量监测结果和剂量的均匀性调整措施，使全身照射均匀性达到治疗所需要的 ±5%～10% 的要求，可较好完成全身照射的治疗。

八、螺旋断层调强放疗系统的全身放疗

临床放疗肿瘤技术近三十年出现了飞跃式的发展。调强适形放射治疗（IMRT）利用多个调制的小子野从多方向对患者肿瘤靶区进行照射，可生成高度适度的剂量分布，使高剂量分布与患者肿瘤的形状完美适形。IMRT 在优化复杂靶区和身体区域照射治疗的同时，使危及器官的受照射剂量进一步减少，降低正常组织的毒副反应，提高肿瘤治疗剂量，最终改善了肿瘤治疗疗效。

螺旋体层放射治疗（tomotherapy，TOMO）系统（见图 5-3-4）是先进的影像引导放疗和 IMRT 集成的高端放疗设备，使用狭窄放射线束围绕病人旋转式治疗，类似 CT。1990 年开始设计，指导原则图像引导放疗（IGRT）与 IMRT 集成系统。机器旋转治疗的同时移动治疗床螺旋前进，用连续照射消除了照射野之间的衔接问题。系统包括安装在旋转机架上 40cm 长的 6MV X 射线加速器，其对侧装有 MV 级探测器阵列，阵列外装 12.5cm 铅挡块

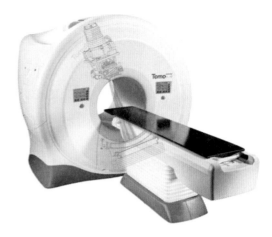

图 5-3-4　螺旋断层调强放疗系统

以减少室内所需的屏蔽，机架在防护罩内。6MV X 线用于 IMRT，成像状态时的 X 线能量为 3.5MV，用于 MV 级 CT 图像引导。64 个气动多叶准直器（multileaf collimator，MLC），改变多叶准直器铅门可调节的照射野长度为 1cm、2.5cm 或 5cm，源 – 轴距（SAD）85cm。射线宽度 40cm，床可移动的最长距离 160cm，机架可 360 度旋转，有 51 个照射角度，每间隔 7 度进行一次调强照射。理论上 TOMO 可治疗的最大靶区体积为 160cm×40cm×40cm，它的出现使临床上首次能对大的复杂靶区生成高度适形的剂量分布，同时实现关键正常器官的剂量避让，降低其照射剂量。TOMO 的这种剂量调制能力使其成为骨和骨髓适形靶向 TBI 的很有吸引力的放疗模式，具体介绍如下：

1. **TOMO 用于全身放疗的优势**　传统的利用 C 臂的直线加速器进行 TBI 的剂量率低且需要延长患者到源的距离进行治疗，因于身体形状的不规则性及身体厚度变化会导致患者体内剂量分布不均匀。另外，传统加速器 TBI 照射时间长、而接受全身照射的患者通常由于疾病本身或先前多疗程化疗的影响而一般情况较差，很难在较长时间内维持一个体位，患者舒适性和体位重复性差，且仅通过挡铅减少敏感组织的放疗剂量，照射时容易出现剂量偏差。研究证实，由于重要器官剂量过高，TBI 的潜在并发症非常多，放射性肺炎、白内障、肝肾功能损害等是 TBI 常见的并发症，影响了移植成功率及生活质量。

随着放疗技术的发展，调强放射治疗技术开始应用于全身照射，计划结果显示靶区剂量分布的适形度较好，危及器官受量较常规加速器 TBI 方法显著降低。但由于患者身高的原因，需要多中心多计划衔接来完成整个身体的治疗，设计过程较为复杂，且相邻计划的衔接处剂量分布不均匀，有冷、热点的出现，故临床应用较少。而以旋转调强方式为主的螺旋断层调强治疗因对较复杂病灶治疗的准确性和高效性而得到了广泛的应用和推广。TOMO 是一种崭新的放疗技术，它的应用使临床治疗中能对大而复杂的靶区实现高度适形的剂量分布，同时避让且降低正常器官受照剂量。其可以完成超长靶区的照射，理论治疗范围是 160cm×40cm，临床中实际治疗范围是 140cm×40cm。对于需要进行 TBI 患者，

特别是身高<140cm 的未成年人，TOMO 可以通过一次计划实现，较传统全身照射更加安全方便，且不需考虑多个射野衔接出现的剂量冷、热点问题。TOMO 系统是以螺旋断层治疗方式的影像引导调强适形放射治疗（IMRT），具有独特的 MLC 和 360° 旋转照射，具有较强的剂量调制能力，对复杂的靶区能实现高度适形的剂量分布，可很好地保护正常器官。TOMO 等中心处剂量率约 8.5Gy/min，高剂量率也缩短了照射时间，有利于在全身照射期间保持正确的体位，每次治疗前、治疗中分别用兆伏级 CT（MV CT）对头、胸和盆腔三部分进行图像引导精准摆位，进一步减少患者治疗摆位误差。TOMO 独特的同源双束设计使得照射源和成像源共用同一坐标系，扇形束既用于治疗也用于成像，通过采集患者治疗前、治疗后 MV CT 影像结合其自适应计划，对治疗计划的实施进行有效监管，根据患者疗程变化进行监控并适时调整治疗计划，这一方式是目前任何放疗设备都无法实现的。传统 TBI 剂量依赖多通道的半导体电离室进行实时剂量监测特定部位的点剂量，影响舒适性且剂量不全面。TOMO 全身治疗采用三维剂量验证设备进行检测，可检测整个空间的实际照射剂量并与计划中计算的剂量对比，保证照射患者剂量安全。

放射性肺炎是全身放疗中的最主要的并发症之一，肺的并发症被认为是造成患者死亡的重要原因之一，在某种程度上限制了 TBI 在白血病治疗中的应用和发展。放射性肺炎的发生与照射总剂量、分次方式和剂量率相关。目前研究认为采用螺旋体层放射治疗进行全身照射，其剂量分布好，计划评估直观、简便，患者的放疗急性副反应可控，安全性高。当前发展的趋向是用高剂量率分次照射技术，通过增加分割次数降低肺的"平均剂量率"。中国人民解放军南部战区总医院螺旋断层治疗中心贾峻嵩等[40]报道应用 TOMO 技术进行全身照射在高剂量率 8.8Gy/min 基础上，处方剂量中位数为 7.0Gy，采用 2 次照射，未发生放射性肺炎。郑州大学第一附属医院放射治疗部在 TOMO 上完成多例 TBI 患者，对肺的照射剂量较传统全身照射明显降低[41]。白内障亦是全身照射常见副反应，有研究表明移植前有 TBI 预处理患者的白内障发生率达 31%[42]。TOMO 治疗使晶状体的受量降到更低，减少了远期不良反应，提高了长期生存者的生活质量。目前全骨髓照射（total marrow irradiation，TMI）和全骨髓加淋巴照射（total marrow and lymphatic irradiation，TMLI）技术在国内外一些放疗单位已展开应用，得到了较好的治疗效果并降低了正常组织的损伤，目前在我国，中国人民解放军总医院、中国人民解放军南部战区总医院、中国科技大学附属第一医院和郑州大学第一附属医院等单位已开展该项目，并证实有明显的优势。美国希望之城肿瘤中心尝试将调强放疗技术应用于白血病 TBI 计划中，Schuhheiss 等[43]用断层治疗设备治疗了 6 例患者，其中 2 例是女性白血病患者（20岁和 5 岁），她们接受了 TMI 和 TMLI 以代替传统的 TBI。其中 TMI 包括两部分，因为断层治疗床的最大可移动范围小于 1.5m，所以身体坐骨结节以上用此疗法，坐骨结节以下用直线加速器治疗。TMLI 靶区涵盖整个淋巴系统，包括肝和脾。该计划为 1.2Gy/ 次，共 10 和 11 次，前 3 天患者接受 3 次 / 天照射（间隔＞4h），其余在第 4 天完成，剂量率约 8.5Gy/min，高于传统 TBI 计划的剂量率，而其结果显示重要器官的平均剂量减少了 43%～78%，口腔、腮腺和小肠的剂量分别减少了 78%、70% 和 63%，而大部分急性死亡是由这些器官的反应导致的。随着这些器官总剂量的降低，也增加了每次剂量的生物学优势。另外，虽然 TMI/TMLI/TBI 中肝脏是靶区，但平均剂量减少了 50%～60%，因此放射所致静脉闭塞性疾病风险也几乎可以消除，但不能排除药物所致静脉闭塞性疾病的产生。与传统 TBI 相比，使用断层治疗设备行 TMI/TMLI/TBI 操作起来要更简单、更确定，但治疗计划所需时间要多于传统计划方案，且其有效性仍需更多更大的研究来进一步证实。德国耶拿大学医院报道，与传统 TBI 技术相比，运用 TOMO 技术使剂量均匀性更好，并由于采用仰卧位，使患者治疗舒适性也更好。由于 TOMO 技术能够对特定器官进行处方剂量限制，为未来对更高剂量的治疗同时保护正常组织的实现提供了条件，所以对螺旋断层治疗的 TMI/TMIL/TBI 治疗制定标准操作程序非常重要。

2. **TOMO 全身照射技术路线及实施方案**　中国科学技术大学附属第一医院具体治疗流程和方案介绍如下。

（1）入组标准符合骨髓移植或造血干细胞移植标准，签署知情同意书，对患者放疗前的身体情况进行 KPS 及 ECOG 评分，完善生化、心电图等相关检查。

（2）CT 定位扫描患者采用头部热塑面膜加体部真空负压垫固定，取仰卧位，双臂紧靠躯干，双手握拳紧贴体侧，确定患者能长久保持此姿势，固定范围要求包括头部、躯干及脚底（见图 5-3-5）。利用大孔径 CT 采集患者正常呼吸时相的 CT 影像，层厚 5mm。考虑到 TOMO 治疗长度的极限，如果身高＞140cm，则 CT 定位扫描分 2 段进行，第 1 段患者头部

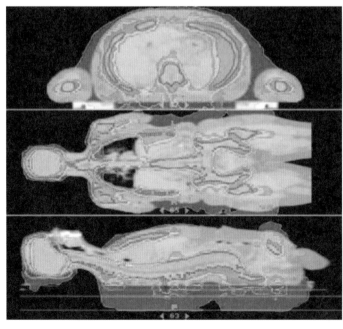
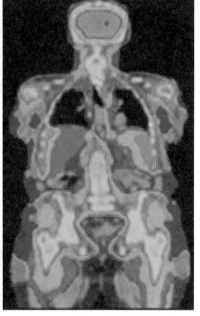

图 5-3-5　头部面膜和真空负压垫固定的 TMI 患者并分两段体位固定图

朝向 CT，CT 选择头先进扫描方式并由头部扫描至股骨下缘，第 2 段患者脚朝向 CT，CT 选择脚先进扫描方式并由脚底扫描至股骨上缘，在股骨中间位置放置 Marker 点标记重合层面。两套 CT 图像均传至治疗计划系统进行靶区勾画。

（3）靶区及正常组织勾画方案

① TMI 勾画医生在 TOMO 计划系统上进行全身的靶区勾画，临床靶区（clinical target volume，CTV）包括颅骨、下颌骨、胸骨、脊椎骨、上肢骨、盆骨、下肢骨等全部含骨髓的骨骼，以及全淋巴和脾脏，危及器官（OAR）包括晶状体、腮腺、口腔、食管、双肺、肾脏、肝脏等正常组织。计划靶区（planning target volume，PTV）为 CTV 外扩 5～10mm，非均匀外放，一例 TMIL 患者（上段）靶区的勾画如图 5-3-6 所示。

② TBI 的勾画勾画患者整个身体轮廓并内收 5mm 生成 PTV。考虑 2 个计划衔接处剂量重叠问题，在腿部 Marker 标记层上下各空 5 层勾画靶区。两组勾画后的图像和结构全部传输到 TOMO 治疗计划系统进行计划设计。

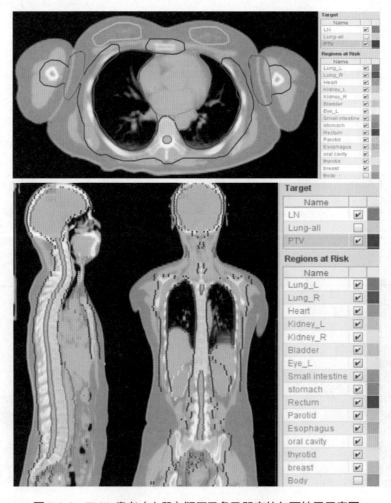

图 5-3-6　TMIL 患者（上段）靶区及危及器官的勾画结果示意图

（4）剂量要求处方剂量分次 TMI/TMLI，12Gy/3 次 /3 天或 15Gy/3 次 /3 天，至少覆盖 85% 的 PTV；OAR 剂量初设为<6Gy，一般晶状体 D_{max}=4Gy、双肺 V6<50%、腮腺及口腔 V6<40%；单次 TBI，4Gy/1 次 /1 天，4Gy 至少覆盖 85% 的 PTV。

（5）TOMO 计划设计放疗计划是通过 TOMO 计划工作站完成。对于 TMI/TMLI 计划，利用 TOMO 螺旋调强方式设计放疗计划，定义的靶区按照优先顺序进行排序，分别为左眼、右眼、脊髓、全身、左侧内肺、右侧内肺、重叠 8Gy 区等剂量成型组织。物理师设计相关计划参数如螺距为 0.2 ~ 0.4、调制因子为 2.5 左右、铅门宽度为 5cm 等，优化时随时观察等剂量线并调整权重，完成计划设计。其中一例 TMIL 患者（上段）剂量分布见图 5-3-7，剂量体积直方图见图 5-3-8。对于单次 TBI 计划，TOMO 在 0 度和 180 度以两野定角开野对穿方式进行适形照射，铅门宽度为 5cm，根据在不同治疗床位患者身体宽度，MLC 横向宽度在患者两侧时分别多开 3 ~ 5 个叶片，即外放 2 ~ 3cm，以保证 PTV 始终处于射野内能达到处方剂量的要求，治疗中 TOMO 床螺旋行进，完成患者全身治疗。

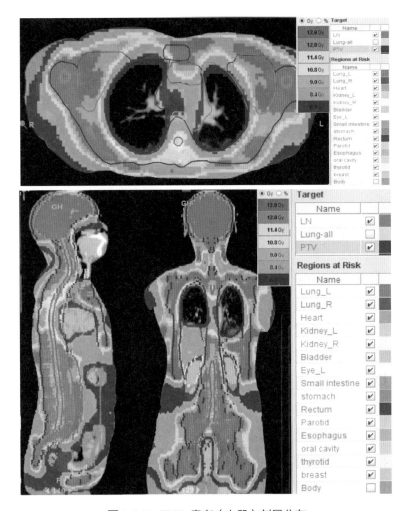

图 5-3-7　TMIL 患者（上段）剂量分布

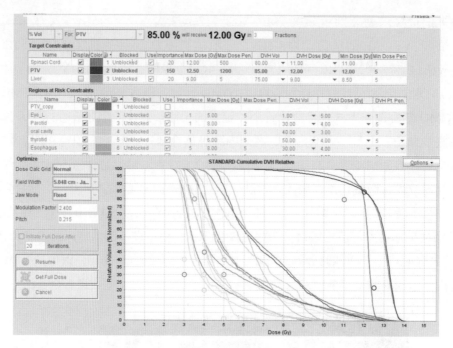

图 5-3-8　TMIL 患者（上段）剂量分布和剂量体积直方图（15Gy/3 次 /3 天）

（6）计划验证将治疗计划移植到圆柱形固体水（cheese phantom）或满足 TOMO 剂量验证要求的商用探测器，对计划重新计算，用指形电离室进行点剂量的验证，用胶片进行冠状面的面剂量验证或进行三维剂量验证。

（7）实施治疗为提高摆位精度，采取在治疗前和过程中的适当节点中断后从新的图像引导，之后再计划由中断处继续治疗的方法。经实践可将躯干部治疗大体均匀分为头部、胸腹部和盆腔三段，每段治疗开始前需在治疗范围内选择层面进行 MV CT 扫描，扫描后将获得的图像与原 KV CT 图像配准并重新进行摆位校准。如果是分段治疗，则上身治疗结束后反转固定体板，选择腿部治疗计划治疗，治疗时可取下头部面罩，每次总治疗时间约 30 ~ 60 分钟。

（8）治疗结束后对资料的总结、归纳、评估和随访。

具体 TOMO 全身照射治疗流程见图 5-3-9 所示。

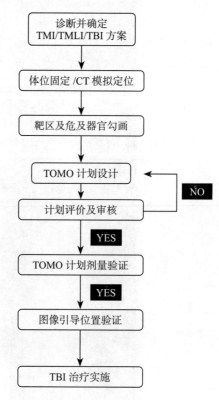

图 5-3-9　TOMO 全身照射技术实施流程图

九、全身照射的质量保证

TBI 是一种十分复杂的治疗技术，需要精心的计划设计、准确的定位和保护（或遮挡）危及器官以及严格地执行质量保证规范。TBI 质量保证规范可以分为 3 类。①基本质量保证，主要对 TBI 治疗计划设计、照射和监测的各种设备进行检测。②治疗前质量保证，主要针对治疗前各种设备的校准，以及 TBI 设备和治疗室的准备情况。治疗前质量保证包括；1）将治疗设备，尤其一些特殊治疗使用部件如均整器（或补偿器）、重要器官块档放置到位；2）保证用于验证处方的剂量点适时剂量检测设备正常运行及正确标定。③治疗中质量保证，与外照射相同，TBI 对剂量的精确性也有严格的量用的模体规定。开展 TBI 照射的医疗机构，有必要在治疗中利用实时剂量测量系统验证患者身体实际吸收剂量，保证患者治疗剂量分布的准确性和均匀性。

十、存在的问题及展望

目前的移植前预处理方案多种多样，每种方案都有其优缺点。例如加强强度能降低复发，但同时也增加了移植相关死亡风险，而低强度方案则能减少副反应，但也增加了排斥发生率。高免疫抑制的方案虽减少了排斥发生，却增加了感染可能性。对于 TBI 而言，晚期副反应，尤其是肺部副反应，一直是 TBI 的主要问题，并在某种程度上限制了其在白血病治疗中的应用和发展。为了避免这些问题，研究者尝试了很多 TBI 方案，但合适的剂量和分次计划依然存在很大争议。如何排除其他 TBI 因素的干扰、如何有效地比较这些方案的优劣以及不同的方案和预后如何相关还需进一步研究。我国这方面的文献较少，因此进一步明确我国 TBI 在白血病治疗中的优越性和应用空间还需放射治疗和临床医师合作研究。以往 TBI 计划受传统放疗技术限制，不少学者都倾向于寻找非 TBI 的预处理方案或低强度方案以减少 TBI 相关的副反应，而调强放疗在 TBI 上的真正应用可能为未来 TBI 在白血病治疗方面的发展带来不同的视野。TBI 作为骨髓移植前预处理的一部分，要达到最佳治疗效果不仅要考虑 TBI 的影响，也要综合患者基本情况、化疗药物、移植模式及移植后处理等多方面情况，这需要学科间合作和互相沟通新技术的应用，以创造出更好的个体化治疗方案。

（吴爱东　张红雁）

第四节

预防移植物抗宿主病方案

对于非血缘 HLA 不全相合的脐带血移植目前大多移植中心采用 CSA 或他克莫司（tacrolimus，FK506）联合 MMF 或短程的 MTX 预防 GVHD 方案，CSA 或 FK506 用法基本同其他的异基因造血干细胞移植，MMF 于移植后 1 天开始 2～3g/ 天或 25～30mg/（kg·d）分次口服，根据 GVHD 和感染的发生情况，30 天开始减量，通常在 100 天内停用。预防 GVHD 的方案中是否使用 ATG，在 UCBT 中是个热点的话题。

Laurent 等 [44] 回顾性研究了来自 EBMT 资料，分析接受单 / 双份 UCBT 移植治疗成人恶性血液病患者移植方案中是否含 ATG 的疗效，研究纳入 2004 年 1 月至 2011 年 12 月 79 家中心接受 UCBT 共 661 例成人患者，年龄中位数 52（17～72）岁，其中 AL 334 例，MDS/MPD 或 CML 患者 126 例，淋巴增殖性疾病患者 201 例。接受单份 UCBT 226 例，双份 UCBT 435 例。全部采用 RIC 预处理方案（CY/Flu/TBI 200cGy），移植方案中不含 ATG 组 579 例和含 ATG 组 82 例，年龄中位数分别为 52（18～69）岁和 54（19～72）岁。结果显示：60 天 ANC 累计植入率两组无显著差异，分别为 84%±1% vs. 82%±4%（$P=0.17$），100 天 Ⅱ～Ⅳ度和 Ⅲ～Ⅳ度 aGVHD 发生率不含 ATG 组均显著高于含 ATG 组，分别为 41%±2% vs. 15%±4%（$P=0.000\,33$）和 16% vs. 1.3%（$P=0.000\,5$），1 年 cGVHD 发生率两组间无显著差异，分别为 29%±2% vs. 20%±4%（$P=0.072$）。3 年 *NRM* 率不含 ATG 组均显著低于含 ATG 组，分别为 26%±2% vs. 46%（$P=0.000\,38$），3 年复发率两组无显著差异，分别为 34%±2% vs. 29%±5%（$P=0.6$）。感染相关死亡率不含 ATG 组显著低于含 ATG 组，分别为 13% vs. 28%（$P=0.001\,3$）。移植后淋巴增殖性疾病相关死亡率不含 ATG 组也显著低于含 ATG 组，分别为 0.5% vs. 6%（$P=0.001$）。3 年累计 *OS* 率不含 ATG 组均显著高于含 ATG 组，分别为 48%±2% vs. 30%±5%（$P<0.000\,1$）。多因素分析结果示：含 ATG 的移植方案显著降低移植后 *OS* 率和增加了 *NRM* 率（分别为 $HR=1.69$，$P=0.003$ 和 $HR=1.68$，$P=0.000\,9$）。亚组分析 ATG 停用时间与干细胞回输时间的间隔对 *OS* 的影响，根据 ATG 停用的时间分为三组，分别为移植前 1 天或移植天停用组、移植前 2 天停用组和移植前 2 天前停用组，三组 *OS* 率分别为 18%±7%、31%±11% 和 59%±12%（$P=0.07$），*NRM* 率分别为 59%±9%、51%±12% 和 23%±10%（$P=0.12$）。进一步按照 ATG 停用时间与移植日之间的时间长短分为 ATG 停用时间近组（移植天、移植前 1 天或移植前 2 天停用）和时间远组（移植前 2 天前停用），发现 3 年 *NRM* 率 ATG 停用时间近组显著高于 ATG 停用时间远组，分别为 56%±7% vs. 23%±10%（$P=0.05$），2 年 *OS* 率前组显著高于后组（59%±12% vs. 26%±7%，$P=0.039$）。可见

ATG 对移植物脐带血中 T 淋巴细胞的抑制影响了移植疗效，该研究结果提示在 UCBT 中使用 ATG 虽降低 Ⅱ～Ⅳ度 aGVHD 发生风险，但是增加了移植后的感染率，显著降低了移植后的生存率，因此不建议使用 ATG。如果需要使用 ATG，则应该在离移植日早些时间使用。

2015 年郑昌成等[45]回顾性分析了预处理方案中是否含 ATG 的 UCBT 治疗高危或疾病进展的恶性血液病患儿的疗效，数据来自 2000 年 2 月至 2013 年 8 月中国 8 个儿童血液病中心共 207 例患儿，脐带血入选标准为 HLA≥4/6 个位点相合、TNC≥$3×10^7$/kg 和 $CD34^+$ 细胞数≥$1.2×10^5$/kg。按照预处理方案分为含 ATG 组 98 例，ATG 总量为 7.5～10mg/kg（Thymoglobulin）或 18～20mg/kg（ATG-F），−5～−2天，不含 ATG 组 109 例。含 ATG 组接受 Bu/CY 或 TBI/CY 为主的预处理方案共 94 例，其中 Bu/CY［Bu 0.8mg/kg，q.6h.，4 天；CY 60mg/（kg·d），2 天］77 例，TBI/CY［TBI 总量 12Gy，分 4 次；CY 60mg/（kg·d），2 天］17 例；不含 ATG 组接受 Bu/CY 和 TBI/CY 为主的预处理方案分别为 71 例和 36 例。预防 GVHD 方案均采用 CSA（2.5～3mg/kg，−1 天开始，维持浓度 200～250ng/ml）或 / 和 MMF［25～30mg/（kg·d）］或 / 和 MP（1mg/kg）或 / 和短程 MTX（7～15mg/m²，第 1 天，7～10mg/m²，第 3、6 和 / 或 11 天）。结果显示：42 天 ANC 累计植入率含 ATG 组和不含 ATG 组两组之间无显著差异，分别为 91.2% vs. 90.8%（P=0.62），ANC 中位植入时间两组也无显著差异，分别为 17.2（10～44）天和 18.5（9～37）天（P=0.16），100 天血小板累计植入率含 ATG 组显著低于不含 ATG 组，分别为 77.3% vs. 89.8%（P=0.046），血小板中位植入时间含 ATG 组显著迟于不含 ATG 组，分别为 40.5（17～91）天和 38.5（17～94）天。100 天 Ⅱ～Ⅳ度 aGVHD 发生率和 Ⅲ～Ⅳ度 aGVHD 发生率含 ATG 组和不含 ATG 组两组之间无显著差异，分别为 26.7% vs. 30.5%（P=0.76）和 13.3% vs. 14.6%（P=0.83），随访中位时间分别为 39（15～154）个月和 41（16～152）个月（P=0.82），2 年 cGVHD 累计发生率两组间无显著差异，分别为 15.2% vs. 18.3%（P=0.57）。180 天 NRM 率两组间无显著差异，分别为 32.1% vs. 28%（P=0.46），细菌或侵袭性真菌感染发生率含 ATG 组高于不含 ATG 组，但统计学无显著差异，分别为 44.9% vs. 35.7%（P=0.08），CMV 感染发生率含 ATG 组显著高于不含 ATG 组，分别为 55.1% vs. 24.8%（P=0.003），CMV 病发生率分别为 ATG 组 12.2% 和不含 ATG 组 8.3%。5 年累计复发率含 ATG 组显著高于不含 ATG 组，分别为 22.8% vs. 15.4%（P=0.009），5 年 LFS 率不含 ATG 组显著高于含 ATG 组，分别为 56.6% vs. 37.7%（P=0.015），5 年 OS 率不含 ATG 组高于含 ATG 组，分别为 64.1% vs. 52.1%（P=0.093）。该研究提示对于接受 UCBT 的高危或疾病进展的儿童恶性血液病患者，移植方案中不含 ATG，血小板恢复更快、CMV 感染率和 CMV 病的发生率更低，复发率也显著降低，而长期生存率更高，且 GVHD 发生率没有增加。

Sun 等[46]一项采用单份 UCBT 治疗恶性血液病的临床研究，首先回顾性分析了 2000

年 4 月至 2011 年 8 月该中心 58 例恶性血液病患者按照移植方案不同分为两组比较单份
UCBT 的疗效，传统清髓性预处理（TBI 12Gy+CY120 mg/kg 或 Bu 12.8mg/kg+CY 120mg/
kg）联合 ATG 7.5mg/kg 或 MTX 7.5mg/m²，2 天（+1d，+3d）+CSA 2.5～3mg/（kg·d）+
MMF 25～30mg/（kg·d）预防 GVHD 方案组患者 24 例，改良清髓性预处理（TBI 12Gy+
CY 120mg/kg+Ara-c 8g/m² 或 Flu 120mg/m²+Bu 12.8mg/kg+CY 120mg/kg）联合不含 ATG
的 CSA 2.5～3mg/（kg·d）+MMF 25～30mg/（kg·d）预防 GVHD 方案组患者 34 例，
患者年龄中位数为 11（2～42）岁，其中高危难治患者 34 例（占 75.9%）。结果显示：
30 天累计 ANC 植入率和 120 天累计 PLT 植入率改良清髓不含 ATG 方案组均显著高于传
统清髓含 ATG 方案组，分别为 97.1% vs. 62.5%（$P<0.01$）和 82.4% vs. 50.0%（$P<0.05$），
3 年 *OS* 和 3 年 *DFS* 改良清髓不含 ATG 方案组也显著高于传统清髓 ATG 方案组，分别为
67.6% vs. 45.8%（$P<0.05$）和 67.6% vs. 45.8%（$P<0.05$）。复发率和非复发死亡率改良
清髓不含 ATG 方案组比传统清髓 ATG 方案组低（5.9% vs. 12.5%，$P=0.37$ 和 26.5% vs.
41.7%，$P=0.18$）。两组的急、慢性 GVHD 发生率未见显著差异。继而进行前瞻性单中心
验证临床试验，纳入 2011 年 12 月至 2015 年 12 月 188 例恶性血液病患者，年龄中位数为
13（2～47）岁，其中高危难治患者 160 例（占 84.7%）。采用改良性清髓不含 ATG 方案
进行 sUCBT 进行验证，结果显示：验证组 30 天累计 ANC 植入率和 120 天累计 PLT 植入
率分别为 96.3% 和 88.8%，3 年 *OS* 和 3 年 *DFS* 分别为 68.3% 和 58.9%，与回顾性研究中
改良清髓不含 ATG 方案组的疗效相当，证明改良性清髓不含 ATG 方案组耐受性好、植入
率高，用于高危、难治和进展期患者移植后复发率较低，生存率高。

　　短程 MTX 方案在异基因造血干细胞移植中常作为预防 GVHD 的药物，在脐带血移
植中 MTX 的疗效亦有所研究。来自 EBMT 登记的血缘 HLA 相合 CBT 治疗恶性肿瘤患
者长期随访和危险因素分析的资料，2010 年 Herr 等[47] 回顾性分析了血缘 HLA 相合 CBT
治疗恶性肿瘤患者 147 例，来自 1990 年 10 月 26 日至 2008 年 9 月 22 日 EBMT 67 家移
植中心进行长期随访及危险因素分析，随访中位时间为 6.7 年（7 个月～18 年），疾病类
型包括 AL、MDS、CML、淋巴增殖性疾病和实体肿瘤，供者除 1 例来自患者的孩子以
外，均来自于同胞。年龄中位数 5（1～31.6）岁，结果示 133 例 ANC 恢复，60 天 ANC
植入率为 90%，中位植入时间为 24（4～73）天。嵌合率分析示完全供者嵌合 86%，部
分嵌合 10%，自体造血恢复 4%。单因素分析结果示输注 TNC 与 ANC 植入显著相关，
输注 TNC≥$4.1×10^7$/kg 组植入率显著高于 TNC<$4.1×10^7$/kg 组，分别为 94%±3% vs.
85%±4%（$P=0.001$）。预防 GVHD 方案中未使用 MTX 组植入率显著高于使用 MTX 组，
分别为 92%±2% vs. 76%±10%（$P=0.009$）。多因素分析结果示输注 TNC≥$4.1×10^7$/kg
和预防 GVHD 方案中未使用 MTX 2 个因素与提高 ANC 恢复显著相关（分别 *HR*=1.72，
$P=0.003$ 和 *HR*=0.48，$P<0.001$）。180 天 PLT 植入率为 84%±3%，中位植入时间为
38（11～253）天。100 天 Ⅱ～Ⅳ 度 aGVHD 发生率为 12%±3%，2 年 cGVHD 发生率

为 10%±2%。5 年 *NRM* 率为 9%±2%，1 年、2 年和 5 年的复发率分别为 35%±4%、43%±4% 和 47%±4%，单因素和多因素分析中，移植时疾病早期或中期是显著降低 5 年复发率的独立因素（分别为 *P*=0.03 和 *P*=0.04）。1 年、2 年和 5 年的 *DFS* 率分别为 56%±4%、49%±4% 和 44%±4%。AL 亚组分析中，5 年 *DFS* 与移植前疾病状态显著相关，CR1、CR2、CR3 和难治性的 5 年 *DFS* 分别为 57%±9%、46%±7%、31%±13% 和 21%±11%。使用 MTX 组显著低于未使用 MTX 组，分别为 24%±10% 和 48%±5%（*P*=0.007）。多因素分析结果示移植前疾病缓解和预防 GVHD 方案中未使用 MTX 与提高 *DFS* 显著相关（分别为 *HR*=0.41，*P*=0.008 和 *HR*=0.48，*P*=0.02）。1 年、2 年和 5 年的 *OS* 率分别为 75%±4%、63%±4% 和 55%±4%，未使用 MTX 组 *OS* 率显著高于使用 MTX 组，分别为 58%±5% vs. 33%±10%（*P*=0.006）。疾病早期 *OS* 率显著高于疾病中期或疾病进展期，分别为 74%±7%、51%±6% 和 42%±8%（*P*=0.02）。多因素分析结果示疾病早期和未使用 MTX 与提高 *DFS* 显著相关（分别 *HR*=0.44，*P*=0.02 和 *HR*=0.54，*P*=0.05）。该研究提示输注细胞数、GVHD 预防方案和移植前疾病状态是影响预后的主要因素，输注 TNC 数量高与中性粒细胞的快速恢复和 *DFS* 的提高相关，使用 MTX 预防 GVHD 的方案却明显降低植入率，脐带血移植中不建议使用 MTX 预防 GVHD。

非血缘脐带血移植中预防 GVHD 的方案，使用 ATG 和 MTX 均影响了移植的疗效。对于 MMF，2015 年 Bejanyan 等[48]回顾性分析比较了采用不同剂量 MMF 预防 GVHD 对接受 RIC dUCBT 患者 268 例的疗效，脐带血入选标准为：每份脐带血与患者 ≥4/6 个位点相合；HLA-A 和 HLA-B 均为抗原配型，HLA-DR 为等位基因配型；两份脐带血间 ≥4/6 个位点相合；两份冷冻前 TNC 总数为（2~3.5）×10^7/kg。RIC 方案采用 Flu/CY/TBI（Flu 200mg/m^2，CY 50mg/kg，单次 TBI 200cGy），移植前 3 个月内未接受多药免疫抑制化疗或未进行自体移植的患者加用 ATG（马源性，90mg/kg）。所有患者预防 GVHD 方案均采用 CSA 联合 MMF，其中 CSA 从移植前 3 天开始使用至移植后 180 天，维持血药浓度 200~400ng/ml，若无 GVHD 则从 180 天开始减量。MMF 从移植前 3 天开始使用至移植后 30 天或 ANC 植入 7 天后，根据 MMF 使用剂量分为两组，其中 2000 年至 2005 年为 MMF 2g 组（总剂量为 2g/d，每日分两次使用）93 例，2006 年至 2012 年为 MMF 3g 组（总剂量为 3g/d，每日分两次或三次使用）175 例。两组年龄中位数无显著差异，分别为 52（21~69）岁和 54（18~72）岁（*P*=0.18）。结果显示：100 天 Ⅱ~Ⅳ 度 aGVHD 发生率 MMF 3g 组显著低于 MMF 2g 组，分别为 63% vs. 43%（*P*<0.01），Ⅲ~Ⅳ 度 aGVHD 发生率 MMF 3g 组稍低于 MMF 2g 组，分别为 14% vs. 23%（*P*=0.06），发生 Ⅱ~Ⅳ 度 aGVHD 的患者中，肝脏受累比例 MMF 2g 组显著高于 MMF 3g 组，分别为 34% vs. 12%（*P*<0.01），其余器官两组间无显著差异，多因素分析示预处理方案中含 ATG 和 MMF 3g/d 与降低 Ⅱ~Ⅳ 度 aGVHD 相对风险相关（分别 *RR*=0.6，*P*=0.01 和 *RR*=0.51，*P*<0.01）。2 年 cGVHD 发生率 MMF 2g 组稍高于 MMF 3g 组，分别为 20% vs.

27%（$P=0.17$），多因素分析示 MMF 剂量与 cGVHD 发生率无显著相关。42 天 ANC 植入率 MMF 2g 组和 MMF 3g 组分别为 94% vs. 93%，中位植入时间两组间无显著差异，分别为 12 天 vs. 14 天（$P=0.96$），多因素分析示 MMF 剂量与 ANC 植入无显著相关（3g 组 $RR=0.96$，$P=0.76$），年龄≥60 岁与植入不良相关（$RR=0.69$，$P=0.03$），回输 CD34$^+$ 细胞数≥$3.5×10^7$/kg 与植入率显著相关（$RR=1.4$，$P=0.03$）。PLT 植入率分别为 68% vs. 75%，中位植入时间两组间无显著差异，分别为 58 天 vs. 48 天（$P=0.16$），多因素分析示回输 CD34$^+$ 细胞数≥$3.5×10^7$/kg 与植入率显著相关（$RR=1.81$，$P<0.01$）。MMF 剂量对移植早期（0～45 天）或晚期（181～365 天）细菌感染发生率无显著相关性，两组分别为 13.65 vs. 18.40（$P=0.05$）和 0.74 vs. 1.49（$P=0.03$）；MMF 3g/d 与移植后 46～180 天细菌感染发生率和总体严重感染低发生率显著相关，两组分别为 4.64 vs. 9.44（$P<0.01$）和 10.14 vs. 15.63（$P<0.01$），1 年感染相关死亡发生率两组间无显著差异，MMF 2g 组和 MMF 3g 分别为 14% vs. 12%（$P=0.59$）。6 个月 *NRM* 率两组间无显著差异，分别为 15% vs. 14%（$P=0.74$），多因素分析示高 MMF 剂量与 *NRM* 无显著相关性（3g 组 $RR=0.93$，$P=0.83$）。2 年复发率两组间无显著差异，分别为 40% vs. 43%（$P=0.78$），2 年 *DFS* 两组间无显著差异，分别为 40% vs. 37%（$P=0.88$）。2 年 *OS* 率两组间无显著差异，分别为 62% vs. 61%（$P=0.85$），2 年内死亡原因两组间无显著差异。该研究提示使用 MMF 3g/d 可显著降低发生 aGVHD 的风险而不会影响其他临床结果，该方案作为 RIC 双份 UCBT 预防 GVHD 较好的方案。

　　总之，虽然 UCBT 中 HLA 不全相合，在预防 GVHD 方案的选择中，需要理解脐带血移植物和脐带血移植的特点，结合预处理方案的强度，预防 GVHD 的方案不宜太强。

（季艳萍　孙自敏）

参考文献

[1]　CARRERAS E, DUFOUR C, MOHTY M, et al. The EBMT Handbook[M/OL]. 7th ed. Cham: Springer, 2019 [2022-12-09]. https://www.ebmt.org/education/ebmt-handbook.

[2]　PINGALI S R, CHAMPLIN R E. Pushing the envelope-nonmyeloablative and reduced intensity preparative regimens for allogeneic hematopoietic transplantation[J]. Bone Marrow Transplant, 2015, 50(9): 1157-1167.

[3]　KEBRIAEI P, DETRY M A, GIRALT S, et al. Long-term follow-up of allogeneic hematopoietic stem-cell transplantation with reduced-intensity conditioning for patients with chronic myeloid leukemia[J]. Blood, 2007, 110(9): 3456-3462.

[4]　SANTOS G W, TUTSCHKA P J. Marrow transplantation in the busulfan-treated rat: preclinical model of aplastic anemia[J]. J Natl Cancer Inst, 1974, 53(6): 1781-1785.

[5] FERNANDEZ H F, TRAN H T, ALBRECHT F, et al. Evaluation of safety and pharmacokinetics of administering intravenous busulfan in a twice-daily or daily schedule to patients with advanced hematologic malignant disease undergoing stem cell transplantation[J]. Biol Blood Marrow Transplant, 2002, 8(9): 486-492.

[6] WILLIAMS C B, DAY S D, REED M D, et al. Dose modification protocol using intravenous busulfan (Busulfex) and cyclophosphamide followed by autologous or allogeneic peripheral blood stem cell transplantation in patients with hematologic malignancies[J]. Biol Blood Marrow Transplant, 2004, 10(9): 614-623.

[7] ANDERSSON B S, THALL P F, MADDEN T, et al. Busulfan systemic exposure relative to regimen-related toxicity and acute graft versus host disease: defining a therapeutic window for i.v. BuCy2 in chronic myelogenous leukemia[J]. Biol Blood Marrow Transplant, 2002, 8(9): 477-485.

[8] HASSAN M, LJUNGMAN P, RINGDÉN O, et al. The effect of busulphan on the pharmacokinetics of cyclophosphamide and its 4-hydroxy metabolite: time interval influence on therapeutic efficacy and therapy-related toxicity[J]. Bone Marrow Transplant, 2000, 25(9): 915-924.

[9] VASSAL G, GOUYETTE A, HARTMANN O, et al. Phar- macokinetics of high-dose busulfan in children. Cancer Chemo- ther Pharmacol. 1989; 24: 386-390.

[10] RUSSELL J A, TRAN H T, QUINLAN D, et al. Once-daily intravenous busulfan given with fludarabine as conditioning for allogeneic stem cell transplantation: study of pharmacokinetics and early clinical outcomes[J]. Biol Blood Marrow Transplant, 2002, 8(9): 468-476.

[11] ANDERSSON B S, DE LIMA M, THALL P F, et al. Once daily i.v. busulfan and fludarabine (i.v. Bu-Flu) compares favorably with i.v. busulfan and cyclophosphamide (i.v. BuCy2) as pretransplant conditioning therapy in AML/MDS[J]. Biol Blood Marrow Transplant, 2008, 14(6): 672-684.

[12] CIUREA S O, ANDERSSON B S. Busulfan in hematopoietic stem cell transplantation[J]. Biol Blood Marrow Transplant, 2009, 15(5): 523-536.

[13] SHIMONI A, SHEM-TOV N, CHETRIT A, et al. Secondary malignancies after allogeneic stem-cell transplantation in the era of reduced-intensity conditioning; the incidence is not reduced[J]. Leukemia, 2013, 27(4): 829-835.

[14] COPELAN E A, HAMILTON B K, AVALOS B, et al. Better leukemia-free and overall survival in AML in first remission following cyclophosphamide in combination with busulfan compared with TBI[J]. Blood, 2013, 122(24): 3863-3870.

[15] BREDESON C, LERADEMACHER J, KATO K, et al. Prospective cohort study comparing intravenous busulfan to total body irradiation in hematopoietic cell transplantation[J]. Blood, 2013, 122(24): 3871-3878.

[16] TANG B L, ZHU X Y, ZHENG C C, et al. Retrospective cohort study comparing the outcomes

of intravenous busulfan vs. total-body irradiation after single cord blood transplantation[J]. Bone Marrow Transplant, 2019, 54(10): 1614-1624.

[17] MITSUHASHI K, KAKO S, SHIGEMATSU A, et al. Comparison of cyclophosphamide combined with total body irradiation, oral busulfan, or intravenous busulfan for allogeneic hematopoietic cell transplantation in adults with acute lymphoblastic leukemia[J]. Biol Blood Marrow Transplant, 2016, 22(12): 2194-2200.

[18] GLUCKMAN E, ROCHA V, IONESCU I, et al. Results of unrelated cord blood transplant in fanconi anemia patients: risk factor analysis for engraftment and survival[J]. Biol Blood Marrow Transplant, 2007, 13(9): 1073-1082.

[19] BARKER J N, WEISDORF D J, DEFOR T E, et al. Rapid and complete donor chimerism in adult recipients of unrelated donor umbilical cord blood transplantation after reduced-intensity conditioning[J]. Blood, 2003, 102(5): 1915-1919.

[20] BRUNSTEIN C G, FUCHS E J, CARTER S L, et al. Alternative donor transplantation after reduced intensity conditioning: results of parallel phase 2 trials using partially HLA-mismatched related bone marrow or unrelated double umbilical cord blood grafts[J]. Blood, 2011, 118(2): 282-288.

[21] BRUNSTEIN C G, EAPEN M, AHN K W, et al. Reduced-intensity conditioning transplantation in acute leukemia: the effect of source of unrelated donor stem cells on outcomes[J]. Blood, 2012, 119(23): 5591-5598.

[22] MAJHAIL N S, BRUNSTEIN C G, TOMBLYN M, et al. Reduced-intensity allogeneic transplant in patients older than 55 years: unrelated umbilical cord blood is safe and effective for patients without a matched related donor[J]. Biol Blood Marrow Transplant, 2008, 14(3): 282-289.

[23] WONG J Y, FORMAN S, SOMLO G, et al. Dose escalation of total marrow irradiation with concurrent chemotherapy in patients with advanced acute leukemia undergoing allogeneic hematopoietic cell transplantation[J]. Int J Radiat Oncol Biol Phys, 2013, 85(1): 148-156.

[24] 朱明霞, 万文丽, 李海申, 等. 造血干细胞移植后的早期免疫重建[J]. 北京大学学报（医学版）, 2016, 48（3）: 515-522.

[25] RINGDÉN O, RUUTU T, REMBERGER M, et al. A randomized trial comparing busulfan with total body irradiation as conditioning in allogeneic marrow transplant recipients with leukemia: a report from the Nordic Bone Marrow Transplantation Group[J]. Blood, 1994, 83(9): 2723-2730.

[26] HEINZELMANN F, OTTINGER H, MULLER C H, et al. Total-body irradiation—role and indications: results from the German Registry for Stem Cell Transplantation (DRST)[J]. Strahlenther Onkol, 2006, 182(4): 222-230.

[27] WAGNER J E, BARKER J N, DEFOR T E, et al. Transplantation of unrelated donor umbilical cord blood in 102 patients with malignant and nonmalignant diseases: influence of CD34 cell dose and

HLA disparity on treatment-related mortality and survival[J]. Blood, 2002, 100(5): 1611-1618.

[28] KURTZBERG J, PRASAD V K, CARTER S L, et al. Results of the Cord Blood Transplantation Study (COBLT): clinical outcomes of unrelated donor umbilical cord blood transplantation in pediatric patients with hematologic malignancies[J]. Blood, 2008, 112(10): 4318-4327.

[29] TOMBLYN M B, DEFOR T E, TOMBLYN M R, et al. Impact of total body irradiation technique on interstitial pneumonitis and clinical outcomes of 623 patients undergoing hematopoietic cell transplantation for ALL: 25 years at the University of Minnesota[J]. Int J Radiat Oncol Biol Phys, 2007, 69(3): S575-S581.

[30] SOEJIMA T, HIROTA S, TSUJINO K, et al. Total body irradiation followed by bone marrow transplantation: comparison of once-daily and twice-daily fractionation regimens[J]. Radiat Med, 2007, 25(8): 402-406.

[31] KAL H B, VAN KEMPEN-HARTEVELD M L, HEIJENBROK-KAL M H, et al. Biologically effective dose in total-body irradiation and hematopoietic stem cell transplantation[J]. Strahlenther Onkol, 2006, 182(11): 672-679.

[32] MANSUR D, DRULEY T, SHENOY S, et al. A single fraction total body irradiation conditioning regimen for pediatric allogeneic stem cell transplantation[J]. Int J Radiat Oncol Biol Phys, 2007, 69(3): S574-S575.

[33] OYA N, SASAI K, TACHIIRI S, et al. Influence of radiation dose rate and lung dose on interstitial pneumonitis after fractionated total body irradiation: acute parotitis may predict interstitial pneumonitis[J]. Int J Hematol, 2006, 83(1): 86-91.

[34] BARRETT A. Total body irradiation before bone marrow transplantation: a review[J]. Clin Radiol, 1982, 33(2): 131-135.

[35] KEANE T J, VAN DYK J, RIDER W D. Idiopathic interstitial pneumonia following bone marrow transplantation: the relationship with total body irradiation[J]. Int J Radiat Oncol Biol Phys, 1981, 7(10): 1365-1370.

[36] 吴爱东, 孙自敏, 张红雁, 等. 全身照射及半导体实时剂量监测技术在造血干细胞移植中应用[J]. 中华放射肿瘤学杂志, 2010, 19(1): 56-59.

[37] CHENG J C, SCHULTHEISS T E, WONG J Y. Impact of drug therapy, radiation dose, and dose rate on renal toxicity following bone marrow transplantation[J]. Int J Radiat Oncol Biol Phys, 2008, 71(5): 1436-1443.

[38] VAN KEMPEN-HARTEVELD M L, STRUIKMANS H, KAL H B, et al. Cataract-free interval and severity of cataract after total body irradiation and bone marrow transplantation: influence of treatment parameters[J]. Int J Radiat Oncol Biol Phys, 2000, 48(3): 807-815.

[39] KAL H B, VAN KEMPEN-HARTEVELD M L. Renal dysfunction after total body irradiation: dose-

effect relationship[J]. Int J Radiat Oncol Biol Phys, 2006, 65(4): 1228-1232.

[40] 贾峻嵩，黎静，陈静，等. 螺旋体层放射治疗全身照射剂量的分布评价及不良反应 [J]. 广州医科大学学报，2014，42（4）：98-102.

[41] 王海洋，郭跃信，张旭东，等. HT 在分段 TBI 中上下靶区间距研究 [J]. 中华放射肿瘤学杂志，2017，26（11）：1318-1321.

[42] HORWITZ M, AUQUIER P, BARLOGIS V, et al. Incidence and risk factors for cataract after haematopoietic stem cell transplantation for childhood leukaemia: an LEA study[J]. Br J Haematol, 2015, 168(4): 518-525.

[43] SCHULTHEISS T E, WONG J, LIU A, et al. Image-guided total marrow and total lymphatic irradiation using helical tomotherapy[J]. Int J Radiat Oncol Biol Phys, 2007, 67(4): 1259-1267.

[44] PASCAL L, TUCUNDUVA L, RUGGERI A, et al. Impact of ATG-containing reduced-intensity conditioning after single- or double-unit allogeneic cord blood transplantation[J]. Blood, 2015, 126(8): 1027-1032.

[45] ZHENG C C, LUAN Z, FANG J P, et al. Comparison of conditioning regimens with or without antithymocyte globulin for unrelated cord blood transplantation in children with high-risk or advanced hematological malignancies[J]. Biol Blood Marrow Transplant, 2015, 21(4): 707-712.

[46] SUN Z M, LIU H L, LUO C H, et al. Better outcomes of modified myeloablative conditioning without antithymocyte globulin versus myeloablative conditioning in cord blood transplantation for hematological malignancies: A retrospective (development) and a prospective (validation) study[J]. Int J Cancer, 2018, 143(3): 699-708.

[47] HERR A L, KABBARA N, BONFIM C M, et al. Long-term follow-up and factors influencing outcomes after related HLA-identical cord blood transplantation for patients with malignancies: an analysis on behalf of Eurocord-EBMT[J]. Blood, 2010, 116(11): 1849-1856.

[48] BEJANYAN N, ROGOSHESKE J, DEFOR T, et al. Higher dose of mycophenolate mofetil reduces acute graft-versus-host disease in reduced-intensity conditioning double umbilical cord blood transplantation[J]. Biol Blood Marrow Transplant, 2015, 21(5): 926-933.

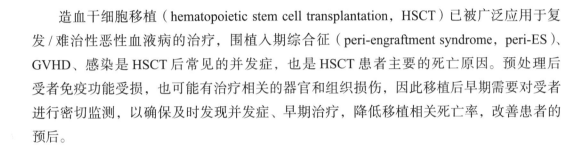

第六章
脐带血移植后并发症

造血干细胞移植（hematopoietic stem cell transplantation，HSCT）已被广泛应用于复发/难治性恶性血液病的治疗，围植入期综合征（peri-engraftment syndrome，peri-ES）、GVHD、感染是 HSCT 后常见的并发症，也是 HSCT 患者主要的死亡原因。预处理后受者免疫功能受损，也可能有治疗相关的器官和组织损伤，因此移植后早期需要对受者进行密切监测，以确保及时发现并发症、早期治疗，降低移植相关死亡率，改善患者的预后。

第一节
植入前综合征

植入前综合征（pre-engraftment syndrome，PES）是脐带血移植后常见的一种并发症，指 HSCT 术后 ANC 植入前，部分患者出现非感染性发热、非药物所致的红斑性皮疹、腹泻和/或黄疸等临床症状的统称[1, 2]。早在 1994 年，由 Radford 等首先提出植入综合征（engraftment syndrome，ES）这一概念，是指 HSCT 术后 ANC 恢复早期，部分患者出现不明原因非感染性发热、非药源性皮疹、非心源性肺水肿和多器官功能衰竭等临床症状的统称[3]。这一现象早期多见于自体移植，2003 年 Takaue 研究小组观察到接受减低强度预处理方案的脐带血移植患者也会出现发热、皮疹和体液潴留等类似于 ES 的临床症状，并称之为早期炎症综合征（early inflammatory syndrome，EIS）。与此同时，韩国学者 Lee 等也观察到脐带血移植患者会出现这些临床症状。2005 年日本学者 Kishi 等报道在脐带血移植术后，部分患者在 ANC 植入前，甚至在未植入的患者中也会出现上述类似的临床症状，并将其称之为植入前免疫反应（pre-immune response，PIR）[1]。2008 年 Lee 等再次分析了脐带血移植后患者类似于 ES 的免疫反应，第一次提出植入前综合征（pre-engraftment syndrome，PES）的概念[4]。Hong 等认为 ES 和 PES 可能是相同的病因，故将两者合并，于 2013 年第一次提出围植入期综合征（peri-ES）的概念[5]。由于目前关于 PES 的相关临床与基础研究报道较少，PES 的病理生理机制和 PES 发生的高危因素，以及 PES 与脐带血植入、aGVHD 的发生、移植相关死亡（*TRM*）、移植后复发及预后的关系等目前尚不明确。

一、PES 的临床表现及诊断标准

（一）PES 的临床表现

非感染性发热、充血性皮疹、血清 C 反应蛋白（C reactive protein，CRP）升高和体重增加在 PES 中常见，其中非感染性发热和充血性皮疹是诊断 PES 最为特异性的临床表现。相反，肾功能损害及肝功能损害（特别是黄疸）等在 PES 中相对较少。Park 等[6]研究 102 例符合 PES 诊断的患者发现，最常见的临床症状包括非感染性发热（93.9%）、充血性皮疹（81.8%）、非感染性腹泻（29.3%）、体重增加>3%（27.3%）、肺水肿（13.3%）、中枢神经系统症状（8.0%），8.7% 的患者伴有低氧血症。PES 典型征象一般出现在非血缘脐带血移植后 5~13 天内，ANC 恢复前 4~15 天，主要累及皮肤、胃肠道、肺脏[1, 2, 4, 6-12]。

1. **发热**　非感染性发热（$T \geq 38.3℃$）通常是 PES 最早出现的临床症状，一般在 UCBT 后 7~9 天体温达到峰值。患者血液或分泌物培养阴性，无传染性病原学依据，经验性广谱抗生素治疗无效。

2. **皮疹**　大多数的 PES 患者伴有皮疹出现，通常出现在发热后 1~2 天，皮疹的特征为红色充血性皮疹。一般出现于 UCBT 后 5~15 天。PES 皮疹的病理特征尚不明确，Lee 等报道，PES 患者皮肤活检显示与 aGVHD 具有相似的组织病理学表现，即坏死角质细胞的界面性皮炎、轻度海绵形成、基底细胞空泡化和浅表性血管淋巴细胞浸润[4]。但是，Kishi 等对 6 例 PES 患者皮肤进行病理检查发现细胞间水肿（即海绵形成），同时伴有微血管扩张，而血管周围没有明显淋巴细胞浸润[1]。

3. **非感染性腹泻**　每天至少两次稀水样便且大便常规阴性，无病原学导致肠道感染的依据。

4. **体重增加**　体重增加即 PES 发生当天体重与非血缘脐带血移植当天体重之差等于或超过基础体重的 3%。Kishi 等报道，接受减低强度预处理的脐带血移植后，35 例发生 PES 的患者中有 14 例（40%）体重大于基础体重的 3%，说明水钠潴留导致的体重增加是 PES 的重要临床表现之一[1]。

5. **非心源性肺水肿**　部分 PES 患者出现肺水肿，表现为呼吸急促、呼吸困难、肺部有啰音和低氧血症。影像学检查显示肺部有弥漫性磨玻璃影，胸腔积液，重症患者还可能会出现肺出血。Patel 等报道的 16 例发生 PES 患者中有 11 例（69%）发生低氧血症和肺部浸润[10]。

6. **其他临床症状**　有研究报道少数 PES 患者出现肝脏转氨酶升高，部分患者同时伴有胆红素升高等肝功能损害症状，表现为黄疸；肾功能损害在 PES 患者中出现较少。

（二）PES 的诊断标准

PES 缺乏特异性的病理学、组织学改变和生化标志物，因此目前 PES 尚无统一的诊断标准。有学者将 PES 定义为：体温≥38.3℃，无确定的感染源，广谱抗生素治疗无效，和/或类似于 aGVHD 的不明原因皮疹，发热和皮疹应出现在 ANC 植入前。日本学者将患者在 ANC 植入前（≥6 天）出现非感染性发热（≥38.3℃）、非药物所致的红斑性皮疹、腹泻、黄疸（血清总胆红素＞34μmol/L）、体重大于基础体重的 3% 等免疫反应均定义为 PES。

关于 ES 的诊断标准，2001 年 Spitzer 推荐下列诊断标准（S 标准）。

1. 主要诊断标准 ①体温≥38℃，无明确的感染源；②非药物所致的红斑性皮疹，累及全身皮肤至少 25%；③表现为弥漫性肺部浸润或非心源性肺水肿伴有缺氧症状。

2. 次要诊断标准 ①肝功能异常，总胆红素≥34μmol/L 或转氨酶高于基值 2 倍以上；②肾功能不全，肌酐高于基值 2 倍以上；③体重增加超过基础体重的 2.5%；④不能用其他原因解释的一过性脑病。

确诊 ES 需满足 3 条主要诊断标准或 2 条主要标准加 1 条以上的次要标准[13]。由于PES 与 ES 的临床症状之间无明显差异，均为移植后免疫反应，PES 的诊断标准主要参考ES 的诊断标准（表 6-1-1）。

表 6-1-1 植入前综合征诊断标准

诊断标准	项目
主要标准	非感染性发热（T≥38.3℃） 非药源性皮疹（面积≥25%）
次要标准	非感染性腹泻（水样便≥2 次/d，至少连续 3d） 肝功能异常（转氨酶/基值≥2，或胆红素≥34μmol/L） 弥漫性肺部浸润的非心源性肺水肿低氧血症 体重增加≥3% 肾功能损害（肌酐/基值≥2）
诊断	2 项主要标准，或 1 项主要标准 + 至少 1 项次要标准

二、PES 的病理生理机制

PES 的发病机制目前尚不清楚，可能涉及 T 淋巴细胞、单核细胞和其他效应细胞的相互作用，补体活化和促炎细胞因子的产生和释放。PES 发生时 CRP 浓度升高，提示其是一种炎症性反应，由"细胞因子风暴"引发的毛细血管渗漏综合征可能是原因之一。蛋白质和液体从血管系统进入到血管外，可能是由于预处理方案造成的细胞损伤导致了相关的"细胞因子风暴"。冻存脐带血使用的保护剂 DMSO，以及脐带血中存在分娩过程中引发的促炎性细胞因子的释放都可能导致"细胞因子风暴"。

虽然 PES 与 ES 临床表现相似，但是 ES 主要发生于自体移植的受者，PES 主要发生于接受脐带血移植的患者，PES 被认为是脐带血移植受者独特的临床症状 [14]。ES 发生于 ANC 植入 96 小时内，而 PES 发生得更早，ANC 植入 96 小时前，最早可以发生于 UCBT 后第 5 天 [6, 9]，说明 PES 与 ES 虽然都属于移植后免疫反应，但它们的发病机制又有所不同。PES 的发病机制可能与单核巨噬细胞系统、"细胞因子风暴"、补体系统，或者供者 T 淋巴细胞的早期嵌合具有一定的相关性。目前关于 PES 发病机制主要有以下几种观点。

1. **供者单核巨噬细胞的作用**　PES 主要发生于 UCBT 受者，已知脐带血中 T 淋巴细胞以未成熟的初始（naïve）T 细胞为主，免疫原性较弱。从 naïve T 淋巴细胞转变为具有免疫功能的成熟 T 淋巴细胞需要 2～3 周时间，而 PES 最早发生在 UCBT 后第 5 天，5 天内发生的免疫反应通常是固有免疫反应，可见脐带血 T 淋巴细胞作为 PES 效应细胞的可能性较小。本中心通过对脐带血移植物中各种细胞成分研究，结果表明发生 PES 患者与未发生 PES 患者输注的 TNC、CD34$^+$ 细胞、T 淋巴细胞、NK 细胞、B 淋巴细胞和单核细胞绝对数均无统计学差异。用流式细胞术对脐带血移植受者外周血进行检测，发现 PES 患者移植后早期外周血中单核细胞比例显著高于未发生 PES 患者。基因芯片分析发现脐带血的单核细胞明显不同于经动员及干细胞采集机分离的外周血干细胞中单核细胞，基因表达谱差异较大，脐带血单核细胞高表达粒细胞 – 巨噬细胞集落刺激因子（GM-CSF）、白细胞介素（IL）-6、肿瘤坏死因子 -α（TNF-α）、IL-1β 等炎症因子（图 6-1-1） [15]。

UCBT 后第 7 天发生 PES 伴腹泻的患者大便中检测出的细胞以单核巨噬细胞为主，经短串联重复区域（short tandem repeat，STR）-PCR 技术检测患者大便中细胞的来源，发现供者来源的细胞占 60%，说明供者单核巨噬细胞在 PES 发生过程中发挥重要作用。单核巨噬细胞是一种重要的炎症性细胞，一方面炎症部位产生的单核细胞趋化蛋白 -1（MCP-1）、γ- 干扰素（IFN-γ）和 GM-CSF 等因子与单核巨噬细胞表面相应受体相互作用，活化并招募单核细胞向炎症部位聚集，活化的单核巨噬细胞可以分泌巨噬细胞炎症蛋白 -1α/β（MIP-1α/β）、MCP-1、IL-8 等多种趋化因子，招募更多的单核巨噬细胞。同时，活化的单核巨噬细胞也可以分泌 IL-1β、IL-6、TNF-α 等多种炎性细胞因子诱导靶细胞发生凋亡。另外，单核巨噬细胞还可以通过其表面调理性受体和非调理性受体直接杀伤靶细胞，这一过程可以在单核巨噬细胞内部进行，能够将效应物质（ROIs、RNIs 和水解酶）释放到胞外，直接对靶细胞进行清除。本中心用 ELISA 法动态监测 UCBT 受者外周血浆中细胞因子，发现发生 PES 时患者血浆中 GM-CSF、IL-6 浓度显著升高，临床统计结果显示 PES 患者血浆 IL-6 水平显著高于未发生 PES 患者，提示 IL-6 可能是发生 PES 的潜在生物标志物 [15]。Kyle 等对 4 例发生 PES 患者研究发现，其肺泡灌洗液中主要的细胞

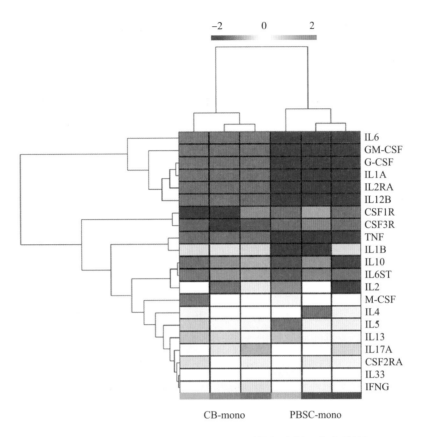

图 6-1-1　脐带血单核细胞与外周单核细胞基因表达谱特征

CB-momo，脐带血单核细胞；PBSC-mono，外周单核细胞。

类型是单核细胞[7]。Takahashi 等分离出脐带血和正常人外周血的 T 淋巴细胞及单核巨噬细胞经体外培养后发现，脐带血中单核巨噬细胞对 IFN-γ 的刺激最为敏感，并很快增殖活化[16]。我们发现，脐带血移植后早期患者外周血中 MCP-1 水平一直较高，表明单核细胞可能在 PES 发生过程中发挥重要作用[15]。PES 的发病机制尚不清楚，推测其可能的原因之一是由供者单核巨噬细胞分泌的炎性细胞因子以及放化疗预处理过程中细胞损伤所引起"细胞因子风暴"，进而造成毛细血管渗漏综合征。

　　2. **补体等炎症因子的作用**　　放化疗预处理会造成受者器官和组织细胞损伤，释放大量炎症性细胞因子，临床研究发现，采用 FK506 预防 GVHD 方案的患者 PES 发生率明显低于采用 CSA 预防 GVHD 的患者，加用 MTX 预防 GVHD 可进一步降低 PES 的发生率[8]。提示 PES 的发生可能与初始免疫或炎性细胞因子的释放有关，较强的免疫抑制剂可以抑制 PES 的发生。Morita-Hoshi 等采用表面增强激光解吸 / 离子化飞行时间质谱（surface-enhanced laser desorption/ionization time-of-flight mass spectroscopy）技术检测 UCBT 患者血清中蛋白质表达谱，发现 PES 发生时患者血清中过敏毒素 C4a 和血清淀粉样蛋白 A 含量增加了 10～100 倍，因此，他们认为补体参与了 PES 的发病机制[17]。

3. **供者 T 淋巴细胞的作用** 日本虎之门医院 Matsuno 等[18] 对接受 UCBT 患者外周血进行供受者嵌合状态的检测，结果发现 CBT 后 1 周嵌合体中供者 CD3$^+$ T 淋巴细胞 > 90% 的患者 PES 发生率明显高于 ≤90% 的患者（84% vs. 47%，$P = 0.017$），同时发现发生 PES 患者供者 naïve T 淋巴细胞向记忆 T 淋巴细胞的转化加速，CBT 后 2 周供者 CD4$^+$ 和 CD8$^+$ 的 naïve T 淋巴细胞和记忆 T 淋巴细胞的表达明显高于未发生 PES 的患者，因此认为供者 T 淋巴细胞参与 PES 的免疫反应。

三、PES 对脐带血移植疗效的利弊

PES 发生率及发生中位时间在不同的移植中心报道不一，从 20% 到 86.8% 不等，发生中位时间为 5 ~ 15 天。2005 年 Kishi 等报道了 45 例减低强度预处理的脐带血移植患者中，有 35 例在中性粒细胞植入前出现 PIR，发生中位时间为移植后 9（6 ~ 13）天[1]。Park 等报道 381 例患者接受脐带血移植（清髓 261 例，非清髓 120 例），102 例符合 PES 诊断（26.8%），发生中位时间为移植后 11 天[6]。Kanda 等总结分析了 57 例双份脐带血移植患者，其中 44 例符合 PES 的诊断，PES 的累积发生率为 0.77（95%CI 0.66 ~ 0.88），发生中位时间为移植后 12（4 ~ 22）天[11]。Patel 等观察 52 例双份脐带血移植患者，16 例患者（清髓 12 例，非清髓 4 例）诊断为 PES，占 31%，平均出现在移植后 9（5 ~ 12）天[10]。本移植中心回顾性分析了 81 例（清髓 72 例，非清髓 9 例）接受 UCBT 的恶性血液病患者，PES 发生率为 63%，发生中位时间为移植后 7 天[2]。近年来，本移植中心采用清髓性不含 ATG 的移植方案，PES 的发生率高达 75% 以上。

由于采用的预处理方案和 GVHD 预防方案不同或是否使用 ATG 等，所以 PES 发病率差异较大。以下论述了 PES 的发生在脐带血移植中的作用和移植疗效的利弊。

（一）PES 与植入

Lee 等[5] 分析 14 例 CBT 患者的结果显示，发生 PES 患者的 ANC 植入速度显著快于未发生 PES 患者。Park 等[6] 对 381 例接受 UCBT 患者进行研究，发生 PES 患者 102 例，未发生 PES 患者 279 例，原发性植入失败者 78 例（20.5%），其中自体造血功能恢复 22 例。102 例 PES 患者中，7 例患者出现原发性植入失败（6.9%），279 例未发生 PES 的患者中，71 例出现原发性植入失败（25.4%）。多因素分析发现，未发生 PES 是原发性植入失败的高危因素（$RR = 5.50$；95%CI 2.24 ~ 13.49，$P < 0.01$）。本移植中心[2] 对 81 例接受 CBT 患者进行回顾性分析（51 例伴有 PES，30 例无 PES），发现 PES 组患者中性粒细胞累积植入率为 91.9%（95%CI 84.7% ~ 99.8%），而无 PES 组患者性粒细胞累积植入率为 76.7%（95%CI 62.9% ~ 93.4%）。PES 组中性粒细胞植入的平均天数为 19.5（12 ~ 39）天，未发生 PES 组患者中性粒细胞植入的平均天数为 18（12 ~ 37）天，无论在植入率还是在

植入时间方面两者之间无显著统计学差异。该研究结果受限于移植例数，随着移植例数的增多，我们的临床研究同样发现，移植过程中未发生 PES 是原发性植入失败的高危因素，发生 PES 患者脐带血移植后 ANC 植入率提高，PES 患者 ANC 植入时间显著早于未发生 PES 患者（数据未发表）。PES 的发生促进了造血干细胞植入，可能是发生 PES 时的一些细胞因子促进了干细胞向骨髓归巢，但是发生 PES 时的细胞因子风暴也可能会触发 ES 和 aGVHD，有研究报道脐带血移植后 PES 患者 aGVHD 的发生率较高，但 PES 是否会增加 aGVHD 的发生风险目前报道不一。

（二）PES 与 aGVHD

发生 PES 时的细胞因子风暴也可能会触发 aGVHD，有研究报道脐带血移植后 PES 患者 aGVHD 的发生率较高，但 PES 是否会增加 aGVHD 的发生风险目前报道不一。Park 等[6]通过多因素研究发现 PES 是 Ⅱ～Ⅳ度 aGVHD 发生的高危因素［$RR=1.84$（95%CI 1.11～3.06），$P=0.02$］。PES 组患者 100 天内 Ⅱ～Ⅳ度 aGVHD 累积发生率为 56.0%，显著高于未发生 PES 组患者的 34.4%（$P<0.01$）。在发生 PES 的患者中，其发生时间与 aGVHD 发生率成反比，即 PES 发生时间越早，Ⅱ～Ⅳ度 aGVHD 发生率越高。PES 患者与 aGVHD 在脏器功能的受累方面具有相似性，aGVHD 伴有皮疹往往出现在之前存在 PES 伴有皮疹的患者［$RR=2.97$（95%CI 1.03～8.51），$P=0.04$］，PES 伴有胆红素升高的患者之后容易出现肝脏的 GVHD［$RR=4.63$（95%CI 1.36～15.7），$P=0.01$］。作者同时研究发现，PES 与 cGVHD 之间无明确的相关性。本移植中心前期回顾性研究[2]发现 PES 与 aGVHD 的发生呈正相关，Ⅱ～Ⅳ度 aGVHD 累积发生率在 51 例 PES 患者及 30 例未发生 PES 患者中分别为 51.5%（95%CI 38.0%～70.0%）及 17.0%（95%CI 6.9%～41.7%）（$P=0.035$），多因素分析表明 PES 是发生 aGVHD 的重要高危因素［$HR=4.5$（95%CI 1.03～13.4），$P=0.041$］。59 例生存超过 100 天的患者中 cGVHD 在 PES 组与未发生 PES 组患者之间无显著差异（25.1% vs. 29.3%，$P=0.753$）。

双份 CBT 中 PES 与 aGVHD 之间的关系与单份 CBT 不同，文献报道认为双份 CBT 患者 PES 与 aGVHD 无显著相关性。Patel 等[10]分析了 52 例双份 CBT 患者，其中 16 例出现 PES，36 例无 PES，aGVHD 的累积发生率在 PES 组患者与无 PES 组患者之间无显著差别（44% vs. 39%，$P=0.79$），两组患者发生 aGVHD 的时间也无显著统计学差异，PES 组患者平均在移植后 50（34～70）天出现 aGVHD，而无 PES 组患者平均在移植后 41（29～99）天出现 aGVHD。Kanda 等[11]报道 57 例双份 CBT 患者（44 例发生 PES），移植后 100 天 PES 组 Ⅱ～Ⅳ度 aGVHD 的累积发生率为 61%（95%CI 45%～74%），未发生 PES 组为 54%（95%CI 25%～76%），Ⅲ～Ⅳ度 aGVHD 发生率分别为 36%（95%CI 23%～50%）和 15%（95%CI 2%～39%），两组之间均无统计学差异（$P=0.569$ 和 $P=0.169$），Ⅱ～Ⅳ度 aGVHD 发生的时间两组之间亦无统计学差异（PES 组 35 天，无

PES 组 37 天）。Hong 等 [5] 研究也认为双份脐带血移植患者中 peri-ES 与 aGVHD 的发生无显著相关性。

（三）PES 与 *TRM* 及复发

Park 等 [6] 对 CBT 患者进行了 3 年的随访观察，结果发现发生 PES 组及未发生 PES 组患者 3 年 *TRM* 无统计学差异，但是 PES 组患者发生早期细菌感染（移植后 28 天内）的比例要高于未发生 PES 组患者（21.0% vs. 12.6%，$P=0.05$），CMV 感染在 PES 组比例也高于未发生 PES 组患者（57.4% vs. 42.5%，$P=0.01$）。3 年累积复发率 PES 组为 16.9%，未发生 PES 组为 31.7%，尽管未发生 PES 组患者 3 年累积复发率高于 PES 组患者，但是两组之间无统计学意义（$P=0.08$）。Kanda 等 [11] 通过双份 CBT 患者平均 2 年的随访观察，PES 组患者 2 年非复发死亡率为 26%（95%*CI* 13% ~ 41%），未发生 PES 组患者无死亡（$P=0.071$），2 年累积复发率在 PES 组与未发生 PES 组患者之间无显著差别［15%（95%*CI* 2% ~ 39%）vs. 15%（95%*CI* 6% ~ 27%），$P=0.908$］。

关于 PES 与复发之间的相关性，2011 年中日韩脐带血移植会上，日本虎之门医院回顾性分析了 2002 年 1 月 1 日至 2008 年 8 月 31 日 365 例 CBT 的患者，其中 221 位患者发生了 PES（发生率 62.2%），重症 PES 96 例（发生率 26.4%），他们对未发生 PES 组、轻症 PES 组及重症 PES 组的 *OS* 及 *DFS* 进行比较，结果发现轻症 PES 组无论是 *OS* 还是 *DFS* 组都显著高于其他两组。他们还发现单用 FK506 组与 FK506+MMF 组相比虽然移植后 180 天 *TRM* 升高，但早期复发率显著下降，提示如果过分干预移植后早期免疫反应，移植患者的复发率可能会升高。他们认为 PES 的发生可能同时诱导了 GVL 效应，尤其轻症 PES 患者可降低移植后复发率。2019 年，日本东京大学 Isobe 等 [12] 回顾性分析了 2004—2016 年该中心 138 例接受单份 UCBT 的恶性血液病患者，其中 117 例患者发生 PES，PES 的发生率为 86.8%。研究结果表明，Ⅲ ~ Ⅳ度 aGVHD 与 *TRM* 有关，而 PES 及 Ⅱ ~ Ⅳ度 aGVHD 与 *TRM* 无关。亚组分析表明，PES 的发生显著降低了 AML 患者的复发，改善了 *DFS*。这些数据表明 PES 作为 CBT 后 ANC 植入前的早期免疫反应，可能提供了一种独特的脐带血移植后 GVL 效应。不论是国外移植中心还是本移植中心的临床资料结果均表明，脐带血移植与其他类型移植相比较，具有更低的 GVHD 发生率和复发率，更高的 *GRFS*，尤其对于移植前 MRD 阳性的恶性血液病患者显示出了更大的优势 [2, 8-10, 19]。PES 在脐带血移植中发生率远高于其他类型的移植，这种相对特异性的免疫反应很有可能是脐带血移植复发率低的重要原因，但是需要进一步临床和基础研究予以阐明。

尽管现有的文献报道 PES 与 *TRM* 之间无显著相关性，但是现有的临床研究均未对 PES 进行具体分级，即轻症 PES 和重症 PES 对 *TRM* 的影响目前尚未报道，重症 PES 与轻症 PES 之间是否具有差异尚不清楚。我中心的临床经验显示（资料未发表），重症 PES 患者的死亡率呈增加趋势。根据我中心既往 92 例非血缘 CBT 临床研究资料统计结果显示，发生时间较早（小于中位发生时间）、存在 3 个及以上临床症状的 PES 患者 180 天 *TRM* 显著高于未发生 PES 患者及发生时间较晚、临床症状较少的 PES 患者。因为患者发生 PES 时正处于骨髓严重脱空期——重度粒细胞缺乏和血小板减少，易因出现高热感染、出血和多脏器功能损害等严重并发症，威胁到移植患者的生命。另一方面，发生时间早、症状重的 PES 患者往往对激素治疗不敏感，易迁延至重度 aGVHD，从而增加 *TRM*，影响脐带血移植的成功率。PES 是一把双刃剑，轻症 PES 可以促进移植后造血重建，降低 UCBT 后原发性植入失败率，然而重症 PES 一旦发生，累及的器官多，患者死亡率高。因此，需要对 PES 进行分级（轻症和重症），以利于进一步治疗和判断预后。

四、PES 的分级

Lee 等 [4] 将 CBT 后发生 PES 患者与未发生 PES 患者相比较，未能够发现 PES 发生的高危因素，两组之间在年龄、性别、体重、ABO 血型是否相合、HLA 是否相合、输注的细胞数、粒细胞集落刺激因子（granulocyte colony stimulating factor，G-CSF）使用的时间之间均未见差异。Park 等 [6] 对 102 例 PES 患者与 279 例未发生 PES 的患者进行多因素分析，发现疾病状态低危患者、使用清髓性预处理、未使用 MTX 或糖皮质激素为基础的预防 GVHD 方案和输注的脐带血 TNC＞5.43×10^7/kg 均是 PES 发生的高危因素。Patel 等 [10] 对 52 例双份 UCBT 患者进行分析（16 例发生 PES，36 例未发生 PES），年龄、性别、体重、恶性血液病类型、预处理方案、TNC 和供受者 HLA 相合程度等方面均未见显著差异。Kanda 等 [11] 发现双份脐带血移植患者中，无论单因素分析还是多因素分析，采用 CSA 为基础预防 GVHD 方案的患者，PES 发病率（100%）显著高于 FK506 为基础预防 GVHD 方案组患者 [63%（95%*CI* 47%～79%），单因素分析 *P*＝0.03，多因素分析 *P*＝0.02]。Hong 等 [5] 对 176 例进行 HSCT 治疗的患者进行分析，30 例患者出现了 PES 或 ES（作者称之为 peri-ES），发现接受双份脐带血移植（27/54），以及 TBI 为基础的预处理方案是 peri-ES 发生的高危因素。

至今为止，对 PES 发生程度及对移植疗效的影响尚未建立分级的方法，为了深入认识 PES 对脐带血移植临床疗效的影响，中国科学技术大学附属第一医院血液科移植团队对 2000 年 4 月至 2012 年 2 月期间 92 例发生 PES 的患者进行回顾性研究，通过对 PES 发生时间、最高体温、临床症状、环孢素浓度、甲泼尼龙初始剂量（methylprednisolone，MP）、MP 起效的天数、MP 有效维持至减量的天数、MP 治疗无效等 8 项因素与移植后 180 天移植相关死亡率进行多因素分析，结果显示：PES 发生时间在 UCBT 后 7 天前、3 个及以上临床症状和 MP 治疗无效（一周内无效）是 PES 患者预后不良的独立高危因素，显著增加了 180 天移植相关死亡率。采用积分的方法，建立了 PES 危险度分层的评分系统（表 6-1-2）。

表 6-1-2　植入前综合征（PES）的分级系统

评分	分级	高危因素
0 分	PES 轻度	没有高危因素
1 分	PES 中度	存在一个高危因素
2 分和 3 分	PES 重度	存在两个及以上高危因素

PES 影响移植后 180 天移植相关死亡率的高危因素包括：①PES 发生时间在非血缘脐带血移植后 7 天前；②3 个及以上临床症状（发热、皮疹、腹泻、腹痛、低氧血症、咳嗽、水肿）；③甲泼尼龙治疗无效（一周内无效）。每一个高危因素计 1 分。

五、PES 的治疗

大多数 PES 患者症状较轻，少数 PES 患者可自发缓解，大多数 PES 患者对 MP 等糖皮质激素治疗敏感，适量的 MP 治疗症状就迅速缓解，但少部分重度 PES 患者对糖皮质激素治疗无应答，通常会发展为致命的呼吸功能障碍和多器官功能衰竭，有些患者可以迁延至重度 aGVHD，需要临床医生密切观察，鉴别出重度的患者并尽快给予干预。重症 PES 是导致 UCBT 受者早期移植相关死亡的一个主要原因，临床工作中发现，在 PES 患者发病早期用糖皮质激素及时进行干预疗效显著，一旦延迟使用，患者症状加重便难以控制[20]。因此，早诊断、早治疗对降低早期 TRM 至关重要。本中心对 PES 患者进行分级，并且根据 PES 积分系统，采用 MP 为基础的分层干预治疗：没有高危因素的轻度 PES 患者采用 0.5mg/（kg·d）MP 干预治疗，存在一个高危因素的中度 PES 患者采用 1mg/（kg·d）MP 干预治疗，存在两个及以上高危因素的重度 PES 患者采用 2mg/（kg·d）MP 干预治疗。PES 患者分层治疗期间，如果 3 天内症状进展或 5 天内症状不缓解或 7 天内症状部分改善，则加用二线免疫抑制剂巴利昔单抗 [12mg/（m²·d），第 1、3、7、14 天给药，共 4 次]。临床研究发现，经过分层干预治疗后，重度 PES 患者的预后显著改善。

总之，PES 是脐带血移植后常见的免疫反应，了解不同分级的 PES 与 aGVHD、TRM、复发和长期预后的相关性，可以提高 PES 的早期识别和诊断从而及时有效治疗，以期进一步降低 TRM 及疾病复发率，提高脐带血移植的成功率，改善患者预后，最大程度让患者获益。

（金林林　朱小玉　魏海明）

参考文献

[1]　KISHI Y, KAMI M, MIYAKOSHI S, et al. Early immune reaction after reduced-intensity cord-blood

transplantation for adult patients[J]. Transplantation, 2005, 80(1): 34-40.

[2] WANG X B, LIU H L, LI L L, et al. Pre-engraftment syndrome after unrelated donor umbilical cord blood transplantation in patients with hematologic malignancies[J]. Eur J Haematol, 2012; 88(1): 39-45.

[3] RADFORD J, PEST E, WEISDORF D. Cytokine-stimulated engraftment syndrome (ES) after high dose chemotherapy (HDC) with bone marrow (BM) and G-CSF-primed peripheral stem cell (GPSC) rescue[J]. Blood, 1994, 84(Suppl1): 490a.

[4] LEE Y H, LIM Y J, KIM J Y, et al. Pre-engraftment syndrome in hematopoietic stem cell transplantation[J]. J Korean Med Sci, 2008, 23(1): 98-103.

[5] HONG K T, KANG H J, KIM N H, et al. Peri-engraftment syndrome in allogeneic hematopoietic SCT[J]. Bone Marrow Transplant, 2013, 48(4): 523-528.

[6] PARK M, LEE S H, LEE Y H, et al. Pre-engraftment syndrome after unrelated cord blood transplantation: a predictor of engraftment and acute graft versus host disease[J]. Biol Blood Marrow Transplant, 2013, 19(4): 640-646.

[7] BROWNBACK K R, SIMPSON S Q, MCGUIRK J P, et al. Pulmonary manifestations of the pre-engraftment syndrome after umbilical cord blood transplantation[J]. Ann Hematol, 2014, 93(5): 847-854.

[8] NARIMATSU H, TERAKURA S, MATSUO K, et al. Short-term methotrexate could reduce early immune reactions and improve outcomes in umbilical cord blood transplantation for adults[J]. Bone Marrow Transplant, 2007, 39(1): 31-39.

[9] FRANGOUL H, WANG L, HARRELL F E, et al. Preengraftment syndrome after unrelated cord blood transplant is a strong predictor of acute and chronic graft-versus-host disease[J]. Biol Blood Marrow Transplant, 2009, 15(11): 1485-1488.

[10] PATEL K J, RICE R D, HAWKE R, et al. Pre-engraftment syndrome after double-unit cord blood transplantation: a distinct syndrome not associated with acute graft versus host disease[J]. Biol Blood Marrow Transplant, 2010, 16(3): 435-440.

[11] KANDA J, KAYNAR L, KANDA Y, et al. Pre-engraftment syndrome after myeloablative dual umbilical cord blood transplantation: risk factors and response to treatment[J]. Bone Marrow Transplant, 2013, 48(7): 926-931.

[12] ISOBE M, KONUMA T, KATO S, et al. Development of pre-engraftment syndrome, but not acute graft versus host disease, reduces relapse rate of acute myelogenous leukemia after single cord blood transplantation[J]. Biol Blood Marrow Transplant, 2019, 25(6): 1187-1196.

[13] SPITZER T R. Engraftment syndrome following hematopoietic stem cell transplantation[J]. Bone Marrow Transplant, 2001, 27(9): 893-898.

[14] MAIOLINO A, BIASOLI I, LIMA J, et al. Engraftment syndrome following autologous

hematopoietic stem cell transplantation: definition of diagnostic criteria[J]. Bone Marrow Transplant. 2003, 31(5): 393-397.

[15] JIN L L, SUN Z M, LIU H L, et al. Inflammatory monocytes promote pre-engraftment syndrome and tocilizumab can therapeutically limit pathology in patients[J]. Nat Commun, 2021, 12(1): 4137.

[16] TAKAHASHI N, NAKAOKA T, YAMASHITA N. Profiling of immune-related microRNA expression in human cord blood and adult peripheral blood cells upon proinflammatory stimulation[J]. Eur J Haematol, 2011, 88(1): 31-38.

[17] MORITA-HOSHI Y, MORI S I, SOEDA A, et al. Identification of molecular markers for pre-engraftment immune reactions after cord blood transplantation by SELDI-TOF MS[J]. Bone Marrow Transplant, 2010, 45(11): 1594-1601.

[18] MATSUNO N, YAMAMOTO H, WATANABE N, et al. Rapid T-cell chimerism switch and memory T-cell expansion are associated with pre-engraftment immune reaction early after cord blood transplantation[J]. Br J Haematol, 2013, 160(2): 255-228.

[19] MILANO F, GOOLEY T, WOOD B, et al. Cord-blood transplantation in patients with minimal residual disease[J]. N Engl J Med, 2016, 375(10): 944-953.

[20] 李来玲，王兴兵，孙自敏. 植入前综合征的诊治进展 [J]. 国际输血及血液学杂志，2011，34（2）: 124-126.

第二节

急性移植物抗宿主病的诊断和处理

一、定义

移植物抗宿主病（graft versus host disease，GVHD）是 Allo-HSCT 后，患者体内重建的供者来源的免疫细胞攻击受者脏器造成的组织损伤和临床病理综合征，是移植后早期死亡的主要原因。在 20 世纪 60 年代，最早由 Billingham 在动物实验中发现移植后的小鼠出现食欲减退、腹泻、体重下降、毛发杂乱症状，继而死亡。GVHD 的分类最初按照患者出现临床症状的时间分为急性 GVHD（acute graft versus host disease，aGVHD）和慢性 GVHD（chronic graft versus host disease，cGVHD），aGVHD 发生在干细胞回输后 100 天内，而 cGVHD 发生在干细胞回输 100 天后。但此后发现很多患者在移植后 100 天出现的症状与早期 GVHD 的症状一致，因此 aGVHD 和 cGVHD 的时间界限越来越模糊，因此最新修订的美国国立卫生研究院（NIH）标准中，按照发生时间和临床表现来区分 aGVHD

和 cGVHD。广义 aGVHD 包括经典的 aGVHD 和持续、复发或迟发的 aGVHD。其中经典 aGVHD 指发生在移植后 100 天内或供者淋巴细胞输注后，以斑丘疹、胃肠道症状或淤胆型肝炎为临床表现的 GVHD；持续、复发或迟发 aGVHD 指具有典型 aGVHD 的临床表现，发生于移植 100 天后或供者淋巴细胞输注后（表 6-2-1）[1]。

表 6-2-1　GVHD 的分类

分类	移植后时间	aGVHD 的临床特征	cGVHD 的临床特征
aGVHD			
经典的	≤100 天	是	否
持续、复发或迟发的	>100 天	是	否
cGVHD			
经典的	无时间界限	否	是
重叠综合征	无时间界限	是	是

二、流行病学

异基因造血干细胞移植后 aGVHD 的发生率约为 40%，但由于受供者类型、预防 GVHD 方案、疾病类型和患者移植前状态等因素影响，不同移植中心报道的 aGVHD 发病率差异很大。如果没有有效的预防措施，aGVHD 是非血缘供者和亲缘单倍体移植后不可避免并且严重影响移植疗效的并发症。CIBMTR[2] 回顾分析 1 404 例脐带血移植，其中双份脐带血移植后 Ⅱ ~ Ⅳ、Ⅲ ~ Ⅳ度 aGVHD 发生率分别为 45% 和 22%，单份脐带血移植后 Ⅱ ~ Ⅳ、Ⅲ ~ Ⅳ度 aGVHD 发生率分别为 39% 和 18%。Terakura 等[3] 报道日本 748 例采用单份非血缘脐带血减低强度的预处理方案治疗成人 AL 的结果，采用钙调磷酸酶抑制剂联合 MMF 预防 GVHD 的患者中，Ⅱ ~ Ⅳ、Ⅲ ~ Ⅳ度 aGVHD 发生率分别为 36.3% 和 13.4%，高于钙调磷酸酶抑制剂联合 MTX 组的 24.9% 和 7.3%。此外，日本采用单份非血缘脐带血清髓性预处理方案治疗的成人恶性血液病 1 516 例患者，采用 FK506 联合 MMF 预防 GVHD，Ⅱ ~ Ⅳ、Ⅲ ~ Ⅳ度 aGVHD 发生率分别为 54.9% 和 16.1%，高于 FK506 联合 MTX 组的 28.3% 和 5.8%[4]。本中心非血缘脐带血移植治疗恶性血液病采用清髓性预处理不含 ATG 的 CSA 联合 MMF 预防 GVHD 方案的结果显示，Ⅱ ~ Ⅳ、Ⅲ ~ Ⅳ度 aGVHD 发生率分别为 28.0% ~ 30.6%，15.0% ~ 19.4%[5-7]。

三、发病机制

aGVHD 的发病机制概括为三个阶段：①第一阶段，预处理方案造成受者组织损伤，受者的抗原呈递细胞被病原体相关分子模式（pathogen-associated molecular pattern，PAMP）和损伤相关分子模式（damage-associated molecular pattern，DAMP）激活；②第二阶段，供者 T 淋巴细胞被激活和增殖；③第三阶段，供者 T 淋巴细胞释放 IL-1，TNF-α 等炎症细胞因子造成受者组织坏死。aGVHD 的病理过程受到 Treg（CD4$^+$CD25$^+$FoxP3$^+$），Ⅰ型调节性 T 细胞（Tr1）和固有 NK 细胞，髓源性抑制细胞（myeloid-derived suppressor cell，MDSC）的调控[8, 9]。

四、危险因素

aGVHD 是一种异体免疫反应，主要的危险因素是供受者 HLA 位点不合的程度（HLA 不合或非血缘）。多个研究发现以下因素也是 aGVHD 发生的高危因素：

1. 年龄（受者或供者年龄大）；

2. 供受者性别不合（男性受者接受女性供者）；

3. 供者干细胞采集前发生同种异体免疫反应；

4. GVHD 预防方案；

5. 预处理方案强度高；

6. 干细胞来源于供者外周血；

7. 受者 CMV 抗体阳性。

最近一项研究回顾性分析了 2 941 例患者的临床资料，证实 HLA 不合的程度、非血缘供者和采用大剂量 TBI 的预处理方案均是发生严重 aGVHD 的高危因素。但是供者年龄增大、供受者性别不合和动员采集的外周血干细胞与发生 aGVHD 无关，而增加 cGVHD 的发生率[10]。

最近在基因水平上进行 GVHD 相关危险因素的研究，包括编码肿瘤细胞因子，IL-1、IL-6、IL-10、IFNγ，TGF-β3 和 KIR 的基因多态性。aGVHD 的靶器官通过受损的肠上皮、皮肤和门脉系统暴露在病原微生物环境中，动物实验也发现生活在无菌环境中的实验小鼠接受肠道去污染的抗生素预防治疗后，GVHD 的发生率和严重程度都会降低。因此可能存在个体差异，导致来自病原生物的抗原与病原体识别受体的相互作用可能保护受者不易发生 GVHD。到目前为止，研究最广泛的受体是 NOD2（CARD15），它可以监测胞壁酰二肽（muramyl dipeptide，MDP），MDP 是肽聚糖的副产物，是大多数细菌细胞壁的组成成分。在大约 15% 的人群中存在 NOD2 的单核苷酸多态性（single nucleotide polymorphism，SNP），一些研究人员已经研究了它们与 GVHD 发生的潜在联系，但至目前尚没有确定其在 GVHD 中的真正作用[11]。最近，研究者采用非培养的方法对细菌群落（又称微生物丛）进行分析，发现因为共有微生物丛的存在，病人的微生物丛高度多样化，对患者具有保护作用，从而减少 GVHD、全身性感染和肺部感染的发生。将来有可能采用调节病原微生物环境的方法来预防 GVHD 和感染，但这种保护作用的确切机制尚不明确，微生物代谢物（如短链脂肪酸和吲哚）对上皮完整性和免疫调节都有益处[12-13]。

五、诊断和分级

aGVHD 的主要临床表现包括皮肤斑丘疹、肠功能衰竭和肝功能异常，每个受累器官的临床表现多种多样（表 6-2-2），可以是症状轻微、自限性的，也可以是严重和致命性的。由于异基因 HSCT 受者治疗的复杂性，往往很难将 aGVHD 与其他并发症（如 VOD/SOS、预处理和其他药物的毒性反应、感染）区分开来并选择明确有效的治疗方法。

表 6-2-2　aGVHD 的临床表现

部位	临床表现
皮肤	红色斑丘疹，通常始于手掌和足底，可能进展到全身皮肤，可出现瘙痒和 / 或疼痛，重症患者可能出现大疱状表皮松解
肝脏	胆汁淤积导致的高胆红素血症、伴有或不伴有肝脏酶谱增高
胃肠道	上消化道：厌食，恶心和呕吐；下消化道：腹泻，典型表现为绿色稀水样便，严重者腹泻伴鲜血和肠黏膜脱落，并伴有腹部痉挛，甚至麻痹性肠梗阻

因此，有必要对一个或多个受累器官进行活检诊断，明确其组织病理学特征（表 6-2-3）。aGVHD 涉及的免疫反应的靶器官以上皮细胞为主，包括表皮和基底上皮细胞，肠上皮和胆管上皮细胞，它们的损伤特征是相同的，都表现为细胞凋亡和其周围的免疫细胞浸润，称为"卫星细胞坏死"。1974 年 Glucksberg 等[14]最早对 aGVHD 进行分级。每个组织器官按照 0 ~ 4 进行分级，最终将各个器官分级情况汇总得到总体的分级状态（表6-2-4）。1994 年 Przepiorka[15]等在共识研讨会的基础上对评分系统进行了改进，保留了 Glucksberg 评分的主要内容，抛弃了临床症状分级，并将上消化道症状纳入 aGVHD 的分级标准。随后，IBMTR 前瞻性地制定了一个有别于 Glucksberg 标准的"严重程度指数"，但新系统未显示出任何评分优势[16]。虽然 Glucksberg 评分是一个有效并切实可行的生存预测指标[17]，但各个移植中心执行过程中仍有很多偏差，尤其是有上消化道症状，及区分成人和儿童腹泻量的分级，此后西奈山 aGVHD 国际工作组（MAGIC）在 Glucksberg 的基础上进一步制定了更容易接受的分级和分度标准（表 6-2-5）[18]。2018 年 EBMT、NIH 和 CIBMTR 联合推荐使用 MAGIC 标准作为 aGVHD 的诊断依据（表 6-2-6、表 6-2-7），并开发出用于准确评估急性 GVHD 分期和分级的电子应用系统，方便临床操作[19-20]。此外，也在尝试将生物标志物如 TNFR1、ST2、REG3a 加入 aGVHD 的评分系统，帮助判断预后，以便选择更精确的药物干预方式[21]。Ferrara 等通过队列研究发现 aGVHD 加用

激素治疗 1 周后检测患者外周血 ST2 和 REG3a 水平，结合患者治疗后反应更有助于进一步预测患者的 *NRM* 和 *OS* 情况 [22-24]。

表 6-2-3　aGVHD 的组织病理学表现

器官	组织病理学特征
皮肤	诊断特征为真皮浅层和表皮的弥漫性浸润，并伴有基底层细胞的空泡、变性和单个细胞坏死。 组织学分级：Ⅰ级，表皮基底细胞空泡样变；Ⅱ级，单个角质形成细胞坏死；Ⅲ级，角质形成细胞片状坏死并形成空泡；Ⅳ级，表皮脱落
肝脏	最经典的组织学特征是小胆管损伤，通常与胆汁淤积有关，在 HSCT 的其他并发症中很少见，胆道上皮细胞有增大的多色核或小核，门静脉周围可见空泡状胞质和中央区肝细胞坏死，门静脉有少量淋巴细胞浸润。 虽然有肝脏损伤的组织学分级，但没有确切的预后价值
胃肠道	"爆炸性隐窝"，在隐窝外围可见散在的上皮细胞坏死，留下细胞核和细胞质碎片。 组织学分级：Ⅰ级，个别细胞坏死；Ⅱ级，个别隐窝消失；Ⅲ级，两个或两个以上邻近的隐窝消失伴溃疡；Ⅳ级，上皮剥脱

表 6-2-4　aGVHD 的分级（Glucksberg，1974）

分级	皮疹面积	肝脏: 血胆红素 / ($\mu mol \cdot L^{-1}$)	胃肠道: 腹泻量 /ml
1	<25% 体表面积	34 ~ 50	500 ~ 1 000
2	25% ~ 50% 体表面积	51 ~ 102	1 001 ~ 1 500
3	全身红斑	103 ~ 255	1 500 ~ 2 000
4	全身红斑伴水疱形成或表皮剥脱	>255	>2 000

表 6-2-5　aGVHD 的分度（Glucksberg，1974）

分度	皮疹分级	肝脏分级	胃肠道分级
0	0	0	0
Ⅰ	1 ~ 2	0	0
Ⅱ	1 ~ 3	或 1	1
Ⅲ	2 ~ 3	或 2 ~ 3	2 ~ 3
Ⅳ	4	或 2 ~ 4	2 ~ 4

　　注：aGVHD 整体临床分度（基于最严重的靶器官受累）：0 度：无任何器官 1 ~ 4 级；Ⅰ度：1 ~ 2 级皮肤，无肝脏、上消化道或下消化道受累；Ⅱ度：1 ~ 3 级皮疹和（或）1 级肝脏和（或）1 级消化道；Ⅲ度：2 ~ 3 级皮肤和（或）2 ~ 3 级肝脏和（或）2 ~ 3 级下消化道；Ⅳ度：4 级皮肤和（或）2 ~ 4 级肝脏和（或）2 ~ 4 级消化道受累。

表 6-2-6　aGVHD 的分级（MAGIC, 2016）[18]

分级	皮疹面积	肝脏：血胆红素 / （μmol·L⁻¹）	上消化道	下消化道：腹泻量
0	无	<34	没有或间歇性恶心、呕吐或厌食	成人：<500ml/d，或<3 次 /d 儿童：<10ml/（kg·d），或<4 次 /d
1	<25% 体表面积	34 ~ 50	持续恶心，呕吐或厌食	成人：500 ~ 999ml/d，或 3 ~ 4 次 /d 儿童：10 ~ 19.9ml/（kg·d），或 4 ~ 6 次 /d
2	25% ~ 50% 体表面积	51 ~ 102		成人：1000 ~ 1500ml/d，或 5 ~ 7 次 /d 儿童：20 ~ 30ml/（kg·d），或 7 ~ 10 次 /d
3	全身红斑	103 ~ 255		成人：>1500ml/d，或>7 次 /d 儿童：>30ml/（kg·d），或>10 次 /d
4	全身红斑伴水疱形成或表皮剥脱	>255		严重腹痛伴或不伴肠梗阻或严重血便（无论大便体积）

表 6-2-7　aGVHD 的分度（MAGIC，2016）

分度	皮肤分级	肝脏分级	上消化道分级	下消化道分级
0	0	0	0	0
Ⅰ	1 ~ 2	0	0	0
Ⅱ	3	和 / 或 1	和 / 或 1	和 / 或 1
Ⅲ	0 ~ 3	2 ~ 3	和 / 或 0 ~ 1	和 / 或 2 ~ 3
Ⅳ	4	或 4	0 ~ 1	或 4

注：aGVHD 整体临床分度（基于最严重的靶器官受累）：0 度：无任何器官 1 ~ 4 级；Ⅰ度：1 ~ 2 级皮肤，无肝脏、上消化道或下消化道受累；Ⅱ度：3 级皮疹和（或）1 级肝脏和（或）1 级上消化道和 / 或 1 级下消化道；Ⅲ度：2 ~ 3 级肝脏和 / 或 2 ~ 3 级下消化道，0 ~ 3 级皮肤和 / 或 0 ~ 1 级上消化道；Ⅳ度：4 级皮肤、肝脏或下消化道受累，0 ~ 1 级上消化道受累。

六、预防

异基因造血干细胞移植后发生Ⅲ ~ Ⅳ度 aGVHD，特别对一线治疗耐药的患者，即便进行了治疗干预，预后也较差，因此需要尽可能地采用预防治疗。预防治疗的最初理论基础是通过在干细胞回输前后加用免疫抑制剂，从而抑制供者 T 淋巴细胞的功能。早期的研究证实，钙调磷酸酶抑制剂，如 CSA，联合 MTX 预防优于单用 MTX。在实践中，这种组合仍然是最经典的预防 GVHD 的策略，部分移植中心采用 FK506 联合 MTX 预防 GVHD。随后，有 2 项大宗随机对照的Ⅲ期临床研究发现采用 FK506 联合 MTX 降低

aGVHD 的发生率的作用优于 CSA 联合 MTX。采用 FK506 联合 MTX 预防 GVHD 在同胞 HLA 相合移植中的 Ⅱ ~ Ⅳ度 aGVHD 的发生率为 32%，在非血缘供者移植患者中 Ⅱ ~ Ⅳ 度 aGVHD 的发生率为 56%，而采用 CSA 联合 MTX 在同胞相合移植患者中的 Ⅱ ~ Ⅳ度 aGVHD 的发生率为 44%，非血缘供者移植患者的 Ⅱ ~ Ⅳ度 aGVHD 的发生率为 74%，但 是患者的生存情况没有差别 [25-26]。最近，研究人员还报道了 MMF 和西罗莫司（SIR）的 疗效，但是 MMF 还没有进行大型随机临床试验。在一项Ⅲ期随机研究中，比较了 FK506 联合 SIR 与 CSA 联合 MTX 预防 GVHD 的效果，两者 Ⅱ ~ Ⅳ度 aGVHD 的发生率为 41% 和 51%（$P=0.19$），Ⅲ ~ Ⅳ度 aGVHD 的发生率为 13% 和 7%（$P=0.09$），结果表明疗效 相当 [27]。

另一种预防 GVHD 的方法是在供者干细胞输注前和 / 或输注后使用 ATG 或单克隆抗 体（MoAb）在体外或受者体内清除供体 T 淋巴细胞。或者采用输注单采的 CD34 阳性干 细胞也可以实现。这些方法统称为 T 细胞去除术（TCD），在预防急性和慢性 GVHD 方面 极为有效，并在 20 世纪 80 年代和 90 年代得到广泛应用。然而，很快就发现 TCD 后患者 发生感染和疾病复发的风险明显增加，例如，接受 HLA 不全相合和单倍体移植的患者， 晚期疾病复发的风险甚至超越了 GVHD 相关的死亡风险。在 HLA 不全相合的移植中， ATG 已成为主要的 GVHD 预防药物，因为两个随机临床试验发现它对预防 cGVHD 的优 势 [28, 29]。最近，一项前瞻性双盲的Ⅲ期临床试验研究发现在 HLA 相合无关供者 HSCT 中，接受 ATG 预防的患者 Ⅱ ~ Ⅳ度 aGVHD 和中重度 cGVHD 的发生率较低，但总体生 存率也降低 [30]。这可能与 ATG 降低 TBI 后患者的淋巴细胞计数，导致随后的感染相关并 发症和 EB 病毒（EBV）相关的移植后淋巴细胞增生性疾病增多。因此，如何平衡治疗 GVHD 的免疫抑制作用与感染防御能力降低是 GVHD 治疗面临的挑战 [31]。还有很多研究 探索了预防 aGVHD 的替代方法，包括在干细胞输注时输入体外扩增的 Treg 或部分去除 T 淋巴细胞，如去除 αβT 细胞或在体内 / 外耗竭激活的异源反应性 T 细胞。在这种理论的 指导下，已经在单倍体移植的患者中采用 PT-CY 方案消除早期激活的供体 T 细胞并取得 了一定的疗效。目前正在进行更深入的研究，比较 PT-CY 和其他更为复杂的去除 T 细胞 的方法 [32]。

CIBMTR 报道了 1 404 例回顾性的脐带血移植，GVHD 的预防方案是以钙调磷酸酶抑 制剂为基础，其中 64% 包含 ATG，此外还联合 1 种免疫抑制剂包括激素、MMF、MTX， 或西罗莫司。使用 ATG 的患者 Ⅱ ~ Ⅳ度 aGVHD 的发生率降低 [2, 33, 34]，但 NRM 发生率增 高 [35-37]。日本的脐带血移植预处理方案通常不包含 ATG，回顾性分析发现采用钙调磷酸 酶抑制剂联合 MTX 对于预防 aGVHD 的有效率优于钙调磷酸酶抑制剂联合 MMF[3, 4]。此 外，标准剂量的 MTX（+1 天 $15mg/m^2$，+3 天和 +6 天 $10mg/m^2$）对脐带血移植后的 ANC 植入有影响，因此，逐渐开始使用小剂量 MTX（+1 天 $10mg/m^2$，+3 天和 +6 天 $7mg/m^2$ 或者在 +1 天、+3 天和 +6 天每次均使用 $5mg/m^2$）联合钙调磷酸酶抑制剂预防 GVHD，并不会增加 aGVHD 的发生率[38-40]。

本中心采用 CSA 联合 MMF 预防 GVHD，CSA 和 MMF 用法与同胞全相合移植相同。CSA 也可采用持续静脉滴注方式给药，血药浓度 200~300μg/L。如恶性血液病无 GVHD 迹象，一般移植后 2 个月 CSA 开始逐渐减量，至少用至移植后 6 个月[6]。既往脐带血移植多用 ATG 预防 GVHD，但目前不用 ATG 也是可行的，我们采用清髓性预处理方案联合 CSA+MMF 预防 GVHD 进行非血缘脐带血移植，对照组为清髓性预处理方案联合 CSA+MMF+MTX 或兔源性 ATG［7.5mg/（kg·d），-1 天，共 3 天］预防 GVHD 进行的 UCBT，两组间的 Ⅱ~Ⅳ、Ⅲ~Ⅳ度 aGVHD 发生率差距均无统计学意义。而不含 ATG 组的植入率、无病存活和总生存率显著优于使用 ATG 组[5]。

七、治疗

目前尚没有针对脐带血移植后 aGVHD 治疗方案的临床研究。aGVHD 的治疗参照其他异基因造血干细胞移植。根据 GVHD 的分度及器官受累的程度进行评估后给予治疗，NIH 的标准：Ⅰ度 aGVHD 只影响皮肤，通常可以局部使用类固醇激素治疗。早期全身应用激素治疗 Ⅰ度 GVHD 并没有显示长期获益。更严重的 GVHD 需要全身治疗，一线的治疗药物仍然是甲泼尼龙，通常剂量为 2mg/（kg·d），持续 7~14 天，然后逐渐减量[41]。有轻度上消化道 GVHD 的患者可以从较低剂量开始，同时进行局部治疗，较高剂量的激素会导致更多的感染性并发症，并没有长期获益。aGVHD 症状越重药物治疗的效果越差，总体的治疗有效率大约 40%~50%。激素的减量过程中可能出现原有的症状加剧，有时可以通过简单地增加剂量来控制症状，并且在症状消失后更缓慢地减少剂量。病毒和真菌感染是长期激素治疗的常见并发症，如何调整激素的剂量，既能控制 GVHD 又能保持患者的免疫活性以对抗病原微生物感染是具有挑战性的。GVHD 的患者都应该积极预防感染，在可供选择的一线联合治疗药物中，已经进行了激素联合 MMF 与单用激素比较的 Ⅲ 期临床试验，由于感染性并发症的发生率增加，未能发现激素联合 MMF 的长期获益。因此，到目前为止，在与皮质类固醇联合进行一线治疗时，尚没有一种药物显示出疗效的优越性[42,43]。

糖皮质激素耐药定义为在开始标准剂量相当于 MP 2mg/kg 治疗后 3 天进展或在 7 天内症状未改善，或在皮肤/胃肠道 GVHD 治疗过程中出现新的器官受累，或初始剂量有效但减量后复发[19]。在这种情况下需要增加二线治疗，过去已经尝试了许多药物单独或与皮质类固醇联合使用，但是没有一种药物显示出确切的长期疗效。二线治疗最常见的选择包括一个或多个可以识别 T 细胞的 MoAb 或 ATG。MoAb 包括针对泛 T 细胞标记物 CD52 的阿仑单抗、达利珠单抗，或者针对活化的 T 细胞表达的 IL-2 受体 α 亚基的伊诺莫单抗（inolimomab），以及针对 TNF-α 的英夫利昔单抗和依那西普。这些药物可在短期内控制症状但疗效不持久，特别是对于难治性下消化道 GVHD 疗效不佳，病死率约为 80%。有报道 [44] 每周至少进行两次体外光置换疗效更好且毒性更小。2006 年，Ringden 等人 [45] 报道了使用 MSC 治疗难治性重度 aGVHD 的患者的反应率超过 50%。骨髓间充质干细胞以类似于 Treg 的机制，通过非 HLA 限制的方式发挥免疫抑制作用，为治疗这种潜在的致命性并发症提供了有效和新颖的策略，但将来还需要长期随访的临床研究来进一步验证 [46]。

近年来，GVHD 的治疗有一些突破性进展，一些新的靶向治疗药物通过抑制信号通路或细胞因子受体发挥治疗作用，用于糖皮质激素耐药的 aGVHD 患者的治疗。针对细胞因子受体下游的信号事件［例如 JAK 激酶（JAK）1 和 2）、CD28（例如极光激酶）、细胞迁移（例如 Rock）或生长因子信号（例如 MEK）发挥作用。这些抑制剂在临床前研究中显示出有效性 [47]。回顾性研究发现 JAK1/2 抑制剂鲁索利替尼（ruxolitinib）对激素耐药的难治性 GVHD 患者有效 [48]，因此设计了采用鲁索利替尼对激素耐药的 aGVHD 和 cGVHD 进行前瞻性的临床研究。最新发表的 REACH1 研究是针对鲁索利替尼治疗激素耐药的 aGVHD 的多中心开放的 II 期临床试验，鲁索利替尼的中位显效时间是 7 天，28 天的 ORR 为 54.9%，其中 CR 率 26.8%，服药后半年的持续缓解时间达到 345 天。其中皮肤 aGVHD 的治疗反应率为 61.1%，高于胃肠道（46%）及肝脏（26.7%）。28 天内获得治疗缓解的患者有明显的生存获益，移植后 1 年的 NRM 降至 28%，而治疗无反应的患者 NRM 为 84%。aGVHD 分级和鲁索利替尼治疗前激素服药时间对患者总生存有显著影响，III～IV 度 GVHD 和激素服药时间长降低总生存 [49]。REACH2 研究是纳入多中心的随机、双盲、对照研究，比较鲁索利替尼和其他二线药物治疗激素耐药的难治性 aGVHD 的反应率和生存情况，鲁索利替尼和对照组 28 天的 ORR 率分别为 62.3% 和 39.4%，其中 CR 率 34.4% 和 19.4%，PR 率 27.9% 和 20%，56 天的 DOR 分别为 39.6% 和 21.9%，其中 CR 率 26.6% 和 16.1%，PR 率 13% 和 5.8%。与对照组相比，鲁索利替尼组的患者血小板减少和 CMV 感染的发生率增高 [50]。此外，一项关于 JAK1 抑制剂 itacitinib 的前瞻性 I 期临床研究显示，itacitinib 联合糖皮质激素治疗 aGVHD 的治疗反应率超过 70%[51]。目前正在进行 itacitinib 单药治疗轻症 aGVHD 的 II 期临床研究（NCT03846479）。

另一种新的方法是静脉注射 α1- 抗胰蛋白酶，发挥抑制炎症作用，激活 Treg。最近的两项 II 期临床试验显示，治疗开始后第 28 天的 CR 率为 35%，总反应率 60%[52, 53]。维得利珠单抗（vedolizumab）是一种针对 α4/β7 整合素的抗体，它在胃肠道中选择地表达，已被批准用于治疗克罗恩病。有维得利珠单抗对激素耐药的 aGVHD 有效率高的报道 [54]，然而最新的结果表明，由于维得利珠单抗治疗组感染的发生率超过 70%，导致患者的治疗相关死亡率过高，正在进行的 III 期临床试验将提供更多的信息。

（皖湘）

参考文献

[1] FILIPOVICH A H, WEISDORF D, PAVLETIC S, et al. National Institutes of Health consensus development project on criteria for clinical trials in chronic graft versus host disease: Ⅰ. Diagnosis and staging working group report[J]. Biol Blood Marrow Transplant, 2005, 11(12): 945-956.

[2] CHEN Y B, WANG T, HEMMER M T, et al. GvHD after umbilical cord blood transplantation for acute leukemia: an analysis of risk factors and effect on outcomes[J]. Bone Marrow Transplant, 2017, 52(3): 400-408.

[3] TERAKURA S, KUWATSUKA Y, YAMASAKI S, et al. GvHD prophylaxis after single-unit reduced intensity conditioning cord blood transplantation in adults with acute leukemia[J]. Bone Marrow Transplant, 2017, 52(9): 1261-1267.

[4] TERAKURA S, WAKE A, INAMOTO Y, et al. Exploratory research for optimal GvHD prophylaxis after single unit CBT in adults: short-term methotrexate reduced the incidence of severe GvHD more than mycophenolate mofetil[J]. Bone Marrow Transplant, 2017, 52(3): 423-430.

[5] SUN Z M, LIU H L, LUO C H, et al. Better outcomes of modified myeloablative conditioning without antithymocyte globulin versus myeloablative conditioning in cord blood transplantation for hematological malignancies: A retrospective (development) and a prospective (validation) study[J]. Int J Cancer, 2018, 143(3): 699-708.

[6] TANG B L, ZHU X Y, ZHENG C C, et al. Retrospective cohort study comparing the outcomes of intravenous busulfan vs. total-body irradiation after single cord blood transplantationn[J]. Bone Marrow Transplant, 2019, 54(10): 1614-1624.

[7] 朱江, 汤宝林, 宋闿迪, 等. 非血缘脐血干细胞移植与同胞造血干细胞移植治疗 MDS-EB 和 AML-MRC 的对比观察 [J]. 中华血液学杂志, 2019, 40（4）: 294-300.

[8] FERRARA J L, LEVINE J E, REDDY P, et al. Graft versus host disease[J]. Lancet. 2009, 373(9674): 1550-1561.

[9] TESHIMA T, REDDY P, ZEISER R. Acute graft-versus-host disease: Novel biological insights[J]. Biol Blood Marrow Transplant, 2016, 22(1): 11-16.

[10] FLOWERS M E, INAMOTO Y, CARPENTER P A, et al. Comparative analysis of risk factors for acute graft versus host disease and for chronic graft versus host disease according to National Institutes of Health consensus criteria[J]. Blood, 2011, 117(11): 3214-3219.

[11] PENACK O, HOLLER E, VAN DEN BRINK M R. Graft versus host disease: regulation by microbe-associated molecules and innate immune receptors[J]. Blood, 2010, 115(10): 1865-1872.

[12] SHONO Y, VAN DEN BRINK M R M. Gut microbiota injury in allogeneic haematopoietic stem cell transplantation[J]. Nat Rev Cancer, 2018, 18(5): 283-295.

[13] PELED J U, JENQ R R, HOLLER E, et al. Role of gut flora after bone marrow transplantation[J].

Nat Microbiol, 2016(1): 16036.

[14] GLUCKSBERG H, STORB R, FEFER A, et al. Clinical manifestations of graft versus host disease in human recipients of marrow from HL-A-matched sibling donors[J]. Transplantation, 1974, 18(4): 295-304.

[15] PRZEPIORKA D, WEISDORF D, MARTIN P, et al. Consensus conference on acute GVHD grading[J]. Bone Marrow Transplant, 1995, 15(6): 825-828.

[16] ROWLINGS P A, PRZEPIORKA D, KLEIN J P, et al. IBMTR Severity Index for grading acute graft versus host disease: Retrospective comparison with Glucksberg grade[J]. Br J Haematol, 1997, 97(4): 855-864.

[17] CAHN J Y, KLEIN J P, LEE S J, et al. Prospective evaluation of 2 acute graft-versus-host (GVHD) grading systems: a joint Société Française de Greffe de Moëlle et Thérapie Cellulaire (SFGM-TC), Dana Farber Cancer Institute (DFCI), and International Bone Marrow Transplant Registry (IBMTR) prospective study[J]. Blood, 2005, 106(4): 1495-1500.

[18] HARRIS A C, YOUNG R, DEVINE S, et al. International, multicenter standardization of acute graft versus host disease clinical data collection: A report from the mount sinai acute GVHD international consortium[J]. Biol Blood Marrow Transplant, 2016, 22(1): 4-10.

[19] SCHOEMANS H M, GORIS K, VAN DURM R, et al. Complications and quality of life working party of the EBMT. Accuracy and usability of the eGVHD app in assessing the severity of graft versus host disease at the 2017 EBMT annual congress[J]. Bone Marrow Transplant, 2018, 53(4): 490-494.

[20] SAAD A, DE LIMA M, ANAND S, et al. Hematopoietic Cell Transplantation, Version 2.2020, NCCN Clinical Practice Guidelines in Oncology[J]. J Natl Compr Canc Netw, 2020, 18(5): 599-634.

[21] LEVINE J E, BRAUN T M, HARRIS A C, et al. A prognostic score for acute graft-versus-host disease based on biomarkers: a multicentre study[J]. Lancet Haematol, 2015, 2(1): e21-29.

[22] MAJOR-MONFRIED H, RENTERIA A S, PAWARODE A, et al. MAGIC biomarkers predict long-term outcomes for steroid-resistant acute GVHD[J]. Blood, 2018, 131(25): 2846-2855.

[23] SRINAGESH H K, ÖZBEK U, KAPOOR U, et al. The MAGIC algorithm probability is a validated response biomarker of treatment of acute graft-versus-host disease[J]. Blood Adv, 2019, 3(23): 4034-4042.

[24] AZIZ M D, SHAH J, KAPOOR U, et al. Disease risk and GVHD biomarkers can stratify patients for risk of relapse and nonrelapse mortality post hematopoietic cell transplant[J]. Leukemia, 2020, 34(7): 1898-1906.

[25] RATANATHARATHORN V, NASH R A, PRZEPIORKA D, et al. Phase Ⅲ study comparing methotrexate and tacrolimus (prograf, FK506) with methotrexate and cyclosporine for graft versus host disease

prophylaxis after HLA-identical sibling bone marrow transplantation[J]. Blood, 1998, 92(7): 2303-2314.

[26] NASH R A, ANTIN J H, KARANES C, et al. Phase 3 study comparing methotrexate and tacrolimus with methotrexate and cyclosporine for prophylaxis of acute graft-versus- host disease after marrow transplantation from unrelated donors[J]. Blood, 2000, 96(6): 2062-2068.

[27] TÖRLÉN J, RINGDÉN O, GARMING-LEGERT K, et al. A prospective randomized trial comparing cyclosporine/methotrexate and tacrolimus/sirolimus as graft-versus-host disease prophylaxis after allogeneic hematopoietic stem cell transplantation[J]. Haematologica, 2016, 101(11): 1417-1425.

[28] FINKE J, BETHGE W A, SCHMOOR C, et al. Standard graft-versus-host disease prophylaxis with or without anti-T-cell globulin in haematopoietic cell transplantation from matched unrelated donors: a randomised, open-label, multicentre phase 3 trial[J]. Lancet Oncol, 2009, 10(9): 855-864.

[29] WALKER I, PANZARELLA T, COUBAN S, et al. Pretreatment with anti-thymocyte globulin versus no anti-thymocyte globulin in patients with haematological malignancies undergoing haemopoietic cell transplantation from unrelated donors: a randomised, controlled, open-label, phase 3, multicentre trial[J]. Lancet Oncol, 2016, 17(2): 164-173.

[30] SOIFFER R J, KIM H T, MCGUIRK J, et al. Prospective, randomized, double-blind, phase Ⅲ clinical trial of anti-T-lymphocyte globulin to assess impact on chronic graft-versus-host disease-free survival in patients undergoing HLA-matched unrelated myeloablative hematopoietic cell transplantation[J]. J Clin Oncol, 2017, 35(36): 4003-4011.

[31] GAGELMANN N, AYUK F, WOLSCHKE C, et al. Comparison of different rabbit anti-thymocyte globulin formulations in allogeneic stem cell transplantation: systematic literature review and network meta-analysis[J]. Biol Blood Marrow Transplant, 2017, 23(1): 2184-2191.

[32] KANAKRY C G, FUCHS E J, LUZNIK L. Modern approaches to HLA-haploidentical blood or marrow transplantation[J]. Nat Rev Clin Oncol, 2016, 13(2): 132.

[33] PONCE D M, EAPEN M, SPARAPANI R, et al. In vivo T cell depletion with myeloablative regimens on outcomes after cord blood transplantation for acute lymphoblastic leukemia in children[J]. Biol Blood Marrow Transplant, 2015, (21)12: 2173-2179.

[34] LINDEMANS C A, CHIESA R, AMROLIA P J, et al. Impact of thymoglobulin prior to pediatric unrelated umbilical cord blood transplantation on immune reconstitution and clinical outcome[J]. Blood, 2014, 123(1): 126-132.

[35] PASCAL L, MOHTY M, RUGGERI A, et al. Impact of rabbit ATG-containing myeloablative conditioning regimens on the outcome of patients undergoing unrelated single-unit cord blood transplantation for hematological malignancies[J]. Bone Marrow Transplant, 2015, 50(1): 45-50.

[36] PASCAL L, TUCUNDUVA L, RUGGERI A, et al. Impact of ATG-containing reduced-intensity

conditioning after single- or double-unit allogeneic cord blood transplantation[J]. Blood, 2015, 126(8): 1027-1032.

[37] ZHENG C C, LUAN Z, FANG J P, et al. Comparison of conditioning regimens with or without antithymocyte globulin for unrelated cord blood transplantation in children with high-risk or advanced hematological malignancies[J]. Biol Blood Marrow Transplant, 2015, 21(4): 707-712.

[38] SHIRATORI S, OHIGASHI H, TAKAHASHI S, et al. Reduced dose of MTX for GVHD prophylaxis promotes engraftment and decreases non-relapse mortality in umbilical cord blood transplantation[J]. Ann Hematol, 2020, 99(3): 591-598.

[39] YOSHIDA S, OHNO Y, NAGAFUJI K, et al. Comparison of calcineurin inhibitors in combination with conventional methotrexate, reduced methotrexate, or mycophenolate mofetil for prophylaxis ofgraft-versus-host disease after umbilical cord blood transplantation[J]. Ann Hematol, 2019, 98(11): 2579-2591.

[40] ADACHI Y, OZEKI K, UKAI S, et al. Optimal dosage of methotrexate for GVHD prophylaxis in umbilical cord blood transplantation[J]. Int J Hematol, 2019, 109(4): 440-450.

[41] RUUTU T, GRATWOHL A, DE WITTE T, et al. Prophylaxis and treatment of GVHD: EBMT-ELN working group recommendations for a standardized practice[J]. Bone Marrow Transplant, 2014, 49(2): 168-173.

[42] MARTIN P J, RIZZO J D, WINGARD J R, et al. First-and second-line systemic treatment of acute graft versus host disease: recommendations of the American Society of Blood and Marrow Transplantation[J]. Biol Blood Marrow Transplant, 2012, 18(8): 1150-1163.

[43] RASHIDI A, DIPERSIO J F, SANDMAIER B M, et al. Steroids versus steroids plus additional agent in frontline treatment of acute graft versus host disease: a systematic review and meta-analysis of randomized trials[J]. Biol Blood Marrow Transplant, 2016, 22(6): 1133-1137.

[44] JAGASIA M, GREINIX H, ROBIN M, et al. Extracorporeal photopheresis versus anticytokine therapy as a second-line treatment for steroid-refractory acute GVHD: a multicenter comparative analysis[J]. Biol Blood Marrow Transplant, 2013, 19(7): 1129-1133.

[45] MUNNEKE J M, SPRUIT M J, CORNELISSEN A S, et al. The potential of mesenchymal stromal cells as treatment for severe steroid-refractory acute graft versus host disease: a critical review of the literature[J]. Transplantation, 2016, 100(11): 2309-2314.

[46] LE BLANC K, FRASSONI F, BALL L, et al. Mesenchymal stem cells for treatment of steroid-resistant, severe, acute graft versus host disease: a phase II study[J]. Lancet, 2008, 371(9624): 1579-1586.

[47] HILL L, ALOUSI A, KEBRIAEI P, et al. New and emerging therapies for acute and chronic graft versus host disease[J]. Ther Adv Hematol, 2018, 9(1): 21-46.

[48] ZEISER R, BURCHERT A, LENGERKE C, et al. Ruxolitinib in corticosteroid-refractorygraft-versus-host disease after allogeneic stem cell transplantation: a multicenter survey[J]. Leukemia, 2015, 29(10): 2062-2068.

[49] JAGASIA M, PERALES M A, SCHROEDER M A, et al. Ruxolitinib for the treatment of steroid-refractory acute gvhd (REACH1): A multicenter, open-label phase 2 trial[J]. Blood, 2020, 135(20): 1739-1749.

[50] ZEISER R, VON BUBNOFF N, BUTLER J, et al. Ruxolitinib for glucocorticoid-refractory acute graft-versus-host disease[J]. N Engl J Med, 2020, 382(19): 1800-1810.

[51] SCHROEDER M A, KHOURY H J, JAGASIA M, et al. A phase 1 trial of itacitinib, a selective JAK1 inhibitor, in patients with acute graft-versus-host disease[J]. Blood Adv, 2020, 4(8): 1656-1669.

[52] MARCONDES A M, HOCKENBERY D, LESNIKOVA M, et al. Response of steroid-refractory acute GVHD to α1-antitrypsin[J]. Biol Blood Marrow Transplant, 2016, 22(9): 1596-1601.

[53] MAGENAU J M, GOLDSTEIN S C, PELTIER D, et al. α_1-Antitrypsin infusion for treatment of steroid-resistant acute graft-versus-host disease[J]. Blood, 2018, 131(12): 1372-1379.

[54] FLØISAND Y, LUNDIN K E A, LAZAREVIC V, et al. Targeting integrin α4β7 in steroid-refractory intestinal graft-versus- host disease[J]. Biol Blood Marrow Transplant, 2017, 23: 172-175.

第三节
慢性移植物抗宿主病的诊断和处理

cGVHD 仍然是 Allo-HSCT 后的一种严重且常见的并发症，发生率为 30%~70%。cGVHD 是一具有多种临床征象的综合征，类似于自身免疫和其他免疫性疾病，如硬皮病、干燥综合征、原发性胆汁性肝硬化、消瘦综合征、闭塞性细支气管炎、免疫性血细胞减少和慢性免疫缺陷。cGVHD 的病理生理学可能涉及炎症、细胞介导的免疫、体液免疫和纤维化。临床表现几乎总是在移植后第一年出现，但也有些病例在 Allo-HSCT 后多年发病。cGVHD 的表现可能仅限于一个器官或部位，也可能广泛累及多个脏器，对病人的生活质量影响很大。一些病例是自限性的，无需免疫抑制治疗可自行消退。

一、发病机制

与 aGVHD 不同，cGVHD 的发病机制仍不十分明确。一般认为 cGVHD 的发病主要与以下 4 个方面有关 [1-3]。

1. 胸腺损伤和中枢免疫耐受缺失　预处理、aGVHD 及包含免疫抑制剂的预防治疗等均会造成胸腺的损伤，导致移植后免疫重建过程中中枢免疫耐受机制异常，自身反应性 T 细胞不能被克隆性清除，从而发生 cGVHD。

2. Treg 数量减少和外周免疫耐受缺失　Treg 是 T 淋巴细胞的一个亚群，占外周 $CD4^+T$ 淋巴细胞的 5%～10%。Treg 在免疫调节、维持外周免疫耐受、防止自身免疫疾病及 cGVHD 等方面具有十分重要的作用。Allo-HSCT 后 $CD4^+$ Treg 显著减少且移植后 2 年无明显恢复，这有利于效应 T 淋巴细胞的产生、扩增和维持，但也使移植后外周免疫耐受不能建立。

3. B 淋巴细胞稳态异常和自身抗体产生　在移植后期，60% 以上的 cGVHD 患者能不同程度地检测到抗自身或异体的抗体，循环免疫复合物的存在表明 B 淋巴细胞参与了 cGVHD 的病理过程。在 cGVHD 患者血浆中存在高水平的 B 细胞活化因子（B cell activating factor，BAFF），该细胞因子被认为可激活 B 淋巴细胞的自身免疫。除了 BAFF，cGVHD 患者的 B 淋巴细胞对 BCR 信号刺激的反应性显著增高，促进了异基因或自身反应性 B 淋巴细胞的成熟、分化及增殖。Breg 的主要特点是产生 IL-10，在人类和小鼠中 Breg 能下调适应性或固有免疫。在 Allo-HSCT 后，cGVHD 患者的 Breg 比健康供者和无 cGVHD 患者明显降低，且产生 IL-10 的功能受损。

4. 细胞因子与 cGVHD　研究发现，移植后未发生 cGVHD 患者的血清中转化生长因子（transforming growth factor，TGF）-β1 和 IL-2 水平明显高于发生 cGVHD 患者。TGF-β1 可以促进 FOXP3 在 T 淋巴细胞表达，引起辅助 T 淋巴细胞向 Treg 转化并扩增，而采用低剂量 IL-2 治疗可以恢复 cGVHD 患者 $CD4^+T$ 淋巴细胞亚群的稳态，促进免疫耐受的重建。

了解 cGVHD 发生和发展的免疫机制是制定有效的预防和治疗策略的基础，为此 NIH 共识提出了 cGVHD 发生和发展的生物学三阶段模型[4]，包括早期炎症和组织损伤（阶段 1），慢性炎症和免疫失调（阶段 2）以及异常组织修复和抗体介导的纤维化（阶段 3）。在阶段 1 中，由于细胞毒药物、感染和 aGVHD，导致许多可溶性炎症蛋白释放，包括细胞因子和 Toll 样受体激动剂。它们与固有免疫系统的细胞组分一起导致许多器官和血管内皮发生的弥漫性非特异性损伤。内皮细胞活化和损伤导致供者免疫细胞迁移到次级淋巴器官（包括脾和淋巴结）以及随后进入 GVHD 靶组织。阶段 2 的特征在于适应性免疫系统中效应细胞群体的激活，包括 T 淋巴细胞，B 淋巴细胞，APC 和 NK 细胞，伴调节细胞群体的代偿性抑制，包括 Treg、Breg 和 NKreg 细胞。在 Allo-HSCT 后，炎症刺激物的产生和释放增强了 APC 和供者来源的淋巴细胞之间的相互作用，产生效应细胞和调节细胞群体，并最终募集至外周靶组织。导致 cGVHD 的免疫失调是由供者衍生的效应免疫机制的优势引起的，其不能通过供者或宿主衍生的调节免疫应答来控制。在阶段 1 和阶段 2 期间产生的胸腺损伤和功能障碍对中枢耐受途径具有不良影响。阶段 3 中，在次级淋巴组

织，供体来源的 T 淋巴细胞与 B 淋巴细胞之间相互作用。同种异体反应性或自身反应性
B 淋巴细胞的产生以及同种抗体和自身抗体的产生失调，引发一系列事件，其涉及单核细
胞和巨噬细胞的激活以及内皮和上皮损伤。可溶性因子（包括 TGF-β）的释放和异常组织
修复特有的成纤维细胞刺激导致胶原和基质的产生和沉积，最终导致靶器官纤维化和功能
障碍。应该注意的是，虽然这些事件通常顺序发生，但是阶段 1 中的患者通常可以同时进
入阶段 2 和阶段 3，或者有时仅进入阶段 2 而没有阶段 3。

二、危险因素

在一项大宗病例的多变量分析中 [5]，Allo-HSCT 受者在移植后 1 年估计 cGVHD 的
发病率为 37%，并且在过去 10 年中一直在增加，这可能与早期非复发死亡率下降长期
存活患者增加，以及受者年龄和移植物的类型有关。目前已证实与 cGVHD 相关的高危
因素包括 [6]：①先前发生 aGVHD；②供受者 HLA 不匹配程度较高；③移植前接受同
种异体免疫原性组织；④供受者性别不同，特别是男性受者女性供着；⑤非血缘供者；
⑥外周血干细胞移植；⑦移植时受者或供者年龄较大；⑧提前减停免疫抑制剂等。其
中，先前出现重度 aGVHD 是最重要的危险因素。而供受者巨细胞病毒状态不影响
cGVHD 的发生。

UCBT 术后患者的 cGVHD 发生率较低，即使有重度的 aGVHD 病史，患者的慢性
GVHD 发生率也不明显增加 [7]。其中的原因尚不明确，可能与脐带血中免疫细胞的种类、
数量和功能与骨髓、外周血不同有关。

三、临床表现

cGVHD 发病可早至 Allo-HSCT 后 2 个月，迟至 7 年，常见于 Allo-HSCT 后的第一
年内，最常见的是免疫抑制剂停药时，而 1 年后发病的患者不足 10%。cGVHD 的表现
类似于自身免疫性疾病，通常涉及多个器官或部位，尽管表现有时仅限于单个器官或部
位。cGVHD 基本上可以影响任何器官和系统，但是疾病表现常见于口腔和眼黏膜、皮肤、
肺、肝脏、胃肠和泌尿生殖道上皮组织。2005 年及修订的 2014 年 NIH 共识将 cGVHD 的
临床表现分为诊断性、特征性、其他和共同征象（表 6-3-1）[8]。诊断性征象是指只要出
现这些症状和体征即可诊断为 cGVHD，无需进一步检查或其他器官受累的证据。特征性
征象是指这些症状和体征见于 cGVHD 而通常不见于 aGVHD，单独存在还不足以明确诊
断 cGVHD，需要进行其他检查。其他征象或未分类表现定义为 cGVHD 中罕见的、争议
的或非特异性的征象，其不能用于确定 cGVHD 的诊断，如果确诊可以认为是 cGVHD 表
现的一部分。共同征象是指 cGVHD 和 aGVHD 中均可出现的症状和体征。

表 6-3-1　cGVHD 的症状和体征

器官或部位	诊断性征象	特征性征象①	其他征象	共同征象
皮肤	皮肤异色症 扁平苔藓样变 硬化改变 局限性硬皮病样变 硬化性苔藓样变	色素脱失 丘疹鳞屑性病变	出汗障碍 鱼鳞病 毛发角化病 色素减退 色素沉着过度	红斑 斑丘疹 瘙痒症
指甲		营养不良，纵脊劈裂或脆指，甲脱离，甲胬肉，指甲脱落（通常对称累及大多数指甲）		
头皮和体毛		新发瘢痕或非瘢痕头皮，脱发（放化疗恢复后出现），体毛脱落，鳞屑	头发稀疏，通常不整齐，粗糙或无光泽（不能用内分泌或其他原因解释），过早白发	
口腔	扁平苔藓样变	口干，黏液囊肿，黏膜萎缩，溃疡，伪膜		牙龈炎 黏膜炎 红斑，疼痛
眼睛		新发眼干、砂粒感或疼痛，瘢痕性结膜炎，干燥性角结膜炎，点状角膜病变融合	畏光 眼眶周色素沉着 睑缘炎（眼睑红斑伴水肿）	
生殖器	扁平苔藓样变 硬化性苔藓样变 女性：阴道瘢痕或阴蒂/阴唇粘连 男性：包茎或尿道/口瘢痕或狭窄	糜烂 裂缝 溃疡		
胃肠道	食管蹼 食道上部至中部三分之一处狭窄		胰腺外分泌功能不全	厌食、恶心、呕吐、腹泻、体重减轻、生长不良（婴儿和儿童）
肝脏				总胆红素、碱性磷酸酶、谷丙转氨酶＞2倍正常值上限

续表

器官或部位	诊断性征象	特征性征象[①]	其他征象	共同征象
肺	通过肺活检诊断闭塞性细支气管炎，闭塞性细支气管炎综合征[②]	胸部 CT 气道陷闭和支气管扩张	隐源性机化性肺炎，限制性肺病	
肌肉、筋膜、关节	筋膜炎，继发于筋膜炎或硬化的关节僵硬或挛缩	肌炎或多肌炎[③]	水肿，肌痉挛，关节痛或关节炎	
造血和免疫			血小板减少，嗜酸性粒细胞增多，淋巴细胞减少，低/高丙种球蛋白血症，自身抗体（自身免疫性溶血性贫血或血小板减少症），雷诺现象，心包或胸腔积液	
其他			腹水，周围神经病，肾病综合征，重症肌无力，心脏传导异常或心肌病	

① 在所有情况下，必须排除感染、药物作用、恶性肿瘤或其他原因。

② 只有当另一个器官中存在特征性症状或体征时，闭塞性细支气管炎综合征才能作为肺部慢性 GVHD 的诊断性征象。

③ 慢性 GVHD 的诊断需要活检结果。

四、诊断和鉴别诊断

根据 NIH 共识，cGVHD 的诊断需要至少一个 cGVHD 的诊断性征象，或至少一个特征性征象，同时通过相关的组织活检、实验室或影像学检查在同一脏器或其他脏器中显示 cGVHD 的证据。特征性征象只能临床怀疑 cGVHD，由于其他病因可以解释这些表现，因此它们本身不足以确定诊断，需要进行确证检查。确证检查包括组织活检（例如，皮肤、口腔、肺、肝脏、胃肠道、生殖器）、器官特异性检测（例如肺功能测试和希尔默试验）、影像学检查（例如钡吞显示食道环），或者由眼科或妇科专家评估确认的 GVHD。活检证据已足够显示"可能"的 GVHD，只要不存在其他潜在的病因，就不需要进一步明确组织病理学检查。

与 aGVHD 类似，感染和其他原因也可能混淆 cGVHD 的诊断，或使鉴别诊断复杂化，必须排除（例如由于甲癣引起的指甲营养不良、单纯疱疹、口腔白念珠菌感染、药物毒性）。cGVHD 的诊断性和特征性征象可见于皮肤和附属物、口腔、眼睛、生殖器、食道、肺和结缔组织。鼓励进行活组织检查或其他检查以确认 cGVHD 的存在，但这并不总是可行的，如果患者至少有一个 cGVHD 的诊断性征象，也可不必活检。

必须认识到 NIH 诊断标准是为临床试验设计的，以确保研究参与者具有明确的 cGVHD。在临床实践中许多患者的表现不符合 NIH 的 cGVHD 诊断标准，然而仍具有活跃的同种异体免疫，需要全身免疫抑制治疗以改善症状并防止持续的器官损伤。

确定 GVHD 是否为急性或慢性的指标是临床表现，而不是与移植的时间关系。广义的 cGVHD 包括经典的 cGVHD（无 aGVHD 的特征）和重叠综合征（aGVHD 和 cGVHD 的征象同时出现）。根据 NIH 共识，重叠综合征是指在诊断为 cGVHD 的患者中存在 1 种或多种 aGVHD 表现。aGVHD 的表现可以在 cGVHD 初始诊断时出现，或者在 cGVHD 诊断后发生，并且可以在先前的 cGVHD 表现有或没有缓解的情况下复发。进展性 cGVHD 是指 aGVHD 治疗中出现 cGVHD 的特征和临床表现。有研究发现重叠综合征可能是短暂的，通常取决于免疫抑制的程度，并且在疾病过程中可能发生变化。许多表现为"重叠"慢性 GVHD 的患者在 aGVHD 的临床表现缓解后 cGVHD 的临床表现持续存在。同样，当免疫抑制剂逐渐减量时，经典的 cGVHD 患者可能会出现 aGVHD 的临床表现。另一方面，在缺乏满足 cGVHD 诊断标准的征象的情况下，无论移植后的时间如何，特征性皮肤、胃肠道或肝脏异常的持续存在、复发或新发均归类为 aGVHD。

五、严重程度分级

cGVHD 诊断明确后应进行总体严重程度评估，NIH 分级标准通过积分系统评估 cGVHD 的严重程度。cGVHD 患者中最常见的受累器官是皮肤、口腔和肝脏，其次为眼、肺、胃肠道、关节 / 筋膜和生殖道。首先对这八大脏器受累的严重程度分别评估，从没有受累无症状到严重的功能受损，器官评分为 0 至 3 分（表 6-3-2）。最后通过计算受累脏器的数目及其严重程度积分得到患者总体的严重程度。cGVHD 总体的严重程度分为轻度、中度和重度。轻度为 1~2 个器官受累，每个器官评分均≤1 分且肺评分为 0 分，中度为≥3 个器官受累，每个器官评分均≤1 分，或至少 1 个器官（非肺脏）评分为 2 分或肺评分为 1 分；重度为至少 1 个器官评分为 3 分或肺评分为 2 或 3 分。

表 6-3-2　cGVHD 器官受累的严重程度评分

	0 分	1 分	2 分	3 分
体能评分（KPS、ECOG 或 LPS）	无症状，完全自主活动（ECOG 0，KPS 或 LPS 100%）	有症状，行走自如，重体力活动受限（ECOG 1，KPS 或 LPS 80%~90%）	有症状，能行走，能自我护理，日间 >50% 时间可下床（ECOG 2，KPS 或 LPS 60%~70%）	有症状，自我护理受限，日间 >50% 时间卧床（ECOG 3~4，KPS 或 LPS <60%）

续表

	0分	1分	2分	3分
皮肤				
BSA 评分 征象评分	无体表累及 无硬化病变	1%～18% BSA	19%～50% BSA 表浅硬化病变 （皮肤未绷紧，可捏起）	＞50% BSA 深层硬化病变，绷紧不可捏起，活动能力受损，溃疡

BSA 评分的适用征象：
①斑丘疹 / 红斑；②扁平苔藓样变；③硬化；④银屑病或鱼鳞病；⑤毛发角化病样 GVHD。
其他皮肤 GVHD 征象（不适用 BSA 评分）：
①皮肤色素沉着；②皮肤色素减退；③皮肤异色征；④重度或全身瘙痒；⑤毛发受累；⑥指甲受累；⑦异常表现但完全由非 GVHD 原因解释（具体说明）。

	0分	1分	2分	3分
口腔				
扁平苔藓样变 □是　□否	无症状	轻度症状体征，摄入不受限	中度症状体征，摄入部分受限	重度症状体征，摄入明显受限
眼				
眼科医师确诊的干燥性角膜结膜炎（KCS） □是　□否 □未检查	无症状	轻度干眼症，不影响日常生活（滴眼≤3 次 /d）	中度干眼症，部分影响日常生活（需滴眼＞3 次 /d 或者泪管栓塞），不伴因 KCS 新出现视力障碍	重度干眼症，严重影响到日常生活（需要护眼设备来缓解疼痛）或因眼部不适无法工作或失明
胃肠道				
食管蹼 / 近端狭窄或食管环，吞咽困难，厌食，恶心，呕吐，腹泻，3 个月内体重减轻 ≥5%，发育不良	无症状	有症状，无明显的体重减轻（＜5%）	有症状，伴轻中度体重减轻（5%～15%）或中度腹泻，对日常生活无明显影响	有症状，伴重度体重减轻（＞15%），需要营养支持补充大部分能量或食管扩张术，或严重腹泻明显影响日常生活
肝脏	总胆红素正常，或 GPT 或 ALP＜3 倍 ULN	总胆红素正常，或 GPT ≥3～5 倍 ULN 或 ALP≥3 倍 ULN	总胆红素升高但 ≤3mg/dl，或 GPT＞5 倍 ULN	总胆红素升高＞3mg/dl
肺				
症状评分	无症状	轻度症状（上一层楼气促）	中度症状（平地行走气促）	重度症状（静息气促，需吸氧）
功能评分（%FEV$_1$） □未检测	FEV$_1$ ≥80%	FEV$_1$ 60%～79%	FEV$_1$ 40%～59%	FEV$_1$ ≤39%

续表

	0分	1分	2分	3分
关节和筋膜				
肩、肘、腕/指、踝关节活动范围评分	无症状	肢体轻微僵直，活动范围正常或轻度受限且不影响日常生活	肢体僵直或关节挛缩，由于筋膜炎引起的红斑，关节活动范围中度受限且轻至中度影响日常生活	关节挛缩伴明显活动范围受限且严重影响日常生活（不能系鞋带、扣纽扣、穿衣等）
生殖道 □未检查 性生活 □有□无	无体征	轻微体征，妇科检查有或无不适	中度体征，妇科检查可有不适症状	重度体征，伴或不伴不适症状

其他指标、临床特征或与慢性 GVHD 相关的并发症
根据功能影响对严重程度评分（无：0，轻度：1，中度：2，重度：3）
□腹水（浆膜炎）　　□心包积液　　□胸腔积液　　□肾病综合征　　□重症肌无力
□周围神经病变　　□多发性肌炎　　□无上消化道症状体重减轻＞5%
□嗜酸性粒细胞增多＞500/μl　　□血小板＜100 000/μl　　□其他（具体说明）：

总体 GVHD 严重程度
评价人的意见：□无 GVHD　　□轻度 GVHD　　□中度 GVHD　　□重度 GVHD

注：BSA，体表面积；GPT，谷丙转氨酶；ALP，碱性磷酸酶；ULN，健康人群高限；FEV_1，第 1 秒用力呼气容积。

大多数器官都有单一的标准来判断严重程度，然而皮肤和肺的最严重程度可归因于多种指标。对于皮肤，使用受累体表面积和硬化严重程度的最高评分计算总体严重程度。对于肺，如可能应使用肺功能测试结果来评估，否则使用基于症状的肺部评分。总体评分系统不包括体能状态评分。

cGVHD 患者有许多并发的医学问题可能会对总体严重程度的评估产生影响，但与 cGVHD 无关，例如由于药物毒性或感染引起的皮疹、阳光照射引起的皮肤红斑、感染性腹泻或移植前肺功能检查减低。应在 cGVHD 评估表上对所有功能障碍进行评分，并酌情注明其他病因。根据 2014 年 NIH 标准，若一个器官的全部异常可由一个非 GVHD 原因明确解释，则该器官不参与总体严重程度的计算，这将纠正任何对器官受累的高估，并提高评分系统的特异性。一项前瞻性研究结果显示，至少有 1 个器官中大约 40% 的异常明确归因于 cGVHD 以外的原因，在考虑到这些混杂因素后导致总体严重程度的适度降低。另一方面，若一个器官异常由多方面原因引起（GVHD 和其他原因），则该器官仍用于总体严重程度的计算，而不考虑其他促成因素（不降低器官严重程度评分）。

目前国外对 NIH 分级标准的使用越来越普遍，在国内也在逐步推广。它不仅反映了器官受累的数目，更强调了对器官功能损害及严重程度的评估。该分级系统和 cGVHD 患者

的生存和生活质量均有较好的相关性。皮肤、肺、胃肠道和肝脏的器官评分越高，生存越差。在 cGVHD 病程中定期评估临床积分，可能会更准确地反映 cGVHD 当前的严重程度。

六、脐带血移植后 cGVHD 的临床特征

根据 NIH 2005 版 cGVHD 标准对 Eurocord 登记处的资料分析[9]，在 154 例接受双份 UCBT、ANC 植入、存活 100 天以上且发生 cGVHD 的成人血液肿瘤患者中，75%（$n=115$）的患者在 cGVHD 之前发生了 aGVHD（任何等级），其中 88 例为 Ⅱ~Ⅳ 级 aGVHD。大多数（90%）患者在双份 UCBT 后的第一年内诊断为 cGVHD，发生中位时间 5（1.6~67.6）个月。多数患者（$n=86$，56%）只有一个器官受累，皮肤是最常受影响的器官，无论是单一部位（39%）还是与其他器官组合（77%），仅 7 例患者（4.6%）有多于 3 个器官受累，最多有 5 个器官受影响。cGVHD 总体严重程度分级为轻度 43.5%（$n=67$），中度 34.4%（$n=53$），重度 21.4%（$n=33$）。61%（$n=94$）的患者在随访期间 cGVHD 获得缓解，其中轻度 78%、中度 68%，重度仅为 30%。30%（$n=45$）的患者复发，大多数（$n=38$）在诊断为 cGVHD 后出现原发病复发，提示免疫抑制药物治疗 cGVHD 可能导致复发。40%（$n=60$）的患者在随访期间死亡，死亡的主要原因是疾病进展（$n=28$，47%），27 例患者死于移植相关并发症，包括 11 例 cGVHD，其中 9 例为重度 cGVHD。

Kanda 等[10] 对日本 2 558 例接受单份 UCBT 的成人 AL 或 MDS 患者的资料分析，在移植后至少存活 100 天而没有复发的 1 951 例患者中，cGVHD 的发生率为 39%（$n=759$），其中 17%（$n=325$）为广泛的 cGVHD。移植后 cGVHD 发生的中位时间为 104（43~1 377）天。将患者分为无 cGVHD、局限和广泛的 cGVHD 三组，与无 cGVHD 相比，局限或广泛的 cGVHD 均与较低的复发率显著相关，仅局限的 cGVHD 与较低的总死亡率和非复发死亡率相关，使 UCBT 受者生存获益。由于复发率减少和非复发死亡率增加之间的抵消，广泛的 cGVHD 与较差的总体生存率无关。

CIBMTR 登记资料分析[11]，在 1 404 例接受 UCBT 的 AL 患者中，UCBT 后 1 年时 cGVHD 的累积发生率在儿童（$n=810$）单份 UCBT 为 27%、成人（$n=594$）双份 UCBT 为 26%，发生 cGVHD 的中位时间均为移植后 5.3 个月，多变量分析显示先前的 aGVHD 是与 cGVHD 相关的唯一重要因素（$HR=2.02$，$P<0.000\ 1$），而 ATG 对 cGVHD 的发生没有显著影响。儿童单份 UCBT 后，cGVHD 导致非复发死亡风险增加，但对复发无影响，与日本成人单份 UCBT 的报告不同。成人双份 UCBT 后，cGVHD 对非复发死亡无影响，而复发风险显著降低。cGVHD 对无病生存或总生存均无显著影响。

Lazaryan 等[12] 报道了明尼苏达大学单中心 UCBT 结果，其中单份 UCBT 295 例（儿童占 78.6%），双份 UCBT 416 例（儿童占 84.6%），2 年时 cGVHD 的累积发生率分别为 7% 和 26%，多变量分析显示年龄>18 岁以及先前的 aGVHD 会增加 cGVHD 的发生风

险，而 HLA 匹配程度对 cGVHD 的发生无影响。在单份 UCBT 组 cGVHD 对复发、NRM 及 OS 均无明显影响，在双份 UCBT 组 cGVHD 显著减低复发风险而对 NRM 及总生存无影响。

综上所述，UCBT 后 cGVHD 的发生率约为 20% ~ 30%，大多数在 UCBT 后的第一年内发生，中位时间为 4 个月左右，先前的 aGVHD 是影响 cGVHD 发生的高危因素，而 ATG 及 HLA 匹配程度与 cGVHD 的发生无关。一半以上的 cGVHD 患者只有一个器官受累，皮肤是最常受影响的器官。cGVHD 总体严重程度分级大多为轻中度，70% 的患者在随访期间可获得缓解，而重度仅为 30%。cGVHD 可降低成人血液肿瘤 UCBT 后的复发风险，但对儿童单份 UCBT 后的复发无影响，cGVHD 对 UCBT 后患者的总生存无显著影响，死亡的主要原因是疾病进展。

七、治疗

1. **治疗原则** cGVHD 的治疗目标是缓解症状，控制疾病活动，预防损伤和残疾[13]。作为一般原则，治疗强度应根据疾病表现的范围和严重程度进行调整。轻度或无症状表现仅限于单个器官或部位的患者通常可通过密切观察、局部治疗或通过减缓预防性免疫抑制治疗的减量速度来进行治疗。根据 NIH 共识标准，符合中度至重度疾病标准的患者通常需要全身治疗。疾病较轻的患者，如果存在高风险特征，如血小板减少症、高胆红素血症或皮质类固醇治疗期间发病，通常也需要全身治疗。虽然通常认为全身治疗可能会提高生存率，但之前的随机试验并未证实有这样的益处，有些研究显示强化免疫抑制治疗的生存率更低。因此，应该用控制疾病所需的最低强度的治疗来控制 cGVHD，直到最终出现免疫耐受。促进耐受诱导的治疗干预仍然是临床迫切需求。对于具有 aGVHD 主要征象的重叠综合征患者，应根据 aGVHD 的治疗标准进行治疗，不属本篇讨论范围。

2. **全身治疗的一线方案** cGVHD 的治疗依赖于皮质类固醇，其作为治疗的支柱已 30 余年。全身治疗通常以 0.5 ~ 1mg/（kg·d）的泼尼松开始，然后逐渐减量以达到隔日方案，加或不加钙调磷酸酶抑制剂，如 CSA 或 FK506[14, 15]。根据德国、奥地利和瑞士三国骨髓和血液干细胞移植工作组共识[16]，NIH 分级中 / 重度 cGVHD 的标准治疗是 1mg/（kg·d）的泼尼松或等效剂量的甲泼尼龙。局部治疗除单独应用于轻度 cGVHD 外，也可用作全身治疗的辅助剂，以改善和加速局部反应。从 20 世纪 80 年代开始，泼尼松无论是单独使用还是与其他药物联合使用，其用于治疗 cGVHD 的标准初始剂量均为 1mg/（kg·d），没有随机研究将该剂量与较高或较低的初始剂量的疗效进行比较。考虑到 cGVHD 需要长时间治疗，可能值得探索较低剂量的皮质类固醇对治疗 cGVHD 的效果。对中度 cGVHD 的标危患者（新发或非活动性，且血小板计数 > 0.1 × 10^9/L），泼尼松联合其他免疫抑制剂（硫唑嘌呤或 CSA）并不比单用泼尼松有优势，但联合其他免疫抑制剂有可能减少糖皮质激素用量，降低激素相关并发症。对中度 cGVHD 的高危患者（进展性 cGVHD，或血小板计数 $<0.1 \times 10^9/L$ ），钙调磷酸酶抑制剂的作用尚不清楚，有必要进行更多随机研究以明确。

目前尚无统一的泼尼松减量方案，一般原则是尽量使用足以控制 GVHD 表现的最小剂量。在最近的一篇评论中[13]，华盛顿大学的 Flowers 和 Martin 建议使用 2 周泼尼松 1mg/（kg·d），如果 GVHD 好转每 2 周减量 20%～30%，6 周后减至隔日 1mg/kg 时，这个剂量维持至所有临床表现消失，此后继续每 2 周减量 20%～30%，最快 5 个月后减至隔日 0.10mg/kg。每次减量后若 cGVHD 恶化或复发，泼尼松应立即增加 2 个剂量水平，且每日用药 2～4 周后恢复隔日用药，然后治疗至少持续 3 个月后恢复减量。泼尼松 0.10mg/（kg·d）等同于肾上腺替代治疗，隔日用药 0.10mg/kg 至少 4 周后可停药。一些患者在隔日用药≤0.10mg/kg 时症状复发，需要极低剂量泼尼松治疗≥1 年。与每日用药相比，隔日用药可能在保持疗效的前提下，降低了毒副作用。在联合其他免疫抑制剂全身治疗时，应先停用最有可能引起长期毒副作用的药物。除非继续使用钙调磷酸酶抑制剂（CNI）治疗可能导致不能耐受或不可逆的毒性，否则通常不应停用 CNI。轻度 cGVHD 的治疗主要为控制症状，持续至症状缓解开始减停，全身治疗的总疗程至少 4～8 周。中度 cGVHD 的全身治疗至少 1 年，中位时间为 2 年。

重度 cGVHD 的治疗通常遵循与中度 cGVHD 相同的治疗原则。重度 cGVHD 与死亡率增加有关，可能需要延长免疫抑制治疗的时间。类固醇与钙调磷酸酶抑制剂的联合可以减少皮质类固醇的用量，因而在重度 cGVHD 的治疗中具有潜在的优势。此外，钙调磷酸酶抑制剂停药后新发或非活动性发作的重度 cGVHD 患者可能是钙调磷酸酶抑制剂依赖性的，并且可能受益于类固醇与钙调磷酸酶抑制剂的联合治疗。由泼尼松和另外的非钙调磷酸酶抑制剂药物，如 MMF、哺乳动物雷帕霉素靶蛋白（mTOR）抑制剂或体外光照疗法（external light therapy，ECP）组成的 2 药联合是否能改善 cGVHD 的结局尚无临床评估资料。由于 ECP 不增加感染发病和死亡的风险，当钙调磷酸酶抑制剂存在禁忌并且预期皮质类固醇相关毒性较高时，ECP 可能是一个有希望的候选措施。而三药联合一线治疗并未改善重度 cGVHD 的反应率和结局。

3. **疗效评价** cGVHD 的疗效评价标准分为 3 大类[17]：完全缓解、部分缓解和缺乏反应。完全缓解指所有脏器的全部临床表现消失。部分缓解指至少一个脏器有改善，且其他脏器没有进展。缺乏反应包括混合反应、无改变和疾病进展：①混合反应指至少一个脏器达到完全或部分缓解，但其他脏器出现进展；②疾病进展即各个脏器症状进展；③无改变指不满足完全缓解、部分缓解、混合反应及疾病进展。NIH 工作组建议在评估总体反应时考虑皮肤、口腔、肝脏、上 / 下消化道、食管、肺、眼和关节 / 筋膜。由于缺乏有效的反应评估措施，因此不包括生殖道和其他表现。对于皮肤、眼睛、食管和上 / 下消化道，当 NIH 积分从 0 分变成 1 分时通常不认为是疾病的进展，它反映轻微的、非特异的、间歇性的、自限性的症状和体征变化，无须改变治疗方案。对于关节/筋膜，即使从0分变成1分，也认为是有意义的进展，需要改变治疗方案。对于肺部受累的患者，FEV_1绝对恶化≥10%且最终的FEV_1＜65%（因为初始FEV_1＜75%才能诊断肺部受累）被认为是进展。

cGVHD糖皮质激素难治的定义尚无共识，通常接受的标准为：①泼尼松1mg/（kg·d）治疗2周病情进展；②泼尼松≥0.5mg/（kg·d）治疗4~8周病情稳定；③泼尼松不能减量至0.5mg/（kg·d）以下。对硬皮样病变起效可能需要更长时间。

4. 二线治疗 大约50%~60%的cGVHD患者在初始全身治疗后2年内需要二线治疗。二线治疗的指征包括先前受影响的器官cGVHD的表现恶化、以前未受影响的器官出现cGVHD的症状和体征、标准一线治疗1个月后无改善、2个月内泼尼松不能减量至1mg/（kg·d）以下，或显著的治疗相关毒性。对于cGVHD二线治疗的药物选择尚无共识，主要基于临床医生的经验，"试错系统"仍然是迄今为止确定药物或药物组合在个体病人中是否有效的唯一方法[18]。在调整治疗时，建议不要一次更换1种以上的药物，以识别真正有效或无效的药物。但不适用于cGVHD快速进展的患者，cGVHD的快速进展提示治疗完全失败，或者由于毒性需要停药。另外，调整治疗时至少保留1种基础性免疫抑制剂，以防止新组合无效病情加重。二线治疗药物起效较慢，应在8~12周后评估对挽救治疗的反应。如果患者在4周后出现cGVHD进展，则应更换新的治疗方案。一般来说，cGVHD二线治疗不应联合超过三种免疫抑制药物，因为更多药物的组合通常不会导致疗效提高而副作用和感染风险显著增加。原则上，cGVHD优先选择较少的免疫抑制治疗，应当停用已确定为无效的药物以避免副作用。一旦疾病控制，亦应减少免疫抑制。常用的二线治疗或方法简介如下[19-22]。

（1）糖皮质激素：糖皮质激素传统上是cGVHD治疗的支柱，但它在二线治疗中的作用仍然不太清楚。在许多研究中cGVHD二线治疗药物如MMF、西罗莫司或ECP与类固醇联合应用，因此不能确定激素对疗效的贡献。在cGVHD患者中糖皮质激素减量是重要目标，一旦症状缓解首先减停糖皮质激素。大剂量的甲泼尼龙10mg/（kg·d）在4天后逐渐减量，对先前未控制的cGVHD、需要快速控制症状的患者，可快速获得临床反应。大剂量的甲泼尼龙另一个优点是快速识别类固醇耐药，特别是对cGVHD的皮肤表现。

（2）伊布替尼：伊布替尼可降低cGVHD患者的T淋巴细胞和B淋巴细胞活化，有效治疗小鼠硬皮病和多器官cGVHD。在针对糖皮质激素耐药且先前一至三线治疗失败cGVHD患者的多中心开放注册Ⅱ期临床试验中[23]总体反应率为71%，在全部有反应的患者中，持续反应率（≥20周）为67%。基于这项研究，伊布替尼成为第一个被FDA批准用于治疗一线或多线治疗失败的cGVHD的药物[24]。伊布替尼剂量为420mg口服，每日1次，直至GVHD进展，若有不能耐受的剂量限制性毒性则减量应用。

（3）ECP：作为二线方案ECP已广泛应用于黏膜和皮肤cGVHD的治疗，对皮肤表现的完全缓解率达 80%，对皮肤受累的硬化病明显改善。英国血液学标准化委员会共识建议 ECP 作为二线治疗优先用于皮肤、黏膜和肝脏 cGVHD，而应用于其他脏器 cGVHD 的资料很少，作为三线选择可能有一定作用。

（4）mTOR 抑制剂：西罗莫司通过抑制细胞因子驱动的 T 细胞信号通路而抑制 T 淋巴细胞，促进 Treg 细胞增殖，还具有抑制抗原呈递和树突状细胞的成熟、抗纤维化和抗肿瘤活性。一项回顾性研究纳入 47 例难治性 cGVHD 患者，使用西罗莫司联合钙调磷酸酶抑制剂、MMF 或泼尼松，西罗莫司剂量为 2mg 口服，每日 1 次，血药浓度维持在 5～10ng/ml，总有效率 81%。西罗莫司的主要副作用为高脂血症，血细胞减少，与钙调磷酸酶抑制剂联用时血栓性微血管病（thrombotic microangiopathy，TMA）的风险增加。

（5）钙调磷酸酶抑制剂：除了皮质类固醇之外，钙调磷酸酶抑制剂经常被用作 cGVHD 的初始治疗，然而，它们作为挽救治疗的经验有限。在 2 项关于 FK506 治疗难治性 cGVHD 患者的小型研究中，总体反应率为 35%～46%。对于一线治疗不含钙调磷酸酶抑制剂或先前钙调磷酸酶抑制剂治疗有效的难治性或进展性 cGVHD 患者，钙调磷酸酶抑制剂可能是合理选择。

（6）MMF：回顾性研究显示，MMF 的有效率在 50% 左右，主要副作用是致死性感染高发和髓系肿瘤复发的风险增加，其他副作用有胃肠道不适、腹泻和血细胞减少。另外 MMF 治疗可导致肠道黏膜出现与 GVHD 相似的组织病理学改变。

（7）芦可替尼：芦可替尼选择性阻断 JAK1 和 JAK2 并抑制小鼠 cGVHD 的多种征象。在一项涉及多疗法治疗失败 cGVHD 患者的回顾性研究中 [25]，使用芦可替尼治疗后的反应率为 85%。主要副作用为病毒再激活、细菌感染及肝脏毒性的风险增加。芦可替尼使用剂量为 5～10mg 口服，12 小时 1 次。新近一项回顾性研究显示 [26]，低剂量芦可替尼（2.5～5mg/ 次，2 次 / 天）挽救性治疗 cGVHD 亦具有较好的疗效且安全性良好，但尚需前瞻性临床研究的验证。

（8）利妥昔单抗：一项荟萃分析纳入了 7 个临床研究共 111 例患者，利妥昔单抗总体反应率为 66%，在皮肤、口腔和肌肉骨骼系统疗效高，常见副作用为感染。利妥昔单抗推荐用于硬皮病、苔藓样皮肤病以及自身抗体介导的血细胞减少症的二线治疗。

（9）伊马替尼：伊马替尼通过抑制 TGF-β 和血小板衍生的生长因子而具有抗纤维化作用，推荐用于难治性硬皮病和肺 cGVHD 的治疗。在一项前瞻性研究中，19 例难治性 cGVHD 患者 6 个月的有效率为 79%。

（10）MTX：低剂量 MTX（5～10mg/m² 每周一次）治疗糖皮质激素难治性 cGVHD 的有效率达 70%，对皮肤和黏膜 cGVHD 的疗效最佳，减少了激素用量。主要副作用为血细胞减少，有胸腔积液或腹水者禁用。

（11）其他：一些药物和治疗方法因证据不足或毒性较大，通常不推荐使用，如沙利度胺、硫唑嘌呤、视黄酸、阿巴西普（T 细胞共刺激分子 B7-1 的抑制剂）、羟氯喹、氯法齐明、胸腹照射、达利珠 / 巴利昔单抗。一些治疗只用于临床试验和个别病例，如调节性 T 细胞、间充质干细胞、阿仑单抗、依那西普（TNF 受体的竞争性抑制剂）、英夫利昔单抗和环磷酰胺等。

（韩永胜）

参考文献

[1] 王茜茜，张荣莉，韩明哲. 慢性移植物抗宿主病发病机制研究进展 [J]. 中华血液学杂志，2017，38（5）：167-171.

[2] KUZMINA Z, GOUNDEN V, CURTIS L, et al. Clinical significance of autoantibodies in a large cohort of patients with chronic graft-versus-host disease defined by NIH criteria[J]. Am J Hematol, 2015, 90(2): 114-119.

[3] HU Y X, CUI Q, YE Y S, et al. Reduction of Foxp3+ T cell subsets involved in incidence of chronic graft-versus-host disease after allogeneic hematopoietic stem cell transplantation[J]. Hematol Oncol, 2017, 35(1): 118-124.

[4] COOKE K R, LUZNIK L, SARANTOPOULOS S, et al. The biology of chronic graft-versus-host disease: A task force report from the national institutes of health consensus development project on criteria for clinical trials in chronic graft-versus-host disease[J]. Biol Blood Marrow Transplant, 2017, 23(2): 211-234.

[5] ARAI S, ARORA M, WANG T, et al. Increasing incidence of chronic graft-versus-host disease in allogeneic transplantation: A report from the center for international blood and marrow transplant research[J]. Biol Blood Marrow Transplant, 2015, 21(2): 266-274.

[6] CLARK C A, SAVANI M, MOHTY M, et al. What do we need to know about allogeneic hematopoietic stem cell transplant survivors?[J]. Bone Marrow Transplant, 2016, 51(8): 1025-1031.

[7] ZHENG C C, ZHU X Y, TANG B L, et al. Clinical separation of cGvHD and GvL and better GvHD-free/relapse-free survival (GRFS) after unrelated cord blood transplantation for AML[J]. Bone Marrow Transplant, 2017, 52(1): 88-94.

[8] JAGASIA M H, GREINIX H T, ARORA M, et al. National Institutes of Health consensus development project on criteria for clinical trials in chronic graft-versus-host disease: I. The 2014 Diagnosis and Staging Working Group report[J]. Biol Blood Marrow Transplant, 2015, 21(3): 389-401.

[9] HAYASHI H, RUGGERI A, VOLT F, et al. Chronicgraft-versus-host disease features in double unit cord blood transplantation according to National Institutes of Health 2005 cGVHD Consensus criteria[J]. Bone Marrow Transplant, 2018, 53(4): 417-421.

[10] KANDA J, MORISHIMA Y, TERAKURA S, et al. Impact of graft-versus-host disease on outcomes

after unrelated cord blood transplantation[J]. Leukemia, 2017, 31(3): 663-668.

[11] CHEN Y B, WANG T, HEMMER M T, et al. GvHD after umbilical cord blood transplantation for acute leukemia: an analysis of risk factors and effect on outcomes[J]. Bone Marrow Transplant, 2017, 52(3): 400-408.

[12] LAZARYAN A, WEISDORF D J, DEFOR T, et al. Risk factors for acute and chronic graft-versus-host disease after allogeneic hematopoietic cell transplantation with umbilical cord blood and matched sibling donors[J]. Biol Blood Marrow Transplant, 2016, 22(1): 134-140.

[13] Flowers M E, Martin P J. How we treat chronic graft-versus-host disease[J]. Blood, 2015, 125(4): 606-615.

[14] RUUTU T, GRATWOHL A, DE WITTE T, et al. Prophylaxis and treatment of GVHD: EBMT-ELN working group recommendations for a standardized practice[J]. Bone Marrow Transplant, 2014, 49(2): 168-173.

[15] DIGNAN F L, AMROLIA P, CLARK A, et al. Diagnosis and management of chronic graft-versus-host disease[J]. Br J Haematol, 2012, 158(1): 46-61.

[16] WOLFF D, GERBITZ A, AYUK F, et al. Consensus conference on clinical practice in chronic graft-versus-host disease (GVHD): first-line and topical treatment of chronic GVHD[J]. Biol Blood Marrow Transplant, 2010, 16(12): 1611-1628.

[17] LEE S J, WOLFF D, KITKO C, et al. Measuring therapeutic response in chronic graft-versus-host disease. National Institutes of Health consensus development project on criteria for clinical trials in chronic graft-versus-host disease: Ⅳ. The 2014 Response Criteria Working Group report[J]. Biol Blood Marrow Transplant, 2015, 21(6): 984-999.

[18] WOLFF D, SCHLEUNING M, VON HARSDORF S, et al. Consensus conference on clinical practice in chronic GVHD: second-line treatment of chronic graft-versus-host disease[J]. Biol Blood Marrow Transplant, 2011, 17(1): 1-17.

[19] ZEISER R, BLAZAR B R. Pathophysiology of chronic graft-versus-host disease and therapeutic targets[J]. N Engl J Med, 2017, 377(26): 2565-2579.

[20] CARRERAS E, DUFOUR C, MOHTY M, et al. The EBMT Handbook[M/OL]. 7th ed. Cham: Springer, 2019: 331-345 [2022-12-09]. https://www.ebmt.org/education/ebmt-handbook.

[21] 李小平, 张曦. 慢性移植物抗宿主病二线治疗进展[J]. 中华血液学杂志, 2019, 40 (2): 160-163.

[22] SARANTOPOULOS S, CARDONES A R, SULLIVAN K M. How I treat refractory chronic graft-versus-host disease[J]. Blood, 2019, 133(11): 1191-1200.

[23] MIKLOS D, CUTLER C S, ARORA M, et al. Ibrutinib for chronic graft-versus-host disease after failure of prior therapy[J]. Blood, 2017, 130(21): 2243-2250.

[24] SAMANTHA M. JAGLOWSKI S M, BLAZAR BR. How ibrutinib, a B-cell malignancy drug, became an FDA-approved second-line therapy for steroid-resistant chronic GVHD[J]. Blood Adv, 2018, 2(15): 2012-2019.

[25] ZEISER R, BURCHERT A, LENGERKE C, et al. Ruxolitinib in corticosteroid-refractory graft-versus-host disease after allogeneic stem cell transplantation: a multicenter survey[J]. Leukemia, 2015, 29(10): 2062-2068.

[26] 季艳萍，汤宝林，朱小玉，等. 芦可替尼挽救性治疗慢性移植物抗宿主病的效果及安全性 [J]. 中华医学杂志，2020，100（16）：1235-1239.

第四节

移植相关血栓性微血管病

一、概述

UCBT 后仍有部分严重的相关并发症会影响移植的成功率，甚至危及生命。其中，移植相关血栓性微血管病（transplant-associated thrombotic microangiopathy，TA-TMA）就是一种具有较高致死率的并发症。TA-TMA 是一组以微血管病性溶血性贫血、肾功能损害和神经系统异常为主要表现的临床并发症，其特征性的 TMA 主要与血管内皮细胞受损后导致的溶血性贫血、微循环里血小板消耗和纤维蛋白沉积有关[1]。虽然该疾病与血栓性血小板减少性紫癜、溶血性尿毒综合征和孕妇子痫同样并发溶血肝功能异常血小板减少综合征，与传统的血栓性微血管病存在组织学相似之处，但是其与传统血栓性微血管病的核心酶——含 I 型血小板结合蛋白模体的解聚蛋白样金属蛋白酶（a disintegrin-like and metalloprotease with thrombospondin type 1 motif，ADAMTS）-13 不相关，且缺少系统性的微血栓形成，故其发病机制目前尚不明确[2]。目前认为 TA-TMA 的起始因素依然是血管内皮细胞的损伤，但是具体损伤机制不明，预处理损伤、病原体感染、免疫抑制剂（尤其钙调磷酸酶抑制剂和雷帕霉素靶蛋白抑制剂）和移植物抗宿主病均是主要致病因素。

由于 UCBT 术后存在各种复杂因素，一旦形成 TA-TMA 后治疗难度大，严重影响患者的生存率，预后极差[3,4]。

二、TA-TMA 的发病机制

TA-TMA 的根本机制是血管内皮细胞的损伤后继发的微血管血栓形成。血管内皮细胞是覆盖整个血管壁表面的一层扁平上皮细胞，它不仅是与血液直接接触的天然屏障，更具有较丰富的生物学活性，可以直接感受血管内环境的变化，并分泌多种活性物质进行应答，在生理和病理状态都发挥重要的作用。血管内皮细胞具有促凝和抗凝的双重作用，通过不同的应答方式调节体内循环的出血和凝血平衡。在脐带血移植过程中血管内皮细胞的损伤效应超过机体的代偿就会导致凝血功能紊乱，从而继发微血栓形成。这个损伤 – 修复 – 失代偿过程在体内自我调节的因素下是一个逐渐缓慢的过程，但是一旦表现出脏器损伤往往提示病程已经进入较为严重的失代偿阶段，所以临床发生后的致死率较高。目前关于损伤的具体机制尚未明确，研究多集中在诱发血管内皮细胞损伤的因素上。

血管内皮细胞损伤在脐带血造血干细胞移植过程中很常见，甚至可以贯穿整个移植过程，常见的损伤因素为移植预处理方案、aGVHD、免疫抑制剂和感染[5]。移植初期，以大剂量细胞毒药物和大剂量 X 线照射为主的预处理方案会造成强烈的血管内皮细胞损伤[6]，在毛细血管网丰富的肝脏甚至会导致肝静脉闭塞症。移植后早期，aGVHD 可直接导致血管内皮细胞损伤，而防治 aGVHD 的免疫抑制剂如 CSA 等钙调磷酸酶抑制剂也会导致血管内皮细胞损伤，同时病毒、细菌等病原体感染也可导致该细胞损伤。在移植后中晚期，血管内皮细胞损伤主要见于 cGVHD 和感染。在移植初期由于肝素和前列环素等药物预防性应用，微循环栓塞疾病发生率已经大大减低，在移植后中晚期的 cGVHD 的损伤也不强烈，所以 TA-TMA 的发生主要集中在移植后早期，尤其在移植后 100 天以内[7]，因为此时的血管内皮细胞损伤叠加在前期预处理的细胞损伤之上，带来的伴随效应更加剧烈[8]。目前临床上认为 TA-TMA 可能是在预处理相关血管内皮细胞损伤基础上由 aGVHD 或者药物再次加重血管内皮细胞损伤所致，其中 aGVHD 起到了主要作用。

虽然 TA-TMA 的发病及诱发机制尚未完全明确，但是根据病程判断占主要可能地位的因素对于临床鉴别诊断及处理有极大的帮助。

三、TA-TMA 的诊断及鉴别诊断

目前诊断 TA-TMA 缺乏特异性的生物学标志物，确诊依然依靠组织病理学诊断，但是移植后患者发生 TA-TMA 时血小板尚未恢复，出血风险较大，活检很难实施，而且病理诊断报告时间较长，等待病理报告后再干预，将延误治疗的机会[9]。目前临床上 TA-TMA 的诊断是以临床症状为主要依据的诊断标准，由于症状学的主观差异，曾经一度有 28 个不同版本的诊断标准在同一时间运行[10]。随着临床病例的累积和经验的增加，为了统一规范，血液骨髓移植临床试验网络毒性委员会（Blood and Marrow Transplant Clinical Trials Network Toxicity Committee，BMT-CTN）和国际工作组（International Working Group，IWG）分别在 2005 年和 2007 年推出了 TA-TMA 的诊断标准[11-12]。研究发现在临床实际应用中此两套标准依然存在缺陷，很多病例因不符合诊断标准而耽误了治疗时间[13]，为

了提高 TA-TMA 的早期诊断率，减少相关致死率，有学者提出了"可能的移植相关血栓性微血管病（probable-TA-TMA）"的诊断标准[14]。该诊断标准综合了之前两套标准的优点，具有较高的特异性和灵敏度，成为了当前最常用的诊断标准[15]（表 6-4-1）。

表 6-4-1 不同 TA-TMA 的诊断标准的对比

指标	CTN 标准	IWG 标准	可能的 TA-TMA 标准
凝血功能异常	+	+	+
破碎红细胞比例（高倍镜）	≥2%	≥4%	≥2%
血清乳酸脱氢酶增高	+	+	+
肾功能受损 / 神经系统症状	+		
抗人球蛋白试验	+		+
血小板减少		+	+
血红蛋白降低		+	+
血清结合珠蛋白减少		+	+

注：CTN，血液骨髓移植临床试验网络毒性委员会；IWG，国际工作组。

现行的诊断标准依然以临床症状为主要依据，而 TA-TMA 出现临床症状则提示已经存在靶器官损害，然而该标准不能提示或预测 TA-TMA 的发生。因为 TA-TMA 治疗最佳的时机是尚没有发生靶器官损伤，寻找 TA-TMA 早期诊断的指标是早期干预阻断其进展和发生是提高预后的基础，所以对早期 TA-TMA 的诊断和鉴别诊断显得至关重要。目前临床上需要结合血管内皮细胞损伤因素、TA-TMA 的发生时间及发生的相关症状进行鉴别诊断。如发生消化道出血，需要与 aGVHD、肠道感染、药物性溃疡等鉴别，发生头痛及神经症状需要与 aGVHD、免疫抑制剂导致的可逆性后部白质脑综合征、感染及原发病等鉴别，发生全身散在瘀点需要与感染、出血、维生素缺乏及原发病等鉴别。由于目前 TA-TMA 的诊断多依赖于临床症状，所以诊断时需要根据临床症状、体征及相关检测仔细排除鉴别诊断，对于难以除外又不影响其他病症治疗的情况下，可考虑诊断性治疗并密切观察、检测和再评估。对 UCBT 采用清髓性预处理方案，如发生植入前综合征的患者，需要及时检测和评估药物和免疫反应对血管内皮细胞损伤，提高对 TA-TMA 的识别。

四、TA-TMA 的处理

TA-TMA 的处理分为支持治疗和针对始动因素的治疗，甚至在不能明确诱因时可给予诊断性治疗以进一步判断始动因素。由于该并发症完全形成后治疗难度大，预后极差，故临床上一旦考虑合并 TA-TMA 就应启动针对性的治疗。

（一）针对始动因素的治疗

1. 免疫抑制剂 如果考虑疾病是 CSA 等钙调磷酸酶抑制剂所诱发的，在及时减量或者停用后 12 小时内可有明显的临床症状改观。通过对比免疫抑制剂的药物浓度，观察有无高血压、头痛等药物相关的毒副作用表现进行观察性诊断，但是 TA-TMA 的发生可不依赖药物浓度，所以轻易停用免疫抑制剂或者更换基础免疫抑制剂是不主张的[16]。如停用 CSA 后症状好转，须及时更换其他类型免疫抑制剂，如芦可替尼，或通过增大其他类型免疫抑制剂如 MMF 和激素的用量以补充免疫抑制的强度防止继发 GVHD，必要时可加用巴利昔单抗维持免疫抑制。

2. 感染 对于感染导致的血管内皮细胞损伤，通过强有力的抗感染及支持治疗后可有明显改观，治疗介入的迟早直接影响预后。

3. aGVHD 目前临床上对 GVHD 相关的 TA-TMA 的诊治依然棘手。aGVHD 导致的血管内皮细胞损伤需要加大免疫抑制剂，但免疫抑制剂加量后又有继发药物性 TA-TMA 的风险，甚至部分药物性 TA-TMA 本身即可合并 aGVHD，二者混杂不清，增加了诊断和治疗的难度[17]。鉴于 TA-TMA 形成后的风险更大，故一旦考虑有 aGVHD 相关的 TA-TMA 则应在维持免疫抑制的基础上调整有损伤血管内皮细胞风险的免疫抑制药物，如将 CSA 等钙调磷酸酶抑制剂改为芦可替尼，或者在停用 CSA 的基础上增加 MMF 用量并联合巴利昔单抗，同时及时调整激素的用量，既要保证有效的维持免疫抑制强度，又要注意避免免疫抑制过强后继发的感染。只有在 aGVHD 有效控制的基础上才能保证血管内皮细胞的损伤逐渐减轻，从根本上解除 TA-TMA 的风险。该类病人治疗风险极大，调整治疗方案时须谨慎对待，在增加免疫抑制剂的强度和疗程上需要严密检测患者临床症状的变化。

（二）支持治疗

1. TA-TMA 支持治疗 主要为血浆输注，但是由于该并发症的发生机制并不与 ADAMTS-13 活性减低相关，所以多数文献资料显示血浆置换的治疗效果欠佳[18]。

2. 去纤核苷酸 能够选择性改善微血管表面活性和修复损伤，并且不造成严重出血，可有效地阻止 TA-TMA 的进程，尤其对于发生在肝脏的该并发症具有良好的疗效。

五、总结

TA-TMA 在 UCBT 过程中的发生率不高，但是一旦完全形成则治疗难度大，预后极差。对于脐带血移植而言，早期高强度的预处理和植入前综合征是该并发症形成的高危因素。临床上一旦考虑 TA-TMA 就应立即启动干预处理，并严密观测病情变化，尤其对于

aGVHD 相关的 TA-TMA 在处理时要及时评估病情和鉴别诊断，及时调整治疗方案。虽然血浆输注对于 TA-TMA 的疗效不佳，但临床上仍可作为一种治疗手段。总之，尽早发现和判断病情并进行有效的干预是阻断疾病进展和改善预后的根本。

（张旭晗）

参考文献

[1]　LASKIN B L, GOEBEL J, DAVIES S M, et al. Small vessels, big trouble in the kidneys and beyond:hematopoietic stem cell transplantation-associated thrombotic microangiopathy [J]. Blood, 2011, 118(6): 1452-1462.

[2]　GEORGE J N, LI X N, MCMINN J R, et al. Thrombotic thrombocytopenic purpurahemolytic uremic syndrome following allogenetic hematopoietic stem cell transplantation a diagnostic dilemma[J]. Transfusion, 2004, 44(2): 294-304.

[3]　BATTS E D, LAZARUS H M. Diagnosis and treatment of transplantation-associated thrombotic microangiopathy: real progress or are we still waiting?[J]. Bone Marrow Transplant, 2007, 40(8): 709-719.

[4]　STAVROU E, LAZARUS H M. Thrombotic microangiopathy in haemotopoietic cell transplantation:an update[J]. Mediterr J Hematol Infect Dis, 2010, 2(3): e2010033.

[5]　DLOTT J S, DANIELSON C F, BLUE-HNIDY D E, et al. Drug-induced thrombotic thrmobocytopenic purpura-hemolytic uremic syndrome: a concise review[J]. Ther Apher Dial, 2004, 8(2): 102-111.

[6]　ZENG L, YAN Z, DING S, et al. Endothelial injury, an intriguing effect of methotrexate and cyclophosphamide during hematopoietic stem cell transplantation in mice[J]. Transplant Proc, 2008, 40(8): 2670-2673.

[7]　HINGORANI S. Renal complications of hematopoietic-cell transplantation[J]. N Engl J Med, 2016, 374(23): 2256-2267.

[8]　闫志凌，贾路，许世娟，等. 小鼠造血干细胞移植后移植物抗宿主病与内皮细胞损伤的关系[J]. 中华器官移植杂志，2010，31（12）：720-723.

[9]　TROXELL M L, HIGGINS J P, KAMBHAM N. Renal pathology associated with hematopoietic stem cell transplantation[J]. Adv Anat Pathol, 2014, 21(5): 330-340.

[10]　GEORGE J N, LI X N, MCMINN J R, et al. Thrombotic thrombocytopenic purpurahemolytic uremic syndrome following allogenetic hematopoietic stem cell transplantation a diagnostic dilemma[J]. Transfusion, 2004, 44(2): 294-304.

[11]　HO V T, CUTLER C, CARTER S, et al. Blood and marrow transplant clinical trials network

toxicity committee consensus summary: thrombotic microangiopathy after hematopoietic stem cell transplantation[J]. Bio Blood Marrow Transplant, 2005, 11(8): 571-575.

[12] RUUTU T, BAROSI G, BENJAMIN R J, et al. Diagnostic criteria for hematopoietic stem cell transplant-associated microangiopathy: results of a consensus process by an International Working Group[J]. Hematologica, 2007, 92(1): 95-100.

[13] KENNEDY G A, BLEAKLEY S, BUTLER J, et al. Posttransplant thrombotic microangiopathy sensitivity of proposed new diagnostic criteria[J]. Transfusion, 2009, 49(9): 1884-1889.

[14] CHO B S, YAHNG S A, LEE S E, et al. Validation of recently proposed consensus criteria for thrombotic microangiopathy after allogeneic hematopoietic stem-cell transplantation[J]. Transplatation, 2010, 90(8): 918-926.

[15] JODELE S, LICHT C, GOEBEL J, et al. Abnormalities in the alternative pathway of complement in children with hematopoietic stem cell transplant-associated thrombotic microangiopathy[J]. Blood, 2013, 122(12): 2003-2007.

[16] MATSUI H, ARAI Y, IMOTO H, et al. Risk factors and appropriate therapeutic strategies for thrombotic microangiopathy after allogeneic HSCT[J]. Blood Advances, 2020, 4(13): 3169-3179.

[17] 韩伟，韩悦，陈佳，等. 异基因造血干细胞移植相关血栓性微血管病16例报告并文献复习[J]. 中华血液学杂志，2016，37（8）：666-670.

[18] ELEMARY M, SABRY W, SEGHATCHIAN J, et al. Transplant-associated thrombotic microangiopathy: Diagnostic challenges and management strategies[J]. Transfus Apher Sci, 2019, 58(3): 347-350.

第五节

移植后性器官的保护

一、脐带血造血干细胞移植对性腺的损伤

异基因造血干细胞移植前一个很重要的环节就是大剂量的化疗或 / 和放疗预处理，目的是使受者能够接受外来的造血干细胞和减少肿瘤细胞的负荷。对于许多接受造血干细胞移植的年轻的有生育要求的患者来说，这往往会导致患者性腺内分泌功能严重损伤，生育能力丧失，对儿童生长发育造成影响。随着治愈患者数量的不断增多，患者普遍要求提高生活质量，希望能生子女。移植后如何保护育龄期患者的生殖器官及生殖能力成为异基因造血干细胞移植，包括脐带血移植后要面临的难题。

在移植前通常要对受者进行免疫抑制预处理，使受者处在免疫功能低下状态，失去对移植脐带血的排斥能力，有助于移植存活并发挥造血功能。不仅移植前的化疗或放疗对卵巢功能有损伤，而且异体干细胞移植能进一步影响卵巢的类固醇激素水平，其机制可能与免疫反应及免疫抑制治疗有关。一般移植后很多器官组织短期内得到恢复，但是性激素分泌变化显著。男性患者出现精子数量减少，女性常常出现闭经、绝经前后诸病、卵巢早衰等一系列的并发症。有研究证明[1]造血干细胞移植后的女性患者可出现闭经、不孕等卵巢功能衰退的表现。男性出现性腺功能不全，导致无精子症等。

（一）移植前放化疗预处理对女性卵巢及生殖功能的影响

早有研究表明[2]，造血干细胞移植前预处理所采取的放/化疗可对卵巢有不可逆转的损害，包括减少原始卵泡数量和加速卵泡细胞耗竭，进而导致卵巢衰竭。卵巢损害临床上表现为月经不规律、闭经、不孕，合并潮热、盗汗、骨质疏松及泌尿系统和心血管系统症状表现等。

目前常用于移植前预处理的化疗药物有 CY、Bu 等[3]，通常采用联合用药。卵巢对细胞毒性药物，特别是对可能引起性腺功能障碍的烷化剂非常敏感。大量研究表明联合化疗使原始生殖细胞生存活力下降，损伤卵母细胞及颗粒细胞，其中烷基类化疗药可破坏 DNA 碱基对，导致 DNA 断裂，致使原始卵泡几乎消失，性激素分泌显著减少，反馈性引起下丘脑 GnRH、垂体促性腺激素［促卵泡素（FSH）和黄体生成素（LH）］分泌增加，加速初级卵泡向生长卵泡的发展，使其再次受到化疗药物的破坏，形成恶性循环，甚至耗竭原始卵泡和生长卵泡，最终引起卵巢早衰，进而引起生殖能力的下降。CTX 是对卵母细胞和颗粒细胞造成最大损伤的烷化剂，且损伤程度与用药剂量相关，降低用药剂量有助于减少对性腺的损伤。但国际上多学科专家小组就剂量问题尚未达成共识。北美儿童肿瘤研究组（North American Children's Oncology Group）认为以下剂量的药物治疗时发生早发性卵巢功能不全的风险最高：600mg/m^2 或更大剂量的 Bu，7.5g/m^2 或更大剂量的 CY，以及 60g/m^2 或更大剂量的异环磷酰胺[4]。

研究表明，全身放疗及剂量大于 6Gy 的卵巢局部照射均可导致永久性的卵巢损伤。事实上，人类卵母细胞对射线非常敏感，小于 2Gy 的剂量可能足以破坏 50% 的原始卵泡[3, 5]。放射线能与细胞的任何分子相互作用，但最重要的是作用于细胞核时，损伤可能发生在 DNA 的嘌呤和嘧啶碱基，导致 DNA 单链断裂或双链断裂。DNA 损伤后如果不能修复，结果之一是 DNA 合成的抑制，将会影响 DNA 的复制，从而阻止细胞分裂，细胞受到永久性阻滞或转向程序性死亡途径，即凋亡[6]。放疗导致卵巢体积缩小，皮质萎缩，卵泡丧失，间质纤维化和玻璃样变。皮质中不但所有的原始卵泡均消失和不存在成熟的卵泡，而且正常的皮质基质细胞也大量丢失。颗粒细胞表现为急性坏死损伤，颗粒细胞不能分泌雌、孕激素，雌激素降低反馈性作用于下丘脑，促进 GnRH 的分泌，GnRH 又促进垂体

LH 和 FSH 的分泌，从而出现血清 LH 和 FSH 水平的升高、E2 水平的降低。

目前仍不能准确预测积极化疗后哪些患者会发生早发性卵巢功能不全[3]。性腺毒性具有年龄依赖性，10 岁以下的女童接受一线癌症治疗时，卵巢储备受损不会超过 10%，而 11 岁或 12 岁女童的卵巢储备则估计会下降 30%。即使在年轻女童身上，治疗强度与早发性卵巢功能不全的可能性也有明显关联。此外，化疗或放疗后发生早发性卵巢功能不全的概率与卵巢储备有关，而该储备（原始卵泡的数目）存在很大的个体差别。

（二）移植前预处理对男性性腺及生殖功能的影响

研究表明，细胞毒性药物通过三个不同的作用机制影响男性精子生发过程：①生发上皮内某一种特定的细胞被选择性损伤或破坏；②精子成熟障碍，以致精子正常功能受影响；③化疗药物损伤支持细胞（Sertoli 细胞）、上皮样间质细胞（Leyidg 细胞）或其他支持、营养成分，使正常的微环境受到破坏，影响精子的正常产生。因此男性患者采用化疗药物预处理后，对性腺的损伤比较明显，引起精子量减少甚至缺乏，导致不育。因为睾丸间质细胞耐受性较好，血清睾酮能维持正常水平，因此较少引起性欲缺乏及性生活减少。有研究表明[7]大剂量的联合放化疗后 12 ~ 24 小时后，睾丸体积缩小 50%，造血干细胞移植后 2 个月无精子，且 FSH 水平明显升高。有动物实验证实[8]，环磷酰胺主要作用于 G_1 和 S 期的精母细胞，粗线期精母细胞对其不敏感，主要使睾丸精原干细胞被破坏，精子生成减少，出现精子数量减少或缺如。任何损伤生发上皮的化疗药物均可导致睾丸萎缩。精子生发过程的障碍不仅影响精子生成的数量和精子的活力，而且血清 FSH 水平也明显升高。上皮样间质细胞损伤可造成血清 LH 增高和睾丸素的下降。关于青春期前睾丸对抗癌治疗损害的敏感性尚有争论，但已有人证实，青春期前男孩接受放疗可出现不可逆的睾丸发育不全和曲细精管透明样变，并可对生殖腺内分泌功能产生损害。

（三）移植后免疫反应对生殖器官及生殖功能的影响

移植前的放化疗是卵巢功能损伤的主要原因，而由造血干细胞移植诱导引发的免疫功能紊乱导致的卵巢破坏，尤其是出现 GVHD 时类似于自身免疫性疾病反应更加重了对卵巢的损害。

虽然卵巢不是免疫器官，组织中无巨噬细胞、淋巴细胞和粒细胞，但在卵巢受到自体免疫性损伤时，卵巢内就会出现免疫细胞[9]。由于移植物中含有大量免疫细胞，若供体和受体的组织相容性不合，当供体 T 淋巴细胞进入组织相容性较差的宿主体内后，立即被宿主抗原激活并产生多种类型的细胞因子。体外实验表明，免疫细胞因子如 IL-1 和 TNF-α 均能影响卵巢功能[10]。因预处理药物或射线造成宿主淋巴细胞损伤，激活的宿主淋巴细胞产生、分泌 TNF-α、IL-1、IL-6 等促炎症因子，导致宿主细胞过度表达组织相容性抗原，因而宿主细胞更易被供体 T 细胞识别、攻击，使受体产生反应，内分泌功能显著下降，对卵巢造成一定损伤[11]。

有研究总结，造血干细胞移植所引起的cGVHD患者性腺功能降低，其机制可能为[12]：①造血干细胞移植后大量捐献者的免疫细胞进入宿主，进入宿主的异体免疫细胞将宿主当作"非己"进行攻击，导致cGVHD，进而破坏肝、肠、肺、性腺、皮肤等重要器官的结构和功能；②cGVHD的预防和治疗均需要使用免疫抑制剂，而自体免疫功能抑制后可进一步加重各器官功能的异常；③移植后短期内的"淋巴因子风暴"，以及受体免疫系统的延迟恢复或不完全恢复均是卵巢功能减退的重要因素。

二、性器官及生殖能力的保护

目前的研究显示能应用于保护生殖器官及生殖能力的方法主要是运用药物对抗放化疗对卵巢及男性性腺的损害。另外随着辅助生殖技术的发展，对于育龄期患者可以在进行脐带血移植预处理前进行胚胎冷冻、卵子（精子）冷冻和卵巢组织冷冻从而达到保护生殖能力、恢复生殖能力之目的。

（一）卵巢功能的药物保护

用于保护卵巢功能的药物主要有促性腺激素释放激素类似物（GnRHa）、促性腺激素释放激素拮抗剂（GnRH-ant）联合GnRHa、口服避孕药及细胞凋亡抑制剂等。

已有研究显示，放化疗患者应用GnRHa可对卵巢功能有明显的保护作用，一般主张在脐带血移植预处理前7~10天使用，直至放化疗预处理结束。方芙蓉[13]在她的研究中表明女性恶性肿瘤化疗同时加用GnRHa或避孕药，均可增加化疗后排卵率和月经恢复率，并有效降低化疗所致卵巢功能早衰率，对卵巢功能有明显的保护作用。张萍[14]等的研究也证实，在化疗前或化疗期间联合使用GnRHa，可有效保护卵巢储备功能。王莉[15]在促性腺激素释放激素类似物对化疗患者卵巢功能保护有效性的系统分析结果显示，促性腺激素释放激素类似物预防化疗所致卵巢功能损害的疗效总体显著优于对照组。国外也有研究证实[16-18]化疗联合GnRHa明显降低了卵巢早衰的发生率。研究表明[19]GnRHa保护卵巢功能的机制可能为：①降低原始卵泡进入各级卵泡的数量，使卵巢处于青春期状态；②引起低雌激素状态，降低卵巢灌注，从而降低化疗药物的损害；③通过激活GnRHa受体或上调性腺内抗凋亡分子，减少卵巢细胞凋亡。

李友生等[20]认为GnRH-ant和GnRHa联合应用克服了单用GnRH-ant所致低雌激素状态及单用GnRHa所致垂体短暂的兴奋作用，优势互补，对化疗药物诱导的卵巢损伤具有一定保护作用，但其长期有效性与安全性仍需进一步临床观察。相元翠等[21]对GnRH拮抗剂和雌激素联合应用预防化疗药物所致小鼠卵巢损害进行研究，证实拮抗剂和雌激素联合应用可降低化疗药物对小鼠卵巢功能的损伤，起到保护化疗中小鼠卵巢储备功能的作用。

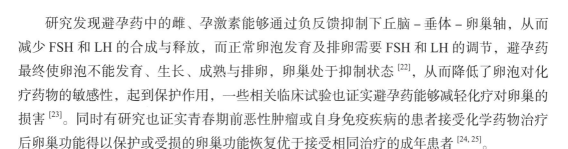

研究发现避孕药中的雌、孕激素能够通过负反馈抑制下丘脑–垂体–卵巢轴，从而减少 FSH 和 LH 的合成与释放，而正常卵泡发育及排卵需要 FSH 和 LH 的调节，避孕药最终使卵泡不能发育、生长、成熟与排卵，卵巢处于抑制状态[22]，从而降低了卵泡对化疗药物的敏感性，起到保护作用，一些相关临床试验也证实避孕药能够减轻化疗对卵巢的损害[23]。同时有研究也证实青春期前恶性肿瘤或自身免疫疾病的患者接受化学药物治疗后卵巢功能得以保护或受损的卵巢功能恢复优于接受相同治疗的成年患者[24, 25]。

有研究表明细胞凋亡是化疗药物引起卵巢结构及功能破坏的重要机制[26]。受化疗药物影响，卵泡内的一些特定的信号被激活而促使细胞发生凋亡，抑制这一过程就有可能抑制凋亡从而保护卵巢功能。神经酰胺是神经鞘磷脂信号通路的重要第二信使，在细胞增殖、分化、生长抑制和细胞凋亡等细胞活动中发挥调节作用。

（二）男性性腺及生殖能力的药物保护

早期的动物研究发现睾丸素、某些抗氧化剂、睾酮等对睾丸损伤有保护作用，但在临床上如何实际应用尚有待进一步研究。1986 年 Delic 等[27]在大鼠模型中证实，在进行化疗前应用和治疗中服用睾丸素可显著保护睾丸的生育功能。有研究表明睾丸素还可行使蛋白酶的作用破坏细胞连接，或者是作为蛋白酶抑制因子对抗睾丸组织的破坏[28, 29]。其后，Horstman 等[30]在动物实验中应用抗氧化剂以对抗化疗药物中间代谢产物对睾丸的损伤作用，对其化疗作用并无影响。有研究表明适量的睾酮能保护烷化剂类化疗药物对小鼠睾丸的损伤作用[31]。

近年来有许多研究显示多种中药的成分能有效保护放化疗对睾丸及生殖功能的损害。有研究已经证实[32]枸杞多糖对放射线所致的小鼠生殖系统及睾丸损伤有明显的保护作用。枸杞多糖可增加睾丸损伤大鼠血清性激素水平，提高大鼠睾丸组织过氧化物歧化酶活性和降低丙二醛含量，使受损的睾丸组织恢复到接近正常，这可能是枸杞多糖保护睾丸电离辐射损伤的作用机理，具体机制有待进一步研究。康伟祥等[33]研究认为茶多酚对辐射损伤组雄性小鼠的生殖系统各脏器和生精细胞具有保护作用，其机制可能是通过清除自由基实现的。乌贼墨多糖作为一种具有较强抗氧化能力的海洋活性物质，能有效弱化化疗药物对生殖系统产生的毒性损伤，改善睾丸组织标志性酶活力和氧化还原的稳态，维持血清及睾丸组织中性激素水平的平衡[34]。高林认为海参多糖能够显著提高生殖系统受损小鼠的血清睾酮含量，拮抗环磷酰胺的生殖毒性作用，对受损的生殖系统具有一定的保护作用[35]。

也有人提出阻断垂体–性腺轴使生殖上皮相对耐受细胞毒药物，有作者通过动物实验证明促性腺释放激素的衍生物能保护小鼠睾丸免受环磷酰胺的损害，但临床上未能证实其对人类睾丸的保护作用。也有报道发现一种新的 LH 能保护鼠睾丸不受照射损害，所以用激素调节精子生成是保护睾丸免受化疗作用有希望的方法，但是尚需积累更多的临床资料来证实。

（三）性器官和生育力的冷冻保存

1. **女性性器官和生育力冷冻保存技术**　女性性器官和生育力的冷冻保存技术主要有胚胎冷冻、卵母细胞冷冻及卵巢组织冷冻。胚胎冷冻技术已经成功应用于临床，卵母细胞冷冻技术亦日趋成熟，但卵巢组织冷冻技术尚处于研究初始阶段。一般多采用低温冷冻保存的方法进行生育力保存，因此冷冻过程至关重要。主要冷冻方法有慢速冷冻方法和玻璃化冷冻方法。

2017 年 Donnez 等综述了可选择的生育力冷冻保存方案[3]：①如果患者还未进入青春期或需要立即化疗，则以多处活检标本（或整个器官）的形式采集卵巢组织并取卵巢皮质切成条状。然后对组织进行现场缓慢冷冻（或在 4℃的温度下运送到处理机构）。解冻后，如果没有传播恶性肿瘤细胞的风险，卵巢组织可以移植到卵巢髓质（如果至少还有 1 个卵巢）或再植入特别创建的腹膜窗（peritoneal window）内。如果存在传播恶性肿瘤细胞的风险，卵泡可以在体外分离和生长，以获得成熟的卵子，然后体外受精并转移到子宫腔。分离后的卵泡可以放置在支架（藻酸盐或纤维蛋白）内，产生可以移植到卵巢髓质或腹膜窗的人造卵巢。②如果患者已结束青春期且化疗可延迟约 2 周，则促排卵后可以取出成熟卵母细胞，并在现场进行玻璃化冷冻。解冻后，可以体外受精并以胚胎的形式转移到子宫腔。这种技术也可以用于患良性疾病的妇女或有年龄相关性生育力下降的妇女。③以上两技术也可以联合应用，先冻存卵巢组织，然后控制性促排卵，收集卵母细胞进行玻璃化冻存。

（1）胚胎和卵母细胞冷冻保存自 1983 年 Trounson 等[36]报道了世界上首例移植冷冻胚胎受孕成功的案例，胚胎冷冻保存技术已经在辅助生殖技术中成熟运用 30 余年，如今移植玻璃化冻融胚胎与移植新鲜胚胎有着同样水平的妊娠成功率。胚胎冷冻和卵母细胞冷冻技术均适用于已婚育龄期恶性肿瘤患者放化疗前[37]。然而，冻存胚胎需要患者有配偶或使用供体精子，如果患者死亡，或者她和伴侣离异，则会涉及关于胚胎成为孤儿的种种伦理和法律问题。而冻存成熟卵母细胞则可以解决这些问题，让女性对日后后代的父亲有选择权。

罹患恶性血液病和癌症的妇女通过卵母细胞冷冻技术保存生育力时，需注意以下五点[3]：①为了给卵母细胞玻璃化冷冻预留充足的时间，化疗应推迟至少 10 ~ 12 日；②患者必须已过青春期；③应根据具体癌症的类固醇敏感性，遵循控制性促排卵的具体方案；④由于癌症患者的首要目的是达到癌症的完全缓解（可能会接受其他对卵母细胞有影响的治疗），且卵母细胞玻璃化这一手段相对较新，因此目前还缺乏癌症患者卵母细胞的质量信息；⑤卵子捐献项目所获得的良好成果不能外推到接受过癌症治疗的妇女，癌症妇女在卵母细胞玻璃化冷冻后的活产率可能比非癌症妇女的低。

（2）卵巢组织冷冻保存如果患者治疗时间不能推迟或者患有基础疾病不宜进行卵巢刺激，或者患者是青春期前女性，由于其尚未建立下丘脑 – 垂体 – 卵巢轴功能，如果想要保存生育能力，冷冻卵巢组织则成为首选和唯一方案[3, 38-40]。例如患淋巴瘤、白血病等血液病的育龄期女性，由于治疗需要立即进行，卵巢组织冷冻为最佳选择。2004年Donnez[40]等科学家报道了世界首例将人卵巢组织冷冻保存并自体移植成功获得妊娠病例。对于卵巢组织冷冻，玻璃化冷冻对卵巢组织有更好的保护作用，卵巢间质形态的完整性更好，可作为替代慢速冷冻的较好选择[41]。Herraiz等[42]研究亦发现使用玻璃化冷冻不会影响卵巢组织正常形态、毛囊和血管的分布，优于慢速程序化冷冻。冻融卵巢的移植同样存在挑战，研究表明，直接将冻融后的卵巢组织移植到患者体内有肿瘤复发的风险，尤其是一些血液系统肿瘤，因为肿瘤可能在进行冷冻保存前就已经侵袭了卵巢组织[43]。因此对于进行卵巢组织冷冻保存的癌症患者，要制定出一个标准、统一的操作规程。

卵巢组织冷冻技术仍然处于实验性阶段，因此在临床的实施需要采用严格的选择标准。由于尚不能准确预测积极化疗后哪些患者会发生早发性卵巢功能不全，关于选择标准，目前认为最重要的是年龄应低于35岁（此时卵巢储备仍然相对较高），未来5年生存的概率较高，并且发生早发性卵巢功能不全的风险至少达到50%[3]。

从一个卵巢采集多个活检样本尚未被证实会损害将来的性激素生成，但有报道指出切除单个卵巢会使绝经时间提早1~2年[44]。在卵巢组织再植入盆腔后[3, 45]，超过95%病例的卵巢组织可恢复功能，再植入的卵巢组织能发挥功能的时间平均为4~5年，但根据卵巢组织冷冻保存时的卵泡密度大小，有的可持续发挥功能长达7年。Donnez的临床病例研究显示，接受卵巢组织再植入的女性妊娠率和活产率分别为41%和36%。

联合应用卵巢组织冷冻和卵母细胞冷冻两种技术可使活产率达50%~60%[3]。因此，只要化疗延迟不会影响癌症治疗，建议将这种联合技术提供给早发性卵巢功能不全风险高的青春期后患者。

2. 男性性器官和生育力冷冻保存技术　男性生育力的冷冻保存主要有：自体精液冷冻和睾丸组织冷冻。1970年就有医生建议男性癌症患者在开始放疗、化疗前将精子冷冻保存。现在多用液氮作贮存介质（-196℃液氮装于液氮罐内），冷冻保护剂为复合甘油-卵黄保护剂。已有研究对冻存14年的精液进行分析，发现冻存并未降低精子活力和潜在的生育力，精液长期冻存具有较好的安全性、有效性及复苏率[46]。对于青春期前的男孩，保存生育力唯一的可能途径就是冻存精原干细胞及以后的睾丸内干细胞的移植，移植后的干细胞进入细精管，启动精子形成。同时，对于梗阻性无精症患者，虽然排出的精液中没有精子，但可通过手术从睾丸附睾组织中获得成熟的精子，通过冷冻睾丸或附睾组织来保存生育力。Brinster等[47]将小鼠的睾丸干细胞移植至缺乏干细胞的精曲小管中，可重启精子发生的过程，并且该结果在灵长类动物实验中得到证实。Yokonishi等[48]成功报道了一套完整的精原干细胞体外培养方法，使不成熟的幼鼠睾丸组织完成了从精原干细胞到精子形成这一完整的精子发生过程。国内，Zhou等[49]建立了一个全新的生殖细胞体外分化系统，首次实现干细胞体外减数分裂并获得具有功能的精细胞。

三、总结

脐带血移植前的预处理及移植后的免疫反应对生殖器官的损害是目前造血干细胞移植面临的重要难题。放化疗及免疫抑制药物的应用所致卵巢与睾丸的损伤与药物剂量、时间，以及患者的年龄有很大的关系。青春期前患者接受大剂量的放化疗处理可能引起卵巢和睾丸的不可逆性损害。对于成年患者来说，年龄越小，移植后卵巢或睾丸功能恢复越快。因此临床上保护生殖器官的生育能力要根据患者的年龄，因人、因病而异。青春期患者在进行放化疗预处理前，在达到预处理效果的基础上尽量采用对卵巢与睾丸损伤较小的药物和剂量，同时在进行放化疗前辅助以保护卵巢及睾丸的药物，以保护其生殖功能。育龄期患者在预处理前，除了使用药物保护卵巢与睾丸功能外，还可以采用冷冻卵子（精子）、胚胎，以及卵巢组织等方法来保护其生殖功能。目前很多保护卵巢与睾丸的药物的作用及机制还在研究中，因此临床上具体应用起来还要根据患者的具体情况而定。

（吴丽敏）

参考文献

[1] 孙自敏. 脐血造血干细胞移植研究进展 [J]. 中国实用内科杂志，2014，34（2）：127-131.

[2] 邱录贵. 脐带血造血干细胞研究与应用展望 [J]. 中华检验医学杂志，2003，26（8）：457-459.

[3] DONNEZ J, DOLMANS M M. Fertility preservation in women[J]. N Engl J Med, 2017, 377(17): 1657-1665.

[4] VAN DORP W, MULDER R L, KREMER L C, et al. Recommendations for premature ovarian insufficiency surveillance for female survivors of childhood, adolescent, and young adult cancer: a report from the International Late Effects of Childhood Cancer Guideline Harmonization Group in collaboration with the PanCareSurFup Consortium[J]. J Clin Oncol, 2016, 34(28): 3440-3450.

[5] WALLACE W H, THOMSON A B, KELSEY T W. The radiosensitivity of the human oocyte[J]. Hum Reprod, 2003, 18(1): 117-121.

[6] BERTRAM J S. The molecular biology of cancer[J]. Mol Aspects Med, 2000, 21(6): 167-223.

[7] CHATLERJEE R, GOLDSTONE A H. Gonadal damage and effects on fertility in adult patients with Haematological malignancy undergoing stem cell transplantation[J]. Bone Marrow Transplant, 1996, 17(1): 5-11.

[8] 姜厚波，蔡原. 环磷酰胺致小鼠早期精细胞微核效应的研究 [J]. 卫生毒理学杂志，1995，9（3）：169-170.

[9] ADASHI E Y. The potential relevance of cytokines to ovarian physiology: the emerging role of

resident ovarian cells of the white blood cell series[J]. Endocr Rev, 1990, 11(3): 454-464.

[10] ADASHI E Y, RESNICK C E, CROFT C S, et al. Tumor necrosis factor-inhibits gonadotropin in hormonal action in nontransformed ovarian granulosa cells. A modulatory noncytotoxic property[J]. Biol Chem, 1989, 264(20): 1591-1597.

[11] TAUCHMANOVÀ L, SELLERI C, DE ROSA G, et al. High prevalence of endocrine dysfunction in long-term survivors after allogeneic bone marrow transplantation for hematological diseases[J]. Cancer, 2002, 95(5): 1076-1084.

[12] TAUCHMANOVÀ L, SELLERI C, DE ROSA G, et al. Gonadal status in reproductive age women after haematopoietic stem cell transplantation for haematological malignancies[J]. Hum Reprod, 2003, 18(7): 1410-1416.

[13] 方芙蓉. 促性腺激素释放激素激动剂和避孕药预防年轻女性卵巢生殖细胞肿瘤化疗患者卵巢损失的疗效观察 [J]. 中国药物经济学，2015，10（4）：41-42.

[14] 张萍，薛秀华，李锦行. 促性腺激素释放激素激动剂对宫颈癌术后辅助化疗患者卵巢功能的保护作用 [J]. 山东医药，2015，55（34）：36-37.

[15] 王莉. 促性腺激素释放激素类似物对化疗患者卵巢功能保护有效性的系统分析 [D/OL]. 福建：福建医科大学，2013 [2022-12-13]. https://kns.cnki.net/kcms/detail/detail.aspx?dbcode=CMFD &dbname=CMFD201401&filename=1013034784.nh&uniplatform=NZKPT&v=KrhSeEPH5b94c44 K2RbooE4__EEz5l32oWWNTGF449LpyexK6cffAysHJkKz8wZF.

[16] MUNSTER P N, MOORE A P, ISMAIL-KHAN R, et al. Randomized trial using gonadotropin-releasing hormone agonist triptorelin for the preservation of ovarian function during (neo)adjuvant chemotherapy for breast cancer[J]. J Clin Oncol, 2012, 30(5): 533-538.

[17] DEL MASTRO L, BONI L, MICHELOTTI A, et al. Effect of the gonadotropin-releasing hormone analogue triptorelin on the occurrence of chemotherapy-induced early menopause in premenopausal women with breast cancer: a randomized trial[J]. JAMA, 2011, 306(3): 269-276.

[18] GERBER B, VON MINCKWITZ G, STEHLE H, et al. Effect of luteinizing hormone-releasing hormone agonist on ovarian function after modern adjuvant breast cancer chemotherapy: the GBG 37 ZORO study[J]. J Clin Oncol, 2011, 29(17): 2334-2341.

[19] TURNER N H, PARTRIDGE A, SANNA G, et al. Utility of gonadotropin-releasing hormone agonists for fertility preservation in young breast cancer patients: the benefit remains uncertain[J]. Ann Oncol, 2013, 24(9): 2224-2235.

[20] 李友生，陈江鸿. GnRH 拮抗剂和激动剂联合应用对环磷酰胺化疗中卵巢功能保护的实验研究 [J]. 中国医药导报，2011，8（36）：26-27.

[21] 相元翠. GnRH 拮抗剂和雌激素联合应用预防顺铂所致小鼠卵巢损害的实验研究 [D/OL]. 郑州：郑州大学，2011 [2022-12-13]. https://kns.cnki.net/kcms/detail/detail.aspx?dbcode=CMFD&dbn

ame=CMFD2012&filename=1011215993.nh&uniplatform=NZKPT&v=RF0Ii3lmBLpiOCPclSE9v O0cPVrW7-7pV7l5_MTjcValKOZqhtiz1FuMTUselKek.

[22] 曹泽毅. 中华妇产科学 [M]. 北京：人民卫生出版社，1999: 2431-2509.

[23] BEHRINGER K, BREUER K, REINEKE T, et al. A secondary amenorrhea after Hodgkin's lymphoma is influenced by age at treatment, stage of disease, chemotherapy regimen and the use of oral contraceptives during therapy: a report from the German Hodgkin Lymphoma Study Group[J]. J Clin Oncol, 2005, 23(30): 7555-7564.

[24] KNOBF M T. The influence of endocrine effects of adjuvant therapy on quality of life out comes in younger breast cancer survivors[J]. Oncoloqist, 2006, 11(2): 96-110.

[25] FADDY M J, GOSDEN R G, GOUGEON A, et al. Accelerated disappearance of ovarian follicles in mid-life: implications of forecasting menopause[J]. Hum Reprod, 1992, 7(10): 1342-1346.

[26] MEIROW D, NUGENT D. The effects of radiotherapy and chemotherapy on female reproduction[J]. Hum Reprod Update, 2001, 7(6): 535-543.

[27] DELIC J I, BUSH C, PECKHAM M J. Protection from procarbazine-induced damage of spermatogenesis in rat by androgen[J]. Cancer Research, 1986, 46(4 Pt 2): 1909-1914.

[28] CHENG C Y, GRIMA J, STAHLER M S, et al. Testins are structurally related Sertoli cell proteins whose secretion is tightly coupled to the presence of germ cells[J]. Biol Chem, 1989, 264(35): 21386-21393.

[29] GRIMA J, WONG C C, ZHU L J, et al. Testin secreted by Sertoli cells is associated with the cell surface, and its expression correlates with the disruption of Sertoli-germ cell junctions but not the inter-Sertoli tight junction[J]. Biol Chem, 1998, 273(33): 21040-21053.

[30] HORSTMAN M G, MEADOWS G G, YOST G S. Separate mechanisms of procarbazine spermatotoxicity and anticancer activity[J]. Cancer Research, 1987, 47(6): 1547-1550.

[31] 张红军，张克英，杨晋，等. 睾丸酮对小鼠生殖系统发育及生精功能的影响 [J]. 中国医学创新，2009, 6（13）：15-17.

[32] 唐霖，吴立新，汪俊. 枸杞多糖对电离辐射小鼠睾丸组织损伤的保护作用 [J]. 中成药，2015, 37（8）：1846-1848.

[33] 康伟祥，王振宇，陈思，等. 茶多酚干预紫外线辐射致雄性小鼠生殖系统损伤的实验研究 [J]. 湘南学院学报，2015, 17（1）：7-10.

[34] LUO P, LIU H Z. Antioxidant ability of squid ink polysaccharides as well as their protective effects on deoxyribonucleic acid DNA damage in vitro[J]. Afr J Pharm Pharmacol, 2013, 7(21): 1382-1388.

[35] 高林. 海参多糖对环磷酰胺致小鼠生殖系统受损拮抗作用的实验研究 [D/OL]. 青岛：青岛大学，2014 [2022-12-13]. https://kns.cnki.net/kcms/detail/detail.aspx?dbcode=CMFD&dbname=CMFD201501&filename=1014305261.nh&uniplatform=NZKPT&v=cECiCG2OlyQjR5rtdWlNAee30X3

AV_WM422n5440tgVRtHIVVAMtGBzeuikSUS98.

[36] TROUNSON A, LEETON J, BESANKO M, et al. Pregnancy established in an infertile patient after transfer of a donated embryo fertilised in vitro[J]. Br Med J (Clin Res Ed), 1983, 286(6368): 835-838.

[37] BEDOSCHI G, OKTAY K. Current approach to fertility preservation by embryo cryopreservation[J]. Fertil Steril, 2013, 99(6): 1496-1502.

[38] WALLACE W H, KELSEY T W, ANDERSON R A. Fertility preservation in prepubertal girls with cancer: the role of ovarian tissue cryopreservation[J]. Fertil Steril, 2016, 105(1): 6-12.

[39] DETTI L, MARTIN D C, WILLIAMS L J. Applicability of adult techniques for ovarian preservation to childhood cancer patients[J]. J Assist Reprod Genet, 2012, 29(9): 985-995.

[40] DONEEZ P J, DOLMANS M, DEMYLLE D, et al. Livebirth after orthototic transplantation of cryopreserved ovarian tissue[J]. Lancet, 2004, 364(9443): 1405-1410.

[41] SANFILIPPO S, CANIS M, SMITZ J, et al. Vitrification of human ovarian tissue: a practical and relevant alternative to slow freezing[J]. Reprod Biol Endocrinol, 2015,(13): 67.

[42] HERRAIZ S, NOVELLA-MAESTRE E, RODRÍGUEZ B, et al. Improving ovarian tissue cryopreservation for oncologic patients: slow freezing versus vitrification, effect of different procedures and devices[J]. Fertil Steril, 2014, 101(3): 775-784.

[43] WALLACE W H, SMITH A G, KELSEY T W, et al. Fertility preservation for girls and young women with cancer: population-based validation of criteria for ovarian tissue cryopreservation[J]. Lancet Oncol, 2014, 15(10): 1129-1136.

[44] BJELLAND E K, WILKOSZ P, TANBO T G, et al. Is unilateral oophorectomy associated with age at menopause? A population study (the HUNT2 Survey)[J]. Hum Reprod, 2014, 29(4): 835-841.

[45] DONNEZ J, DOLMANS M M. Ovarian cortex transplantation: 60 reported live births brings the success and worldwide expansion of the technique towards routine clinical practice[J]. J Assist Reprod Genet, 2015, 32(8): 1167-1170.

[46] YOGEV L, KLEIMAN S E, SHABTAI E, et al. Long-term cryostorage of sperm in a human sperm bank does not damage progressive motility concentration[J]. Hum Reprod, 2010, 25(5): 1097-1103.

[47] BRINSTER R L, ZIMMERMANN J W. Spermatogenesis following male germ-cell transplantation[J]. Proc Natl Acad Sci USA, 1994, 91(24): 11298-11302.

[48] YOKONISHI T, SATO T, KATAGIRI K, et al. In vitro spermatogenesis using an organ culture technique[J]. Methods Mol Biol, 2013(927): 479-488.

[49] ZHOU Q, WANG M, YUAN Y, et al. Complete meiosis from embryonic stem cell-derived germ cells in vitro[J]. Cell Stem Cell, 2016, 18(3): 330-340.

第六节

其他并发症

一、出血性膀胱炎

（一）定义

出血性膀胱炎（hemorrhagic cystitis，HC）是异基因造血干细胞移植后，泌尿系统常见的并发症。根据发生时间，分为早发型和迟发型两种类型。早发型多发生在预处理期间及其结束后 72 小时内，症状相对较轻，病程自愈。迟发型常发生在异基因造血干细胞移植 2 周后，发生的高峰时间在 ANC 植入 1 个月左右，症状相对较重，病程持续 1 周到数月不等，部分患者迁延不愈。

（二）临床表现

主要表现为镜下或肉眼血尿，伴有或者不伴有尿频、尿急、尿痛等膀胱刺激征，膀胱镜检查表现为膀胱黏膜局部或弥漫出血及炎症性改变。根据血尿程度，HC 临床分为以下四度：Ⅰ度，镜下血尿；Ⅱ度，肉眼血尿；Ⅲ度，肉眼血尿伴血凝块；Ⅳ度，血凝块梗阻尿道，需采取措施清除血凝块或外科处理。

（三）病因

早发型 HC 的发生主要与预处理损伤有关，最常见的是含有 CY 的预处理过程中，CY 的代谢产物丙烯醛可直接损伤膀胱黏膜引起出血性膀胱炎，CY 引起 HC 的风险与使用剂量相关[1]。另外 TBI、Bu、异环磷酰胺及 VP16 等药物也有报道与早发型 HC 相关。迟发型 HC 的发病机制尚不清楚，可能与多种因素有关，最常见的是病毒感染。对于异基因造血干细胞移植患者，尤其是单倍型造血干细胞移植及非血缘脐带血移植，免疫力低下，容易发生病毒入侵或体内潜伏的病毒激活，病毒可通过血行感染、尿道逆行感染、胃肠道局部淋巴播散等途径入侵膀胱黏膜。文献报道多种病毒激活可能与迟发型 HC 发生相关，尤其是多瘤病毒感染与迟发型 HC 的发生关系最为密切，另外 CMV 和腺病毒也可能与 HC 有关[1-5]。

除了病毒感染以外，也有迟发型 HC 与 GVHD 有关的报道。北京大学人民医院报道了 250 例接受异基因造血干细胞移植患者，72 例发生迟发型 HC，其中 11 例抗病毒治疗后迟发型 HC 长期不愈的患者给予糖皮质激素等免疫治疗后 HC 得到满意地控制，提示免疫反应可能参与了迟发型 HC 的发病过程。

Lunder 等通过队列研究，纳入 1 321 例接受异基因造血干细胞移植患者，比较了 HC 及非 HC 患者的临床差异，发现患者年龄低于 20 岁、男性患者、清髓性预处理、aGVHD、移植类型如 HLA 配型不合脐带血移植都是迟发型 HC 的独立危险因素，提示迟发型 HC 可能是一种多病因的疾病。

（四）治疗

1. 预防性治疗　对于使用包含 CY 为基础的预处理方案治疗的患者，使用美司钠、充分水化、碱化尿液和强迫利尿预防早发型 HC 在临床上取得了满意的疗效。对于迟发型 HC，因确切机制尚不明确，目前还缺乏有效的防治手段。由于病毒感染，尤其是 BK 多瘤病毒感染在迟发型 HC 发病中起重要作用，因此防止移植后 BK 多瘤病毒激活可能对预防迟发型 HC 起到一定作用。喹诺酮类药物被证实有一定抑制 BK 多瘤病毒复制的作用，同时还可以抗细菌。西多福韦在体内外均可有效抑制 BK 多瘤病毒复制，但是该药有肾脏毒性及骨髓抑制副作用，无论是膀胱内注射还是静脉内注射，均有肾脏损害的报道，以静脉注射肾脏损害患者发生率更高，因此在使用西多福韦抗 BK 多瘤病毒的同时，要严密监测肾脏功能。使用更昔洛韦静脉给药及缬更昔洛韦口服可减少 CMV 激活，可能对迟发型 HC 的预防有一定效果 [1, 5-6]。

2. 对症治疗　充分水化，每天按 3L/m² 进行补液，同时给予利尿和碱化尿液。血小板降低的患者输注血小板，并进行解痉和止痛。避免使用抗纤溶药物，防止血凝块堵塞尿路，加重病情。对于 Ⅲ～Ⅳ 度 HC，可进行经尿管或耻骨上膀胱切开，用生理盐水持续膀胱冲洗，膀胱内灌注前列腺素 E2、粒细胞 - 巨噬细胞集落刺激因子或纤维蛋白胶，以及应用重组角化细胞生长因子、雌激素、重组Ⅶ因子和高压氧治疗。抗病毒治疗对于病毒相关的 HC 有一定疗效。

由于免疫因素在迟发型 HC 发病过程中起着重要作用，因此，在抗病毒、充分水化和碱化尿液处理后仍疗效不佳时，可考虑进行抗 GVHD 治疗，包括使用糖皮质激素以及输注 MSC，糖皮质激素以泼尼松计算，可以使用至 1mg/（kg·d），7～10 天后疗效评估并调整用量。童娟等 [7] 报道 13 例儿童脐带血移植患者在移植后出现迟发型严重 HC，给予输注了 MSC，8 例患者在 MSC 输注后获得治愈，5 例患者症状改善，13 例患者 MSCs 治疗均有效。因此，对于移植后 HC 患者，如果在抗病毒、充分水化及碱化尿液后仍效果不佳，可以考虑输注 MSCs。

对于内科积极处理仍不能控制的患者，可考虑介入治疗选择性膀胱动脉栓塞，也可以选择外科手术干预，包括膀胱上尿道改流术。若所有方法都不能缓解，最后行膀胱切除术。

（五）小结

非血缘脐带血移植后出血性膀胱炎发病率较高，影响移植后患者生存质量及预后，但是对于迟发型出血性膀胱炎病因并不完全清楚，治疗方法并不成熟。通过早发现、早诊断及早治疗以提高患者生活质量，改善预后。

二、肝静脉闭塞病

（一）定义及发生率

肝静脉闭塞病（hepatic veno-occlusive disease，HVOD），也称为肝窦阻塞综合征（sinusoidal obstruction syndrome，SOS），是造血干细胞移植相关的肝脏毒副作用，也是早期严重的肝脏并发症，其发生率文献中报道的不等，为3%~54%，主要与是否存在公认的危险因素有关。采用TBI剂量超过12Gy联合CY预处理的方案中，SOS的发生率高达50%。SOS多在移植后35~40天内发生，多以高胆红素血症为首发表现，伴有肝脏体积增大、右上腹疼痛及压痛、腹水和体重增加，门静脉高压的表现多在胆红素升高后4~10天内出现。也有研究者认为出现门静脉高压、肾功能异常、呼吸衰竭及顽固性血小板降低时高度提示SOS，化验检查总胆红素升高最具特征，而转氨酶升高可在发病数周内出现，提示肝窦纤维化导致的肝细胞坏死。影像学可存在肝大、腹水、门静脉周围水肿、肝静脉血流减缓及胆囊壁水肿等表现，随着疾病的进展，还可以出现门静脉增宽、血流减慢、血栓形成等表现[8]。肝脏穿刺组织学改变包括肝窦增宽、肝窦内红细胞外渗、肝细胞坏死及中央静脉血管内皮下区域增宽等表现，晚期可见肝窦内广泛胶原纤维形成。诊断标准包括西雅图标准及巴尔的摩标准，西雅图标准需满足移植后20天内出现下列标准中的两项：①胆红素＞34.2μmol/L（2mg/dl）；②肝脏肿大或者右上腹疼痛；③体重与移植前相比增加超过2%。巴尔的摩标准需满足移植后21天内胆红素＞34.2μmol/L（2mg/dl），并且同时出现下列症状中的两条：①疼痛性肝脏肿大；②腹水；③体重与移植前相比增加超过5%。有研究把SOS按照严重程度划分为轻度（有临床表现，无需治疗，可完全恢复）、中度（需要利尿、止痛等治疗，可以完全恢复）以及重度（需要治疗，但是治疗无效死亡或移植后100天前不能恢复）。研究发现，超过70%的患者仅通过支持治疗可恢复，但是对于有以下表现的患者预后不佳：体重及胆红素快速上升、血清谷丙转氨酶超过750U/L、门静脉压力超过20mmHg（2.67kPa）、出现门静脉血栓以及因多器官功能不全需要透析或机械通气。

（二）病因

1. 化疗药物 研究表明，肝血窦内皮细胞和第3区肝细胞的损伤是SOS发生的关键步骤，而引起SOS的药物可减少肝血窦内皮细胞及肝细胞内的谷胱甘肽水平，使肝血窦内皮细胞和肝细胞对氧化应激和放射线更敏感。预处理方案中的CY和Bu在SOS的发生中起了非常重要的作用。CY的代谢产物4-氢过氧环磷酰胺及丙烯醛是主要的肝毒性物质，其中 4- 氢过氧环磷酰胺可将肝血窦内皮细胞内的谷胱甘肽减低 95%，而且对肝血窦内皮细胞的毒性明显高于肝细胞。Bu 也是引起 SOS 的重要药物，它可以诱导氧化应激、降低肝血窦内皮细胞的谷胱甘肽的水平，并可以改变 CY 的代谢。Bu 的血药浓度与 SOS 的发生相关，其药物浓度 AUC 大于 1 500μmol/（min·L）的患者 SOS 的发生率明显高于 AUC 小于 1 500μmol/（min·L）的患者。Bu 的给药途径也与 SOS 的发生相关，静脉给药 Bu 患者的 SOS 发生率及 SOS 相关死亡率明显低于口服 Bu 患者，多因素分析中 Bu 口服给药是 SOS 发生的独立危险因素，原因可能与静脉给药可以保持比较平稳的血药浓度有关。除此之外，吉妥珠单抗 – 奥加米星也被认为与 SOS 发生相关，在 CY 为基础的预处理方案前接受了高剂量吉妥珠单抗 – 奥唑米星的患者移植后 SOS 的风险为 15%～40%。卡莫司汀也可引起 SOS。

2. TBI TBI 被认为是 SOS 的重要危险因素，而且研究发现 TBI 剂量、剂量率与移植后 SOS 的发生显著相关，使用 TBI 剂量为 10Gy、12～14Gy 及大于 14Gy 的患者中，SOS 的发生分别为 1%、4%～7%、20%，同一剂量单次照射 SOS 发生高于分次照射。

3. 其他危险因素 下列因素可能也与移植后 SOS 发生相关：年龄小于 2 岁、高龄、女性、疾病进展、疾病类型、既往有放射线暴露病史、曾使用万古霉素或两性霉素 B、大剂量丙种球蛋白、预处理前转氨酶升高（谷丙转氨酶大于正常值上限 4 倍）、使用配型不合供者或无关供者、二次移植、CMV 状态、预处理期间是否发热等。使用 CSA 预防 GVHD 治疗的小于 8 岁低龄儿童及联合使用西罗莫司预防 GVHD 的患者也增加了 SOS 的发生率[9]。

（三）临床特征

经典型 SOS 在预处理几天后出现胆红素升高、肝大、右上腹疼痛和体重增加伴有腹水及水肿。迟发型 SOS 与经典型有相同的临床症状，但是症状在干细胞移植后较迟时间出现，1/3 患者在出院后出现。迟发型 SOS 主要在使用包含 Bu、Mel 或 TT 任一种烷化剂预处理方案后，约 1/3 患者表现双期过程，伴有初始及短暂峰值被定义为迟发时期。

SOS 伴有多器官功能衰竭的表现为既往症状基础上出现血小板减少、胸腔积液、肺浸润、肾功能不全、心肺功能不全、意识模糊、脑病及昏迷。

（四）诊断及鉴别诊断

对于继发于造血干细胞移植后的 SOS，中国尚未有自己的诊断标准。2017 年的"南京标准"规定了服用吡咯里西啶生物碱导致 SOS 的诊断标准，符合以下三项或通过病理确诊，同时需排除其他已知病因所致肝损伤：腹胀和 / 或肝区疼痛、肝大或腹水；血清总胆红素升高或其他肝功能异常；典型的增强 CT 或 MR 表现。

在诊断 SOS 前，需排除其他原因所致的上述症状。部分患者在移植后期出现 SOS，其他检查可以补充 SOS 诊断，包括以下内容。①肝脏血流动力学检查（通过颈静脉及股静脉穿刺检测），仅用于确定 SOS 的诊断。对于既往没有肝脏疾病，出现肝静脉压力梯度超过 10mmHg 即可以高度特异地诊断 SOS，但是肝静脉压力梯度正常不能排除 SOS。②肝脏活检。肝脏病理检查可见肝小静脉非栓塞性同心圆性狭窄，为典型的 SOS 病理变化，同时也有非典型的 SOS 病理变化，包括肝小静脉腔偏心性狭窄和硬化。但是，造血干细胞移植后出现此病变的患者因血栓导致血小板下降，限制了腹壁肝脏穿刺，而在症状好转时再行肝脏活检，SOS 病程的肝脏可能已经自然修复，因此病理正常亦不能排除 SOS。③肝脏超声。检查可见多种异常，如腹水和肝脏肿大，但都不是特异性改变。④生物学研究。尽管显示 SOS 患者的血清纤溶酶原激活物抑制物 −1 水平显著升高，血管性血友病因子升高，对于使用西罗莫司预防 GVHD 患者发生 SOS 时常出现 E 选择素升高，但在临床诊断上作用尚不明。

在确定 SOS 诊断前，能引起相似临床症状和特征的疾病需要尽可能地排除，包括：真菌、病毒及肝脓肿等感染，以及免疫性肝功能异常（包括肝脏 GVHD 及自身免疫性肝炎）、药物引起的肝脏毒性（包括 CSA、唑类抗真菌药物、甲氨蝶呤、复方磺胺甲基异噁唑、孕激素、全胃肠外营养）、降低肝脏静脉回流性疾病，另外还有充血性心力衰竭、肾功能不全、液体过多、缩窄性心包炎等导致静脉内血容量增多的疾病，以及其他原因包括胰源性腹水、乳糜性腹水或者肝脏浸润所致的腹水。

（五）治疗

1. **预防性治疗** ①避免高危因素：出现急性肝炎的患者，在病情许可的情况下，推迟造血干细胞移植的时间；调整 Bu 剂量或者使用静脉 Bu 制剂，CY 先前使用，然后使用 Bu，采用分次 TBI 治疗，避免使用肝毒性药物等等；对于 SOS 高危患者，使用减低强度预处理。②药物预防：肝素钠 100u/（kg·d）持续静脉输注；PGE1 0.3μg/（kg·h）持续静脉滴注；熊去氧胆酸 600～900mg/d；低分子肝素；去纤苷；重组人凝血酶调节蛋白 [10, 11, 12]。

2. **对症支持治疗** 支持治疗是 SOS 最重要的治疗手段，控制盐和水摄入维持电解质平衡，通过输注白蛋白及血浆来维持血液容积及肾脏灌注。体外实验证明，去纤苷能够保护内皮细胞，在内皮细胞处能够重建止血与纤溶的平衡。去纤苷具有纤溶、抗血栓、抗炎、抗凝、降低 GVHD 作用，欧洲和美国都建议使用去纤苷治疗 SOS。使用去纤苷能够显著降低 SOS 相关死亡率，从而提高患者生存率。Lee 等报道 [13] 用 N- 乙酰半胱氨酸治疗 9 例儿童 SOS，在诊断后 4～16 天，患者全部恢复正常出院。Hirakawa[10] 等报道重组人血栓调节素治疗 1 例异基因造血干细胞移植后出现迟发性重症 SOS，取得较好疗效。Kim[14] 用 AT- Ⅲ治疗 SOS，其中 13 例患者单独使用 AT- Ⅲ，12 例患者取得了较好疗效。另外也可以采用经颈静脉肝内门腔内支架分流术（TIPS）进行血液分流，也有进行外科手术或肝脏移植治疗的报道 [15]。

（六）小结

SOS 是异基因造血干细胞移植后常见并发症，与预处理毒性有关系，症状主要出现在移植后 3 周内。造血干细胞移植期间以肝素钠或低分子肝素及前列腺素 E1 预防，治疗主要以控制钠水摄入控制体重和补充白蛋白减轻水肿为主，另外可使用去纤苷、血栓调节素和 *N-* 乙酰半胱氨酸。严重 SOS 患者死亡率较高，内科治疗效果不佳时可考虑外科手术。

（耿良权）

参考文献

[1] ATILLA E, YALCINER M, ATILLA P A, et al. Is cytomegalovirus a risk factor for haemorrhagic cystitis in allogeneic haematopoietic stem cell transplantation recipients?[J]. Antivir Ther, 2018, 23(8): 647-653.

[2] ATILLA E, ATEŞ C, USLU A, et al. Prospective analysis of hemorrhagic cystitis and BK viremia in allogeneic hematopoietic stem cell transplantation[J]. Turk J Haematol, 2020, 37(3): 186-192.

[3] SATYANARAYANA G, HAMMOND S P, BROGE T A, et al. BK polyomavirus reactivation after reduced-intensity double umbilical cord blood cell transplantation[J]. Transpl Immunol, 2015, 32(2): 116-120.

[4] HOSOKAWA K, YAMAZAKI H, NAKAMURA T, et al. Successful hyperbaric oxygen therapy for refractory BK virus-associated hemorrhagic cystitis after cord blood transplantation[J]. Transpl Infect Dis, 2014, 16(5): 843-846.

[5] YANAGISAWA T, SAITO S, KATSUYAMA Y, et al. Successful induction of therapeutic urinary concentration by intravenous ganciclovir and oral valganciclovir with remission of adenoviral hemorrhagic cystitis after cord blood transplantation[J]. Pediatr transplant, 2018, 22(6): e13241.

[6] COOMES E A, WOLFE JACQUES A, MICHELIS F V, et al. Efficacy of cidofovir in treatment of BK virus-induced hemorrhagic cystitis in allogeneic hematopoietic cell transplant recipients[J]. Biol Blood Marrow Transplant, 2018, 24(9): 1901-1905.

[7] TONG J, LIU H L, ZHENG C C, et al. Effects and long-term follow-up of using umbilical cord blood-derived mesenchymal stromal cells in pediatric patients with severe BK virus-associated late-onset hemorrhagic cystitis after unrelated cord blood transplantation[J]. Pediatr Transplant, 2020, 24(2): e13618.

[8] OKAMURA H, HAYASHI Y, NAKAMAE H, et al. Use of per rectal portal scintigraphy to detect portal hypertension in sinusoidal obstructive syndrome following unrelated cord blood

transplantation[J]. Acta Haematol, 2013, 130(2): 83-86.

[9] LEWIS C, KIM H T, ROEKER L E, et al. Incidence, predictors, and outcomes of veno-occlusive disease/sinusoidal obstruction syndrome after reduced-intensity allogeneic hematopoietic cell transplantation[J]. Biol Blood Marrow Transplant, 2020, 26(3): 529-539.

[10] 平川経晃，田中喬，松三絢弥，他. 遺伝子組み換えトロンボモジュリン，ステロイド，腹腔内圧管理が有効であった最重症遅発性肝類洞閉塞症候群 [J]. 臨床血液，2020，61（7）：734-739.

[11] RICHARDSON P G, SMITH A R, KERNAN N A, et al. Pooled analysis of Day 100 survival for defibrotide-treated patients with hepatic veno-occlusive disease/sinusoidal obstruction syndrome and ventilator or dialysis dependence following haematopoietic cell transplantation[J]. Br J Haematol, 2020, 190(4): 583-587.

[12] EL-SERAFI I, REMBERGER M, RINGDÈN O, et al. Reduced risk of sinusoidal obstruction syndrome of the liver after busulfan-cyclophosphamide conditioning prior to allogeneic hematopoietic stem cell transplantation[J]. Clin Transl Sci, 2020, 13(2): 293-300.

[13] LEE A C, AUNG L. Treatment of hepatic veno-occlusive disease in children with N-acetylcysteine[J]. Pediatr. Blood Cancer, 2019, 66(2): e27518.

[14] KIM M, RAO S, EICKHOFF J C, et al. A retrospective analysis of antithrombin Ⅲ replacement therapy for the treatment of hepatic sinusoidal obstruction syndrome in children following hematopoietic stem cell transplantation[J]. J Pediatr Hematol Oncol, 2020, 42(2): 145-148.

[15] KIM I D, EGAWA H, MARUI Y, et al. A successful liver transplantation for refractory hepatic veno-occlusive disease originating from cord blood transplantation[J]. Am J Transplant, 2002, 2(8): 796-800.

第七章
脐带血移植后的感染

第一节
脐带血移植后感染概述

UCBT 由于具有移植物来源丰富，获得迅速，并具有 HLA 错配的高容许性，且 GVHD 发生率低、程度轻等特点，为需要接受异基因造血干细胞移植的患者提供了一种可供选择的途径[1]。目前脐带血移植的安全性和有效性在临床实践中不断得到验证，已广泛应用于治疗儿童及成年人恶性及非恶性血液系统疾病。虽然脐带血移植在临床上取得了较大的进展，但由于单份脐带血细胞数量有限及其免疫的不成熟，UCBT 后免疫重建延迟和长时间的中性粒细胞减少导致移植后感染的风险明显增加。有报道移植相关死亡率可高达 50%，其中感染是首要因素，特别是移植后 6 个月内[2]。

感染源包括细菌、病毒、真菌以及寄生虫，也有结核分枝杆菌和非典型分枝杆菌的报道。其中，细菌感染是脐带血移植后最常见的感染源，常见的有肠杆菌科、葡萄球菌及肠球菌等，对患者的危害甚至高于移植失败，与高死亡率相关。CMV 和人类疱疹病毒（HHV）-6 是 UCBT 后最常见的病毒感染，大多数情况下，HHV-6 感染表现为无器官损害的病毒血症，多在 UCBT 后早期发生。侵袭性霉菌感染最主要的两种致病菌为假丝酵母菌（念珠菌）和曲霉菌，目前广泛预防性使用唑类抗真菌药物可能改变了 Allo-HSCT 人群侵袭性真菌感染的流行病学。而分枝杆菌感染在 Allo-HSCT 受体中并不常见，大多数病例与中心静脉导管感染有关。另外，肺结构的改变，如支气管扩张合并闭塞性细支气管炎综合征，可能使患者在移植后更容易感染非结核分枝杆菌。目前，由于加强了对 CMV 和 HHV-6 的再活化筛查，并通过及时治疗大大降低了病毒感染致死率[3]，但严重的细菌感染与 NRM 直接相关[4]。尽管发病率文献报道不一，但多数研究认为与骨髓移植及外周血 Allo-HSCT 相比，UCBT 后并发感染的风险更大，且感染严重，致死率高。当然，在供体选择和临床实践方面的进展正逐步改善 UCBT 的临床结果。Spees 等[5]一项回顾性队列研究报道了过去 20 年儿童 UCBT 术后的存活率得到了显著提高，其中感染相关死亡率的降低，尤其是侵袭性曲霉病的死亡率下降是生存率提高的最大原因，与预防使用伏立康唑抗真菌有关。

一、危险因素

UCBT 受体多存在免疫功能缺陷，加之预处理造成的粒细胞缺乏及黏膜损害等毒副作用，使其成为感染的高危人群，导致感染相关性死亡率（infectious-related mortality，IRM）上升。目前认为 UCBT 后发生感染的危险因素主要包括以下内容。

（一）移植前患者的疾病状态

移植前患者的疾病状态与 UCBT 的过程及结果密切相关。移植前处于疾病稳定期的患者总体生存率要明显高于终末期白血病患者。此外，患者移植前的住院时间暴露越长，院内感染的概率越高。有文献报道[6]Allo-HSCT 时高危疾病状态以及从诊断明确到移植时间＞261 天，与移植前发生血流感染（bloodstream infections，BSI）有显著相关性（$P<0.05$），这也间接构成了移植后感染的危险因素。

（二）预处理方案

移植前大剂量的放化疗可造成天然防御屏障破坏，如口腔、消化道黏膜损伤，骨髓抑制期中性粒细胞缺乏。预处理方案，特别是 ATG 的应用，可以明显影响 T 细胞的免疫重建过程，由此导致的免疫功能低下是 HSCT 后早期感染的重要原因，故对一部分高危患者采用 RIC 可望降低 MAC 带来的感染风险[7]。有报道[8]称在 UCBT 中，大剂量 CY 联合 Flu 预处理方案可促进脐带血干细胞的移植，促进移植后免疫重建，改善总体生存率。

（三）移植情况

在造血重建前持续的粒细胞缺乏期是感染的高危因素。UCBT 因移植物细胞数量有限，造血重建时间明显长于亲缘移植及非血缘外周血干细胞移植，且移植物缺乏足够成熟的记忆淋巴细胞和树突状细胞，细胞免疫及体液免疫重建延迟，导致患者感染风险增加。有文献[9]指出感染的发生率、严重程度、持续时间均与粒细胞计数成负相关，而感染的频率与中性粒细胞缺乏持续时间相关。

另外，HLA 配型不全合的受体使用免疫抑制剂时间较长，且 GVHD 发生率更高，导致免疫抑制剂和糖皮质激素用量增加，也相应增加了感染风险。

（四）GVHD

GVHD 是 Allo-HSCT 极为常见的并发症，Allo-HSCT 后 aGVHD 的发生与早期感染发生率呈正相关，且Ⅱ～Ⅳ度 aGVHD 患者的感染发生率明显高于 0～Ⅰ度 aGVHD 患者。GVHD 可破坏固有黏膜屏障的完整性，为控制 GVHD 而应用的免疫抑制剂和 / 或糖皮质激素可进一步导致免疫机能下降，同时感染所导致体内大量炎症因子释放亦可促进 GVHD 的发生发展，二者互为因果，导致病情进一步恶化。

（五）其他因素

其他因素包括侵入性操作如中心静脉导管的留置、大量成分输血、无菌操作欠缺造成的污染等。

二、感染分期

（一）早期感染

UCBT 后 30 天内发生的感染称早期感染，主要原因有：移植前的放化疗预处理导致患者免疫系统抑制和黏膜损伤、aGVHD 及大量免疫抑制剂应用、中性粒细胞缺乏、患者住院时间长、院内感染、各种侵入性操作如长期插入导管等，是移植后早期的主要并发症，也是常见的死亡原因之一。

UCBT 后中性粒细胞缺乏期通常持续 2～3 周，此时患者造血及免疫功能尚未重建，极易并发细菌性感染，不同地区和移植中心报道的发生率不一，但多数在 50% 以上[4]，首次感染发生的中位时间不等，高峰时间多为移植后 4～9 天。感染发生的部位以血流感染最常见，其次为呼吸道、胃肠道等部位，且感染多以单一部位为主。2015 年 Sanz 等[10]报道 UCBT 后（+7 天、+14 天、+30 天）至少发生过一次 BSI 的累积发病率分别为 21%、29%、34%，首次发病的中位时间是 +10 天，并指出早期 BSI（<7 天）是成人接受 UCBT 发生非复发性死亡的独立危险因素，也是一个强有力的独立的中性粒细胞恢复预测因子，关乎移植的成功与否。BSI 干扰移植的确切机制尚不清楚，推测细菌内毒素或宿主细胞因子可能阻碍了脐带血祖细胞的归巢和分化。因此，防治早期的细菌感染尤为重要。

早期感染病原体中绝大多数为细菌，占 90% 以上，国内报道[11, 12]以革兰氏阴性菌居首位，而在国外，多数报道以革兰氏阳性菌为主[6]。血流感染中最常见的革兰氏阴性菌包括大肠埃希菌[10]、铜绿假单胞菌、肺炎克雷伯菌。大肠埃希菌为条件致病菌，在人体抵抗力降低和免疫功能抑制时易侵入机体引起严重感染和败血症。近几年来，其他非发酵菌如鲍曼不动杆菌，嗜麦芽窄食单胞菌的感染比例升高。革兰氏阳性菌的感染有逐渐增多的趋势，最常见的有表皮葡萄球菌、金黄色葡萄球菌、溶血性链球菌等。表皮葡萄球菌属正常菌群类型，需要多次培养阳性以确认分离出来的细菌是真正的致病菌而非污染。金黄色葡萄球菌血流感染并不常见，但这种细菌毒力很强，需要立即有效的抗感染治疗。口腔黏膜常常是溶血性链球菌侵入的门户，因此，在有放化疗引起的胃炎或者口腔溃疡的病人，链球菌感染的风险较大，需引起临床重视。

（二）中晚期感染

移植后中期（30~100天）骨髓造血功能逐渐恢复，外周血细胞数量恢复正常，但免疫细胞功能仍较弱，尤其是淋巴细胞亚群及其功能还未恢复正常，同时还可能受到多种因素的影响，如受体年龄、供体类型、预处理方案、移植物T细胞耗竭以及应用预防GVHD药物等，感染仍不容忽视，如革兰氏阴性菌所致的菌血症可因aGVHD对胃肠黏膜屏障的破坏而发生，革兰氏阳性菌所致的菌血症常与中心静脉导管感染相关。总体上此阶段细菌感染的比例下降，但由于细胞免疫重建过程复杂而缓慢，肺部侵袭性真菌感染及以CMV、HHV-6等病毒再激活率上升。

移植后晚期（>100天）免疫功能逐渐恢复，但细胞免疫和体液免疫仍然处于较低水平。如合并cGVHD，免疫缺陷可能会持续数月甚至数年，单核-吞噬细胞系统的功能也会出现严重的障碍。此时患者多已回到社区，预防用药和快速诊断往往不能实现，可能会出现反复的细菌感染，尤其是有荚膜的细菌，包括肺炎链球菌、流感嗜血杆菌、脑膜炎奈瑟菌等，同时该阶段可伴有病毒的再激活，水痘-带状疱疹病毒（varicella-zoster virus，VZV）多见。

第二节

脐带血移植后细菌感染

一、细菌感染的诊断

脐带血移植后患者感染的临床表现不典型，发热往往是唯一的表现。如患者口腔温度单次测定≥38.3℃（腋温≥38℃）或≥38℃（腋温≥37.7℃）持续1小时以上，且除外其他原因如药物、输血、PES及GVHD等所致的发热，即诊断为感染性发热。感染危险度分为高危和低危。高危患者须符合以下任一条标准：①严重中性粒细胞缺乏（<0.1×10⁹/L）或预计中性粒细胞缺乏超过7天；②有以下任何一项临床合并症，包括血流动力学不稳定、口腔或胃肠道黏膜炎（吞咽困难）、胃肠道症状（腹痛、恶心、呕吐或腹泻）、新发的神经系统改变或精神症状、血管内导管感染（尤其是导管腔道感染）、新发的肺部浸润或低氧血症或有潜在慢性肺部疾病；③肝功能不全（转氨酶水平>5倍正常上限）或肾功能不全（肌酐清除率<30ml/min）。低危患者指中性粒细胞缺乏在7天内消失，无活动性合并症，同时肝、肾功能正常或损害较轻且稳定。UCBT后患者均按照高危患者诊治。

二、细菌感染的处理原则

移植后患者炎症的症状和体征常不明显，病原菌及感染灶也不明确，发热可能是感染的唯一征象，如没有给予及时恰当的抗菌药物治疗，感染相关死亡率极高。因此，参考美国感染病学会（Infectious Diseases Society of America，IDSA）《发热和中性粒细胞缺乏患者治疗指南》（简称 IDSA 指南）[13]、第 4 届欧洲白血病感染会议发布的《欧洲细菌耐药时代中性粒细胞减少症患者发热经验治疗指南》（简称 ECIL-4 经验治疗指南）[14] 和《欧洲细菌耐药时代中性粒细胞减少症患者发热目标治疗指南》（简称 ECIL-4 目标治疗指南）[15] 及《中国中性粒细胞缺乏伴发热患者抗菌药物临床应用指南（2016 年版）》[16]，结合我院移植病房流行病学资料、细菌耐药检测数据以及抗菌药物临床应用经验总结，制定以下基本原则。

粒细胞缺乏期初次发热时应进行详细体格检查，以便发现感染的隐匿部位，但仍有相当一部分患者无法明确感染来源。C 反应蛋白、降钙素原等感染相关指标作为常规检查有助于判断感染程度，同时进行血培养检查，畏寒、寒战时采集标本阳性率更高。如果存在 PICC 或 CVC，一套血标本从导管管腔采集，另一套从外周静脉采集。如为双导管置管者，则分别采集不同导管管腔血标本及一套外周静脉血标本进行培养，采血量为每瓶 5 ~ 10ml（幼儿或儿童采血量为每瓶 2 ~ 5ml）。经验性抗菌药物治疗后如患者仍持续发热，可以每隔 2 ~ 3 天重复一次培养。同时根据临床表现，对可能感染部位进行相应的微生物学检查，包括各种分泌物、排泄物等。

初始经验性抗菌药物可以有效降低细菌感染所致的严重并发症和病死率[17]，是目前临床普遍采用的方案，选用原则是覆盖可致严重并发症或威胁生命的最常见和毒力较强的病原菌，直至获得准确的病原学培养结果。作为中性粒细胞缺乏感染的高危患者，首选静脉应用抗菌药物，选择必须兼顾铜绿假单胞菌和其他严重革兰氏阴性菌的广谱抗菌药物。脐带血移植患者早期感染以血流感染为主[18]，革兰氏阴性菌占 60% 左右，大肠埃希菌、肺炎克雷伯菌、铜绿假单胞菌为主要致病菌，因此初始经验性抗菌治疗时首选碳青霉烯类联合氨基糖苷类药物，而喹诺酮类易诱导耐药而不作为联合药物的首要选择。对既往有产碳青霉烯酶菌或耐药非发酵菌定植或感染史者，可考虑选择 β- 内酰胺酶抑制剂复合制剂联合磷霉素、替加环素、头孢他啶阿维巴坦等药物。如同时存在以下症状之一则同时联合抗革兰氏阳性菌药物：①血液动力学不稳定；② X 线影像学确诊的肺炎；③在最终鉴定结果及药敏试验结果报告前，血培养为革兰氏阳性菌；④临床疑有导管相关严重感染（例如经导管输液时出现寒战以及导管穿刺部位蜂窝织炎、导管血培养阳性结果出现时间早于同时外周血标本）；⑤任何部位的皮肤或软组织感染；⑥耐甲氧西林金黄色葡萄球菌、耐万古霉素肠球菌或耐青霉素肺炎链球菌定植；⑦预防性应用氟喹诺酮类药物或经验性应用头孢类时出现严重黏膜炎。对于初始经验性治疗方案有效，体温控制、病情稳定的患者，碳青霉烯类药物应用 5 ~ 7 天予以降阶梯继续维持。如超过 48 小时仍反复高热或无明显体温峰值下降，需对治疗方案重新评估：①监测C反应蛋白、降钙素原，复查血培养，必要时完善G试验、GM试验；②初始经验性抗菌药物未覆盖革兰氏阳性菌；③耐药菌株感染；④真菌感染；⑤合并免疫因素如出现植入前综合征等，同时血培养及药敏结果作为感染病原体的直接证据需考虑入药物调整方案中。

对于移植后患者应用抗生素维持时间尚无明确定论，指南[16]推荐至少维持至ANC≥0.5×10^9/L。对于特殊部位感染须延长应用时间，如肺部感染至少应用2~3周，耐药菌及血流感染至少应用至首次血培养阴性后2周，深部组织感染、心内膜炎、化脓性血栓性静脉炎或接受适当抗菌药物治疗并拔除导管后仍有持续性血流感染>72小时者则需要应用抗菌药物4周以上或病灶愈合、症状消失。由于脐带血移植后早期免疫重建延迟，感染可能出现反复，需结合临床实际情况决定有效方案。

三、UCBT后结核感染

造血干细胞移植术后早期细胞免疫功能缺陷是结核分枝杆菌感染的高危因素，文献报道[19]患病率为0.1%~5.5%。结核感染来源有原发性感染和潜伏病灶的复燃，后者被认为是主要来源。患者容易并发其他病原体感染及移植后并发症，结核感染的临床特征通常被其他细菌、真菌、病毒及非感染症状所掩盖，缺乏典型性。UCBT相比较于其他HSCT受体结核感染有以下自身特点：①发病时间提前，多为早期感染；②在UCBT受者中，结核累及不止于肺部，而是以一种暴发形式出现，且多为系统性播散；③组织学检查显示干酪样坏死肉芽肿缺失[19]，提示T细胞功能受损；④联合抗结核治疗疗效有限，死亡率高。因此，对免疫缺陷的UCBT受体结核病的早期诊断至关重要，但常规的结核抗体、结核菌素纯蛋白衍生物试验等因患者免疫缺陷而无反应，尽管结核杆菌培养阳性是结核杆菌诊断的金标准，但培养耗时往往导致诊断延迟。目前，外周血的PCR检测结核病具有很高的特异性，但敏感性较差。

移植前须做好结核的筛查，移植后UCBT受体出现不明原因的发热鉴别诊断中需考虑结核感染的可能，尤其对于有结核接触史的患者[20]。一旦确诊后，须立即给予足量、足疗程标准方案的抗结核治疗，高度怀疑而又无法确诊者，可以进行诊断性抗结核治疗。

四、UCBT后中枢神经系统感染

移植后中枢神经系统（central nervous system，CNS）感染与患者的免疫状态关系极为密切，Allo-HSCT后的感染可出现在移植后全血细胞减少阶段、免疫抑制剂治疗、GVHD阶段，也可发生于免疫功能恢复阶段。Balaguer等[21]2017年回顾性分析了343例UCBT患者，其CNS感染的5年总发病率为8.2%，与接受人类白细胞抗原匹配的同胞移植（human leukocyte antigen-matched sibling transplantation，HLA-MST）患者相比更为频繁，发病的中位时间为移植后 100 天，5 年存活率仅为 18%，考虑与 UCBT 的免疫恢复延迟及治疗急性或慢性 GVHD 应用大剂量的类固醇激素有关。

在致病微生物方面，最常见的感染是真菌和病毒[21]，细菌感染比例低。CNS 细菌感染多继发于全身感染，需要警惕的是近年来结核分枝杆菌感染率有所增高。真菌感染中，曲霉菌是最常见的，其次是念珠菌和毛霉菌，预后极差。病毒感染以 HHV-6 发病率最高，少见的有 CMV、VZV 等。另外，弓形虫是最常见的 CNS 寄生虫感染[21]，典型的弓形体脑炎多在 UCBT 后 40 天内发病，致死率高。

CNS 感染的诊断需结合病史、流行病学资料、宿主因素、临床表现、实验室检查以及影像学表现等综合分析，早期诊断和及时治疗是降低病死率的关键。

五、细菌感染的预防

（一）移植时防护措施

感染控制措施的落实和减少人与人之间的接触传播是感染预防的最重要环节[22]。

1. 医护人员洗手是避免感染源在患者之间和医患之间传播的最重要的措施。接触预防和手部消毒可以预防医院感染，如医护人员患有传染性疾病（如疱疹、肠胃炎、呼吸道感染等）应被限制直接对患者的护理，以防止其疾病的传播。

2. 患者需要保证单独的卫生设施，以避免耐药菌在患者之间传播。肠道灭菌减少内源性感染及无菌饮食对于预防感染也是必要的，尽量不吃新鲜水果和生菜。

3. 所有接受移植的患者均要入住空气层流病房，且具备高效空气过滤系统，这种过滤器能够去除直径大于 0.3mm 的颗粒。

4. 由于大部分病原菌是来源于体内菌群，而这些菌群往往是入院后获得的，因此，对院内细菌和真菌的监测很有必要，尤其是细菌培养监测有助于明确耐药菌。

5. 控制导管相关感染风险，包括静脉置管的位置、粗细及类别选择、置管时间的长短、置管的无菌操作及期间的护理等。

（二）移植前预防应用抗菌药物

关于移植前预防性使用广谱抗菌药物是否可以发挥有效的预防作用，以达到清除体内各种细菌的目的，目前临床仍存在一定的争议。国外有文献[23]指出移植前预防应用抗生素（包括氟喹诺酮类、环丙沙星、三甲基磺胺甲噁唑等）可以降低移植后发热频次，减少菌血症及感染相关死亡率。但是在实施的几项临床对照试验中，仅有部分结果提示可以降低感染的发生。三甲基磺胺甲噁唑对铜绿假单胞菌没有抗菌活性，后者是移植后患者的主要致病菌之一，由于该药可能会引起植入延迟、诱导耐药菌而使用受限。口服环丙沙星能够达到满意的血药浓度，但对大多数耐甲氧西林葡萄球菌没有活性。氟喹诺酮药物耐药日趋严重，可能会增加链球菌感染的风险。因此目前移植前减少应用广谱抗菌药物主要原因是患者不能耐受、耐药菌增加、缺乏降低总死亡率的有效证据。对于移植前已存在明确致病微生物的感染，应使用有针对性的窄谱抗菌药，以免导致菌群的失调[24]，或者诱导耐药菌及真菌感染的机会。

（三）脐带血移植前移植物选择

每份 CB 细胞数量有限，一般仅为骨髓或动员的外周血收集获得的细胞数量的 10%。相对细胞数量低的脐带血移植，必然会导致中性粒细胞恢复延迟从而增加感染风险。因此，UCBT 面临的主要挑战之一是找到增加造血干细胞和造血祖细胞数量的方法，或者使成功进入骨髓微环境的造血干细胞比例增加。解决的方法包括 dUCBT，体外扩增技术，促进归巢能力等[25, 26]，其中，最广为人知和使用最广泛的是 dUCBT[27]。国外有研究表明相对于常规的 UCBT，dUCBT 和体外扩增脐带血 HSC/HPC 对移植后 100 天内的感染率有积极影响。然而这些体外扩增脐带血技术往往需要双份脐带血，而双份脐带血又会带来 GVHD 发病率增加、血小板恢复时间延长和较高的移植费用等一系列问题，且扩增后的脐带血细胞归巢及增殖能力显著降低，常导致其早期植入能力明显受损，故临床上治疗作用仍然相当有限。本中心所采用的单份脐带血移植体系，采用不含 ATG 等预处理、CSA 联合短程 MMF 的 GVHD 预防方案，促进脐带血植入并有效缩短中性粒细胞缺乏时间，提高植入率同时促进免疫功能重建，能够有效降低感染风险。

第三节

脐带血移植后真菌感染

一、流行病学

侵袭性真菌病（invasive fungal disease，IFD）指真菌侵入人体，在组织、器官或血液中生长、繁殖，并导致炎症反应及组织损伤的疾病。近年国内外流行病学研究显示，血液病患者 IFD 的总体发病率呈现上升趋势。通常情况下，中性粒细胞和巨噬细胞介导的固有免疫足以控制真菌感染，而 Allo-HSCT 常伴随持久而深度的免疫抑制、固有免疫缺陷，导致 IFD 的高发。国内前瞻性、多中心流行病学研究［血液肿瘤和干细胞移植患者侵袭性真菌感染的多中心前瞻性观察研究（CAESAR 研究）］显示，在接受 HSCT 的患者中，确诊和临床诊断 IFD 的发生率为 7.7%，拟诊 IFD 发生率为 19.0%。Allo-HSCT 和 Auto-

HSCT 1 个月内 IFD 发生率相近，在移植 6 个月后，Allo-HSCT 治疗者的确诊和临床诊断 IFD 的累积发生率显著高于 Auto-HSCT，Allo-HSCT 中 HLA 全相合亲缘供体、HLA 相合非血缘供体和亲缘单倍型供体移植组 IFD 累积发生率分别为 4.3%、12.8% 和 13.2%。

曲霉菌和念珠菌是 IFD 最主要的两种致病菌。国外研究显示真菌血症以念珠菌多见，念珠菌（特别是白念珠菌）感染发生率逐步下降，曲霉菌感染发生率逐步升高。国内多中心研究显示，血液病化疗患者 IFD 的病原菌以念珠菌为主，化疗患者中 MDS、AML 患者 IFD 发病率更高。而对于移植后患者，IFD 以曲霉菌感染为主，其次是念珠菌。有研究报道，确诊和临床诊断 IFD 且明确病原学的 51 例 HSCT 治疗者中，曲霉菌占 36 例（70.6%），念珠菌占 14 例（27.5%），而其他菌属如毛霉菌仍相对少见。国外一项多中心研究报道，异基因 HSCT 术后侵袭性念珠菌病患者诊断后 12 周内病死率高达 49%，侵袭性曲霉菌患者病死率达到 35% ~ 67%。IFD 的较高发生率及病死率使其成为影响造血干细胞移植患者术后总生存期的重要因素。

二、危险因素及评估

导致临床侵袭性真菌感染的危险因素众多，常见因素包括：①疾病因素（基础疾病 MDS/AML、疾病初发、复发或未缓解）；②治疗相关因素［接受 Allo-HSCT、接受治疗出现中性粒细胞缺乏（ANC<0.5×10⁹/L）、重度中性粒细胞缺乏（ANC<0.1×10⁹/L）和长时间中性粒细胞缺乏（持续时间>10 天）、应用免疫抑制剂或移植后出现 GVHD 等］；③患者合并症（合并糖尿病、呼吸道基础疾病、既往真菌感染病史等）；④环境因素（全环境保护条件下接受化疗和 / 或 HSCT、接受治疗的医院存在建筑工地等）。

国内多中心临床研究提示，恶性血液病化疗患者中，男性、既往真菌感染病史、未缓解疾病接受诱导或再诱导化疗、中心静脉置管、化疗后发生中性粒细胞缺乏、中性粒细胞缺乏持续超过 10 天和化疗后出现低蛋白血症共 7 项临床指标为 IFD 相关独立危险因素，接受 Allo-HSCT 患者中，非血缘供体移植、粒细胞缺乏持续>14 天、接受 CD25 单抗免疫抑制剂治疗、合并糖尿病、未接受抗真菌预防治疗 5 项临床指标为 IFD 相关独立危险因素。

三、诊断标准

IFD 起病隐匿，进展迅速，确定诊断依赖于组织病理学或无菌部位组织（体液）培养的阳性依据。国外一项长达 20 年的回顾性研究发现最常见感染部位是肺部（247/395，62.5%），其中 45.1% 的患者为混合感染，有 23.5% 仅为肺部真菌感染。然而，由于移植患者的特殊性，临床获取病原学结果十分困难，这些数据均来源于移植后受者死亡后尸体解剖的结果。因此，中国侵袭性真菌感染工作组 2020 年对诊断标准再次修订，发布了

《血液病 / 恶性肿瘤患者侵袭性真菌病的诊断标准与治疗原则（第六次修订版）》[28]，诊断体系上仍沿用"确诊、临床诊断、拟诊以及未确定"的 IFD 分级诊断。诊断依据结合宿主因素、临床表现、实验室检查及影像学检查结果综合判断。真菌抗原检测是 IFD 诊断的重要微生物学检查，其中 β-D-葡聚糖试验（G 试验）和半乳甘露聚糖试验（GM 试验）具有较好的灵敏度和特异度，是 IFD 早期诊断的重要筛选指标 [29, 30]。但是，G 试验和 GM 试验都存在一定程度的假阳性和假阴性，而多次、多标本的检测，联合抗体的检测可以避免中性粒细胞缺乏和抗真菌药物预防性使用等干扰因素的影响，从而提高 IFD 的诊断率 [31]。分子生物学方法如 PCR 检测真菌目前仍缺乏统一的标准，临床结果变异较大，尚不能作为一种可靠的诊断依据。

UCBT 早期由于层流舱保护，曲霉菌较少发生，主要为念珠菌感染，口腔、胃肠道多见，亦可出现念珠菌血流感染，而移植后患者获得性真菌感染主要为曲霉菌。曲霉菌胸部 CT 影像学可出现典型改变，为伴或不伴晕征结节病灶（＞1cm）或楔形坏死病灶，结节或实变病灶中出现新月征和空洞形成。需要强调的是，影像学检查是目前 IFD 诊断的重要手段，有助于判断感染部位、感染类型、病灶数量和大小、局部浸润等。近年来研究表明 IFD 肺部影像学表现可呈多样性，曲霉菌侵袭累及肺泡和细支气管壁影像学可呈现非特征性改变，如支气管周围实变影、支气管扩张征、小叶中心型微小结节影、树芽征和毛玻璃样改变等表现，为曲霉菌侵袭气道的特征性表现，更多见于肺部 IFD 发病早期或不伴有中性粒细胞缺乏、以合并 GVHD 接受免疫抑制剂为特征的 HSCT 治疗患者 [32]。疑似病例建议支气管镜检查支气管肺泡灌洗（bronchoalveolar lavage，BAL）。推荐标准化 BAL 采集过程，并将 BAL 样本常规送检行真菌培养和细胞学检查，以及行以非培养法为基础的各项检查（如 GM 试验）。BAL 中的半乳甘露聚糖可作为诊断曲霉菌的精确标志物。但患有重大合并症者不宜行 BAL 检查，如低氧血症、出血、需输注血小板的难治性血小板减少症。对于患有外周结节性病变者，BAL 回收量较低，应考虑行经皮或经支气管肺活检。有报道 [33] 应用 CT 引导经皮肺穿刺活检，疾病诊断率达 92.3%，但需要注意气胸、出血等常见并发症。

四、IFD 的治疗

根据中国侵袭性真菌感染工作组《血液病 / 恶性肿瘤患者侵袭性真菌病的诊断标准与治疗原则（第六次修订版）》，参考 IDSA 2016 年版念珠菌病、曲霉菌病诊治指南，采用以下预防治疗策略。

（一）预防性治疗

1. 初级预防　循证医学证据提示 HSCT 治疗患者接受预防治疗能显著降低 IFD 发生和减少系统性抗真菌药物治疗的使用 [34]，是必要及重要的治疗措施。预防性治疗分为初级预防及二级预防。初级预防是指具有 IFD 高危因素的患者，出现临床感染症状前预先应用抗真菌药物预防 IFD 发生。循证医学证据提示，IFD 发生率≥3%～5% 的人群可通过预防性抗真菌治疗获益，而 IFD 发生率≥10% 的高危人群获益显著。国内多中心研究提示，依据 IFD 独立危险因素将恶性血液病接受化疗的患者分为高危（IFD 发生率 15%）、中危（5%）和低危（1%～2%）三组，中/高危患者从抗真菌预防治疗获益，而预防治疗未显著降低危患者的 IFD 发生率。因此，具有 IFD 高危因素的患者应行抗真菌预防治疗，如 Allo-HSCT 治疗患者、AL（包括 MDS）初次诱导或挽救化疗患者、预计粒细胞缺乏持续大于 10 天的患者、伴有严重粒细胞缺乏或接受 ATG 治疗或 HSCT 治疗的重型再生障碍性贫血患者等。初级预防推荐抗真菌药物：①粒细胞缺乏化疗患者可使用泊沙康唑（200mg，t.i.d.）、氟康唑（200～400mg/d）、伊曲康唑（200mg，2 次/d，静脉序贯口服）、伏立康唑（4mg/kg，2 次/天，静脉序贯口服）；② Allo-HSCT 治疗患者可使用泊沙康唑（200mg，t.i.d.）、米卡芬净（50mg/d）、氟康唑（200～400mg/d，口服或静脉滴注）、伊曲康唑（200mg，2 次/d，静脉序贯口服）、伏立康唑（4mg/kg，2 次/d，静脉序贯口服）和卡泊芬净（50mg/d 维持）等。

2. 再次预防/二级预防　再次预防/二级预防是对既往具有确诊或临床诊断 IFD 病史的患者，在 IFD 达到完全或部分缓解后再次接受化疗或 HSCT 治疗时，给予既往 IFD 治疗有效的抗真菌药物，以预防 IFD 再次发生。国内单中心单臂临床研究提示，伴确诊或临床诊断 IFD 史的患者接受 HSCT 时进行再次预防，IFD 突破性感染发生率为 8.8%，移植前 IFD 稳定的患者移植后 IFD 突破性感染发生率为 5.7%，IFD 活动患者的突破性感染发生率 14.6%，提示预防治疗可有效降低 IFD 整体发生率。在接受 UCBT 患者中，既往多存在真菌感染可疑或确诊病史，因此再次预防推荐的抗真菌药物首选既往抗真菌治疗有效药物，剂量与初级预防相同，多采用卡泊芬净、泊沙康唑、伏立康唑、伊曲康唑或两性霉素 B 脂质体等[35]。

3. 预防治疗的疗程　预防治疗的疗程主要取决于患者 IFD 高危因素的改善，UCBT 治疗患者一般至少覆盖移植后 3 个月，合并急性或慢性 GVHD 接受免疫抑制药物治疗的患者则疗程应延长至 GVHD 临床症状控制，免疫抑制剂基本减停为止。

（二）经验治疗和诊断驱动治疗

经验治疗以持续粒细胞缺乏伴发热且广谱抗菌药物治疗 4～7 天无效作为启动治疗的主要标准。UCBT 早期由于层流舱保护，曲霉菌继发感染较少发生，主要为念珠菌感染，而对于既往存在曲霉菌感染患者，则需警惕曲霉菌复燃或混合感染可能。因此经验性抗真菌治疗药物一般选择覆盖曲霉菌的广谱抗真菌药物，目前可选择药物包括伊曲康唑（200mg，1 次/12h，静脉滴注，以后 200mg/d 静脉滴注）、卡泊芬净（首日 70mg/d 静脉滴注，以后 50mg/d 静脉滴注）、两性霉素 B 脂质体［3mg/（kg·d）静脉滴注］、两性霉素 B［0.5～1.5mg/（kg·d）静脉滴注］、米卡芬净（100～150mg/d 静脉滴注）和伏立康唑［第 1 天 6mg/（kg·d），1 次 /12h 静脉滴注，以后 4mg/（kg·d），1 次 /12h 静脉滴注，或 200mg/ 次，2 次 /d 口服］。对于接受覆盖曲霉菌广谱抗真菌药物预防治疗的患者，IFD 经验治疗药物选择仍不明确，一般推荐换用其他类型抗真菌药物，如棘球白素类（卡泊芬净）或两性霉素 B 脂质体。

诊断驱动治疗是指患者在无临床感染症状或出现广谱抗菌药物治疗无效的持续性粒细胞缺乏伴发热，合并 IFD 临床影像学标志（肺部影像学检查提示 IFD 相关影像学改变）和微生物学标志（GM 试验和 G 试验阳性），且尚未达到确诊或临床诊断 IFD 时给予的抗真菌治疗。诊断驱动治疗的优势在于避免单纯依据发热而进行的经验性抗真菌治疗的过度应用，并且根据 IFD 相关敏感标志，尽早开展有特异性的抗真菌治疗以保证疗效。诊断驱动治疗的药物选择原则可参考经验治疗，选择药物包括伊曲康唑、伏立康唑、卡泊芬净、米卡芬净、两性霉素 B 及其脂质体。经验治疗和诊断驱动治疗疗程根据 IFD 证据而定，至少应用至体温降至正常、临床状况稳定，而诊断驱动治疗的疗程依据应包括 IFD 相关微生物学和 / 或影像学指标恢复正常。

（三）目标治疗

1. 念珠菌感染的目标治疗

（1）念珠菌血症：对于粒细胞缺乏期伴念珠菌病的患者，棘球白素类和两性霉素 B 脂质体可作为首选用药。若未曾用唑类抗真菌预防治疗，氟康唑、伊曲康唑、伏立康唑可作初始治疗药物。对于光滑念珠菌，推荐首选棘球白素类药物，其次为两性霉素 B 脂质体。对于近平滑念珠菌，推荐首选氟康唑和两性霉素 B 脂质体。对于克柔念珠菌，可选择药物为棘球白素类、两性霉素 B 脂质体、伏立康唑。念珠菌血症患者应考虑拔除中心静脉置管，若保留静脉导管，推荐棘球白素类和两性霉素 B 脂质体治疗。念珠菌血症患者抗真菌治疗应持续至临床症状和体征恢复且确认血培养转阴性后 2 周以上。

对于非粒细胞缺乏患者，氟康唑、卡泊芬净和米卡芬净均为推荐治疗药物，两性霉素 B 和伏立康唑、伊曲康唑可作备选药物。对于病情严重或曾用唑类抗真菌药物预防治疗的患者，首选棘球白素类药物。

（2）播散性念珠菌病：中性粒细胞缺乏期播散性念珠菌病、治疗无效或临床情况不稳定患者，推荐两性霉素 B 及其脂质体、棘球白素类、伏立康唑等。播散性念珠菌病如肝脾念珠菌病，抗真菌治疗疗程至少应持续至血培养转阴和影像学提示病灶完全吸收，常需数月时间。

（3）中枢神经系统念珠菌病：中枢神经系统念珠菌病推荐两性霉素 B 脂质体和伏立康唑治疗。中枢神经系统念珠菌病治疗应持续至临床症状、体征和影像学异常完全恢复后至少 4 周。

2. 侵袭性曲霉菌的目标治疗

（1）侵袭性曲霉菌（invasive aspergillosis，IA）治疗药物选择：临床诊断和确诊 IA 患者的一线治疗推荐伏立康唑［第 1 天 6mg/（kg·d），1 次 /12h 静脉滴注，之后 4mg/（kg·d），1 次 /12h 静脉滴注］。随机对照临床试验提示伏立康唑较两性霉素能更有效提高 IA 综合治疗的反应率和生存率。两性霉素 B 脂质体［3 ~ 5mg/（kg·d）］也有较好的治疗反应。其他备选药物还包括：卡泊芬净（第 1 天 70mg/d 静脉滴注，后 50mg/d 静脉滴注）、米卡芬净（100 ~ 150mg/d 静脉滴注）和伊曲康唑（200mg，1 次 /12h 静脉滴注 2 天，以后 200mg/d 静脉滴注）。目标治疗疗程推荐为 6 ~ 12 周，根据 IA 临床严重程度、相关症状和体征恢复速度以及免疫抑制状态改善情况决定。

（2）联合治疗：IA 目标治疗常规推荐抗真菌药物单药治疗，对于单药治疗失败或无法耐受、多部位或耐药真菌感染的高危病例，为扩大抗真菌谱覆盖范围并增强疗效，可采用两种药物进行联合治疗。临床试验提示对于接受 HSCT 的患者，作用机制不同的抗真菌药物联合如：棘球白素类药物联合伏立康唑或两性霉素 B 脂质体可能进一步提高治疗反应，对临床诊断 IA 的患者有可能提高生存率。

3. 抗真菌药物调整及疗程

当患者因初始抗真菌治疗药物毒性无法耐受或初始抗真菌治疗无效时，应考虑抗真菌药物调整。当确定病原体对一线抗真菌药物天然耐药（如土曲霉对两性霉素耐药），应根据病原体选择敏感抗真菌药物替代。如出现药物治疗无法达到有效治疗浓度、患者因脏器功能不全或药物毒性而无法耐受，一般可根据药物毒副作用特点选择其他抗真菌药物替代。

诊断抗真菌治疗无效而进行抗真菌药物调整时须谨慎。当患者临床情况稳定，一线抗真菌治疗应足剂量治疗 14 天后评估。治疗后 1 周或中性粒细胞恢复时，肺部影像学病灶体积变化不应作为抗真菌治疗疗效评价的主要标准。当临床症状加重或进展时，应选择与一线抗真菌药物作用机制不同的其他抗真菌药物替代，或进行联合用药，如棘球白素类联合三唑类或多烯类药物。

抗真菌药物治疗时间很大程度上取决于免疫抑制程度及持续时间、病灶部位和病情改善的证据。无明显的转移性并发症的念珠菌血症治疗时间为 2 周，应从念珠菌从血液中被清除和由于念珠菌所致症状经治疗缓解后开始计算，其他部位的念珠菌感染治疗应持续到症状、体征和影像学等检查皆恢复正常为止。持续治疗 IPA 至少 6 ~ 12 周，对于成功治疗 IPA 且后续仍需维持免疫抑制状态者，应当进行二级预防治疗用来防止复发。在可行的情况下，建议在抗曲霉菌治疗的过程中减少免疫抑制剂用量或不用药。

（四）IFD 的辅助治疗

宿主中性粒细胞数量和功能异常以及免疫抑制状态是 IFD 危险因素，而中性粒细胞和免疫功能恢复则与 IFD 治疗预后相关。临床适当减停免疫抑制剂、粒细胞集落刺激因子或 / 和粒细胞输注有助于 IFD 治疗。有下列情况可考虑手术干预：①急性咯血；②为获得组织学诊断；③预防已累及血管的真菌病灶出血；④去除残留病灶以防再次化疗或 UCBT 后疾病复发。

五、总结

UCBT 目前已成为儿童患者非血缘移植的首选方法，对于成人患者，若无 HLA 基因匹配的骨髓供者，UCBT 也是一种可行的治疗方式。然而由于脐带血细胞数量有限及其免疫的不成熟性，致使其造血恢复缓慢、免疫重建延迟，从而导致 UCBT 后感染发生率较高。早期感染以细菌为主，其中血流感染最常见，致病菌多为革兰氏阴性菌，中晚期细菌感染的比例下降，真菌感染及病毒再激活明显上升。较为少见的感染有结核分枝杆菌等。如感染累及中枢神经系统，多数预后不良。

减少 UCBT 后感染首先要做好防护工作，尽量避免院内交叉感染。移植后发热可能是感染的唯一征象，有条件应尽快完善相关病原学及影像学等检查，如考虑细菌感染，宜尽早静脉应用广谱抗菌药物，并再结合患者的临床表现、实验室检查、病原学检查等调整用药。如初始经验性治疗方案有效，则予以降阶梯方案继续维持治疗，如持续发热且广谱抗菌药物治疗 4～7 天无效，考虑 IFD 的患者应尽早启动经验性抗真菌治疗，同时进行检验和检查。对于临床出现的隐匿性、复杂感染，可采用病原微生物高通量二代测序方法进行鉴别诊断，以明确病原菌进行针对性治疗。

（张磊）

参考文献

[1] MONTORO J, PIÑANA J L, MOSCARDÓ F, et al. Infectious complications after umbilical cord-blood transplantation from unrelated donors[J]. Mediterr J Hematol Infect Dis, 2016, 8(1): e2016051.

[2] SERVAIS S, HANNON M, PEFFAULT DE LATOUR R, et al. Reconstitution of adaptive immunity after umbilical cord blood transplantation: impact on infectiouscomplications[J]. Stem Cell Investig, 2017, 4(5): 40.

[3] LINDER K A, MCDONALD P J, KAUFFMAN C A, et al. Infectious complications after umbilical cord blood transplantation for hematological malignancy[J]. Open Forum Infect Dis, 2019, 6(2): ofz037.

[4] BALLEN K, KWANG W A, CHEN M, et al. Infection rates among acute leukemia patients receiving alternative donor hematopoietic cell transplantation[J]. Biol Blood Marrow Transplant, 2016, 22(9): 1636-1645.

[5] SPEES L P, MARTIN P L, KURTZBERG J, et al. Reduction in mortality after umbilical cord blood transplantation in children over a 20-year period (1995−2014)[J]. Biol Blood Marrow Transplant, 2019, 25(4): 756-763.

[6] KIKUCHI M, AKAHOSHI Y, NAKANO H, et al. Risk factors for pre- and post-engraftment bloodstream infections after allogeneic hematopoietic stem celltransplantation[J]. Transpl Infect Dis, 2015, 17(1): 56-65.

[7] DE KONING C, ADMIRAAL R, NIERKENS S. Immune reconstitution and outcomesafter conditioning with anti-thymocyte-globulin in unrelated cord blood transplantation; the good, the bad, and the ugly[J]. Stem Cell Investig, 2017, 4(5): 38.

[8] YU Z P, DING J H, SUN A N, et al. A new conditioning regimen can significantly promote post-transplant immune reconstitution andimprove the outcome of umbilical cord blood transplantation for patients[J]. Stem Cells Dev, 2019, 28(20): 1376-1383.

[9] BEJANYAN N, BRUNSTEIN C G, CAO Q, et al. Delayed immune reconstitution after allogeneic transplantation increases the risks of mortality and chronic GVHD[J]. Blood Adv, 2018, 2(8): 909-922.

[10] SANZ J, CANO I, GONZÁLEZ-BARBERÁ E M, et al. Bloodstream infections in adult patients undergoing cord blood transplantation from unrelated donors after myeloablative conditioning regimen[J]. Biol Blood Marrow Transplant, 2015, 21(4): 755-760.

[11] 张苗, 孙自敏, 刘会兰, 等. 造血干细胞移植后粒细胞缺乏期间感染的临床分析 [J]. 安徽医科大学学报, 2013, 48 (10): 1278-1280.

[12] 段凌霄. 广谱抗菌药物防治造血干细胞移植后的早期感染 [J]. 中国组织工程研究, 2016, 20 (45): 6801-6806.

[13] FREIFELD A G, BOW E J, SEPKOWITZ K A, et al. Clinical practice guideline for the use of antimicrobial agents in neutropenic patients with cancer: 2010 Update by the Infectious Diseases Society of America[J]. Clin Infect Dis, 2011, 52(4): 427-431.

[14] AVERBUCH D, ORASCH C, CORDONNIER C, et al. European guidelines for empirical antibacterial therapy for febrile neutropenic patients in the era of growing resistance: summary of the 2011 4th European Conference on Infections in Leukemia[J]. Haematologica, 2013, 98(12): 1826-1835.

[15] AVERBUCH D, CORDONNIER C, LIVERMORE D M, et al. Targeted therapy against multi-resistant bacteria in leukemic and hematopoietic stem cell transplant recipients: guidelines of the 4th European Conference on Infections in Leukemia (ECIL-4, 2011)[J]. Haematologica, 2013, 98(12): 1836-1847.

[16] 刘启发, 黄晓军, 胡建达. 中国中性粒细胞缺乏伴发热患者抗菌药物临床应用指南（2020年版）[J]. 中华血液学杂志, 2020, 41 (12): 969-978.

[17] ZHAI W H, ZHANG XY, WEI J L, et al. A prospective observational study of antibiotic therapy in febrile neutropenia patients with hematological malignances from multiple centers in Northeast China[J]. Int J Infect Dis, 2015(37): 97-103.

[18] 张磊, 鲁怀伟, 刘会兰, 等. 2010—2014 年血液病患者细菌感染的微生物学及临床特点分析[J]. 中华血液学杂志, 2016, 37（5）: 383-387.

[19] MAEDA T, KUSUMI E, KAMI M, et al. Disseminated tuberculosis following reduced-intensity cord blood transplantation for adult patients with hematological diseases[J]. Bone Marrow Transplantation, 2005, 35(1): 91-97.

[20] ZHANG J, MOSUNJAC M, MOON A, et al. Tuberculosis in umbilical cord blood transplant recipients: clinical characteristics and challenges[J]. Bone Marrow Transplantation, 2015, 50(3): 465-468.

[21] BALAGUER ROSELLO A, BATALLER L, LORENZO I, et al. Infections of the central nervous system after unrelated donor umbilical cord blood transplantation or human leukocyte antigen-matched sibling transplantation[J]. Biol Blood Marrow Transplant, 2017, 23(1): 134-139.

[22] ULLMMANN A J, SCHMIDT-HIEBER M, BERTZ H, et al. Infectious diseases in allogeneic haematopoietic stem cell transplantation: prevention and prophylaxis strategy guidelines 2016[J]. Ann Hematol, 2016, 95(9): 1435-1455.

[23] KIMURA S, AKAHOSHI Y, NAKANO H, et al. Antibiotic prophylaxis in hematopoietic stem cell transplantation. A meta-analysis of randomized controlled trials[J]. J Infect, 2014, 69(1): 13-25.

[24] PAPPAS P G, KAUFFMAN C A, ANDES D R, et al. Clinical practice guideline for the management of candidiasis: 2016 update by the Infectious Diseases Society of America[J]. Clin Infect Dis, 2016, 62(4): e1-e50.

[25] SARAH A, SAMANTHA T, TERRY H, et al. Transplantation of ex vivo expanded umbilical cord blood (NiCord) decreases early infection and hospitalization[J]. Biol Blood Marrow Transplant, 2017, 23(7): 1151-1157.

[26] KOO H H, AHN H S. Umbilical cord blood transplantation[J]. Korean J Pediatr, 2012, 55(7): 219-223.

[27] BERGLUND S, MAGALHAES I, GABALLA A, et al. Advances in umbilical cord blood cell therapy: the present and the future[J]. Expert Opin Biol Ther, 2017, 17(6): 691-699.

[28] 中国医师协会血液科医师分会, 中国侵袭性真菌感染工作组. 血液病 / 恶性肿瘤患者侵袭性真菌病的诊断标准与治疗原则（第六次修订版）[J]. 中国内科杂志, 2020, 59（10）: 754-763.

[29] 钱柯羽, 吕全省, 戴丽君, 等. G 及 GM 试验在急性白血病合并侵袭性真菌病中的诊断价值[J]. 中国实验血液学杂志, 2019, 27（5）: 1678-1681.

[30] 张宇, 吴斌, 陈会欣, 等. 葡聚糖与半乳甘露聚糖抗原联合检测对临床侵袭性真菌病的诊断价值 [J]. 临床输血与检验, 2019, 21（3）: 285-288.

[31] 周玲, 郭珍, 等. 恶性血液病患者侵袭性念珠菌病中 1, 3-β-D 葡聚糖、甘露聚糖及其抗体

联合检测的临床价值 [J]. 郑州大学学报（医学版），2018，53（1）：84-88.

[32] 印为武，彭卫，戚继荣，等. 侵袭性肺曲霉菌感染 MSCT 特征及对预后的评价 [J]. 中国 CT 和 MRI 杂志，2017，15（1）：58-61.

[33] 钟启，刘爽，朱阳敏，等. 经皮肺穿刺活检在血液病患者侵袭性真菌病中的诊断价值 [J]. 中华血液学杂志，2018，39（2）：159-161.

[34] GAO L, SUN Y Q, MENG F Y, et al. Antifungal prophylaxis of patients undergoing allogenetic hematopoietic stem cell transplantation in China: a multicenter prospective observational study[J]. J Hematol Oncol, 2016, 9(1): 97.

[35] LIU Q F, LIN R, SUN J, et al. Antifungal agents for secondary prophylaxis based on response to initial antifungal therapy in allogeneic hematopoietic stem cell transplant recipients with prior pulmonary aspergillosis[J]. Biol Blood Marrow Transplant, 2014, 20(8): 1198-1203.

第四节

巨细胞病毒感染的诊断与处理

一、巨细胞病毒的特点及对脐带血移植的危害

1. **巨细胞病毒（cytomegalovirus，CMV）的特点**　CMV 属于疱疹病毒科，人 CMV 也称人疱疹病毒 5 型，属 β 疱疹病毒亚科。人 CMV 是人类疱疹病毒中最大的一组病毒，直径约 200nm，呈球形，其内核为 64nm，含病毒 DNA。其外蛋白质衣壳为一直径 110nm、由 162 个壳粒构成的对称 20 面体。CMV 是 DNA 病毒，为线性双链 DNA，长 240kb。CMV 在暴露于 20% 乙醇中 2 小时、pH 小于 5 的条件下，或置于 56℃ 30 分钟，或紫外线照射 5 分钟都可完全灭活。人 CMV 在人群中感染非常普遍，在我国 90% 以上成人曾经感染 CMV，大多为潜伏感染。CMV 感染者（患者和无症状者）可间歇性排毒达数月至数年之久，被认为是人 CMV 的传染源。人 CMV 传播途径分为垂直传播（经胎盘、产道及泌乳方式由母体传染给子代）、水平传播（由接触人 CMV 阳性分泌物引起）和医源性感染（经输血、器官移植和心脏手术等传播并发生感染）。机体对人 CMV 的易感性取决于年龄、免疫功能状态和社会经济情况等诸多因素。一般年龄越小，易感性越强，症状也较重。当患者免疫功能下降时，体内的病毒激活，则隐性感染转化为显性感染。80% 移植前 CMV 血清学阳性患者在移植后出现 CMV 再激活。未采取特异性预防措施者，20%～35% 血清学阳性患者会出现 CMV 疾病。使用预防措施后，CMV 血清学阳性受者 CMV 疾病的发生率已降至 4%～6%。CMV 感染多发生在移植后 3 个月内，移植

后远期也可发生。人CMV主要是通过与细胞膜融合或经吞饮作用进入细胞，可见于各组织器官，同时，人CMV可能借淋巴细胞或单核细胞播散，在各种体液中发现。CMV在血液中的播散是CMV疾病的重要致病机制。

2. **CMV对脐带血移植的危害**　CMV是造血干细胞移植后一种非常常见的并发症。GVHD、糖皮质激素的应用、供受者在移植前CMV的感染情况及移植物中含有的CD34$^+$细胞的数目都可能为CMV感染的独立因素。脐带血中所含造血干细胞数量较少，用于UCBT的有核细胞数仅为非亲缘骨髓移植有核细胞的1/10。造血干细胞移植后T淋巴细胞重建主要通过GVHD和过继免疫反应两条途径，T淋巴细胞持久的重建依赖于供者的造血干细胞包括共同淋巴样祖细胞、定向T祖细胞在受者体内经过宿主胸腺的分化、成熟，一般3~4个月后产生宿主耐受的供者T淋巴细胞。脐带血中的造血干细胞不仅数量少，而且T淋巴细胞几乎全是未经抗原刺激的初始细胞（naïve T cell），缺少CMV相关的T细胞，抗原呈递细胞也不同。CBT上述特性意味着对HLA不合的耐受性更强，同时也意味着脐带血移植受者对病原体的应答减弱，抗病毒和真菌的能力更弱，所以脐带血移植也成为CMV感染独立的高危因素。日本的一项研究表明脐带血移植后CMV血清学阳性及需要更昔洛韦治疗的患者分别占79%和67%，与其他移植类型相比显著升高[1]。CMV感染可以引起多脏器的损害和疾病，认识脐带血移植后CMV感染并及时进行CMV感染的预防和治疗可以大大减少移植后的并发症和死亡率。

二、脐带血移植CMV感染的预防

移植前需要完善移植受者和脐带血的CMV血清学状态（即CMV-Ig，包括CMV-IgM和CMV-IgG）。因大多数人都是无症状感染CMV，然后产生CMV-IgG，而处于感染急性期即CMV-IgM阳性的人非常少，所以CMV血清学阳性指CMV-IgG阳性。移植受者血清学阳性（表示为R$^+$）代表之前可能感染过CMV，体内有CMV抗体，其对CMV有一定的抵抗能力，但也有可能有一些处于潜伏期的病毒。如果脐带血血清学阳性（表示为D$^+$），一部分处于潜伏期的病毒会随着脐带血输注入移植受者体内，所以目前我国各大脐带血库均会常规检测CMV-Ig，选择CMV血清学阴性的脐带血。因为移植受者和脐带血的CMV血清学状态对CMV预防方案有指导意义，所以需要尽可能根据不同的情况进行分级预防。

1. **患者及供者均为CMV阴性时的预防**　此类情况发生CMV感染的概率相对较低，但因脐带血移植受者是发生CMV的高危人群，可以进行CMV预防。但因为所有的抗病毒药物都有局限性，更昔洛韦和膦甲酸钠的毒性较大，阿昔洛韦和伐阿昔洛韦的效果又较差，故这种情况也可以不进行CMV预防。患者及供者均为CMV阴性时，CMV感染主要通过输注的血制品传播，对脐带血移植后病人可以通过严格控制输血过程中CMV的传播来降低移植后患者 CMV 的感染率。因我国血制品不常规进行 CMV 的检测，可以使用滤除白细胞的血制品或使用白细胞过滤器进行血制品输注。

2. CMV 血清阳性患者脐带血移植后 CMV 感染的预防　因为患者系 CMV 血清学阳性，经过脐带血移植后患者免疫功能明显下降，非常容易出现 CMV 的激活，所以均需要进行 CMV 的预防。

（1）阿昔洛韦/伐昔洛韦预防：目前 CMV 预防比较常用的方案，成人剂量为 500mg/m² 静脉滴注，一天三次，能够减少 CMV 感染和 CMV 病的发生，但是机制并不明确。伐昔洛韦是阿昔洛韦的 1- 缬氨酸酯，吸收优于阿昔洛韦，故血清浓度较阿昔洛韦维持好。随机试验比较大剂量的伐昔洛韦（一次 2g，一天四次）和大剂量的阿昔洛韦预防效果，发现在伐昔洛韦预防组 CMV 感染率由之前的 40% 下降至 28%，但 CMV 病或生存率无明显差异，Winston 等[2] 的研究比较大剂量伐昔洛韦和更昔洛韦预防 CMV，其 CMV 病发生率相似。

（2）更昔洛韦预防：更昔洛韦在病毒内和细胞内的酶的磷酸化作用下生成三磷酸更昔洛韦，后者与脱氧鸟苷三磷酸（dGTP）竞争作为病毒 DNA 聚合酶的底物，因此抑制病毒 DNA 的合成，从而产生抗 CMV 活性。在通过静脉给予更昔洛韦预防 CMV 的随机试验中，相对于安慰剂，所有病人 CMV 病发生率均有所下降，但因在植入前给予更昔洛韦预防的患者粒细胞缺乏的时间延长，所以导致败血症和真菌感染的概率增加，总的生存率没有提高。因脐带血移植植入相对稍慢、植入率相对稍低，所以很少选择更昔洛韦进行 CMV 预防。

（3）缬更昔洛韦预防：缬更昔洛韦是更昔洛韦的 1-缬氨酸酯，口服缬更昔洛韦后在肠黏膜细胞酯酶和肝酯酶的作用下迅速水解成更昔洛韦。目前批准缬更昔洛韦用于 CMV 预防的剂量是 900mg/d，但目前有研究认为 450mg/d 可以起到与缬更昔洛韦 900mg/d 同样的预防效果。最常见的副作用有上呼吸道感染、泌尿道感染、腹泻、白细胞减少、中性粒细胞减少和头痛。因缬更昔洛韦系在体内转换为更昔洛韦起作用，所以也会存在骨髓抑制作用，故也很少用来预防。

（4）膦甲酸钠预防：因目前尚没有关于膦甲酸钠预防 CMV 的随机试验的研究发表，三项非随机试验表明，通过膦甲酸钠预防可以控制 CMV 感染发生，但因无随机试验研究数据，目前膦甲酸钠预防 CMV 的效果还是不确定的，而且膦甲酸钠具有剂量依赖的肾脏毒性和电解质紊乱，所以目前也很少应用。

（5）马立巴韦预防：马立巴韦是一种新药，目前我国还没有被批准上市，它可以抑制人 CMV 病毒的 UL97 蛋白激酶并抑制病毒的壳体化和病毒颗粒的转移。目前已经进行了随机对照的 II 期临床试验，根据患者病情设计了三种药物剂量，分别是 100mg 一天两次、400mg 一天一次和 400mg 一天两次。结果显示三种剂量马立巴韦进行预防后 CMV 病的发生率均显著下降，同时药物毒性也有限，主要有胃肠道反应，没有骨髓毒性发生。

（6）被动免疫预防：缺少 CMV 特异性免疫反应的病人易发生 CMV 感染，很多方法可以用来监测 CD8 和 / 或 CD4 CMV 特异的 T 细胞，包括检测四聚体或测定肽特异的淋巴反应，但是都没有常规应用临床检查。国外有一些研究探讨了给患者输注 T 细胞或 CMV 致敏的 DC，虽然这些方法均未发现特别明显的毒性，但有效性有待进一步评估。

3. CMV 血清学阴性患者接受 CMV 血清学阳性脐带血干细胞后的预防　因为在我国各脐带血库均会检测脐带血 CMV-Ig，所以这种情况在 UCBT 中基本上不会发生。如果只有 CMV 血清学阳性脐带血可以选择，那么从干细胞将 CMV 传染给患者的概率为 20%～30%。这种情况下可以真正减少原发 CMV 感染的措施非常少，CMV 感染预防措施需等同于上述 CMV 血清学阳性的患者。

三、巨细胞病毒感染的诊断

CMV 感染的定义为在任何的体液或组织中找到 CMV 病毒或者病毒蛋白及核酸，最常见的是血液中找到 CMV，即 CMV 血症。目前常用的检测方法是 CMV 病毒 DNA 拷贝数检测和 CMV 病毒 pp65 抗原的检测。实时定量 PCR 方法检测 CMV 病毒增加了敏感性和特异性，对病毒进行定量检测会对预后评估更有意义。有时候 CMV 病的发生可能是因为未监测或监测间隔时间太长，一般可以一周监测一次，对于高危病人可以一周监测两次。另外，通过核酸序列扩增法（nucleic acid sequence-based amplification，NASBA）检测 CMV 病毒的 mRNA 也是一种有效的方法，但目前移植中心应用不多。

四、巨细胞病毒感染的抢先治疗

CMV 抢先治疗的定义指只有 CMV 感染（通常指 CMV 血症）而没有发生因 CMV 导致的组织或者器官损害时进行抗病毒治疗即抢先治疗（preemptive therapy），多项研究显示抢先治疗非常必要且有效，需借助于实验室检查早期发现并定期监测。

通过 pp65 抗原检测、pp67 mRNA 检测及 DNA 检测等技术发现 CMV 病毒激活就可以进行抢先治疗。另外目前实时定量 PCR 技术越来越广泛地应用于 CMV 的检测，基于以下优点：①敏感性好，可以发现用 pp65 抗原检测技术无法发现的 CMV 病毒感染；②定量检测可以制定抗病毒治疗的阈值，避免一些病人在比较低的病毒水平就进行治疗，从而增加了不必要的毒性，同时可以通过病毒定量检查来评价治疗反应及疗效。目前，被普遍接受需要进行抢先治疗的病毒阈值还很难制定，因为不同的实验室可能检测的标本有所不同（如有的使用全血有的使用血浆），但可以通过一些生物学及检测的原理来制定一些治疗的阈值。

Emery 和 Griffiths[3] 的研究表明 CMV 病毒的倍增时间平均是一到两天，免疫抑制的程度越强，CMV 增殖的速度就越快，研究还表明体内最初的 CMV 负荷与 CMV 病的发生及非复发的死亡率成正相关。Fred Hutchinson 癌症研究中心和 Karolinska 研究中心的研究表明引起 CMV 病毒倍增时间加快的高危因素按顺序排列有以下几种。

1. 脐带血移植是 CMV 感染最高危的因素，血浆检测出任何水平的 CMV-DNA 均需要进行抢先治疗，全血中检测出 $1 \times 10^3/ml$ 的 CMV-DNA 需要抢先治疗。美国疾病控制和预防中心（The Centers for Disease Control and Prevention）、IDSA 和美国血液及骨髓移植学会指南及前沿（American Society for Blood and Marrow Transplantation Practice Guidelines and Beyond）认为当 CMV 的抗原检测一次阳性结果或者 CMV DNA 两次阳性结果时需及时进行抢先治疗。

2. 异基因移植采用了以下方案：①大剂量的糖皮质激素（等量于强的松 1mg/kg）；②T 细胞清除或使用了 T 细胞抗体的造血干细胞移植；③ CD34 选择的造血干细胞移植。上述三种情况 CMV 感染发生率较高，血浆检测出的 $1 \times 10^2/ml$ CMV-DNA 需要进行抢先治疗，全血中检测出 $1 \times 10^3/ml$ 的 CMV-DNA 需要抢先治疗。如果只使用了低剂量的糖皮质激素、没有使用 T 细胞清除或 T 细胞抗休的造血干细胞移植 CMV 感染发生率相对较低，血浆检测出的 $5 \times 10^2/ml$ 的 CMV-DNA 需要进行抢先治疗，全血中检测出 $1 \times 10^3/ml$ 的 CMV-DNA 需要抢先治疗。异基因移植 100 天后发生 CMV 感染发生率明显下降，血浆检测出的 $1 \times 10^3/ml$ CMV-DNA 需要进行抢先治疗，发生 GVHD 同时全血中检测出 $1 \times 10^3/ml$ 的 CMV-DNA 需要抢先治疗。一般抢先治疗首选更昔洛韦，早期研究剂量为 5mg/kg 一天两次，两周后改为 5mg/kg 一天一次。目前有研究报道 5mg/kg 一天一次与前者疗效类似但副反应下降。如果中性粒细胞绝对值连续三天小于 $1 \times 10^9/L$ 可以加用 G-CSF，连续两天小于 $0.5 \times 10^9/L$ 或血小板小于 $20 \times 10^9/L$ 可考虑停药或换药，直到中性粒细胞连续两天大于 $1 \times 10^9/L$。换药可选用膦甲酸钠，剂量一般为 60mg/kg 一天两次，根据肾功能情况酌情调整。如果治疗后连续两次（一般一周检测一次）连续监测病毒均为阴性可以停药。

五、巨细胞病毒病的表现及诊断

CMV 病的定义是指不仅靶器官中存在 CMV，并且 CMV 已经导致了靶器官的损害。CMV 病主要有 CMV 肺炎、CMV 胃肠炎、CMV 脑炎、CMV 肝炎及 CMV 视网膜炎等几种类型，目前 CMV 肺炎及胃肠炎最常见，CMV 脑炎、CMV 肝炎及 CMV 视网膜炎较少。

CMV 肺炎指在有特有的临床表现及影像学检查的基础上在肺泡灌洗液或者肺活组织中找到 CMV 的证据，可通过直接培养、荧光抗体直接法、细胞学等方法检测出 CMV 病毒。CMV 肺炎患者临床表现为干咳、发热等，无特异性，2 周内可快速进展为呼吸衰竭而出现低氧血症。10% ~ 15% 的 CMV 肺炎患者可无任何临床症状。大部分患者在出现干咳和呼吸困难之前会有前驱症状，如发热、不适和肌痛等。实验室检查发现白细胞数减少、血小板数减少和转氨酶升高对诊断 CMV 感染有提示意义。早期 X 线胸片可正常或仅为肺纹理增多模糊，病情进展后可出现磨玻璃影、斑片状实变影。CT 表现为磨玻璃影、多发结节影，可伴有胸腔积液。

CMV 引起的胃肠道疾病可以发生在从食管到结肠的各个部位，表现为腹痛、呕吐、腹泻等，内镜检查可见溃疡形成。此外 CMV 引起的胃肠道疾病可与肠道 GVHD 同时发生，往往无法判断引起临床症状的真正原因。CMV 胃肠道疾病的诊断建立在对胃肠道活检标本正确的组织病理学检查和病毒学检测技术上。CMV 胃肠炎在内镜下主要为肠黏膜的炎性改变，包括肠黏膜充血、水肿、糜烂及溃疡等，并且深溃疡被认为是 CMV 肠炎较为特异的改变。CMV 肠炎的病理诊断标准 [4] 包括：①肠黏膜出现嗜碱性包涵体的大细胞；②免疫组化 CMV 早期 / 晚期抗原阳性；③肠黏膜匀浆 CMV 核酸 PCR 阳性。

CMV 脑炎的症状多为非特异性，如头痛、意识不清和乏力等，脑脊液中检出 CMV 可作为诊断依据。CMV 肝炎常难以明确诊断，但很少发展为重症肝炎。CMV 肝炎和其他原因引起的肝功能异常需要通过肝组织活检、培养或组织标本检出 CMV 以及既往肝炎病史等加以鉴别。CMV 视网膜炎指用其他疾病无法解释的并具有特征性表现的视网膜混浊并在局部组织中找到 CMV 病毒。

还有一点需要注意，即使血中检测 CMV 阴性，也不能排除 CMV 疾病，尤其是胃肠炎。

六、巨细胞病毒病的治疗

一般单独使用更昔洛韦或膦甲酸钠治疗 CMV 胃肠病，因为疾病范围较大及可能产生较深的溃疡，抗病毒治疗需要较大剂量维持较长的时间。一般更昔洛韦的治疗剂量为 5mg/kg 一天两次，膦甲酸钠治疗剂量为 60mg/kg 一天两次或一天三次，也可 90mg/kg 一天两次。一般使用 2～3 周的诱导剂量治疗接着数周时间的维持剂量治疗。更昔洛韦维持剂量为 5～6mg/kg 一天一次，一周五天，膦甲酸钠维持剂量为 90～120mg/kg 一天一次。如果比较强的免疫抑制剂还在继续使用，大约 30% 的病人可能会发生 CMV 胃肠病的复发，就需要序贯的预防，一般可以使用维持剂量使用抗病毒药物直到免疫抑制剂减量。因为发生 CMV 病一般临床症状可能会很严重，所以一般不使用口服更昔洛韦治疗。

在维持治疗期间能否使用缬更昔洛韦还没有研究数据。多项研究表明在轻中度 GVHD 情况下口服缬更昔洛韦和静脉更昔洛韦有类似的生物利用率。因此在 CMV 胃肠炎症状基本控制、没有严重胃肠 GVHD 并且全身性的 CMV 病毒负荷量已经被抑制时，可以改为口服缬更昔洛韦治疗。对于并发症的治疗，尤其是 GVHD，支持治疗和质子泵抑制剂的使用是关键。

因为死亡率很高，CMV 肺炎仍然被认为是 CMV 最严重的并发症。1980 年以后，3 个非随机试验建立了目前的治疗方案，即治疗剂量更昔洛韦（也可替换为膦甲酸钠）联合静脉丙种球蛋白（丙球），这些治疗提高了生存率。应用 CMV 特异的免疫球蛋白没有显示出比普通免疫球蛋白更好的疗效，但在特殊情况下，如患者容量负荷过重时，因 CMV 特异的免疫球蛋白给药剂量较少（150mg/kg vs. 500mg/kg），可考虑使用 CMV 特异的免疫球蛋白。此外，无法获得丙种球蛋白时也应考虑使用 CMV 特异的免疫球蛋白。但自从更昔洛韦联合静脉给予丙种球蛋白治疗方案的建立，联合静脉丙球的必要性就受到了一些研究的质疑，EBMT 的研究表明诊断后一个月的生存率仅为 31%，另一项来自巴西的研究也表明应用静脉丙球作用不大 [5]。最近也有一项包括多例 CMV 肺炎的研究表明应用静脉丙球没有优越性，但目前仍应该应用静脉丙球治疗造血干细胞移植术后 CMV 肺炎。

七、抗病毒药物耐药的处理

如果在应用抗病毒药物治疗过程中，连续两周病毒检测 CMV 拷贝数未下降即要考虑抗病毒药物耐药的发生，耐药的发生与宿主、病毒及抗病毒药物的因素相关，详见图 7-4-1[6]。产生耐药的原因则主要由于药物发挥活性的基因（UL97 基因）或者病毒复制的基因（UL54 基因）发生突变所致。目前临床上诊断 CMV 耐药的手段相对缺乏，主要依靠检测病毒基因突变，并以此决定下一步的临床决策。因为一旦发生 CMV 耐药提示预后不良，所以在临床上，如果怀疑发生抗病毒药物耐药，需要留取标本进行基因型的检测同时需要积极更换抗病毒药物。

1. 如初始治疗是更昔洛韦，当怀疑更昔洛韦耐药时应立即行 UL97 基因突变检测。如果发现与更昔洛韦耐药有关的 UL97 基因突变，此时应继续进行 UL54 基因突变检测，为下一步的治疗决策提供参考：①如果仅有 UL97 而无 UL54 的耐药突变，那么西多福韦或膦甲酸钠均可选择；②若 UL97 基因检测示低度耐药，此时也可只增加更昔洛韦用量至 10mg/12h，但需要 1 周后复查 UL97、UL54 基因突变；③当 UL97 基因合并有 UL54 基因突变时，通常对西多福韦也是交叉耐药的，而对膦甲酸钠耐药却很少见，因此应加用膦甲酸钠而非更换，更昔洛韦对于未突变的病毒敏感。

2. 若初始接受西多福韦治疗的患者抗病毒治疗失败，UL54 基因突变检测非常必要。若检测突变阳性，表明对更昔洛韦交叉耐药，即使患者从未接受更昔洛韦治疗，治疗上也应选择膦甲酸钠，或联合新型抗病毒药。若初始接受膦甲酸钠治疗的患者出现病毒耐药，其出现更昔洛韦或西多福韦交叉耐药极为罕见，此时更换药物最好为更昔洛韦。

3. 一些新药，如马立巴韦抑制 CMV 的 UL97 激酶，对野生型和更昔洛韦耐药的 CMV 病毒株均有作用。因为马立巴韦抑制 UL97 激酶，因此推测其可影响更昔洛韦的磷酸化，体外试验中马立巴韦与更昔洛韦有拮抗作用，所以一般马立巴韦与更昔洛韦不联合用药。对于更昔洛韦耐药的病例，马立巴韦可单独使用也可以联合膦甲酸钠。

还有一些其他的新药如 letermovir 和 brincidofovir 等，另外还有一些被批准可能具有抗 CMV 病毒作用的药物，如治疗关节炎的药物来氟米特，抗疟药物青蒿琥酯。来氟米特在世界上的很多国家都有使用，但没有被美国和英国的权威机构批准应用于 CMV 的治疗。青蒿琥酯在世界上很多国家被用于治疗疟疾，但该药没有被美国 FDA 批准。这些药物的体外试验研究也在开展，但目前为止研究的病例数较少。还有一些免疫抑制剂据报道可以应用于 CMV 的治疗，如西罗莫司可以通过减少 CMV 在宿主体内的复制来减少造血干细胞移植和肾移植后患者发生 CMV 病毒感染的风险。

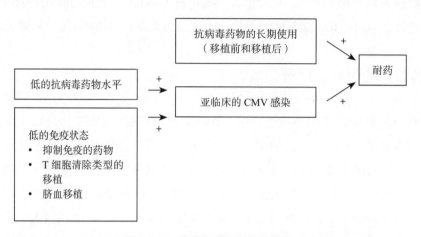

图 7-4-1　抗病毒药物耐药示意图

八、巨细胞病毒感染的细胞免疫治疗方法

1. CMV 感染的免疫治疗　细胞类型包括 CD8[+]T 淋巴细胞、CD4[+]T 淋巴细胞、NK 细胞和单核细胞。目前，对于 CMV 的细胞免疫治疗研究最广泛也是最深入的是 CD8[+]T 淋巴细胞，即 CMV 特异性 CTL，其主要识别 CMV 的 pp65 抗原与即刻早期（immediate early，IE）1 抗原。CMV 特异性 CTL 首先在 HSCT 后的患者体内被发现。但最近有的学者研究认为 CMV 特异性 CTL 能促进造血干细胞移植患者移植后 CD8[+]T 淋巴细胞和 CD3[+]T 淋巴细胞比例及绝对值的重建，可能导致 GVHD 反应的加重。Luo 等[7] 研究结果显示，在 HSCT 后没有 CMV 特异性 CTL 重建的患者容易发生严重的 CMV 病。该研究结果证实 CMV 特异性 CTL 可以保护 HSCT 后患者免于 CMV 感染。随后，从血清 CMV 呈阳性的健康供者体内获得 CMV 特异性 CTL 并在体外进行扩增逐步成为相关研究重点。Riddell 等[8] 最早于 1992 年报道利用 CD8[+]T 淋巴细胞进行免疫治疗的方案，该研究应用 CMV 感染的成纤维细胞在体外反复刺激供者的淋巴细胞从而获得 CMV 特异性 CTL 克隆，然后输注给行 HSCT 后的受者。该研究结果显示在未输注 CMV 特异性 CTL 前，受者体内几乎无法检测到 CMV 特异性免疫反应，但在输注 CMV 特异性 CTL 48 小时后即可以检测到 CMV 特异性免疫反应，3 周后 CMV 特异性免疫反应仍然与健康个体类似甚至高于健康个体。

2. CMV 特异性 CTL 进行 CMV 预防　Blyth 等[9]报道了一项较大规模的应用 CMV 特异性 CTL 进行预防性 CMV 免疫治疗的 II 期临床试验结果。该研究共选择 237 例 HSCT 患者，为患者提供干细胞的供者血清 CMV 都呈阳性，其中 50 例（50/237，21.1%）患者在 HSCT 后 28 天接受 $2 \times 10^7/m^2$ 的预防性输注 CTL。结果显示 26 例（26/237，11.0%）患者发生 CMV 病毒激活，其中仅 5 例（5/26，19.2%）系预防性输注 CTL 的患者。26 例 CMV 病毒激活的患者中 9 例（9/26，34.6%）需要进行 CMV 抗病毒药物治疗，其中仅 1 例（1/9，11.1%）系预防性输注 CTL 患者。余 211 例未发生 CMV 病毒激活，其中 CMV 特异性 CTL 预防性输注组 45 例，未预防性输注 CMV 特异性 CTL 组 166 例。接受 CMV 特异性 CTL 预防性输注的患者需要进行 CMV 抗病毒药物治疗的比例与未接受 CMV 特异性 CTL 预防性输注的患者相比显著减低（17% vs. 36%，$P = 0.01$），且患者接受抗病毒药物治疗的时间显著缩短（3.4 天 vs. 8.9 天，$P = 0.03$），但是两组患者的 *OS* 率和 *DFS* 率的差异均无统计学意义（$P > 0.05$）。

3. CMV 特异性 CTL 进行 CMV 治疗　目前，监测患者 HSCT 后 CMV 特异性 CTL 已经被作为一种新的指导 CMV 治疗的方法。Zabalza 等[10]纳入 10 例接受 HSCT 后的患者进行研究，结果显示 2 例（2/10，20%）患者 HSCT 后检测不到 CMV 特异性 CTL，需要接受较长时间的抗 CMV 治疗，5 例（5/10，50%）患者发生 CMV 血症，这却促使 CMV 特异性 CTL 的迅速重建［CMV 特异性 CTL 平均细胞计数为 $112.2 \times 10^5/L$，细胞计数中位数为（$1.3 \sim 279.7$）$\times 10^5/L$］，这 5 例患者 CMV 血症均很快转阴，抗 CMV 治疗在两周内终止；其余 3 例（3/10，30%）患者在 HSCT 后 21 天（中位时间为 17～33 天）即获得 CMV 特异性 CTL 重建［CMV 特异性 CTL 平均细胞计数为 $1.3 \times 10^5/L$，细胞计数中位数为（$0.3 \sim 2.3$）$\times 10^5/L$］，这 3 例患者均未发生 CMV 血症。Riddell 等[9]对于已发生 CMV 感染且检测出缺乏 CMV 特异性 CTL 的患者均从 HSCT 后 28～35 天开始输注体外扩增培养的干细胞供者来源的 CMV 特异性 CTL 克隆，每周输注 1 次，连续输注 4 周，输注的细胞数为（$0.03 \sim 1$）$\times 10^9/m^2$，输注后 48h 后患者体内即可以检测到 CMV 特异性 CTL，接受 3 次输注后患者体内 CMV 特异性 CTL 的活性可等同于或者强于供者。

多项研究证实 CMV 特异性 CTL 对控制病毒感染有确切疗效，应用前景良好。北京大学人民医院移植团队[11]在国内率先利用 CMV 特异性 CTL 对半相合移植后发生的复发性难治性 CMV 感染进行治疗，获得了良好的效果。他们治疗了 32 例对抗病毒药物耐药的复发性难治性 CMV 感染患者，其中 27 例在 4 周内达到了病毒的清除并且没有复发。并且 CMV 特异性 CTL 在体内作用持久，通过表位分析跟踪 CMV 特异性 CTL 显示，供者的 CMV 特异性 CTL 可以在患者体内持续 12 周，晚期 CMV 感染率明显下降。在副作用方面，没有患者发生急性输注反应和细胞因子释放综合征（cytokine release syndrome，CRS），只有 1 例患者在 CMV 特异性 CTL 输注后 10 天发生 II 度 aGVHD，但这例患者在 CMV 特异性 CTL 输注前就已经发生了 I 度 aGVHD，故不能完全说明与输注 CMV 特异性 CTL 相关。最近他们的移植团队还将 CMV 特异性 CTL 作为 CMV 感染患者的一线治疗，同样取得了非常好的效果 [12]。

4. 第三方供者来源的 CMV 特异性 CTL　目前体外扩增的 CMV 特异性 CTL 多来自同胞或者半相合的干细胞供者，因再次获得他们的血标本较便捷，而 UCBT 因无法获得供者的外周血标本，较难进行 CMV 特异性 CTL 的预防和治疗，目前可以应用来自移植后受者本身的血标本来制备 CMV 特异性 CTL，但有研究认为受者来源的 CMV 特异性 CTL 会影响供者成分在受者体内的嵌合，故 UCBT 后的病毒免疫治疗曾一度陷入瓶颈。第三方供者 CMVST 为这些患者的治疗带来了新的希望，目前欧美发达国家已开始建立第三方供者来源的病毒特异性 T 细胞（virus-specific T cell，VST）库，可以针对 CMV、EB 病毒（Epstein-Barr virus，EBV）、腺病毒（adenovirus，ADV）、BK 病毒（BK virus，BKV）及人类疱疹病毒-6 型（human herpesvirus-6，HHV-6）等多种病毒。Tzannou 等 [13] 报道了此种第三方供者来源的 VST 对 38 例患者 45 种感染进行治疗，有 7 例患者同时合并两种病毒感染，第一次细胞输注后就有 92% 的患者达到了 CR 和部分缓解（partial remission，PR）。目前美国的病毒特异性 T 细胞库已经有 500 多份细胞入库，发生病毒感染的患者大多可以在该细胞库里快速找到合适的 VST。国内尚未建立此类 VST 库，但可以从 UCBT 患者的父母、子女、兄弟姐妹等 HLA 半相合的直系亲属中寻找 VST 供者。

九、总结

随着各项新的检测技术的开展，监测 CMV 的手段有了很大的进步，给抢先治疗带来了时机，下一步要研究如何将病毒学和免疫学监测完美结合。CMV 肺炎的治疗目前认为丙种球蛋白并没有预想的良好效果，其他一些新药还要做进一步的研究。抗 CMV 新药急需尽快开发，因为目前的药物均存在显著缺点且有效性可能逐步下降，尤其抗病毒药物耐药性的逐渐增加，一些抗病毒治疗的新药包括马立巴韦、脂质体西多福韦、一种新的非核苷类似物、来氟米特、青蒿琥酯均急需进行系统研究和评价。细胞免疫治疗可能是下一步研究方向。

（童娟）

参考文献

[1] PAHNKE S, LARFORS G, AXDORPH-NYGELL U, et al. Short-term side effects and attitudes towards second donation: A comparison of related and unrelated haematopoietic stem cell donors[J]. J Clin Apher, 2018, 33(3): 226-235.

[2] GAGELMANN N, LJUNGMAN P, STYCZYNSKI J, et al. Comparative efficacy and safety

of different antiviral agents for cytomegalovirus prophylaxis in allogeneic hematopoietic cell transplantation: A systematic review and meta-analysis[J]. Biol Blood Marrow Transplant, 2018, 24(10): 2101-2109.

[3]　EMERY VC, SABIN CA, COPE AV, et al. HassanWalker AF, Griffifiths PD. Application of viral-load kinetics to identify patients who develop cytomegalovirus disease after transplantation. Lancet. 2000; 355: 2032-2036.

[4]　KALKAN I H, DAĞLI U. What is the most accurate method for the diagnosis of cytomegalovirus (CMV) enteritis or colitis?[J]. Turk J Gastroenterol, 2010, 21(1): 83-86.

[5]　MACHADO C M, DULLEY F L, BOAS L S, et al. CMV pneumonia in allogeneic BMT recipients undergoing early treatment of pre-emptive ganciclovir therapy[J]. Bone Marrow Transplant, 2000, 26(4): 413-417.

[6]　CHEN K W, CHENG M P, HAMMOND S P, et al. Antiviral prophylaxis for cytomegalovirus infection in allogeneic hematopoietic cell transplantation[J]. Blood Adv, 2018, 2(16): 2159-2175.

[7]　LUO X H, HUANG X J, LI D, et al. Immune reconstitution to cytomegalovirus following partially matched-related donor transplantation: impact of in vivo T-cell depletion and granulocyte colony-stimulating factor-primed peripheral blood/bone marrow mixed grafts[J]. Transpl Infect Dis, 2013, 15(1): 22-33.

[8]　RIDDELL SR, WATANABE KS, GOODRICH JM, et al. Restoration of viral immunity in immunodeficient humans by the adoptive transfer of T cell clones [J]. Science, 1992, 257(5067): 238-241.

[9]　BLYTH E, CLANCY L, SIMMS R, et al. Donor-derived CMV-specific T cells reduce the requirement for CMV-directed pharmacotherapy after allogeneic stem cell transplantation[J]. Blood, 2013, 121(18): 3745-3758.

[10]　ZABALZA A, CIAURRIZ M, BELOKI L, et al. Monitoring CMV-specific CD8[+]T-Cell responses after allogeneic stem cell transplantation: A new way of guiding anti-viral therapy[J]. Biol Blood Marrow Transplant, 2013, 19(2): S194-S210.

[11]　PEI X Y, ZHAO X Y, CHANG Y J, et al. Cytomegalovirus-specific T-cell transfer for refractory cytomegalovirus infection after haploidentical stem cell transplantation: The quantitative and qualitative immune recovery for cytomegalovirus[J]. J Infect Dis, 2017, 216(8): 945-956.

[12]　ZHAO X Y, PEI X Y, CHANG Y J, et al. First-line therapy with donor-derived HCMV-specific T cells reduces persistent HCMV infection by promoting antiviral immunity after allogenic stem cell transplantation[J]. Clin Infect Dis, 2020, 70(7): 1429-1437.

[13]　TZANNOU I, PAPADOPOULOU A, NAIK S, et al. Off-the-shelf virus-specific T cells to treat BK virus, human herpesvirus 6, cytomegalovirus, Epstein-Barr virus, and adenovirus infections after allogeneic hematopoietic stem-cell transplantation[J]. J Clin Oncol, 2017, 35(31): 3547-3557.

一、移植后植入失败的定义及发生机制

（一）概述

Allo-HSCT 是各种恶性及非恶性血液系统疾病的重要治愈方法之一。Allo-HSCT 治疗结果主要依赖于移植物持久稳定的植入。原发性移植物排斥或植入失败（graft failure，GF）是 Allo-HSCT 后一种严重危及生命的并发症，由于脐带血移植物中所含细胞数量有限、免疫细胞的免疫源性弱，早期 UCBT 后植入失败率高于骨髓和外周血造血干细胞移植，因此 UCBT 后 GF 需要着重考虑和处理。

（二）植入失败的定义

造血重建（造血干细胞植入）是 Allo-HSCT 成功治疗的第一步，髓系植入时间定义为移植后 $ANC \geq 0.5 \times 10^9/L$ 连续三天的第一天，血小板植入定义为移植后血小板计数在连续七天没有输注血小板的情况下连续 3 天 $>20 \times 10^9/L$ 的第 1 天。不同的文献对 GF 的诊断标准并不统一，总的来说，GF 指缺乏供者来源的造血，分为原发 GF 和继发 GF 两种。原发 GF 是指 Allo-HSCT 后缺乏供体细胞植入，而继发性 GF 的特征是初始供者细胞植入后（有供体嵌合依据）再出现供体细胞的丧失和再次发生持续的 $ANC < 0.5 \times 10^9/L$。Rondón 等 [1] 定义原发 GF 为移植后患者在死亡时或第二次 Allo-HSCT 前存活时间超过 28 天（异基因骨髓或外周血干细胞移植患者）或者 42 天（脐带血移植），ANC 未能达到连续 3 天 $\geq 0.5 \times 10^9/L$ 且无疾病复发的依据，继发 GF 是指供者细胞植入后 ANC 再次 $< 0.5 \times 10^9/L$ 连续 3 天以上且无疾病进展的依据。

（三）GF 与移植物功能不良的鉴别

鉴别移植物功能不良（poor graft function，PGF）和 GF 非常重要，PGF 也是常见的

Allo-HSCT 相关并发症，其定义为在全供者嵌合、无严重 GVHD 或复发的情况下，至少存在两系细胞严重减少和 / 或依赖输血，骨髓呈低增生或再生障碍状态 [2]。PGF 发生率在 1% ~ 27%，常常因严重感染和出血导致较高的死亡率。影响 PGF 形成的因素主要有：基础疾病、供体类型、HLA 匹配程度、ABO 血型不合、预处理强度、干细胞剂量和来源、GVHD 的发生、感染、骨髓毒性药物的使用等。GF 和 PGF 的主要区别和定义见表 8-1-1。

表 8-1-1　植入失败及移植物功能不良特征

	开始供者植入	开始造血恢复	细胞减少	骨髓	复发	嵌合状态
植入失败						
原发	否	否	是	低增生	否	混合或全受者
继发	是	是				
移植物功能不良						
原发	是	否	是	低增生	否	全供者
继发	是	是				

（四）移植后 GF 发生的病理机制

GF 是由于受体免疫细胞对供体的造血细胞发生免疫应答造成的，在预处理后残留宿主免疫细胞持续存在，残余的宿主 T 细胞被认为是介导 GF 的最主要的效应细胞。然而，供者细胞毒 T 淋巴细胞对造血植入有促进作用，移植物中供者 T 淋巴细胞去除可导致移植后早期宿主外周血和骨髓中供者 T 淋巴细胞减少，与 GF 的发生率增加密切相关。在 HLA 不合的移植中，残留的宿主 T 淋巴细胞介导的 GF 更易发生。在 HLA 相合的 Allo-HSCT 中，移植排斥反应可能是通过受体来源的 T 淋巴细胞识别供者造血干细胞上的次要组织相容性抗原产生的。在供受者性别不合的 Allo-HSCT 中，移植免疫反应过程中产生了针对男性靶细胞上 H-Y 表位的 T 淋巴细胞克隆。CD4+CD25+Foxp3+Treg 是重要的免疫调节细胞，介导免疫细胞和造血细胞之间的相互作用。在 Allo-HSCT 中，无论是宿主 Treg 还是供体 Treg 对于促进植入均有重要的作用。宿主 Treg 可通过产生 IL-10 来帮助造血干细胞维持骨髓龛。NK 细胞在 GF 的发病机制中也起着重要作用，特别是在 HLA 不合的情况下。Murphy[3] 等用小鼠模型显示，细胞因子 IL-2 激活的供体 NK 细胞的过继转导可以促进造血植入和免疫重建。

移植受者（患者）在接触外来细胞或组织后，可产生抗外来 HLA 抗原的抗体，常见的接触包括怀孕、输血、以前的器官或造血干细胞移植。供体 DSA 促进 Allo-HSCT 后 GF 的发生，HLA 不合的 Allo-HSCT 中，DSA 导致 GF 增加 2 ~ 10 倍，而与干细胞来源或预处理方案无关 [4]。研究证实抗 HLA Ⅰ类（HLA-A 和 HLA-B）和Ⅱ类（HLA-DRB1）的 DSA 对移植后的植入有不良影响，而针对 HLA-DPB1 和 HLA-DQB1 的抗 HLA 抗体的作用尚不明确。DSA 介导的 GF 可能涉及补体介导的干细胞溶解以及抗体依赖的 FcR+ 巨噬细胞和 NK 细胞中介的细胞毒性起作用。亦有研究证明 DSA 阳性患者通过识别供体同种异体抗原引起的体液免疫和细胞免疫反应介导 GF 的发生。DSA 的 MFI 与 GF 的发生亦密切相关，但引起 GF 的 MFI 值尚无统一的标准。常英军等[5] 报道在 MFI>10 000 的情况下，DSA 的存在预示着 GF 的增加多达 10 倍，Ciurea 等[6] 人报道了 MFI>5 000 以及补体结合的 DSA 是患者发生 GF 的高风险因素。常英军等还证实 DSA（MFI≥10 000）与 GF 的发生，以及 DSA（MFI≥2 000）与 PGF 的发生具有相关性。Fuji 等[7] 研究表明单份 UCBT 患者移植前 MFI≥1 000 明显增加 GF 的发生率。由于 MFI 值受方法学影响，因此对不同实验室获得的结果进行比较须谨慎。移植前高 MFI 的 HLA 抗体和群体反应性抗体（population reactive antibody，PRA）水平与移植后 DSA 的持久性有关。重要的是，HLA 抗体的产生是动态的，炎症事件后，如感染或组织损伤，休眠的 HLA 特异性记忆 B 细胞在没有暴露于外来组织的情况下也可能重新激活而导致 DSA 的产生。因此，对 DSA 水平的动态监测是必要的，因为其强度随时间改变而改变。

移植后组织损伤和感染引发的固有免疫反应也可能是导致原发或继发 GF 的炎症过程的一个重要因素。感染除了可能会在先前致敏的个体中引起旁路 B 细胞的激活外，接触病原体还可通过其他不同途径来增强异基因 HLA 抗原的免疫应答。固有免疫系统的各个组成部分的激活可以导致活化和补充主动免疫及移植排斥反应，这一过程可以通过 TLR、细胞因子、趋化因子、补体和 / 或抗原呈递细胞介导。病毒特异性记忆 T 细胞和异基因 HLA 有交叉反应，记忆 T 细胞寿命长，分布广泛，能够指向炎症区域，刺激后迅速激活发挥效应功能，并作为常驻记忆淋巴细胞留在组织中。最近的研究已经发现，大多数非淋巴组织和器官中常驻记忆 T 细胞是主导的淋巴细胞群。它们快速的效应功能、较低的激活需求和组织定位提示病原特异性记忆 T 细胞可能是导致 GF 反应的主要细胞。

二、移植后植入的检测

移植后供者造血重建（植入）常用的检测方法主要有以下几种：①核型分析或荧光原位杂交技术（fluorescence in situ hybridization，FISH）检测性别染色体，这种技术在各移植单位通常可以常规开展，相对敏感而且可以定量，适合于性别不合的 Allo-HSCT；②血型测定，即移植后监测 ABO 血型抗原及血型抗体滴度的转变，适合于 ABO 血型不合的移植，简单易行，但不能定量，不够敏感，血型转变为全供者型的时间也相对滞后；③分子生物学方法，通过分子生物学技术定量监测在 Allo-HSCT 后逐渐增加的且最终占主要地位的供者特异性等位基因的百分比，可以更早期检测到供者分子学植入，有助于对 Allo-HSCT 后植入动力学的监测。在异基因骨髓移植后分子学植入常较血液学植入中位数提前 7 天左右[8]。在原发或继发 GF 时，嵌合分析呈现的是混合型供受体嵌合或全受体嵌合状态。

采用 PCR 方法检测基因组短串联重复序列（short tandem repeat，STR）是目前广泛应用的 DNA 系列嵌合检测技术，PCR 的应用显著增加了检测敏感性，能检测到很微量的供者或受者细胞，检测要求的标本细胞数量少，能在形态学植入前作为分子植入动力学的检测方法。实时定量 PCR 更进一步增加了敏感性和精确定量。STR-PCR 方法检测嵌合时，全供者嵌合通常是指供者细胞成分占 95% 以上，而混合嵌合是指供者成分占 5%～95%[1]，由于敏感性的差异，也有研究将混合型嵌合定义为存在低于 90% 的供者造血[9]。混合型嵌合还要区分是全血细胞或是系特异性细胞的嵌合（分裂性嵌合），后者是指某系细胞，如 T 细胞、NK 细胞或髓细胞等单个或多个特异性系细胞来源于供者的比例。系特异性嵌合的检测通常是先将外周血或骨髓血通过磁珠或流式细胞仪分选出 T 细胞、髓细胞、NK 细胞等系特异性细胞系列，然后对各特异性系列细胞进行 STR-PCR 检测，来评估不同特异性系细胞在移植后不同时期的嵌合状态。系特异性嵌合的动态分析对即将发生的并发症的预测更敏感，从而为更早期的治疗决策提供依据[10]。对于清髓性预处理的异基因外周血干细胞或骨髓移植来说，由于输注的干/祖细胞数量高，植入速度快（中位植入时间为移植后 2 周）、植入失败率低，通过对移植后植入动力学的动态监测来预测 GF 无临床意义。但作为移植物植入后再次丧失供者成分或疑有复发倾向时，检测供受体嵌合状态具有一定的作用，特别是系特异性嵌合的监测对疾病的复发和 GVHD 的预测均有重要的作用[11]。

因单份脐带血中干/祖细胞含量低、供受者间 HLA 不合程度高、T 细胞为 naïve 表型，UCBT 后造血恢复明显延迟、GF 发生率高，所以更早期地区分 UCBT 后植入延迟和原发 GF 具有重要的意义。对于早期诊断 GF 的患者，进行早期二次移植解救可明显降低 UCBT 后 *TRM* 率。随着减低强度预处理方案的使用增加和 UCBT 的开展，需要非常小心地监测植入动力学变化，UCBT 后早期供受体嵌合研究在临床上具有极其重要的作用。在 UCBT 后早期动态监测受者外周血嵌合状态可以更早期评估成功植入或植入失败。Moscardó 等[9]研究发现，接受清髓性预处理方案的单份 UCBT 的恶性血液病患者，移植后 14 天骨髓细胞 65% 的供者嵌合体水平是预测原发性 GF 的最佳临界点，灵敏度为 97%，特异度为 80%。+14 天骨髓细胞<65% 的供体嵌合患者发生 GF 率为 67%，而大于 65% 供体嵌合者 GF 发生率为 2%。Ruggeri 等[10]回顾性分析 1 268 例接受清髓性单份 UCBT 的 AL 患者植入动力学变化，概率密度分析显示，UCBT 后第 10 天开始植入的可能性增加，第 21 天达到高峰，至第 31 天逐渐下降到 21%，第 31 天后植入率迅速下降，而第 42 天后残留植入的可能性是 5%。因此搜寻挽救性二次移植的供体应在 +21 天左右开始决定。Chan 等[12]对 UCBT 受者外周血细胞嵌合研究的结果显示，在移植后第三周开始的任何时间点，小于 5% 的供体细胞嵌合提示不可逆转的移植物丢失。Avery 等研究发现，56 例接受清髓性双份 UCBT 受者移植后第 21 天骨髓嵌合分析显示供体嵌合百分比与植入成功及植入速度相关。21 天骨髓细胞达到 100% 供者嵌合的受者移植后植入成功率达到 98%，中位植入时间为 22 天，90%～99% 供体嵌合的受者植入率 100%，中位植入时间为 29 天，而<90% 供体嵌合者只有 68% 的植入率，且植入时间明显延迟，中位植入

时间为 37 天（P＝0.001）。作者推荐 UCBT 患者移植 21 天后仍无造血恢复且＜90% 供体细胞嵌合率的患者，应该在 +28 天重复 BM 细胞嵌合分析并准备二次移植解救。

第二节

原发性植入失败的诊断和处理

一、原发性植入失败的高危因素

原发性 GF 的发生率受疾病、疾病状态、供者及移植物类型和移植方案等多种因素的影响，增加 GF 的因素包括：非恶性疾病及骨髓增殖性疾病、移植物为脐带血及供受者 HLA 不合程度、低细胞剂量、RIC 等。原发疾病类型是导致 GF 的主要危险因素之一，Olsson 等[13]发现非恶性血液病患者 GF 的发生率比恶性血液病高 3 倍，而移植后 GF 在重型再生障碍性贫血中是常见的。在清髓性 Allo-HSCT 治疗恶性血液肿瘤患者中，与 AML 患者相比，骨髓增殖性肿瘤（myeloproliferative neoplasm，MPN）和 MDS 患者 GF 的发生率增加，可能与移植前受者免疫状态相对完整、脾大、骨髓微环境异常、多次输血致敏等因素相关，血液恶性肿瘤患者在移植前疾病处于进展状态也增加 GF 的风险。

移植物类型是最强的预示原发性 GF 的因素，UCBT 患者原发性 GF 发生率明显高于骨髓移植，骨髓移植发生原发性 GF 较外周血干细胞移植高 3 倍[13]，UCBT 的患者原发性 GF 发生率最高且早期免疫重建明显延缓。

供受体之间 HLA 差异也是影响 GF 的一个重要因素。与 HLA 匹配的同胞供体相比，非血缘和 HLA 不合供体移植明显增加 GF 率[14]。对非恶性血液病，供体和受体之间 HLA 不合是 GF 的主要影响因素[15]。对非血缘供体，HLA Ⅰ类位点（包括 HLA-C 位点）不合均影响植入。Li 等[16]研究发现 HVG 方向的 KIR 配体不合（KIR-L-MM），尤其是 HLA-C KIR-L-MM，明显增加原发性 GF。

RIC 移植的患者较 MAC 移植的患者 GF 发生率增加。RIC 增加 GF 的发生率可能主要是由于残留的宿主 CTL 和 NK 细胞的影响。在单倍型外周血干细胞移植治疗脏器功能不全的镰状细胞贫血和地中海贫血的临床试验中，RIC 方案包含阿仑单抗、400cGy TBI 及增加剂量的移植后 CY。结果显示，移植后 CY 剂量的增加可以提高单倍型移植治疗镰刀细胞病患者的植入率（CY 量分别为 0、50mg/kg 及 100mg/kg 时，植入率分别为 33%、63% 和 83%）[17]。

TBI 已被证实可促进不同供体的 Allo-HSCT 受者，特别是替代供体的移植后植入。大样本 CIBMTR 数据（n＝23 272）回顾性分析显示血液肿瘤患者进行第一次 MAC（TBI≥5Gy 单次或 TBI≥8Gy 分次，Bu≥9mg/kg 或 Bu≥150mg/m²）的骨髓或外周血干细胞移植后原发性 GF 发生率为 5.5%，而外周血干细胞移植后 GF 发生率显著低于骨髓移植（2.5% vs. 7.3%，$P=0.001$）。预处理 Bu/CY 方案与 TBI/CY 方案相比，原发性 GF 发生率显著升高（$OR=1.35$，$P=0.002$）[9]。Nakasone 等[18]分析 2006—2013 年间日本移植登记组数据登记的 3 933 例成人移植受者（年龄>15 岁），包括 8/8 HLA 位点相合非血缘供体骨髓移植（MUD，$n=1$ 367），HLA 不合非血缘骨髓供体（MMUD，$n=1102$），或非血缘脐带血移植（UCBT，$n=1$ 464）。预处理方案分成 5 组：高剂量 TBI-MAC 组（TBI>8Gy）、低剂量 TBI-MAC 组（TBI≤8Gy）、无 TBI-MAC 组，以及低剂量 TBI-RIC 组和无 TBI-RIC 组。对于 MUD 和 MMUD 移植，采用 5 组预处理方案中性粒细胞植入率均>90%，而在 UCBT 组，含 TBI 方案较不含 TBI 方案组 30 天内植入率显著升高，高剂量 TBI-MAC 组为 78%、低剂量 TBI-MAC 组 83%、低剂量 TBI-RIC 组 76%，而不含 TBI-MAC 组及不含 TBI-RIC 组分别为 65% 和 68%（$P<0.001$），多因素分析显示 TBI 显著增加 UCBT 患者植入率。进一步对进行 UCBT 的亚组分析显示，5 组预处理方案 UCBT 患者，供受者 6/6 或 5/6 HLA 等位基因相合对粒细胞植入无影响，而对≤4/6 HLA 等位基因相合 UCBT 组，含 TBI 的 MAC 和 RIC 方案均显著促进植入。对于低 TNC 剂量（<2.54×10^7/kg）或低 CD34$^+$ 细胞剂量（<0.82×10^5/kg）的 UCBT 亚组，TBI-MAC 方案对粒细胞植入具有促进作用。对于 173 例有 HLA 抗体的 UCBT 亚组患者，含 TBI 方案也显著促进植入，高剂量 TBI 组［$HR=2.4$（95%CI 1.2~4.9），$P=0.02$］、低剂量 TBI 组［$HR=2.2$（95%CI 1.2~4.3），$P=0.02$］。

移植物中细胞含量和构成是发生 GF 的重要影响因素。体外 T 细胞去除增加 GF 或疾病复发风险，输注低剂量 HSC 的 Allo-HSCT 患者 GF 发生率也增加。Olsson[19]等研究发现输注的 TNC>2.5×10^8/kg 显著降低 GF 率，而接受的 CD34$^+$ 细胞<3×10^6/kg 的患者 GF 发生率高达 12%。DSA 显著增加 HLA 不合 Allo-HSCT 患者 GF 的发生率，尤其脐带血和单倍型供体移植伴 DSA 的患者原发性 GF 率升高。

二、植入失败的处理

减低强度预处理的 Allo-HSCT 受者发生原发性 GF 后有自体造血恢复的可能，清髓性预处理 Allo-HSCT 后发生 GF，很难恢复自体造血功能，延长的骨髓再生障碍使得移植后患者处于高危险的感染和出血风险中，从而显著增加了早期 TRM。UCBT 受者植入失败的风险增加，二次移植挽救治疗的决定和时机选择具有重要的意义。

（一）UCBT 后原发性 GF 的早期识别和干预

GF 的早期识别和早期干预非常重要。采用 STR-PCR 技术对 UCBT 后第一个月内供受者嵌合状态进行早期动态监测能够灵敏准确地早期预测植入并预警植入失败，对及时进行补救治疗具有重要的作用。Rondón 等[1]建议 UCBT 后 3 周左右进行评估，一旦出现血细胞恢复延迟或 GF 可能建议尽快进行处理。最初的治疗包括：①重新评估所有正在使用的药物，停用所有非必需的对干细胞有潜在毒性药物（如利奈唑胺、阿昔洛韦、更昔洛韦等）；②早期骨髓穿刺评估，寻找持续性疾病或病毒感染（如 HHV6、CMV，以及多瘤病毒等）的依据；③加强生长因子支持治疗；④如果 UCBT 后 28 天血细胞没有恢复，尽快制定一个确定的挽救计划，如注入冻存自体干细胞、联系初始的造血干细胞捐献者或替代供者进行二次移植、评估治疗策略等。

尽早采用新的免疫抑制方案再移植可获得供体细胞成功植入及长期疾病控制。Chan 等[12]对单中心 UCBT 后发生原发性 GF 患者进行了回顾分析，71/110 例儿童患者 UCBT 后第 28 天前获得 ANC≥0.5×10^9/L，6 例患者早期死亡。在 33 例第 28 天仍然为粒细胞缺乏状态的患者中，20 例最终获得髓系恢复，10 例无供体造血恢复的病人进行了二次 UCBT，9 例获得供体植入，6 例长期存活。因此对于原发性 GF 的患者，为避免长时间的粒细胞缺乏和血小板减少危及生命，应尽早进行二次移植挽救治疗，挽救治疗时间尽可能在第一次 UCBT 后 30~40 天进行。除移植前冻存有自体干细胞的病情稳定的患者，其余患者不宜等待至 42 天再进行干预。

（二）二次移植预处理方案的选择

对于 GF 的患者，重复清髓的预处理方案会产生不可接受的器官毒性和感染风险，既往报道的二次移植高 *TRM* 和死亡率部分与预处理毒性相关。因此，二次 Allo-HSCT 前使用 RIC 方案是一种有吸引力且毒性较小的方法。另外，由于受者残留的免疫细胞导致的免疫排斥是 GF 发生的主要机制，二次移植前病人应该接受抑制受者免疫系统为主的预处理方案。然而，二次移植前标准的预处理方案还难以确定。多个研究表明，二次移植前预处理以免疫抑制为主的 RIC 方案在保证供体植入上是有效的，而且具有很好的耐受性和安全性。在既往关于 GF 的挽救移植的大多数研究中，Flu 和 ATG 或阿仑单抗都包括在预处理方案中，这些药物具有很强的免疫抑制作用，有望抑制宿主免疫活性细胞，包括 T 细胞和 NK 细胞等与免疫介导相关的移植排斥的免疫细胞。此外，使用 ATG 或阿仑单抗可降低二次移植后 GVHD 的风险。Waki 等[20]研究表明，在接受烷化剂的患者中，ANC 植入的发生率较高，其中包括 Mel、Bu 和 CY 作为预处理的一部分。Yoshihara[21]等研究显示了 Flu、TT、小剂量 TBI 和 ATG 方案的相对安全性和有效性。Mallhi 等[22]研究表明二次移植预处理方案使用 Flu 来提供适当的免疫抑制，小剂量 Bu 和小剂量 TBI 的联合使用则允许适当的清髓来确保植入，在非恶性病挽救性移植中，82%（95%*CI* 62%~96%）的病人二次移植后 42 天获得稳定的供者造血，3 年 *OS* 达 82%（95%*CI* 54%~94%）。Yahng 等[23]最近研究表明，单次剂量为 750cGy 的全淋巴结照射结合 ATG 是同胞供体二次移植治疗 SAA 的可行的预处理方案，结果表明该方案的毒性小，长期无输血生存而临床无明显的 GVHD 发生，尽管先前输血次数多及在二次移植前疾病持续时间长。总之，二次移植采用以免疫抑制为主的 RIC 方案具有强大的潜力，能成功使供体植入而仅有有限的毒性。

（三）二次移植供体的选择

理论上，挽救性移植中的供者应该与先前失败的移植供者不同，因为针对供体所携带的 HLA 不合的细胞毒性 T 淋巴细胞在免疫排斥时可能被激活，而且健康的捐赠者短时间内两次给予大剂量 G-CSF 可能面临一定的风险，挽救移植时更应慎重选择。另外考虑到GF 患者长时间的粒细胞缺乏，能快速恢复造血的干细胞供体更有优势。

Fuji 等[24]比较分析了 UCBT 植入失败后挽救移植采用不同部位来源干细胞的结果。回顾性分析了 2001 年 1 月至 2007 年 12 月间 220 例 UCBT 后发生 GF 并在 3 个月内进行第二次 HSCT 患者的临床资料。挽救性 Allo-HSCT 的供者分别为脐带血（CB，n=180）、外周血干细胞（PBSC，n=24）和骨髓（BM，n=16）。第 2 次 Allo-HSCT 后 30 天内中性粒细胞植入的累积发生率 CB 组为 39%，PBSC 组为 71%，BM 组为 75%。多因素分析显示，PBSC和 BM 移植物的植入率显著高于 CB（分别 HR=7.77，P<0.001 和 HR=2.81，P=0.016）。而PBSC 组 II～IV 级 aGVHD 的发病率显著高于 CB 组（HR=2.83，P=0.011），而 PBSC 组 1 年无复发死亡率低于 CB 组（HR=0.43，P=0.019），PBSC 组 1 年 OS 优于 CB 组（HR=0.45，P=0.036）。提示 PBSC 是 UCBT 后挽救性移植的较好的干细胞来源。

汤宝林等[25]回顾性分析了 17 例 UCBT 后发生 GF 的患者采用 G-CSF 动员的单倍型供体外周血干细胞联合骨髓移植挽救性治疗的结果。二次移植均采用 Flu+ATG+CY+TBI（2～4GY）的 RIC 预处理方案，两次移植间隔中位时间为 38 天。中性粒细胞和血小板的植入率分别为 82.4% 和 76.4%。累积 II～IV 及 III～IV 度 aGVHD 发生率分别为 35.3% 和17.6%，累积 3 年 cGVHD 发生率为 29.4%，累积 3 年 OS 和 PFS 率均为 57.5%，提示早期RIC 方案的单倍型供体移植是 UCBT 后 GF 患者有效治疗选择。近期 Harada 等[26]研究也显示单倍型供体较脐带血供体挽救性移植治疗明显降低移植后 NRM。

综上所述，Allo-HSCT 后 GF 的发生主要为免疫中介的移植物排斥，UCBT 因移植物免疫细胞含量低显著增加了原发性 GF 的发生。非恶性疾病及骨髓增殖性肿瘤、预处理方案、DSA、HLA 不合等因素也与原发性 GF 密切相关。移植后动态监测嵌合状态，早期二次移植干预治疗可取得较好的临床结果。

（刘会兰）

参考文献

[1] RONDÓN G, SALIBA R M, KHOURI I, et al. Long-term follow-up of patients who experienced graft failure post allogeneic progenitor cell transplantation. Results of a single institution analysis[J]. Biol Blood Marrow Transplant, 2008, 14(8): 859-866.

[2] STASIA A, GHISO A, GALAVERNA F, et al. CD34 selected cells for the treatment of poor graft function after allogeneic stem cell transplantation[J]. Biol Blood Marrow Transplant, 2014, 20(9): 1440-1443.

[3] MURPHY W J, BENNETT M, KUMAR V, et al. Donor-type activated natural killer cells promote marrow engraftment and B cell development during allogeneic bone marrow transplantation[J]. J Immunol, 1992, 148(9): 2953-2960.

[4] BRAND A, DOXIADIS I N, ROELEN D L. On the role of HLA antibodies in hematopoietic stem cell transplantation[J]. Tissue Antigens, 2013, 81(1): 1-11.

[5] CHANG Y J, ZHAO X Y, XU L P, et al. Donor-specific anti-human leukocyte antigen antibodies were associated with primary graft failure after unmanipulated haploidentical blood and marrow transplantation: a prospective study with randomly assigned training and validation sets[J]. J Hematol Oncol, 2015(8): 84 .

[6] CIUREA S O, THALL P F, MILTON D R, et al. Complement-binding donor-specific anti-HLA antibodies and risk of primary graft failure in hematopoietic stem cell transplantation[J]. Biol Blood Marrow Transplant, 2015, 21(8): 1392-1398.

[7] FUJI S, OSHIMA K, OHASHI K, et al. Impact of pretransplant donor-specific anti-HLA antibodies on cord blood transplantation on behalf of the Transplant Complications Working Group of Japan Society for Hematopoietic Cell Transplantation[J]. Bone Marrow Transplant, 2020, 55(4): 722-728.

[8] DUBOVSKY J, DAXBERGER H, FRITSCH G, et al. Kinetics of chimerism during the early post-transplant period in pediatric patients with malignant and non-malignant hematologic disorders: Implications for timely detection of engraftment, graft failure and rejection[J]. Leukemia, 1999, 13(12): 2060-2069.

[9] MOSCARDÓ F, SANZ J, SENENT L, et al. Impact of hematopoietic chimerism at day +14 on engraftment after unrelated donor umbilical cord blood transplantation for hematologic malignancies[J]. Haematologica, 2009, 94(6): 827-832.

[10] RUGGERI A, LABOPIN M, SORMANI M P, et al. Engraftment kinetics and graft failure after single umbilical cord blood transplantatio using a myeloablative conditioning regimen[J]. Haematologica, 2014, 99(9): 1509-1515.

[11] PREUNER S, LION T. Post-transplant monitoring of chimerism by lineage-specific analysis[J]. Methods Mol Biol, 2014(1109): 271-291.

[12] CHAN K W, GRIMLEY M S, TAYLOR C, et al. Early identification and management of graft failure after unrelated cord blood transplantation[J]. Bone Marrow Transplant, 2008, 42(1): 35-41.

[13] OLSSON R F, LOGAN B R, CHAUDHURY S, et al. Primary graft failure after myeloablative allogeneic hematopoietic cell transplantation for hematologic malignancies[J]. Leukemia 2015, 29(8): 1754-1762.

[14] CLUZEAU T, LAMBERT J, RAUS N, et al. Risk factors and outcome of graft failure after HLA matched and mismatched unrelated donor hematopoietic stem cell transplantation: a study on behalf of SFGM-TC and SFHI[J]. Bone Marrow Transplant, 2016, 51(5): 687-691.

[15] HORAN J, WANG T, HAAGENSON M, et al. Evaluation of HLA matching in unrelated hematopoietic stem cell transplantation for nonmalignant disorders[J]. Blood, 2012, 120(14): 2918-2924.

[16] LI L, KOLK M, FERNANDEZ-VINA M, et al. Interrogating the impact of KIR ligand mismatch in engraftment following HLA-disparate stem cell transplantation[J]. Bone Marrow Transplant, 2020, 55(12): 2294-2297.

[17] FITZHUGH C D, HSIEH M M, TAYLOR T, et al. Cyclophosphamide improves engraftment in patients with SCD and severe organ damage who undergo haploidentical PBSCT[J]. Blood Adv, 2017, 1(11): 652-661.

[18] NAKASONE H, FUJI S, YAKUSHIJIN K, et al. Impact of total body irradiation on successful neutrophil engraftment in unrelated bone marrow or cord blood transplantation[J]. Am J Hematol, 2017, 92(2): 171-178.

[19] OLSSON R, REMBERGER M, SCHAFFER M, et al. Graft failure in the modern era of allogeneic hematopoietic SCT[J]. Bone Marrow Transplant, 2013, 48(4): 537-543.

[20] WAKI F, MASUOKA K, FUKUDA T, et al. Feasibility of reduced-intensity cord blood transplantation as salvage therapy for graft failure: results of a nationwide survey of adult patients[J]. Biol Blood Marrow Transplant, 2011, 17(6): 841-851.

[21] YOSHIHARA S, IKEGAME K, TANIGUCHI K, et al. Salvage haploidentical transplantation for graft failure using reduced-intensity conditioning[J]. Bone Marrow Transplant, 2012, 47(3): 369-373.

[22] MALLHI K, ORCHARD P J, MILLER W P, et al. Non-myeloablative conditioning for second hematopoietic cell transplantation for graft failure in patients with non-malignant disorders: a prospective study and review of the literature[J]. Bone Marrow Transplant, 2017, 52(5): 726-732.

[23] YAHNG S A, PARK S S, JEON Y W, et al. Successful outcomes of second hematopoietic stem cell transplantation with total nodal irradiation and ATG conditioning for graft failure in adult patients with severe aplastic anemia[J]. Bone Marrow Transplant, 2018, 53(10): 1270-1277.

[24] FUJI S, NAKAMURA F, HATANAKA K, et al. Peripheral blood as a preferable source of stem cells for salvage transplantation in patients with graft failure after cord blood transplantation:a retrospective analysis of the registry data of the Japanese Society for Hematopoietic Cell Transplantation[J]. Biol Blood Marrow Transplant, 2012, 18(9): 1407-1414.

[25] TANG B L, ZHU X Y, ZHENG C C, et al. Successful early unmanipulated haploidentical transplantation with reduced-intensity conditioning for primary graft failure after cord blood transplantation in hematologic malignancy patients[J]. Bone Marrow Transplant, 2015, 50(2): 248-252.

[26] HARADA K, FUJI S, SEO S, et al. Comparison of the outcomes after haploidentical and cord blood salvage transplantations for graft failure following allogeneic hematopoietic stem cell transplantation[J]. Bone Marrow Transplant, 2020, 55(9): 1784-1795.

第九章
脐带血移植后免疫重建

第一节
T 淋巴细胞重建

一、概论

UCBT 近年来取得较大进展，其治疗急性白血病的疗效与单倍体移植、非血缘骨髓移植和外周血干细胞移植相当。脐带血移植治疗血液病的优势在于来源丰富、HLA 配型要求较低、GVHD 发生率低且易于控制，并可保留移植物抗肿瘤作用（graft versus tumour，GVT）和 GVL[1]。UCBT 的劣势在于脐带血细胞数量较少（尤其对于成年人），免疫重建慢，尤其是 T 淋巴细胞免疫重建，在移植早期（移植后的 3 个月内）易并发感染，尤其是 EBV、CMV、HHV-6、腺病毒等感染，导致移植感染相关死亡率增高。

脐带血移植后 T 淋巴细胞的及时重建特别重要。造血干细胞移植后移植物中的 T 淋巴细胞在外周可以在抗原的刺激下扩增，这一过程受预处理方案、移植物细胞组成、HLA 配型、病原生物感染、免疫抑制和 aGVHD 的影响。脐带血细胞植活后，内生性的 T 淋巴细胞重建是胸腺依赖的，经历了从骨髓到胸腺、T 淋巴细胞祖细胞形成、TCR 重排、T 细胞成熟、T 细胞迁移和输出等复杂的过程。这一过程平均需要 2 年，但是它对于维持初始 T 淋巴细胞的持续输出和抗原识别的免疫功能至关重要。因此移植后及时、迅速地 T 淋巴细胞重建对于控制感染以及预防白血病复发有着重要的意义。以下着重阐述 UCBT 后 T 淋巴细胞重建规律、T 细胞受体（T cell receptor，TCR）的重建，以及 T 淋巴细胞功能检测、影响 T 淋巴细胞重建的因素和促进 T 淋巴细胞重建的策略。

二、T 淋巴细胞重建的规律

脐带血移植后的免疫细胞重建是一个复杂的过程。对于 T 淋巴细胞，免疫重建途径可分为非胸腺依赖途径（移植物的初始 T 淋巴细胞、记忆 T 淋巴细胞、效应性 T 淋巴细胞等）和胸腺依赖途径（脐带血干细胞植入后经过胸腺发育、分化、阴性选择、阳性选择后形成的 T 淋巴细胞）。免疫重建可分为三个阶段。第一阶段通常为移植后一个月内，表现为受者机体免疫抑制、粒细胞缺乏、易受细菌和真菌的感染。第二阶段通常是移植后一个月到 100 天，此阶段受者也容易受到细菌和病毒的感染。第三阶段通常指脐带血移植超过 100 天。在第一、二阶段中，脐带血来源的 T 细胞扩增是在淋巴细胞减少和抗原刺激下进行的非胸腺依赖的持续性扩增。在第三阶段，内源性的 T 淋巴细胞通过胸腺依赖的途径逐渐产生，伴随着 B 细胞的重建。由于年龄的关系，成年人胸腺依赖的 T 淋巴细胞免疫重建较晚[2]。UCBT 后，B 细胞的重建慢于 T 细胞。

T 淋巴细胞是介导抗真菌、病毒、原虫感染的细胞免疫的重要组成部分。脐带血所含造血干细胞数量有限，UCBT 后患者的 T 淋巴细胞免疫重建相对延迟[3]。与外周血造血干细胞（peripheral blood stem cell，PBSC）和骨髓（bone marrow，BM）干细胞相比，脐带血（cord blood，CB）包含的造血干细胞和淋巴祖细胞的总量较低，T 淋巴细胞的数量较低，同时几乎完全是初始 T 淋巴细胞，缺乏抗病原体特异性记忆 T 淋巴细胞和高度多样化的 TCR 库，HLA 的差异在 UCBT 移植物和受体之间也更为常见。所有这些因素都可能参与到 T 淋巴细胞的延迟重建。但是 UCBT 后非胸腺依赖 T 淋巴细胞重建更快地向记忆样表型及 CD4⁺T 淋巴细胞偏倚。

UCBT 后非胸腺依赖途径重建 T 细胞的一个重要的限制因素是脐带血中 T 细胞的数量较低。因此，回输的移植物中在外周血扩增的 T 细胞数量较少，且绝大部分是初始 T 细胞，在 UCBT 后的 3 到 6 个月内增殖的 T 淋巴细胞主要是移植物来源的。虽然脐带血移植物中的初始 T 细胞增强了抗原特异性的 T 细胞介导的免疫应答，但是脐带血 T 细胞对于感染的预防作用不强，可能是由于脐带血移植物中初始 T 细胞的增殖导致了对新识别的抗原反应性 T 细胞相对较少的原因。虽然脐带血移植后 42 天就可以检测出 CMV 特异性 CD4⁺ 和 CD8⁺ T 细胞的激活，但是这些激活的 T 细胞不足以控制体内的病毒感染，这可能和 T 细胞绝对值以及体内增殖的 T 细胞数量不足相关。它们在 HLA 不匹配的移植环境中无法大规模稳态增殖，表明了 UCBT 后通过胸腺非依赖性途径恢复 T 细胞的潜力较低。此外，由于脐带血移植物中不含抗病原体的记忆 T 细胞，因此 UCBT 后保护性的 T 细胞免疫记忆不可能从移植物直接转移到受者体内。在 UCBT 术后 3～12 个月，相比于 PBSC 和 BM 移植，外周血 T 细胞的数量较低。UCBT 术后，CD4⁺T 细胞恢复到正常数量的中位时间是 12 个月。CD8⁺T 细胞恢复会较快一些，其恢复到正常数量的中位时间是 8～9 个月，但较 PBSC 和 BM 移植均延迟。这些数量恢复正常的 T 细胞表现出对有丝分裂原的刺激反应，如美洲商陆丝裂原、刀豆蛋白和植物血凝素的反应都是正常的，提示 T 细胞功能的恢复。

脐带血移植物初始 T 细胞比例极高，但 UCBT 后及移植早期，受者外周血中 CD45RA⁺CCR7⁺ 初始 T 细胞的数量和比例均低。有学者认为，脐带血移植物初始 T 细胞一旦进入体内增殖，将比成人 T 细胞更快地转化成记忆 T 细胞。脐带血移植物中初始 T 细胞在外周血逐渐向效应记忆 T 细胞（CD45RA⁻CCR7⁻）和晚期效应记忆 T 细胞（CD45RA⁺CCR7⁻）等记忆样表型扩增。值得注意的是，虽然脐带血移植物中初始 T 细胞在受者体内快速获得记忆样表型，其在移植后仍保持较高的 TCR 多样性。因此，与成人 PBSC 或 BM 相比，脐带血移植物显示出更大的 T 细胞多克隆性，反映了缺乏抗原刺激的初始状态。使用二代测序（next-generation sequencing，NGS）发现，不含 ATG 的双份脐带血移植，与 PBSC 移植相比，脐带血移植后 6 个月和 12 个月 TCR 库更加多样化。进一步数据显示 CD4$^+$ T 细胞的 TCR 差异显著大于 CD8$^+$ T 细胞，符合 UCBT 后淋巴细胞恢复是 CD4$^+$ 偏倚这一特性[4]。

与单份 UCBT 相比，双份脐带血移植后 T 细胞数量增加更快。一方面可能与回输的 T 细胞更多有关，另一方面，在双份脐带血移植中，不同脐带血来源间的 HLA 不合也可能触发移植物和移植物之间 T 细胞的扩增。文献报道，源于优势脐带血的 T 细胞可以识别由非植入脐带血移植物表达的 HLA 不合的等位基因，从而在双份脐带血移植后快速扩增[5]。

调节性 T 细胞（regulatory T cell，Treg）表达 CD25 和 FoxP3，受刺激后具有抑制活性功能。与 PBSC 和 BM 干细胞相比，脐带血移植物中 Treg 比例高，对 CD3 单抗 /CD28 抗体和 IL-2 刺激增殖潜能高，CTLA-4 表达高，分泌 TGF-β 细胞因子水平高。脐带血移植后 6 个月内，相较于 PBSC 和 BM 干细胞移植，Treg 恢复延迟。但脐带血移植 6 个月之后，Treg 恢复重建程度与 PBSC 和 BM 干细胞移植相当，但仍比健康人群 Treg 数量低，至移植后 18～24 个月仍未恢复到正常水平。虽然 Treg 延迟恢复，但没有发现 GVHD 发生率升高，这可能与效应性 T 细胞也延迟恢复有关[6]。

UCBT 后胸腺依赖的 T 细胞重建变化很大，通常很慢而且因年龄而异。与 PBSC 和 BM 移植后外周血供者初始 T 细胞扩增偏向记忆性 CD8$^+$T 细胞的特点不同，UCBT 后胸腺依赖性 T 细胞重建呈独特的 CD4$^+$ 偏倚模式。UCBT 后胸腺淋巴细胞生成受多种因素的影响。虽然脐带血移植物的特点是造血干细胞和祖细胞的浓度高于成人外周血，但与 BM 和 PBSC 相比，单份脐带血移植物所含的细胞总量要低 10～100 倍。这种细胞数量绝对值上的减低会导致胸腺淋巴细胞生成的延迟，成人单份脐带血移植尤其明显。通过对 T 细胞受体切除环（T-cell receptor excision circle，TREC）的检测，发现儿童受者脐带血造血干细胞移植术后 3～6 月就出现了内生性的供者来源的胸腺依赖 T 淋巴细胞，移植后 9～12 个月细胞数量逐渐恢复至正常水平。在一项单份脐带血移植的队列研究中，观察移植后第 1 年的免疫恢复指标，32 名成人患者体内循环初始 T 细胞均缺乏，其 TREC 几乎完全缺失。值得注意的是，在这项研究中使用的强预处理方案，并且在基线时有胸腺淋巴细胞生成受损。就双份移植而言，在成人脐带血移植中双份脐带血可能增强含 TREC 的细胞的发育，成年双份脐带血移植后 3～6 个月，受者的外周血中即可检测到 TREC。有报道在成人清髓移植后 6 个月，双份脐带血和 PBSC 的重建 TREC 水平相当。目前没有证据表明其免疫细胞的重建和单份脐带血有不同。此外，UCBT 后胸腺依赖的 T 细胞重建还和脐带血的 HLA 与受者的匹配程度相关。HLA 供受者的匹配程度越高，UCBT 后胸腺依赖的 T 细胞重建越迅速。

三、TCR 的重建和 T 淋巴细胞功能检测

脐带血移植后 T 细胞免疫重建和功能恢复的监测有多种方法（包括 TCR 频谱分析、NGS、T 细胞亚群检测、T 细胞增殖检测、四聚体方法和 TREC 检测等），并且能够预测疗效。

TCR 频谱分析是评价 HSCT 后 TCR 库储备的临床金标准。这些检测使用互补决定区 3（complementarity-determining region 3，CDR3）的长度分布来表征患者移植后的 T 细胞免疫重建，可以更细化免疫功能的重建。通过 TCR Vβ 亚家族分析法可用于亚临床 MHC 缺失相关的 GVHD 的识别[7]。高分辨率的克隆型数据、动态克隆观察对于提供定量的临床 TCR 库评估和更好地理解临床相关事件（如病毒感染或 GVHD）很有帮助。随着技术的发展，高分辨率的 NGS 正逐渐替代 TCR 频谱分析。使用 NGS 分析发现，相较于其他传统干细胞来源的移植，脐带血移植后呈现出最快的 TCR 多样性的恢复，移植后 6 个月的患者和正常人群比较，TCR 多样性已基本恢复。NGS 不仅精确地定量检测 T 淋巴细胞 TCR 库的多样性，更可以动态监测特异性克隆库的频度并提供有价值的推断。

T 细胞亚群检测在临床上广泛使用，很多中心 T 细胞亚群是常规检查。脐带血移植后早期 CD4+ T 细胞的恢复和总生存率、复发死亡率、机会性感染风险相关。前瞻性研究发现脐带血移植后 CD3+ 和 CD8+ T 细胞的高水平和无进展生存相关。同时移植后 Treg 与移植后无进展生存相关[8]。

近年来，多参数流式细胞学可以更好地细分 T 细胞亚群以及其他免疫细胞。CD4+ 和 CD8+ T 细胞通过检测 CD45RA、CD28、CD27、CD62L 和 CCR7 的表达不同可以更进一步细分为初始 T 细胞（CD45RA+CCR7+）、效应 T 细胞（CD45RA+CCR7-）、效应性记忆 T 细胞（CD45RA-CCR7-）、中央记忆 T 细胞（CD45RA-CCR7+）等。去 T 细胞的造血干细胞移植术后早期主要的 T 细胞亚群是效应性记忆 T 细胞和 CD8+ T 细胞。对于脐带血移植后地免疫重建，T 细胞的功能还可以用 3HTdR 掺入法来检测其增殖活性。通过与细胞内细胞因子染色方法和/或四聚体法结合，多参数流式细胞学可以区分抗原特异性的免疫反应。酶联免疫斑点试验（ELISpot）可检测 CD4+ 和/或 CD8+ T 淋巴细胞抗原特异性的细胞因子的释放，反映多功能 T 淋巴细胞的免疫反应和控制病毒复制等抗感染效果。四聚体方法可以检测 T 淋巴细胞的病毒特异性的免疫反应，如针对 CMV 和 EBV 的免疫反应。

针对胸腺的输出功能测定，可应用 RT-qPCR 法在纯化的 CD4+ 和 CD8+ 细胞中定量检测 TREC 作为胸腺生成功能的指标。新近胸腺迁出细胞除了通过流式细胞检测 CD45RA+CD31+，还可以通过检测在基因重组过程中切除的 TCR 基因座、在 TCR 链重组过程中产生的 TREC 或两者之比，并在体外进行计数。TREC 在年轻受者中的恢复较快，去除 T 细胞的移植及并发 GVHD 的受者 TREC 恢复较慢。TREC 的延迟恢复和严重的机会性感染正相关。有趣的是，有学者将不同干细胞来源的受者移植后 TREC 的水平进行

了比较，发现亲缘干细胞、无关供者干细胞、脐带血来源干细胞移植后半年 TREC 的水平没有差异[2]。

四、影响 T 淋巴细胞重建的因素

（一）年龄

受者年龄越大，T 细胞重建越缓慢，总体生存率减低。有研究[8]发现成人患者胸腺免疫功能恢复较儿童显著延迟，免疫功能的恢复是影响总体生存率的独立危险因素。

（二）供体脐带血

脐带血总有核细胞数高有利于移植后 T 细胞重建。脐带血干细胞的数量增加可促进移植后免疫重建。有研究显示，脐带血中 CD3+ T 细胞的数量和移植后早期淋巴细胞重建相关。双份脐带血、亲缘脐带血、供受者 HLA 匹配的脐带血均有利于 T 细胞重建。

（三）GVHD

发生 GVHD 时，激活的效应 T 细胞可以直接攻击胸腺和骨髓微环境等靶器官和组织，使得 T 细胞重建延迟。效应 T 细胞对胸腺和骨髓持续攻击是导致 GVHD 患者长期、严重的免疫耗竭的原因。因此，GVHD 患者中经常伴随着全血细胞减少，免疫重建迟缓。

（四）预处理的强度

清髓性移植无论是化疗剂量还是 TBI 的射线量，均对骨髓微龛和胸腺上皮组织有损害，胸腺组织的损伤通常是剂量依赖的，并且和 T 细胞的免疫重建时间相关。目前预处理的强度是否影响脐带血移植后 T 细胞的免疫重建仍有争议，因为通常情况下年龄越小，胸腺上皮的恢复能力也越强。对儿童脐带血移植，一项纳入了 88 例儿童患者的队列研究发现清髓预处理和 RIC 两组的免疫细胞亚群恢复、免疫球蛋白重建和机会性感染的发生率都没有显著差异。需要注意的是，与清髓预处理不同，RIC 目前并没有统一的标准，各种药物/低剂量 TBI 在 RIC 中的组合仍在探索，目前脐带血方面不同 RIC 和免疫重建的关系尚不明确。

（五）ATG

成功的免疫重建与脐带血移植的疗效明确相关。脐带血移植具有低风险的 GVHD 的特点，以及独特的抗病毒和 GVL 作用。抗胸腺细胞球蛋白（anti-thymocyte globulin，ATG）在脐带血移植中的应用可以预防 GVHD 和增强植入，但 ATG 的使用会影响 T 细胞免疫重建，而这直接关系到病毒感染和白血病复发[9, 10]。在不使用 ATG 的 UCBT 患者中，可以观察到 CD4+ T 淋巴细胞更快地重建，因此 ATG 的使用时间和剂量尤为关键。研究显示，ATG 使用后呈现高度可变的药代动力学，其结果影响脐带血移植的疗效。荷兰 Utrecht 中心研究了 137 例儿科患者（年龄中位数为 7.4 岁），其中 82% 接受了 ATG。脐带血移植后 ATG 药物浓度曲线下面积和 CD4+ T 细胞免疫重建相关。脐带血移植后 ATG 的药物浓度曲线下面积每增加 10%，CD4+ T 细胞免疫重建概率降低 26%。患者的无事件生存与较高的 CD4+ T 细胞免疫重建和较低的 ATG 暴露相关，可见减少脐带血移植的 ATG 暴露可增强 T 细胞免疫重建，同时受者 CMV 阴性以及年轻患者使用含 ATG 预处理方案后免疫重建也相对较快。对病人群体不使用 ATG 有助于重建 T 细胞、减少病毒感染、改善脐带血移植的疗效 [11]，但不使用 ATG 会增加植入失败和 GVHD 风险。对于 GVHD 的控制，将来有望通过个体化剂量 ATG 达到最佳暴露（设计方案时尤其要注意年龄 /CMV 等感染相关高危因素），从而实现对 ATG "双刃剑"的合理把控。

五、促进 T 淋巴细胞重建的策略

鉴于脐带血移植后 T 淋巴细胞免疫重建延迟，导致移植后感染相关死亡率增高这一事实。寻求促进早期迅速恢复 T 淋巴细胞免疫重建的策略，可有效降低感染相关死亡率，从而提高脐带血移植的总体生存率。

（一）白细胞介素 -7

白细胞介素 -7（interleukin 7, IL-7）是一种 25kDa 的糖蛋白，由胸腺 / 骨髓基质细胞、上皮细胞、滤泡树突状细胞及其他树突状细胞分泌。IL-7 的受体由 CD127 和共同 γ 链组成，在胸腺细胞、淋巴细胞前体细胞、成熟 T 细胞及未成熟 B 细胞上表达。IL-7 在淋巴细胞发育、胸腺细胞生成等方面起重要作用。T 细胞免疫缺陷患者（如艾滋病、移植后患者等）CD4+ T 细胞的计数和循环 IL-7 的水平相关，提示 IL-7 是 T 细胞免疫重建的关键调控细胞因子。IL-7 和胸腺细胞发育相关，其调控抗凋亡 BCL2 家族基因，增强胸腺细胞的存活。在胸腺细胞的发育过程中，尤其是 CD4-CD8- 双阴性阶段，IL-7 可以增加其增殖，而且参与了 TCR 的重排。IL-7 还参与了胸腺 γδT 细胞的生成。对于成熟 T 细胞，IL-7 还是营养因子，其可增加 T 细胞的存活，通过增加 Bcl-2 表达抗凋亡。IL-7 可以和其他细胞因子一起增加 T 细胞增殖，增强细胞因子分泌，这些过程可以不依赖 IL-2。很多研究均表明 IL-7 可以增强淋巴细胞缺乏的宿主恢复免疫功能。在全身照射或者 CY 诱导的淋巴细胞缺乏的小鼠中，注射 IL-7 可以显著恢复 T 细胞的免疫重建。

（二）胸腺保护

脐带血中有核细胞少，其绝大部分 T 细胞是初始 T 细胞，这就导致脐带血植入时间延长以及缺乏转移的 T 细胞记忆。脐带血移植后 T 细胞重建的第一阶段取决于脐带血中初始 T 细胞在外周的扩增，永久性 T 细胞的免疫重建有赖于胸腺来源的内生性的 T 细胞和预处理方案对胸腺的损伤程度[12]，开发对胸腺损害较小的预处理方案对提高脐带血移植后 T 细胞的重建很有帮助。在动物模型上，FMS 样酪氨酸激酶 3 配体（FMS-like tyrosine kinase 3 ligand，FLT3L）以及 IL-22 可以增加胸腺细胞输出，在临床试验中移植前使用促黄体素释放素 -A 进行性激素剥夺可以增加 T 细胞重建[8]。

（三）程序性死亡受体 1 单抗

程序性死亡受体 1（programmed cell death protein 1，PD-1）是一种重要的免疫抑制分子。在脐带血移植中，供者 CD4$^+$ T 细胞 PD-1 表达升高和患者的死亡率相关。PD1$^+$CD8$^+$ T 细胞在脐带血移植后的重建和儿童患者白血病复发相关。运用 PD1 单抗治疗亲缘全相合、非血缘全相合移植后复发的霍奇金淋巴瘤患者，可以有效控制肿瘤但是有诱发严重的 GVHD 的可能，说明 PD-1 单抗增强了供者 T 细胞的功能，诱导 GVL 和 GVHD 同时出现。此类研究尚处于起始阶段，对于脐带血移植，PD-1 使用的剂量、可否与其他药物联用增加免疫重建，以及使用合适的时机都尚不明确。同时也需要阐明脐带血移植患者中的免疫重建在使用 PD-1 后是否有特殊的改变，以便降低 PD-1 毒性，并提高疗效。

（四）来那度胺

来那度胺有免疫调节作用，其不仅促进肿瘤细胞凋亡，也刺激 T 细胞和 NK 细胞，促进 NK 细胞介导的肿瘤识别和杀伤。来那度胺可刺激 T 细胞增殖和细胞因子分泌，也可减少 T 细胞和 NK 细胞表达 PD-1，这导致了 PD-1/PD-L1 轴对 NK 细胞诱导的负面信号的恢复，从而恢复 NK 细胞杀伤功能。来那度胺可能是促进重建免疫衰竭 NK 细胞杀伤功能的一个有效方法。日本学者报道成人 T 细胞白血病患者脐带血移植后复发，用小剂量来那度胺（5mg/d，7 天）激活脐带血供者细胞，诱发了 GVHD，经激素治疗后 GVHD 控制，白血病也得到控制。

（五）前列腺素 E2

研究证明前列腺素 E2（prostaglandin E2，PGE2）可以调节脊椎动物造血干细胞的诱导和植入。其衍生物 dmPGE2 可增强干细胞生成，促进斑马鱼的骨髓辐射损伤恢复。PGE2 在小鼠骨髓中显著提高胚胎干细胞造血集落形成。有限稀释法分析表明在体外 PEG2 的暴露下，造血干细胞在数量上呈现 2 ~ 4 倍的增长，而且没有对多向造血分化和自我更新的能力产生影响。PGE2 可能通过环磷酸腺苷介导的 Wnt 信号通路的调节控制 HSC 的归巢、增殖和存活。此外，一项 I 期脐带血移植临床试验用未经处理的单份脐带血和一份体外 PGE2 处理的脐带血比较，以确定其安全性和植入参数。结果显示中位植入时间显著减少，长期造血的生成更倾向于 PGE2 处理的脐带血。脐带血 T 淋巴细胞暴露在 dmPGE2 中，通过 Wnt 信号促进 T 细胞相关细胞因子的分泌。Wnt 信号通路上调 IL-7R 和 IL-2Rβ，从而提高细胞因子 IL-7 和 IL-15 的分泌。dmPGE2 也诱导 Wnt 信号通路的组成和 Wnt 受体的合成，从而激活脐带血 T 细胞与 Wnt 配体结合的能力。PGE2、Wnt/β-catenin 轴的影响可能在脐带血移植后 T 细胞的重建起重要作用。

（六）嵌合抗原受体（chimeric antigen receptor，CAR）

研究表明，CB 的独特的生物学特性提示其抗肿瘤活性的优势，因此，CB 可能是准备接受细胞免疫治疗患者有效和现成的最佳细胞来源。例如，CB 是很好的同种非自体来源 NK 细胞 /T 细胞的来源，iC9/CAR.19/IL-15 CB-NK 细胞可用于免疫治疗。脐带血移植植入后，提取供者 NK 细胞扩增回输，使用 CAR-CB-NK 细胞和 / 或 CAR-T 回输，提供了脐带血移植后重建免疫的另一种思路。

（七）双份脐带血移植

在脐带血移植中，增加干细胞的数量可促进移植后免疫重建。一方面，双份脐带血移植增加了干细胞数量，理论上可以促进免疫重建。双份脐带血移植后，研究表明血浆中血管生成因子、VEGF、血管生成素 -1 的水平和 T 细胞重建正相关。血管内皮损伤、血栓调节蛋白、血管生成素 2 的水平和 T 细胞重建负相关。血栓调节蛋白还和双份脐带血移植后 *NRM* 及 cGVHD 相关。但是，另一方面，在一项纳入了 35 例双份脐带血移植治疗恶性血液病的研究中，随访中位时间为 32 个月，病毒感染 30 例，细菌感染 19 例，真菌感染 16 例，研究者通过监测患者 TREC 发现淋巴细胞亚群的恢复长达移植后 9 个月，提示双份脐带血并未促进免疫重建。

（八）酪氨酸激酶抑制剂

靶向药物酪氨酸激酶抑制剂（tyrosine kinase inhibitor，TKI）除有靶向功能（伊马替尼、达沙替尼、尼洛替尼和泊那替尼等靶向 BCR-ABL、索拉非尼等靶向 FLT3-ITD）外，还有调节免疫作用。索拉非尼降低活化转录因子 4 表达，造成 IRF7/IL-15 轴在白血病细胞中的活化，从而导致反应性 T 细胞代谢重组增强移植后 T 细胞功能，增强 T 细胞免疫。伊马替尼等 TKI 通过增加 NK 细胞和效应 T 细胞的杀伤作用，降低 T 细胞 PD-1 表达，降低单核细胞髓源性抑制细胞数量，从而降低对 CD8+ T 细胞增殖的抑制作用，达到调节 T 细胞免疫重建。笔者一例复发 / 难治的 Ph+ALL 病人脐带血移植后复发，检测供者嵌合度为零，使用三代 TKI 泊那替尼治疗后，脐带血嵌合度恢复 100%，流式细胞学检测微小残留病阴性，提示 TKI 确可诱导强大的免疫反应。

六、展望与小结

　　T 淋巴细胞的重建是脐带血移植后免疫重建的重要一环。尽快达到 T 淋巴细胞免疫重建可以增强患者脐带血移植后抗感染，并且有效的发挥 GVT/GVL 效应。脐带血移植后若肿瘤复发，无供者淋巴细胞可以回输，这是脐带血移植的一个劣势。但目前 TKI 靶向药物、来那度胺、PD-1 单抗和细胞因子（IL-2、干扰素）的使用可以诱导 GVL 和 GVHD，是供者淋巴细胞输注的有效替代，同时甚至可以重建免疫，部分有 GVL 与 GVHD 分离的趋势。这使得脐带血移植长期疗效好，副作用降低。随着研究深入，有望发现能够更有效用于临床的加速 T 淋巴细胞免疫重建的方法，减少移植相关死亡率及疾病复发率，让患者最大获益。可以预见，以促进 T 淋巴细胞的重建为思路的新方法，必将为进一步提高脐带血造血干细胞移植的疗效提供新的策略。

（李乃农　李晓帆）

参考文献

[1]　XU L P, CHEN H, CHEN J, et al. The consensus on indications, conditioning regimen, and donor selection of allogeneic hematopoietic cell transplantation for hematological diseases in China: recommendations from the Chinese Society of Hematology[J]. J Hematol Oncol, 2018, 11(1): 33.

[2]　FORMAN S J, NERGRIN R S, ANTIN J H, et al. Thomas' Hematopoietic Cell Transplantation: Stem Cell Transplantation[M]. 5th ed. New Jersey: John Wiley & Sons, Ltd, 2016: 160-169.

[3]　姚雯，孙自敏. 脐血移植后患者的 T 淋巴细胞免疫重建特点 [J]. 国际输血及血液学杂志，2016，39（5）：394-398.

[4]　SERVAIS S, HANNON M, DE LATOUR R P, et al. Reconstitution of adaptive immunity after umbilical cord blood transplantation: impact on infectious complications[J]. Stem Cell Investig, 2017, 4(5): 40.

[5]　JACOBSON C A, TURKI A T, MCDONOUGH S M, et al. Immune reconstitution after double umbilical cord blood stem cell transplantation: Comparison with unrelated peripheral blood stem cell transplantation[J]. Biol Blood Marrow Transplant, 2012, 18(4): 565-574.

[6]　KARANTANOS T, KIM H T, TIJARO-OVALLE N M, et al. Reactivation of BK virus after double umbilical cord blood transplantation in adults correlates with impaired reconstitution of CD4[+] and CD8[+] T effector memory cells and increase of T regulatory cells[J]. Clin Immunol, 2019(207): 18-23.

[7]　李晓帆，李乃农，田伟，等. TCR Vβ 亚家族分析法识别小鼠亚临床 MHC 缺失诱导的移植物抗宿主病 [J]. 中华微生物学和免疫学杂志，2015, (5): 321-327.

[8]　FORMAN S J, NERGRIN R S, ANTIN J H, et al. Thomas' Hematopoietic Cell Transplantation:

Stem Cell Transplantation[M]. 5th ed. New Jersey: John Wiley & Sons, Ltd, 2016: 559-576.

[9] CASTILLO N, GARCÍA-CADENAS I, BARBA P, et al. Early and long-term impaired T lymphocyte immune reconstitution after cord blood transplantation with antithymocyte globulin[J]. Biol Blood Marrow Transplant, 2017, 23(3): 491-497.

[10] LINDEMANS C A, CHIESA R, AMROLIA P J, et al. Impact of thymoglobulin prior to pediatric unrelated umbilical cord blood transplantation on immune reconstitution and clinical outcome[J]. Blood, 2014, 123(1): 126-132.

[11] TONG J, XUAN L, SUN Y L, et al. Umbilical cord blood transplantation without antithymocyte globulin results in similar survival but better quality of life compared with unrelated peripheral blood stem cell transplantation for the treatment of acute leukemia: A retrospective study in China[J]. Biol Blood Marrow Transplant, 2017, 23(9): 1541-1548.

[12] LI N H, CHEN Y, HE W, et al. Anti-CD3 preconditioning separates GVL from GVHD via modulating host dendritic cell and donor T-cell migration in recipients conditioned with TBI[J]. Blood, 2009, 113(4): 953-962.

第二节
NK 细胞重建

UCBT 在白血病的治疗过程中，GVHD 发生率低，并且复发率低于骨髓移植[1]，表现为 GVHD 和 GVL 分离，但 T 淋巴细胞重建迟缓，而自然杀伤细胞（natural killer cell，NK）在 UCBT 后获得早期重建，以下对 UCBT 后 NK 细胞重建规律和特点进行阐述。

一、NK 细胞的生物学特点

NK 细胞来源于骨髓淋巴样干细胞，是天然免疫的重要组成部分，其分化、发育、成熟依赖于骨髓微环境，主要分布于外周血和脾脏，在淋巴结和其他组织中也有少量存在。NK 细胞既不表达 T 淋巴细胞表型（T 细胞受体或 CD3），又不表达 B 淋巴细胞表型（B 细胞受体或 CD19），根据 CD56/CD16 的表达，NK 细胞可分为 $CD3^-CD56^{bright}$、$CD3^-CD56^{dim}$ 和 $CD3^-CD56^{neg}CD16^+$ 3 个亚群。此外，NK 细胞表达一系列活化或抑制性受体，通过抑制性信号和活化性信号之间的整合决定 NK 细胞与靶细胞之间相互作用的结果。来自脐带血的 NK 细胞表型与成年人外周血的 NK 细胞不同，其细胞间黏附分子（intercellular adhesion molecule，ICAM）-1，CD161，CD57，CD8 及 KIR 表达水平低，但 NKG2A、

IFN-γ、颗粒酶 B 和穿孔素表达水平高。当 IL-2、IL-7、IL-12、IL-15 和 IL-18 等细胞因子缺乏时，NK 细胞增殖能力较强，但细胞毒作用较弱[2]。

二、NK 细胞的杀伤途径

（一）穿孔素 / 颗粒酶途径

在钙离子存在条件下，多聚穿孔素可在靶细胞膜上形成"孔道"，使水、电解质迅速进入胞内，导致靶细胞崩解破坏。颗粒酶可循"孔道"进入胞内，通过激活凋亡相关的酶系统导致靶细胞凋亡。

（二）Fas/FasL 途径

活化的 NK 细胞可表达 FasL，其与靶细胞表面的 Fas（CD95）结合形成三聚体，使 Fas 胞质区死亡结构域相聚成簇，继而招募胞质内 Fas 相关死亡结构域蛋白，通过激活胱天蛋白酶级联反应而导致细胞凋亡。

（三）TNF-α/TNFR- I 途径

TNF 与靶细胞表面 I 型 TNF 受体结合，使之形成 TNF-TNFR 三聚体，导致胞质区死亡结构域相聚成簇，继而招募胞质内 TNF 受体相关死亡结构域蛋白，通过激活胱天蛋白酶级联反应而导致细胞凋亡。

（四）ADCC 作用

NK 细胞表面具有 FcγR ⅢA，主要结合人 IgG1 和 IgG3 的 Fc 段（Cγ2、Cγ3 功能区），在针对靶细胞特异性 IgG 抗体的介导下可杀伤相应靶细胞，即抗体依赖性细胞介导的细胞毒作用（antibody-dependent cell-mediated cytotoxicity，ADCC）作用。

三、脐带血移植后 NK 细胞重建的时间

非血缘 UCBT 后，NK 细胞相较于 T 淋巴细胞和 B 淋巴细胞最早重建[3]。NK 细胞在中性粒细胞植入时即达到很高水平，绝对值达 0.16×10^9/L。UCBT 患者在移植后 1 个月时，外周血 NK 细胞比例即达到正常水平，部分患者甚至高于正常水平，在淋巴细胞中所占比例可达 50% 以上，移植 2 个月时，NK 细胞绝对值达到最高，绝对值高达 1.0×10^9/L，高于正常值。随着患者 T、B 淋巴细胞的免疫重建，NK 细胞比例逐渐下降，但 UCBT 后 2 年内，受者 NK 细胞数量仍维持在较高水平。另外，脐血移植术后第 3 ~ 9 个月内 NK1 型（CD3$^-$CD56^{dim}CD16$^+$）细胞百分比明显升高，绝对值在第 4 ~ 12 个月内也明显升高，然而，

NK2 型（CD3$^-$CD56^{bright}CD16$^-$）的细胞在移植后第 1 个月重建快，所占比例高于 NK1 型细胞，两组差异有统计学意义，其他各时间点差异均无统计学意义。基于 CD56^{high}NK 细胞的免疫调节功能，可能更好地控制及调节 GVHD，从而提高受者的生存质量。

四、脐带血移植后 NK 细胞亚群的变化

UCBT 后 NK 细胞的重建呈现与 T、B 淋巴细胞不同的规律，且 NK 细胞亚群也呈现不同水平的重建规律。

人类 NK 细胞常见标志物为 CD3、CD56 及 CD16，根据 CD16 和 CD56 分子表达情况，可将其分为 3 个主要亚群，分别为 CD3$^-$CD16$^-$CD56$^+$、CD3$^-$CD16$^-$CD56$^+$ 和 CD3$^-$CD16$^+$CD56$^-$NK 细胞。而根据 CD56 分子在 NK 细胞表面表达的强度不同，又可以将 CD3$^-$CD16$^+$CD56$^+$NK 细胞进一步分为 CD3$^-$CD16$^+$CD56^{bright} 和 CD3$^-$CD16$^+$CD56^{dim}2 个细胞亚群。

UCBT 后早期，NK 细胞重建以 CD3$^-$CD16$^+$CD56^{bright} 为主，该亚群 CD56 分子高表达，优先表达抑制性受体 CD94/NKG2A 且分泌大量的细胞因子（IFN-γ 等），其杀伤能力弱，KIR 表达水平不高，但是可发挥很强的免疫调节作用。此后，CD3$^-$CD16$^+$CD56^{dim}KIR$^+$NK 细胞数量逐渐增多，该 NK 细胞亚群表达颗粒酶、穿孔素、Fas 和 FasL，并且具有很强的细胞毒活性。CD3$^-$CD16$^+$CD56^{dim}NK 细胞亚群是直接由 CD3$^-$CD16$^+$CD56^{bright}NK 细胞亚群发育成熟而来，是 NK 细胞比较成熟的阶段，是高度分化的 NK 细胞。

五、脐带血移植后 NK 细胞表面受体的重建特点

NK 细胞表面表达多种活化性受体及抑制性受体，NK 细胞功能的发挥依赖于体内二者表达的平衡。

（一）活化性受体 NKG2D

NKG2D 属于 C 型凝集素家族，是激活 NK 细胞杀伤功能最强的一种活化性受体，可识别至少 6 种配体。在多肽 DAP10（DNAX-activating protein 10）的介导下，通过与配体 MHC-Ⅰ类链相关基因 A/B、视黄酸早期诱导蛋白或巨细胞病毒糖蛋白结合，激活 NK 细胞的杀伤活性。NKG2D 协同刺激信号在信号转导和诱导凋亡方面也发挥着重要作用。UCBT 后 NKG2D 迅速重建，移植后早期其表达水平即接近正常水平，约占 80%，移植后 2 个月时达峰值[3]。

（二）活化性受体 NKp46

NKp46 也是一种活化性受体。按照受体结构分类，NKp46 归类于天然细胞毒性受体

家族（natural cytotoxicity receptor，NCR），无论 NK 细胞处于静息或激活状态，细胞表面均表达 NKp46，其可对多种靶细胞发挥杀伤活性。NK 细胞表面 NKp46 密度的高低决定了其细胞毒作用发生的途径，若高表达称为 NCR[bright]，细胞毒作用由 NCR 介导，反之称为 NCR[dim]，需要 NCR 和 NKG2D 的联合介导。UCBT 后，NKp46 也获得早期重建[3]，在中性粒细胞植入时，其表达水平可达 90% 以上，高于正常人（约 69%）。受者 UCBT 后3 个月内 NKp46 维持较高表达。

（三）抑制性受体 NKG2A

NKG2A 是一种抑制性受体，属于 C 型凝集素家族，发挥抑制 NK 细胞活化的作用时需联合 CD94。UCBT 后，受者 NKG2A 在早期开始重建，1 个月内表达水平维持在 60%左右，明显低于同期的骨髓移植 NKG2A 重建情况（90% 左右）。表达 CD94 的 NK 细胞在中性粒细胞植入时即可高表达，表达水平在 95% 左右[3]，提示 UCBT 后 NKG2A 的表达水平较活化性受体低，更有利于 NK 细胞的活化。UCBT 后早期 T 淋巴细胞恢复缓慢，NK 细胞的充分激活是抗感染和杀灭残存肿瘤细胞的重要环节。

（四）抑制性 KIR 受体 CD158a 与 CD158b

CD158a 与 CD158b 属于抑制性 KIR 受体，也称为 KIR2DL1 和 KIR2DL2，能与自身的 HLA-I 类分子结合发挥抑制 NK 细胞活化的作用。MHC-I 类分子是大多数 KIR 的特异性配体。靶细胞表面 MHC-I 类分子与抑制性 KIR 受体结合传导抑制性信号，抑制 NK 细胞活化，从而使得靶细胞逃脱 NK 细胞的攻击。KIR 和 HLA 具有遗传独立性，即使 HLA全相合，也可出现 KIR 不合的现象。当供者和受者的 KIR 不相合时，可能发生同种异体反应性，从而导致 NK 细胞激活。故此有研究认为，这是移植后 NK 细胞发挥 GVL 效应的主要原因[4]。CD158a 在 UCBT 后早期表达水平较低（20% 左右），随着移植时间的延长，比例缓慢上升。CD158b 的表达水平较 CD158a 略高，接近 40%，但 3 个月内基本维持在较低水平。这些结果均表明移植早期重建的 NK 细胞以活化状态为主[3]。

六、NK 细胞重建与移植相关并发症的关系

（一）移植后感染对 NK 细胞的影响

UCBT 后的早期，因免疫重建迟缓，导致机会性感染的发生率增加。儿童患者 UCBT后，感染发生率＞50%，感染发生高峰期在移植后的 100 天内。细菌感染是常见的感染原因，CMV 和 EB 病毒的侵袭在移植后早期也十分普遍。研究结果显示[5]，异基因造血干细胞移植后早期 CMV 的感染与降低髓系白血病的复发率有关，推测可能的机制是 NK细胞表面的 NKG2C 表达增加，进而激活了 NK 细胞，发挥了抗肿瘤作用。另一方面，可

能存在病毒抗白血病效应，即病毒感染了白血病细胞，并在其表面表达病毒相关抗原，从而引起了 NK 细胞和 T 细胞的细胞毒作用的发挥。脐带血移植后，NK 细胞重建迅速，理论上感染的机会应当降低，但新近的临床资料[6, 7]显示并非如此，目前认为 KIR 不匹配预示较好的临床预后，但是在 KIR 不匹配组，NK 细胞的迅速恢复，反而显示出感染风险的加剧，推测原因可能是迅速重建的 NK 细胞破坏了宿主的 APC 以及干扰了 T 淋巴细胞的重建。

（二）NK 细胞在 GVHD 和 GVL 中的作用

多项研究显示，UCBT 表现出 GVHD 和 GVL 的分离，对于脐带血移植后免疫重建的 NK 细胞在此过程中发挥的作用，Ruggeri 等[4]和 Symons 等[8]认为 NK 细胞有降低 GVHD 发生率的作用，动物实验也证明了这种观点，即 NK 细胞通过清除受者的 APC，限制 T 淋巴细胞的活化，从而降低 GVHD 的发生。Symons 等[8]研究结果证实在 Allo-HSCT 中，KIR 配体不相合可激活 NK 细胞的同种异体反应性，减少 GVHD 发生。但是 Willemze 等[6]认为，行 UCBT 的 KIR 不匹配组却增加了 GVHD 的发生，Brunstein 等[7]报道 KIR 不匹配组Ⅲ～Ⅳ度 aGVHD 的发生显著增加，但这可能和预处理方案有关。因此，NK 细胞在 UCBT 后 GVHD 中的作用，尚有待进一步研究。

非血缘脐带血移植后的早期，T 淋巴细胞尚未重建，NK 细胞大量增殖并发育成熟，且以活化状态为主，发挥强大的细胞毒作用。同种异体反应性 NK 细胞被激活后，发挥强大的抗肿瘤作用，杀伤白血病细胞，从而降低疾病复发[4, 8]。KIR 不匹配的供受者，异体反应性 NK 细胞能较好地介导 GVL 效应，使得移植后血液肿瘤患者的预后得到改善。

七、总结

UCBT 后 NK 细胞重建迅速，且重建的 NK 细胞以活化性受体的表达占优势，在移植后早期 T 淋巴细胞尚未重建的情况下，NK 细胞的激活与抗感染和抗肿瘤效应密切相关。UCBT 后，NK 细胞亚群逐渐成熟，存在一些 CD3⁻CD16⁺CD56⁻NK 细胞亚群，但其他类型造血干细胞移植在免疫重建过程中这群细胞基本不会产生或数量极少，关于这一亚群的研究报道较少，是否参与 GVHD 和 GVL 的发生发展并不明确，值得进一步探索。目前，对于供受者间 KIR 不相合是否会增加 GVHD 的发生尚存在争议，需要临床工作者进一步观察，同时也需动物实验的进一步研究和验证。

（姚雯　陈二玲）

参考文献

[1] LOU X, ZHAO C, CHEN H. Unrelated donor umbilical cord blood transplant versus unrelated hematopoietic stem cell transplant in patients with acute leukemia: A meta-analysis and systematic review[J]. Blood Rev, 2018, 32(3): 192-202.

[2] MERINDOL N, CHARRIER E, DUVAL M, et al. Complementary and contrasting roles of NK cells and T cells in pediatric umbilical cord blood transplantation[J]. J Leukoc Biol, 2011, 90(1): 49-60.

[3] 程杰，孙自敏，刘会兰，等. 急性白血病患者非血缘脐血干细胞移植后 NK 细胞及其表面受体的早期重建 [J]. 中国实验血液学杂志，2009，17（2）：426-430.

[4] SIMONETTA F, ALVAREZ M, NEGRIN R S. Natural killer cells in graft-versus-host-disease after allogeneic hematopoietic cell transplantation[J]. Front Immunol, 2017(8): 465.

[5] GREEN M L, LEISENRING W M, XIE H, et al. CMV reactivation after allogeneic HCT and relapse risk: evidence for early protection in acute myeloid leukemia[J]. Blood, 2013, 122(7): 1316-1324.

[6] WILLEMZE R, RODRIGUES C A, LABOPIN M, et al. KIR-ligand incompatibility in the graft-versus-host direction improves outcomes after umbilical cord blood transplantation for acute leukemia[J]. Leukemia, 2009, 23(3): 492-500.

[7] BRUNSTEIN C G, WAGNER J E, WEISDORF D J, et al. Negative effect of KIR alloreactivity in recipients of umbilical cord blood transplant depends on transplantation conditioning intensity[J]. Blood, 2009, 113(22): 5628-5634.

[8] SYMONS H J, LEFFELL M S, ROSSITER N D, et al. Improved survival with inhibitory killer immunoglobulin receptor (KIR) gene mismatches and KIR haplotype B donors after nonmyeloablative, HLA-haploidentical bone marrow transplantation[J]. Biol Blood Marrow Transplant, 2010, 16(4): 533-542.

第三节
B 淋巴细胞重建

Allo-HSCT 后患者的免疫重建与其移植结果密切相关。移植后 B 淋巴细胞重建是 Allo-HSCT 后患者主动免疫重建的重要组成部分。移植物来源及组成、预处理方案，以及 GVHD 的发生和治疗均可影响 Allo-HSCT 后患者的 B 淋巴细胞重建，而 Allo-HSCT 后早期 B 淋巴细胞及其亚群的快速重建可降低 GVHD 的发生率。目前，有关 Allo-HSCT 后 T 淋巴细胞重建的研究已较为深入，而有关 Allo-HSCT 后 B 淋巴细胞重建的研究则相对较少。

一、B 淋巴细胞的发育及 BAFF 的作用

人出生后 B 淋巴细胞发育的中枢器官是骨髓，骨髓中的造血干细胞经历 pro-B、pre-B 及不成熟（immature）/过渡期（transitional）B 淋巴细胞等分化阶段。过渡期 B 淋巴细胞是第一个离开骨髓的 B 淋巴细胞，它们迁移到脾脏时可分化为成熟的 B 淋巴细胞，即初始 B 细胞（naïve B cell）。过渡期 B 淋巴细胞表达 Toll 样受体-9，接触未甲基化 CpG 的细菌 DNA 后还可在不依赖抗原的情况下产生 IgM 记忆 B 淋巴细胞，IgM 记忆 B 淋巴细胞与脾脏边缘区 B 淋巴细胞相似，对感染病原体或疫苗发生反应后，可产生低亲和力 IgM 抗体。成熟 B 淋巴细胞迁移进入淋巴结和脾的初级滤泡，接触抗原后，形成生发中心（germinal center，GC），然后在 GC 中经历抗原依赖的主动免疫反应后，可以再分化为转换记忆 B 淋巴细胞（switched memory B cell）或浆细胞。转换记忆 B 淋巴细胞需要 T 淋巴细胞共刺激而产生高亲和力抗体，包括 IgG 和 IgA。B 细胞在发育成熟的不同阶段表达不同表面标志分子[1, 2]。

B 细胞活化因子（B cell activating factor，BAFF）在维持 B 淋巴细胞发育中起着重要的作用。BAFF 是肿瘤坏死因子家族成员之一，是 B 淋巴细胞成熟和生存所必需的因子。在生理条件下，BAFF 在 B 淋巴细胞的存活、增殖、B 淋巴细胞的抗体产生及抗体类型转换中起重要作用。研究证实外周成熟 B 细胞的活化信号来自 B 细胞抗原受体（B-cell receptor，BCR）和 BAFF 受体，两类受体共同激活转录因子 NF-κB，NF-κB 是调节 B 淋巴细胞生长，维持动态平衡和激活的主要转录因子，从而促进 B 淋巴细胞生长，分化和成熟。可与 BAFF 结合的受体有三种：①跨膜激活物、钙调节物、亲环蛋白配体相互作用物（transmembrane activator，calcium modulator，and cyclophilin ligand interactor，TACI）；②B 细胞成熟抗原（B cell maturation antigen，BCMA）；③BAFF 受体（BAFF receptor，BAFF-R）。在这三个受体中，只有 BAFF-R 为 BAFF 特异性受体，是控制 B 淋巴细胞生存的主要受体。对 BAFF 量的限制在 B 淋巴细胞进行成熟转化和避免 B 淋巴细胞发生自身反应性时是必须的。而 BAFF 增高会颠覆 B 细胞自身耐受性。当 B 淋巴细胞总量有限时，过量的 BAFF 会促进自身反应性 B 淋巴细胞存活。通常情况下自身反应性 B 淋巴细胞在体内 BAFF 水平较低时会死亡，而正常情况下 B 淋巴细胞成熟晚期被删除自身反应性的 B 淋巴细胞则存活下来，因此 BAFF 稳态调节维持着正常 B 淋巴细胞阴性和阳性选择以及成熟 B 淋巴细胞数量[3]。

二、B 淋巴细胞在移植免疫中的作用

（一）移植后体液免疫的作用

在正常情况下，B 淋巴细胞通过产生抗体、分泌细胞因子和递呈抗原来发挥主动免疫

功能。B淋巴细胞活化始于通过BCR识别抗原。活化的B淋巴细胞参与两步分化过程，即产生短寿命的浆细胞来防止病原体的即刻入侵和长寿命的浆细胞及记忆B淋巴细胞进行持久地保护。与BCR信号一起，BAFF决定B淋巴细胞的寿命和生存。移植后B淋巴细胞的重建和抗体产生在感染的预防中起着重要的作用，B淋巴细胞及其亚型的重建延迟导致机会性感染发生率增加[4]。Allo-HSCT后体液免疫作用主要表现在以下几个方面：一是受者体内残存抗体的作用。由于受者抗体的平均半衰期为30~60天，部分受者在Allo-HSCT后浆细胞可持续存活多年，在Allo-HSCT后早期，受者抗体可以提供保护性的抗病原微生物的体液免疫。但如果移植患者体内持续存在抗供者的DSA则是有害的，DSA可由受者长寿命的浆细胞产生，而不需要抗原刺激或T淋巴细胞的辅助就直接与移植物内皮细胞结合，通过激活急性抗体中介的实体器官移植物排斥及Allo-HSCT后移植物排斥。当供受体ABO血型主要不合时也可能发生纯红细胞再生障碍性贫血，但是在UCBT后即使供受者ABO血型之间主要不合和主次均不合也没有发生纯红细胞再生障碍性贫血的报道。二是供者移植物中包含有naïve和记忆B淋巴细胞，通过产生抗体参与主动抗感染以及异基因免疫反应。三是来源于供者的造血干细胞在受者体内重建的B淋巴细胞将经历克隆删除，识别不同的受者抗原为自身，避免异基因反应性克隆B淋巴细胞反应，产生免疫耐受，但是仍然可对病原体感染和疫苗产生抗体反应。但B淋巴细胞的动态平衡在Allo-HSCT后B淋巴细胞重建过程中可能会发生改变，如果移植后受到同种异体抗原、病原体感染及炎症信号的持续刺激，以及naïveB淋巴细胞的减少都会降低外周B淋巴细胞免疫耐受，产生自身抗体从而会增加发生cGVHD的风险。

（二）B淋巴细胞免疫调节作用

B淋巴细胞除了通过产生抗体及抗原递呈发挥主动免疫作用外，越来越多的证据表明B淋巴细胞产生的免疫抑制细胞因子可以抑制T细胞在自身免疫及移植免疫中的作用，这些抑制性B淋巴细胞称为调节性B淋巴细胞（regulatory B cell，Breg），与驱动免疫反应相关的抗体产生或抗原递呈的传统的B淋巴细胞功能形成对比。Breg类似于Treg，由Mizoguchi等人[5]于2002年首次发现，用于描述具有免疫抑制作用的小鼠B淋巴细胞功能。Blair等人[6]首先报道了人类的Breg，并在外周血中识别了Breg表型为$CD19^+CD24^{hi}CD38^{hi}$亚型，具有转变型B淋巴细胞相关的表型。与$CD19^+CD24^{hi}CD38^{-/low}$记忆B淋巴细胞或$CD19^+CD24^{int}CD38^{int}$成熟B淋巴细胞比较，$CD19^+CD24^{hi}CD38^{hi}$细胞在CD40刺激后产生更多的IL-10。Iwata等人[7]描述的一个$CD27^+CD24^{hi}$B淋巴细胞亚群也具有抑制T淋巴细胞功能的作用。IgM记忆Breg和过渡性Breg亚群在表达IL-10水平上相当，这两种亚群部分通过产生IL-10和CD80/CD86相互作用，可抑制CD4促炎性细胞因子的产生，且在抑制T淋巴细胞活化方面与Treg具有相同的抑制能力。

健康人的Breg亚群可以表现为$CD19^+CD24^{hi}CD38^{hi}$、$CD19^+CD24^{hi}CD27^+$和IgM记

忆 B 淋巴细胞群体，部分通过产生 IL-10 以及直接与靶细胞相互作用来发挥免疫功能。在健康的个体中，调节性细胞组分（包括 Treg 和 Breg/ 分泌 IL-10 的 B 细胞）与非调节性组分（如传统的 B 淋巴细胞和 T 淋巴细胞）之间处于平衡状态。Breg 在妊娠过程中起着重要作用，妊娠相关激素调节 Breg 细胞比例和功能。人怀孕时产生 IL-10 的 B 淋巴细胞显著增加（自发流产者除外），并能在体外抑制 T 淋巴细胞产生的 TNF-α。对孕妇 CD24^{hi}CD38^{hi} 和 CD24^{hi}CD27^{+}Breg 的研究发现，CD24^{hi}CD27^{hi} 细胞在怀孕的前三个月增加，但是，与对小鼠 Breg 细胞的观察一致，流产的患者没有发生这种变化。另外，95% 的 CD24^{hi}CD27^{hi} B 淋巴细胞表达人类促性腺激素的受体，这些数据强调了 B 淋巴细胞，特别是 Breg 在母体怀孕初期免疫耐受能力方面的重要性，与非孕妇相比，Breg 细胞（CD24^{hi}CD38^{hi}）在妊娠晚期减少已被证实[8]。自身免疫性疾病患者存在此亚群细胞的功能和 / 或数量上的缺陷。cGVHD 患者存在 B 淋巴细胞的稳态发生改变、T 淋巴细胞功能受损及 Treg 缺乏，外周血 B 淋巴细胞表型分析显示 cGVHD 患者外周血中转变型 B 淋巴细胞数量较少，但是与未发生 cGVHD 的患者或健康人比较，外周血 IgM 记忆 B 淋巴细胞亚群数量相当。cGVHD 患者经 CD40 刺激后产生 IL-10 的 B 淋巴细胞的频率和绝对值更低，Th1/IL-10 B 淋巴细胞比率显著升高，提示 cGVHD 患者 Breg 功能可能已经受损。

三、脐带血移植后 B 淋巴细胞重建的特点

（一）脐带血移植物中 B 淋巴细胞祖细胞含量高于骨髓及外周血干细胞

移植物中 B 淋巴细胞祖细胞的含量影响移植后 B 淋巴细胞的重建，UCB 中 B 淋巴细胞含量高于骨髓或外周血干细胞移植物，UCBT 后 B 淋巴细胞的重建也明显相对快于骨髓移植。Arakawa-Hoyt 等[9]研究发现，移植儿童或成人来源的 BM 干细胞给动物模型 beige/nude/XID（bnx）小鼠体内不能产生人 B 淋巴细胞，而移植新鲜脐带血来源的干细胞的 NOD/SCID 小鼠可以产生人 B 淋巴细胞。进一步采用 BM 和 UCB 中 CD34^{+}/CD38^{-} 细胞体外定向培养 B 淋巴细胞发现，BM 来源的祖细胞产生 B 淋巴细胞数量比脐带血来源的细胞低 100 倍。与体外培养实验一致，从 UCB 来源的 CD34^{+} 和 CD34^{+}/CD38^{-} 细胞在 bnx 小鼠体内均可产生 B 淋巴细胞，而骨髓来源的 CD34^{+} 和 CD34^{+}/CD38^{-} 细胞则不能在 bnx 鼠体内产生 B 淋巴细胞，由此说明 UCB 内 B 淋巴细胞前体细胞数和产生 B 淋巴细胞的能力均明显强于骨髓。

（二）脐带血移植受者 B 淋巴细胞重建快于骨髓或外周血造血干细胞移植

早期零星文献报道 UCBT 受者移植后早期出现明显增多的 B 系前体细胞，而且预后好。Rénard 等[10]分析儿童患者 UCBT 后免疫细胞亚型重建表明，UCBT 受者 B 淋巴细胞重建速度快于 BMT 受者。随后越来越多的数据显示，UCBT 后 B 淋巴细胞的重建速度

显著快于其他部位来源的造血干细胞移植。Beaudette-Zlatanova 等[11] 比较了 58 例 Allo-HSCT 受者移植后免疫重建情况，发现与同胞供者移植相比，移植后第一年内 UCBT 受者外周血 B 淋巴细胞数显著增多。而与非血缘 BMT 受者相比，移植后 9 ~ 12 个月循环 B 淋巴细胞显著增多，并证实 UCBT 受者循环 CD5⁺B 淋巴细胞表达胞内 IL-10，显著增多分泌 IL-10 的 B 淋巴细胞可能在 UCBT 后起免疫抑制的作用，减少 GVHD 的发生。最近 Charrier 等[12] 比较儿童患者进行 UCBT 与 BMT 后免疫细胞亚型重建发现，UCBT 受者 B 淋巴细胞恢复显著快于 BMT 受者，而 CD4⁺、CD8⁺ 等 T 淋巴细胞及其亚型等恢复无显著差异。Nakatani 等[13] 回顾性分析 133 例儿童 Allo-HSCT 后淋巴细胞重建情况，通过对受者 naïveT 淋巴细胞重建的标志物 TREC 及 B 淋巴细胞重建的标志物信号连接 κ 删除重组切除环（signal joint kappa-deleting recombination excision circle，sjKREC）和编码连接 κ 删除重组切除环（coding joint kappa-deleting recombination excision circle，cjKREC）重建的检测，结果发现 KREC 较 TREC 出现更早，而且逐渐增多。比较外周血和骨髓移植结果发现，UCBT 受者 B 淋巴细胞恢复更快，成人受者 UCBT 同样也可获得更好的 B 淋巴细胞恢复，而且移植后 1 个月检测到 sjKREC 阳性者则感染率低。Jacobson 等[14] 比较双份 UCBT（dUCBT）与 UPBSCT 结果发现：dCBT 组 CD19⁺B 淋巴细胞恢复更快，且移植后 3 ~ 24 个月 CD19⁺ B 淋巴细胞数均显著高于 UPBSCT 组。dUCBT 组在移植后 1 个月 BAFF 水平更高、3 ~ 6 个月相似、12 个月更低，dUCBT 组移植后前 100 天内感染率更高，但 cGVHD 发生率更低。

（三）脐带血移植物中含有较高的 Breg，CBT 后 Breg 重建快于骨髓移植

Breg 广义定义为 CD19⁺CD24ʰⁱCD38ʰⁱ 细胞，在成人的免疫系统中具有促进免疫耐受的作用。在必要的环境下如怀孕时，Breg 抑制 T 淋巴细胞 IFN-γ 和 IL-17 的产生。Esteve-Solé 等[15] 研究了健康脐带血（healthy umbilical cord blood，hUCB）与健康成人外周血（healthy peripheral adult blood，hAPB）中 CD19⁺CD24ʰⁱCD38ʰⁱ Breg 含量，发现 hUCB 中 Breg 总数显著高于 hAPB（34.39% vs. 9.49%，$P=0.000\ 2$）。hUCB 中 CD24ʰⁱCD38ʰⁱ 亚型产生 IL-10 并抑制 T 淋巴细胞产生 IFN-γ [SR（stimulation ratio）1.63 vs. 0.95，$P=0.004$] 和 IL-4（SR 1.63 vs. 1.44，$P=0.39$）。表型上，hUCB Breg 细胞呈现 IgMʰⁱIgDʰⁱCD5⁺CD10⁺CD27⁻ 特征，和 hAPB Breg 细胞表型类似，但显示产生 IgM 的浓度增加和 CD22 的表达下调。在功能上，hUCB B 淋巴细胞（包括 Breg 和非 Breg）自发产生更高水平 IL-10。Sarvaria 等[16] 研究也证实，CB 中包含丰富的具有免疫调节功能的 B 淋巴细胞，亚型为 naïve 和过渡期 B 淋巴细胞类型，通过分泌 IL-10 和 CTLA-4 介导的细胞间接触发挥抑制 T 淋巴细胞增生和效应功能。CB 来源的 Breg 通过 CD40L 信号发挥功能也提示炎症环境诱导 Breg 产生。UCBT 受者移植后重建的产生 IL-10 的 Breg 在数量上显著高于健康供者外周血或移植前患者外周血，并显示很强的体外 CD4⁺T 淋巴细胞的抑制能力，但在 cGVHD 患者中有缺陷，提示 CB 来源的 Breg 具有保护 cGVHD 的作用。

四、脐带血移植后 B 淋巴细胞重建的影响因素

（一）预处理方案对 UCBT 后 B 淋巴细胞重建的影响

骨髓基质和成骨细胞支持造血的能力受损会影响 B 淋巴细胞发育，MAC 方案因损伤了 B 淋巴细胞发育赖以生存的骨髓微环境而影响移植后 B 淋巴细胞重建。Geyer 等[17] 比较了 MAC 与 RIC 方案的儿童 UCBT 受者移植后 100 天、180 天和 365 天免疫细胞亚型的重建，结果发现两组各淋巴细胞亚型重建速度无显著差异，但在检测时间点 CD19+B 淋巴细胞恢复正常的患者所占的比例在 MAC 组低于 RIC 组。MAC 组患者 Ⅱ～Ⅳ度 aGVHD 及 cGVHD 发生率均比 RIC 组显著升高。Abdel-Azim 等[18] 对 71 例儿童 Allo-HSCT 患者的体液免疫重建情况进行评估，发现 TBI 受者有不同程度的体液免疫重建延迟。TBI 与非 TBI 方案相比，在 Allo-HSCT 后 6 个月，TBI 组具有较低的 naïve B 淋巴细胞数（$P=0.04$）、较低的 IgM（$P=0.008$）和转换记忆 B 淋巴细胞数（$P=0.003$），并持续长达 2 年。多克隆抗体-ATG 对 Allo-HSCT 后 B 淋巴细胞重建的影响仍有争议，Komanduri 等[19] 研究成人 UCBT 后免疫重建规律发现，移植后 T 淋巴细胞各亚群重建显著延缓，但 B 淋巴细胞重建速度快，本研究预处理方案大部分为含 ATG 的 RIC 方案。Chiesa 等[20] 分析不含 ATG 方案的儿童 UCBT，移植后 B 淋巴细胞重建速度也显著加快，大部分儿童 B 淋巴细胞达正常范围的中位时间为 UCBT 后 2 个月，该研究 75% 以上病例大部分采用了 RIC 方案。

（二）GVHD 对移植后 B 淋巴细胞重建的影响

aGVHD 及系统性激素治疗显著延迟 UCBT 后 B 淋巴细胞重建[21]。目前有越来越多的研究结果支持骨髓是 GVHD 的靶器官，Allo-HSCT 后早期由于供者 T 淋巴细胞介导的骨髓成骨细胞和骨髓基质细胞的破坏导致了血细胞减少，影响了 B 淋巴细胞的发育[22]。供者 T 细胞入侵骨髓，以及 GVHD 的发生和治疗导致了 Allo-HSCT 后 B 淋巴细胞重建延缓，与 GVHD 相关的 B 淋巴细胞发育异常包括 B 淋巴细胞总数减少和 B 淋巴细胞成熟改变，如过渡期、不成熟及 naïve B 淋巴细胞比例相对增多，而成熟 B 淋巴细胞、CD27+ 记忆 B 淋巴细胞数减少等。MAC 后受者体内淋巴细胞缺乏，移植后早期高 BAFF 水平导致 B 淋巴细胞快速代偿性增生有利于降低 aGVHD。cGVHD 患者体内存在异常的同种异体抗体，以及血清 BAFF 水平持续升高均提示 B 淋巴细胞在 cGVHD 的病理生理中起重要作用。Fedoriw 等[23] 为了确定 B 淋巴细胞再生减少是否先于 cGVHD 的发生，于移植后 30 天将受者骨髓活检标本进行 TDT 和 PAX5 染色以标记骨髓前体 B 淋巴细胞，结果发现所有患者均显示高水平的 BAFF，发生 cGVHD 的患者骨髓前体 B 淋巴细胞数显著低于无 cGVHD 的患者（高倍镜视野下前体 B 淋巴细胞数中位数 44 vs. 2，$P<0.001$），而未接受大剂量激素治疗的患者一直维持着高水平的骨髓前体 B 细胞，提示移植后受者骨髓 B 淋巴细胞的再生能力与 GVHD 的形成和治疗密切相关。

综上所述，移植物来源、预处理方案，以及 GVHD 的发生和治疗等因素影响移植后 B 淋巴细胞的重建，Allo-HSCT 后患者 Breg 的快速重建又可能是降低 GVHD、提高生存率的重要因素之一。UCB 移植物中含有较高的 B 系前体细胞，UCBT 后 B 淋巴细胞重建速度相对较快，UCBT 后 B 淋巴细胞及 Breg 的快速重建可能是移植后 cGVHD 的发生率低的重要因素。

（刘会兰）

参考文献

[1] CAPOLUNGHI F, ROSADO M M, SINIBALDI M, et al. Why do we need IgM memory B cells[J]. Immunol Lett, 2013, 152(2): 114-120.

[2] SMALL T N, ROBINSON W H, MIKLOS D B. B cells and transplantation: an educational resource[J]. Biol Blood Marrow Transplant, 2009, 15(1 Suppl): 104-113.

[3] BRINK R. Regulation of B cell self-tolerance by BAFF[J]. Semin Immunol, 2006, 18(5): 276-283.

[4] CORRE E, CARMAGNAT M, BUSSON M, et al. Long-term immune deficiency after allogeneic stem cell transplantation: B-cell deficiency is associated with late infections[J]. Haematologica, 2010, 95(6): 1025-1029.

[5] MIZOGUCHI A, MIZOGUCHI E, TAKEDATSU H, et al. Chronic intestinal inflammatory condition generates IL-10-producing regulatory B cell subset characterized by CD1d upregulation[J]. Immunity, 2002, 16(2): 219-230.

[6] BLAIR P A, NOREÑA L Y, FLORES-BORJA F, et al. CD19(+)CD24(hi)CD38(hi) B cells exhibit regulatory capacity in healthy individuals but are functionally impaired in systemic Lupus Erythematosus patients[J]. Immunity, 2010, 32(1): 129-140.

[7] IWATA Y, MATSUSHITA T, HORIKAWA M, et al. Characterization of a rare IL-10-competent B-cell subset in humans that parallels mouse regulatory B10 cells[J]. Blood, 2011, 117(2): 530-541.

[8] ESTEVE-SOLÉ A, LUO Y Y, VLAGEA A, et al. B regulatory cells: Players in pregnancy and early life[J]. Int J Mol Sci, 2018, 19(7): 2099.

[9] ARAKAWA-HOYT J, DAO M A, THIEMANN F, et al. The number and generative capacity of human B lymphocyte progenitors, measured in vitro and in vivo, is higher in umbilical cord blood than in adult or pediatric bone marrow[J]. Bone Marrow Transplant, 1999, 24(11): 1167-1176.

[10] RÉNARD C, BARLOGIS V, MIALOU V, et al. Lymphocyte subset reconstitution after unrelated cord blood or bone marrow transplantation in children[J]. Br J Haematol, 2011, 152(3): 322-330.

[11] BEAUDETTE-ZLATANOVA B C, LE P T, KNIGHT K L, et al. A potential role for B cells in suppressed immune responses in cord blood transplant recipients. Bone Marrow Transplant, 2013,

48(1): 85-93.

[12] CHARRIER E, CORDEIRO P, BRITO R M, et al. Reconstitution of maturating and regulatory lymphocyte subsets after cord blood and BMT in children[J]. Bone Marrow Transplant, 2013, 48(3): 376-382.

[13] NAKATANI K, IMAI K, SHIGENO M, et al. Cord blood transplantation is associated with rapid B-cell neogenesis compared with BM transplantation[J]. Bone Marrow Transplant, 2014, 49(9): 1155-1161.

[14] JACOBSON C A, TURKI A T, MCDONOUGH S M, et al. Immune reconstitution after double umbilical cord blood stem cell transplantation: comparison with unrelated peripheral blood stem cell transplantation[J]. Biol Blood Marrow Transplant, 2012, 18(4): 565-574.

[15] ESTEVE-SOLÉ A, TEIXIDÓ I, DEYÀ-MARTÍNEZ A, et al. Characterization of the highly prevalent regulatory CD24^{hi}CD38^{hi} B-cell population in human cord blood[J]. Front Immunol, 2017(8): 201.

[16] SARVARIA A, BASAR R, MEHTA R S, et al. IL-10$^+$ regulatory B cells are enriched in cord blood and may protect against cGVHD after cord blood transplantation[J]. Blood, 2016, 128(10): 1346-1361.

[17] GEYER M B, JACOBSON J S, FREEDMAN J, et al. A comparison of immune reconstitution and graft versus host disease following myeloablative conditioning versus reduced toxicity conditioning and umbilical cord blood transplantation in pediatric recipients[J]. Br J Haematol, 2011, 152(2): 218-234.

[18] ABDEL-AZIM H, ELSHOURY A, MAHADEO K M, et al. Humoral immune reconstitution kinetics after allogeneic hematopoietic stem cell transplantation in children: A maturation block of IgM memory B cells may lead to impaired antibody immune reconstitution[J]. Biol Blood Marrow Transplant, 2017, 23(9): 1437-1446.

[19] KOMANDURI K V, ST JOHN L S, DE LIMA M, et al. Delayed immune reconstitution after cord blood transplantation is characterized by impaired thymopoiesis and late memory T-cell skewing[J]. Blood, 2007, 110(13): 4543-4551.

[20] CHIESA R, GILMOUR K, QASIM W, et al. Omission of in vivo T-cell depletion promotes rapid expansion of naïve CD4$^+$ cord blood lymphocytes and restores adaptive immunity within 2 months after unrelated cord blood transplant[J]. Br J Haematol, 2012, 156(5): 656-666.

[21] POLITIKOS I, LAVERY J A, HILDEN P, et al. Robust CD4$^+$ T-cell recovery in adults transplanted with cord blood and no antithymocyte globulin[J]. Blood Adv, 2020, 4(1): 191-202.

[22] LINDEMANS C A, HANASH A M. The importance of bone marrow involvement in GVHD[J]. Blood, 2014, 124(6): 837-838.

[23] FEDORIW Y, SAMULSKI T D, DEAL A M, et al. Bone marrow B cell precursor number after allogeneic stem cell transplantation and GVHD development[J]. Biol Blood Marrow Transplant, 2012, 18(6): 968-973.

第十章
脐带血移植后复发的诊断及处理

一、前言

UCB 因其来源丰富，HLA 配型要求低，GVHD 发生率低等诸多优点，而成为无 HLA 全相合同胞供者的患者又一理想 HSC 来源。CIBMTR 的 2016—2017 年研究资料显示，HLA 全相合同胞移植，移植 100 天内的死亡原因中原发病复发占 34%，移植 100 天后原发病复发增至 59%；非血缘供体移植，移植 100 天内的死亡原因中原发病复发占 21%，移植 100 天后原发病复发增至 51%。移植后一旦复发，治疗效果极差，目前的治疗选择仍十分有限。由于 UCBT 缺乏供体而不能采用供者淋巴细胞输注（donor lymphocyte infusion，DLI）治疗原发病复发，如何处理 UCBT 后原发病复发是移植工作者亟待解决的难题。

二、移植后复发的诊断

（一）定义和分类

移植后复发的诊断[1]，根据复发时肿瘤的负荷分为血液学复发、细胞遗传学和/或分子生物学复发，根据复发的部位分为髓内复发、髓外复发和髓内伴髓外复发，根据肿瘤细胞来源分为供者型复发和受者型复发。

1. **血液学复发**　指移植后完全缓解患者外周血重新出现白血病细胞，或骨髓原始细胞＞5%（除外其他原因如骨髓恢复期等），或髓外出现白血病细胞浸润。

2. **细胞遗传学复发**　指移植后已达细胞遗传学完全缓解的患者又出现原有细胞遗传学异常，或性别染色体由完全供者型出现受者一定比例的嵌合（比例界值尚无统一标准，且不等同于白血病细胞的增加），尚未达到血液学复发的标准。

3. **分子生物学复发**　指移植后原有特异性或非特异性分子生物学标志已转阴的患者，应用流式细胞术（FCM）和/或 PCR 等分子生物学方法，检测到原有的分子生物学标志异常或超过一定界值、尚未达到血液学复发的标准。参见以下 MRD 判定标准。

（二）MRD 检测

1. **常用 MRD 检测方法**

（1）常规染色体核型分析：应用 G 显带或 R 显带分析可发现异常的核型，但是受分裂相的影响，敏感性不高。

（2）荧光原位杂交技术（fluorescence *in situ* hybridization，FISH）：需诊断特异性基因的探针，检测成本较高，检测结果阳性即表明患者体内有残留白血病细胞。FISH检测 MRD 的灵敏度为 $10^{-3} \sim 10^{-2}$。使用 FISH 检测间期细胞染色体易位，常规可以分析1 000 个细胞以上，而易位的确切指标是两个标记不同荧光的基因并置，然而对于 MRD，通常 CR 后白血病细胞仅占 1/1 000，仅发现 1～2 个此类细胞就诊断 MRD，证据不够有力。

（3）FCM：FCM 检测的 MRD 为白血病相关免疫表型（leukemia-related immunophenotype，LAIP），灵敏度达 10^{-4} 左右。尤其在 ALL（特别是 B-ALL）中的预测意义较 AML 更加敏感和特异，但是移植后各监测时间点的意义、抗体的组合及界值等尚未达到标准化。多个研究在 ALL 中将 $<10^{-4}$ 定义为 MRD 阴性，提示复发率较低、预后良好。

（4）PCR/qPCR 技术：PCR/qPCR 技术可以半定量/全定量检测包括特异性分子生物学标志（*TEL-AML1*、*BCR-ABL*、*AML-ETO*、*CBFβ-MYH11*、*NPM1* 等）和非特异标志（IgH/TCR 重排、*WT1* 等），敏感性可达到 $10^{-6} \sim 10^{-5}$。

（5）供受者嵌合状态的检测：包括 STR-PCR、性别染色体检测、ABO 血型检测等。

2. 判定 MRD 阳性的标准

由于分子生物学复发的界值尚未统一，因此长期动态监测患者 MRD 水平极为重要。

（1）无特异性融合基因标志的急性白血病或 MDS：常采用泛白血病基因 *WT1* 和/或FCM 作为检测 MRD 的生物学标志，具体界值尚无统一标准。北京大学血液病研究所采用的标准为移植后 2 个月至 1 年符合以下条件之一：① *WT1* 检测连续 2 次阳性（界值为0.6%，儿童为 1.5% 左右），并且间隔 10～14 天；② FCM 检测连续 2 次阳性，并且间隔10～14 天；③ FCM 及 *WT1* 同时阳性。

（2）有特异性融合基因的白血病：① Ph⁺ALL 为移植后 *BCR-ABL* 融合基因未转阴（RQ-PCR 检测 *BCR-ABL* 表达为 0，灵敏度小于 5 个拷贝）且连续 2 次（间隔小于 1 个月）复查的结果未降低，或移植后任何时间点高于 1%，或移植后 *BCR-ABL* 由阴性转为阳性；② CML 为移植后 *BCR-ABL* 融合基因 1 个月比基线水平未下降 2 个对数级且连续2 次（间隔小于 2 个月）复查的结果未降低，或移植后 3 个月未达到 MMR（比基线水平下降 3 个对数级），或移植后 *BCR-ABL* 连续 2 次检测（间隔 2 个月内）由阴转阳或上升 1 个对数级；③对于伴 AML1/ETO 白血病，多数研究认为 *RUNX1/RUNX1T1* 较治疗前的基线水平下降幅度小于 3 个对数级判定为高复发风险。北京大学血液病研究所研究发现，移植后 1、2、3 个月 *RUNX1/RUNX1T1* 较基线水平下降小于 3 个对数级或高于 0.4% 提示移植后高复发风险，但干预时机及方法尚未明确。

（3）STR-PCR 显示嵌合体受者比例增加：当采用嵌合状态判定干预指征时，尚无肯定意见，完全嵌合（complete chimerism，CC）的定义也各不相同。STR-PCR 动态监测淋巴细胞嵌合状态有助于判断疾病复发并指导免疫调节治疗的时机和疗效。

3. 监测频度及标本来源

本中心常规在 UCBT 后 +1、+2、+3、+4、+6、+9、+12、+18、+24、+36、+48、+60 个月定期检测患者骨髓形态学、MRD 和供受者嵌合状态。根据实际情况必要时增加检测频度。如果出现多种方法检测 MRD 阳性者，可以定为复发，如果仅一项检测 MRD 阳性，建议立即复查以明确是否有复发趋势。移植后白血病一旦复发，应该完善骨髓细胞学、免疫分型、融合基因、染色体、二代测序和细胞来源的检查。嵌合状态的检测可以采用骨髓和 / 或外周血为标本来源，但有研究显示骨髓检测更敏感。其他 MRD 检测一般采用骨髓为标本。综上，判断移植后复发，在形态学正常的情况下，MRD 存在与否和 MRD 水平需要采用多种检查方法、多参数、动态及综合判断。

三、移植后复发的高危因素

恶性血液病移植后原发病复发的相关因素很多，主要与机体残存的白血病细胞和缺乏 GVL 效应相关。多项研究均表明，移植时患者的疾病状态是移植后复发的主要高危因素，在进展期或 CR3 期及以上进行移植的患者移植后复发率明显高于 CR1 或 CR2 期接受移植的患者 [2-4]。研究也表明，移植前 MRD 阳性的患者移植后复发率明显高于 MRD 阴性者 [5, 6]。其他高危因素还包括以下几种。

1. 患者接受诱导治疗达首次 CR 的疗程数　2 个疗程及以上达首次 CR 的患者移植后复发的危险度明显高于 1 个疗程达 CR 的患者 [7]。

2. 预处理方案　清髓性预处理方案的复发率明显低于减低强度或非清髓性预处理 [8]。

3. 供、受者 HLA 相合程度　对于单份 UCBT 而言，在 HLA-A/B/C/DRB1 的 8 个位点中，4 个位点不合移植的复发率明显低于 HLA 全相合移植 [9]，其中 HLA-DRB1 不相合的复发率更低 [10]。日本多中心的研究 [11] 表明，单份脐带血移植，HLA-DPB1 位点不合较 DPB1 相合复发率低，但是并没有增加 aGVHD 和 cGVHD 的发生率。对于双份 UCBT 而言，在 HLA-A/B/C/DRB1/DQB1 的 10 个位点中，2 ~ 5 个位点相合与低复发率和治疗失败率相关 [12]。

4. 高危的细胞遗传学　细胞遗传学高危的患者在移植后存在复发的高风险 [13]。

5. 受者年龄≤6 岁，体重≤20kg，其复发的风险增加 [14, 15]。

6. 特异性抗病毒免疫的重建延迟与白血病复发正相关 [16]。

对于有移植后复发高危因素的患者，在移植方案中需要考虑，移植后需要密切监测，应尽量降低移植后的复发率。

四、移植后复发的处理策略

恶性血液病患者 UCBT 后一旦原发病复发，预后极差，这是困扰临床治疗的一大难题，也是血液学工作者研究的热点问题，目前并无公认"最佳"的治疗方案，其治疗策略主要集中在以下 3 个方面。

（一）化学药物及靶向药物治疗

化学药物再诱导治疗（化疗）是恶性血液病传统的治疗手段，也是移植后骨髓或髓外复发重要的治疗手段，主要针对移植后远期复发（复发时间 >1 年）、一般情况较好、可耐受再次诱导化疗的患者。再次诱导化疗的缓解率约为 30%~40%，但是缓解维持时间短，患者通常死于再次复发。化疗方案应根据患者复发时的状态、疾病类型及既往的化疗方案等情况制定。另外，一些新药的问世，如去甲基化药物、蛋白酶体抑制剂、抗体靶向药物等，也给移植后复发的患者带来了新的治疗策略。Ganguly 等[17]将地西他滨应用于 8 例 Allo-HSCT 后复发的 AML 患者中，其中 5 例单用地西他滨，3 例地西他滨联合 DLI 用药，结果显示地西他滨在移植后早期复发（供者嵌合下降或消失伴骨髓中原始细胞比例 <15% 或细胞遗传学复发）患者中具有一定的疗效。重组人源化抗 CD33 单克隆抗体吉妥珠单抗 – 奥加米星（gemtuzumab ozogamicin，GO）主要针对表达于 AML 原始细胞上的 CD33 抗原，无论单用[18]，联合其他化疗药物如阿糖胞苷[19]，或联合 DLI[20]，应用于移植后复发 AML 患者的再诱导治疗也初步显示了较好的疗效。GO 也可用于 AML 患者髓外复发的治疗[21]。但是目前尚缺乏大样本量的临床研究报道，并且尚无应用于 UCBT 后复发的 AML 患者的报道。

（二）二次移植

二次移植是移植后复发最强有力的治疗手段，但是患者在首次移植前已接受过一次预处理，其在二次移植时极少数能耐受再次预处理，*TRM* 率通常较高。近年，随着 RIC 和预防 GVHD 方案的改进，使得较多的患者获得二次移植的机会。Eapen 等[22]分析了 IBMTR 登记的 279 例 Allo-HSCT 后复发接受二次移植的患者，结果表明从第 1 次移植到复发的间隔时间是最重要的预后指标。具体而言，从第一次移植到复发的间隔时间超过 6 个月与二次移植较低的 *TRM* 和再复发率、较少的治疗失败率和更好的 *OS* 相关。从第 1 次移植到复发的间隔时间为 7~12 个月的患者与超过 12 个月者接受二次移植的疗效相当。同时，年龄 ≤20 岁预示着较低的 *TRM* 率、治疗失败率和总体死亡率，接受 RIC 预处理的患者具有较高的再复发率。

Shaw 等[23]回顾性分析了 71 例异基因移植（同胞 HLA 全相合移植 50 例，非血缘移植 18 例，其他亲缘相关移植 3 例）复发接受 RIC 预处理二次移植的患者，二次移植的供者中 49 例为 HLA 全相合同胞供者，18 例为非血缘供者，4 例为其他亲缘相关供者，第一次移植至复发的中位时间为 11 个月（2 个月~12.3 年）。研究结果显示，影响二次移植疗效最重要的决定因素是患者第一次移植至复发的时间，11 个月后复发患者接受二次移植后 2 年的 OS 为 31%，显著高于 11 个月内复发患者 23%（P=0.014）。二次移植后发生 cGVHD 的患者与未发生 cGVHD 者比较，复发率较低（44% vs. 63%，P=0.15）且 OS 率较高（54% vs. 29%，P=0.014）。因此，该作者根据上述结果推测，第 1 次移植 11 个月后复发的患者适合进行二次移植，但是该研究的局限性是存在选择偏倚。淋巴细胞增殖性疾病患者二次移植的疗效优于 ALL、AML、CML 和 MDS 患者，而年龄、疾病状态、aGVHD 和是否应用 TBI 并不影响患者的预后[22]。

尽管无大样本量、随机对照临床研究评估二次移植疗效的影响因素，总结现有的临床资料报道，可发现移植时患者处于 CR 状态、年轻受者及第一次移植到复发的间隔时间长提示二次移植成功率较高[24]。

（三）免疫治疗

免疫治疗是移植后复发最常用、最重要的治疗手段。首先，减停免疫抑制剂是治疗不伴严重 GVHD 的早期复发患者的第一步，其对疾病进展缓慢的部分患者可能有效，但是不适用于全面骨髓复发、疾病进展快的患者。DLI 虽然已广泛应用于 Allo-HSCT 后复发，但是其应用的主要限制仍然是可能诱导发生严重的 GVHD。另外，UCBT 最大的局限性在于无 DLI。因此，近年来，移植工作者致力于研究基于细胞治疗的过继性免疫疗法。

1. **嵌合抗原受体 T（CAR-T）细胞** 嵌合抗原受体（chimeric antigen receptor，CAR）是一种经人工改造、表达于 T 细胞的受体，最早由胞外区和胞内区组成，胞外区主要负责抗原识别，胞内区为信号转导区，主要由 T 细胞受体复合物 CD3-ζ 链构成[25]。1993 年，Eshhar 等将 CAR 的结构改造为抗体单链可变区组成的胞外区、跨膜区和 CD3-ζ 链组成的胞内区 3 个部分，之后 CAR 的设计大多在此结构基础上加入共刺激分子胞内信号域[26]。因此，CAR-T 细胞将单克隆抗体对靶抗原的特异性识别与 T 细胞的功能相结合，产生特异性识别和杀伤肿瘤细胞的作用，该杀伤作用并不依赖于 MHC。根据上述原理，在理想情况下，可以设计以任一合适的肿瘤细胞表面抗原为靶点的特异性 CAR，同时具有更好的生物分布、免疫记忆和在体内的存活时间。为了提高 CAR-T 细胞在体内的细胞毒活性、增殖能力和存活时间，第 2 代和第 3 代 CAR 引入了一个或更多的协同共刺激分子（costimulatory molecule，CM）的胞内结构域。因 B 细胞肿瘤细胞表面通常稳定表达 CD19，目前临床上应用最多的是抗 CD19-CAR-T 细胞。宾夕法尼亚大学 June 课题组是 CAR-T 细胞研究的领衔者之一，其 2013 年报道了 1 例 UCBT 后第二次复发的 10 岁 ALL 患儿。该患儿 UCBT 后出现 GVHD，经治疗后 GVHD 得到控制，其复发时已停用免疫抑制药物。该患儿对 2 个疗程抗 CD19 抗体（blinatumomab）治疗无反应。抽取其自体

PBMC 制备抗 CD19-CAR-T 细胞，回输的自体总 CD3$^+$ 细胞数为 10^7/kg（抗 CD19-CAR-T 细胞数为 1.4×10^6/kg）。该患儿出现 CRS，表现为持续 6 天的 3 度发热性中性粒细胞减少及脑病，4 度谷草转氨酶、谷丙转氨酶升高。抗 CD19-CAR-T 细胞在体内扩增 1 000 倍以上，并且在骨髓和外周血中持续 1 个月左右，输注后 6 个月在脑脊液中仍可检测到抗 CD19-CAR-T 细胞。输注后约 1 个月，患儿骨髓形态学达 CR，MRD<0.01%。然而，2 个月后患儿二次复发，复发后的原始细胞不表达 CD19，这可能是导致抗 CD19-CAR-T 细胞治疗耐药的原因 [27]。

Cruz 等 [28] 对 8 例 Allo-HSCT 后复发的患者进行供者抗 CD19-CAR-VST 治疗，CD19-CAR-VST 输注前 6 例患者未缓解，2 例患者再次达 CR，移植到复发的间歇期为 3 个月 ~ 13 年。所有患者均未观察到输注相关的毒性反应。CD19-CAR-VST 在外周血中持续表达 8 周，在病变部位可达 9 周。6 例未缓解患者中，2 例在 CD19-CAR-VST 存在期间可观察到明显的抗肿瘤效应，2 例 CR 患者至该作者发稿时疾病仍未复发。目前，关于 UCBT 后复发患者应用自体 CAR-T 细胞治疗的报道仍较少，多项临床试验正在不同的研究机构中进行，笔者也期待会有振奋人心的结果。除了 CD19 以外，其他一系列可用的 CAR 靶向抗原亦开始使用，包括神经节苷脂（ganglioside，GD）2、L1- 细胞黏附分子（CD171）、CD30、免疫球蛋白轻链、人表皮生长因子受体（human epidermal growth factor receptor，HER）2，CD44v6 等 [29]。此外，由于 90% 以上的 AML 患者表达 CD33 抗原和 CD123 抗原，抗 CD33 或抗 CD123 的 CAR-T 细胞也已开展了相应的临床前研究，并且取得了较好的疗效 [30, 31]。

2. 细胞因子诱导的杀伤细胞　细胞因子诱导的杀伤细胞（cytokine-induced killer，CIK）细胞是外周血单个核细胞在体外经多种细胞因子诱导培养而成的一种具有广谱溶瘤活性的效应细胞，其杀伤作用同样不依赖于 MHC，而发挥作用的主要效应细胞是 CD3$^+$CD56$^+$ 细胞，其来源于单个核细胞中 CD3$^+$CD8$^+$CD56$^-$ T 细胞的扩增。研究结果表明，CIK 细胞的扩增和杀伤活性与 NK 细胞活化性受体 NKG2D 信号途径相关，CD8$^+$T 细胞通过上调 NKG2D 及其配体介导 CIK 细胞，与肿瘤细胞结合并释放穿孔素，从而发挥杀伤作用 [32]。为了给 UCBT 后复发患者提供新的细胞治疗策略，Introna 等 [33] 探索出了一种新的 CIK 细胞培养体系，即将脐带血回输后的脐带血血袋冲刷后得到的细胞在体外诱导培养出 CIK 细胞，将其回输至 5 例 UCBT 后复发患者（4 例 AML，1 例 T-ALL）。其中，3 例患者仅接受 1 次 CIK 细胞治疗，1 例患者接受 3 次，另 1 例患者接受 4 次，回输的 CIK 细胞数中位数为 1.5（1 ~ 8）× 10^6/kg。结果显示，仅有 1 例患者发生 Ⅲ 度 aGVHD，该例患者获得 PR，但是最终所有患者均死亡，从复发到死亡的生存中位时间为 90（30 ~ 248）天。由此可见，单一的 CIK 细胞治疗不能作为恶性血液病 UCBT 后复发的挽救性治疗。

3. CAR 技术联合 CIK 细胞治疗　CAR 技术治疗 ALL 患者的成功经验促进了针对

AML 的特异性分子靶向治疗。Marin 等[34]将抗 CD33 的 CAR 转染至 CIK 细胞，发现转染后的 CIK 细胞不仅维持其原来的表型和功能，并且获得对不同 AML 细胞株有效的细胞毒作用。虽然抗 CD33-CAR 能明显增强 CIK 细胞的 GVL，但是由于 CD33 同样也表达于正常造血干细胞，研究者同时也观察到抗 CD33-CAR-CIK 细胞对正常造血重建造成了损伤，因此限制了其进一步应用。为了寻求一个更有选择性的目标抗原，研究者们开始关注 CD123 抗原。CD123 主要在白血病细胞上过表达，很少在造血干细胞和前体细胞表达。重要的是，CD123 被证实是 AML-白血病干细胞（leukemia stem cell，LSC）的主要标志物，AML-LSC 是导致化疗耐药和复发的主要细胞群体。与抗 CD33-CAR 比较，抗 CD123-CAR 在体外可以更强地增强 CIK 细胞 GVL 及更好地保留正常造血干细胞和前体细胞，并且其对正常 CD123$^+$ 单核细胞和低表达 CD123 的内皮细胞的杀伤能力有限[35]。Pizzitola 等[36]将第 3 代抗 CD123-CAR-CIK 细胞应用于原代 AML 细胞异种移植免疫缺陷 NOD-*scid* IL2Rg^{null} 小鼠模型，发现抗 CD123-CAR-CIK 细胞具有 GVL。第二次移植后，AML 细胞仍对抗 CD123-CAR-CIK 细胞敏感。更重要的是，这些细胞对正常的干细胞和前体细胞毒性低，因为将脐带血 CD34$^+$ 细胞移植至 NSG 小鼠体内可以获得很好的植入。目前，设计如何应用第 3 代抗 CD123-CAR 刺激产生更多可用于临床的 CIK 细胞的技术正在研究开发中。

4. 双阴性 T 淋巴细胞 人外周血中大部分 T 细胞表达 CD4 或 CD8 分子，但有近 1%~5% 的 T 细胞只表达 CD3 而不表达 CD4、CD8 和 CD56，这些细胞被称为双阴性 T（double negative T，DNT）细胞。DNT 细胞表达 αβ 或 γδ T 细胞受体。DNT 细胞由于其在外周血中含量较少且缺乏有效的细胞扩增方法，其在人类肿瘤免疫中的作用还知之甚少。加拿大多伦多大学的 Zhang 等[37]研究了一种新的方法，可以从大剂量化疗后 1 个月处于 CR 期的 AML 患者或健康志愿者外周血中分离 DNT 细胞，并在 2~3 周内通过体外扩增达到临床有效剂量。该研究结果显示，患者和健康志愿者回输扩增后的 DNT 细胞均能有效杀死白血病细胞株和患者原代白血病细胞，而对正常的外周血单个核细胞或 CD34$^+$ 造血前体细胞无杀伤作用。另外，DNT 细胞不仅具有选择性 GVL，而且不引起 GVHD。众所周知，供者广泛去 T 的骨髓移植能减少引起 GVHD 的风险，但却因为 GVL 效应的损伤而增加了移植后恶性血液病的复发可能[38]。但是 Young 等[39]对单一 MHC 不合移植小鼠模型的研究发现，将异基因 DNT 细胞和淋巴瘤 A20 细胞共同输注，异基因 DNT 细胞可杀伤 A20 淋巴瘤细胞，同时不引起 GVHD。He 等[40]对小鼠骨髓移植模型的研究结果表明，DNT 细胞不受 MHC 限制，异基因 DNT 输注并不引起 GVHD，并且可通过抑制 NK 细胞介导的供者骨髓移植排斥而促进骨髓植入。同样，Achita 等[41]首次在人源化小鼠模型体内证明，人 DNT 细胞的输注显著延迟了异种 GVHD 的发病。此外，体外扩增 DNT 细胞与哺乳动物雷帕霉素靶蛋白（mTOR）抑制剂雷帕霉素（rapamycin）预孵育，可进一步增强了它们的免疫调节功能。这项研究表明，人 DNT 细胞可抑制 T、B 细胞增殖，减轻 GVHD，提示 DNT 在缓解 GVHD 方面具有潜在的临床应用价值。此外，在 Allo-HSCT 患者中，DNT 细胞数量与 GVHD 的严重程度负相关[42,43]。研究发现，cGVHD 开始时 DNT 细胞比例下降，此时 B 细胞活化因子和 B 细胞水平升高。同时，DNT 细胞水平与 cGVHD 严重程度相关。提示在 cGVHD 发病前维持 DNT 细胞数量的升高可能会阻止病理性 B 细胞反应。因此，DNT 细胞具有选择性杀伤白血病细胞而不引起 GVHD 的特性，提示 DNT 细胞可能可作为 UCBT 复发后过继性免疫治疗的理想细胞来源。

五、总结

UCBT 后复发的恶性血液病患者预后极差。虽然二次移植的疗效优于单纯化疗，但是该方法仅适用于第一次移植至复发时间超过 6 个月的患者，并且仍存在移植后难以维持长期 CR 及移植相关毒性明显增加等问题。由于 UCBT 供体的特殊性，UCBT 后复发的患者缺乏传统的 DLI 治疗，不同的细胞过继免疫治疗方法仍在不断探索和研究中，具有良好的应用前景。临床医师应于移植前慎重选择供、受者，并且不断改进移植方案，尽量减少或避免移植后复发的高危因素。移植后严密监测 MRD，及时采取有效的干预措施，一旦复发，根据患者具体情况选择合适的治疗方案，以期降低恶性血液病 UCBT 后的复发率，提高 UCBT 后复发患者存活率。

（朱小玉）

参考文献

[1] 王昱，许兰平. 中国异基因造血干细胞移植治疗血液系统疾病专家共识（Ⅱ）: 移植后白血病复发（2016 年版）[J]. 中华血液学杂志，2016，37（10）：846-851.

[2] OOI J, TAKAHASHI S, TOMONARI A, et al. Unrelated cord blood transplantation after myeloablative conditioning in adults with acute myelogenous leukemia[J]. Biol Blood Marrow Transplant, 2008, 14(12): 1341-1347.

[3] ARCESE W, ROCHA V, LABOPIN M, et al. Unrelated cord blood transplants in adults with hematologic malignancies[J]. Hematologica, 2006, 91(2): 223-230.

[4] VERNERIS M R, BRUNSTEIN C G, BARKER J, et al. Relapse risk after umbilical cord blood transplantation: enhanced graft-versus-leukemia effect in recipients of 2 units[J]. Blood, 2009, 114(19): 4293-4299.

[5] WALTER R B, GYURKOCZA B, STORER B E, et al. Comparison of minimal residual disease as outcome predictor for AML patients in first complete remission undergoing myeloablative or nonmyeloablative allogeneic hematopoietic cell transplantation[J]. Leukemia, 2015, 29(1): 137-144.

[6] WALTER R B, BUCKLEY S A, PAGEL J M, et al. Significance of minimal residual disease before myeloablative allogeneic hematopoietic cell transplantation for AML in first and second complete remission[J]. Blood, 2013, 122(10): 1813-1821.

[7] WALTER R B, SANDMAIER B M, STORER B E, et al. Number of courses of induction therapy independently predicts outcome after allogeneic transplantation for AML in first morphological remission[J]. Biol Blood Marrow Transplant, 2015, 21(2): 373-378.

[8] OSSENKOPPELE G J, JANSSEN J J, VAN DE LOOSDRECHT A A. Risk factors for relapse after allogeneic transplantation in acute myeloid leukemia[J]. Hematologica, 2016, 101(1): 20-25.

[9] EAPEN M, KLEIN J P, RUGGERI A, et al. Impact of allele-level HLA matching on outcomes after myeloablative single unit umbilical cord blood transplantation for hematologic malignancy[J]. Blood, 2014, 123(1): 133-140.

[10] KONUMA T, KATO S, ISHII H, et al. HLA-DRB1 mismatch is associated with a decreased relapse in adult acute myeloid leukemia after single-unit myeloablative cord blood transplantation[J]. Ann Hematol, 2015, 94(7): 1233-1235.

[11] YABE T, AZUMA F, KASHIWASE K, et al. HLA-DPB1 mismatch induces a graft-versus-leukemia (GVL) effect without severe acute GVHD after single-unit umbilical cord blood transplantation[J]. Leukemia, 2018, 32(1): 168-175.

[12] BRUNSTEIN C G, PETERSDORF E W, DEFOR T E, et al. Impact of allele-level HLA mismatch on outcomes in recipients of double umbilical cord blood transplantation. Biol Blood Marrow Transplant[J], 2016, 22(3): 487-492.

[13] OOI J, TAKAHASHI S, TOMONARI A, et al. Unrelated cord blood transplantation after myeloablative conditioning in adults with acute myelogenous leukemia[J]. Biol Blood Marrow Transplant, 2008, 14(12): 1341-1347.

[14] LOCATELLI F, ROCHA V, CHASTANG C, et al. Factors associated with outcome after cord blood transplantation in children with acute leukemia. Eurocord-Cord Blood Transplant Group[J]. Blood, 1999, 93(11): 3662-3671.

[15] MICHEL G, ROCHA V, CHEVRET S, et al. Unrelated cord blood transplantation for childhood acute myeloid leukemia: a Eurocord Group analysis[J]. Blood, 2003, 102(13): 4290-4297.

[16] PARKMAN R, COHEN G, CARTER S L, et al. Successful immune reconstitution decreases leukemic relapse and improves survival in recipients of unrelated cord blood transplantation[J]. Biol Blood Marrow Transplant, 2006, 12(9): 919-927.

[17] Ganguly S, Amin M, Divine C, et al. Decitabine in patients with relapsed acute myeloid leukemia (AML) after allogeneic stem cell transplantation (allo-SCT)[J]. Ann Hematol, 2013, 92(4): 549-550.

[18] SUMI M, ICHIKAWA N, NASU K, et al. Gemtuzumab ozogamicin-induced long-term remission

in a woman with acute myelomonocytic leukemia and bone marrow relapse following allogeneic transplantation[J]. Int J Hematol, 2009, 90(5): 643-647.

[19] KOREN-MICHOWITZ M, MAAYAN H, APEL A, et al. Salvage therapy with ARA-C and gemtuzumab ozogamicin in AML patients relapsing after stem cell transplantation[J]. Ann Hematol, 2015, 94(3): 375-378.

[20] TACHIBANA T, TANAKA M, TAKASAKI H, et al. Successful treatment with gemtuzumab ozogamicin and donor lymphocyte infusion for acute myeloid leukemia relapsing after allogeneic stem cell transplantation[J]. Int J Hematol, 2011, 94(6): 580-582.

[21] ANDO T, MITANI N, MATSUNAGA K, et al. Gemtuzumab ozogamicin therapy for isolated extramedullary AML relapse after allogeneic hematopoietic stem-cell transplantation[J]. Tohoku J Exp Med, 2010, 220(2): 121-126.

[22] EAPEN M, GIRALT S A, HOROWITZ M M, et al. Second transplant for acute and chronic leukemia relapsing after first HLA-identical sibling transplant[J]. Bone Marrow Transplant, 2004(34): 721-727.

[23] SHAW B E, MUFTI G J, MACKINNON S, et al. Outcome of second allogeneic transplants using reduced intensity conditioning following relapse of haematological malignancy after an initial allogeneic transplant[J]. Bone Marrow Transplant, 2008, 42(12): 783-789.

[24] ARFONS L M, TOMBLYN M, ROCHA V, et al. Second hematopoietic stem cell transplantation in myeloid malignancies[J]. Curr Opin Hematol, 2009, 16(2): 112-123.

[25] GROSS G, GOROCHOV G, WAKS T, et al. Generation of effector T cells expressing chimeric T cell receptor with antibody type-specificity[J]. Transplant Proc, 1989, 21(1Pt1): 127-130.

[26] DOTTI G, GOTTSCHALK S, SAVOLDO B, et al. Design and development of therapies using chimeric antigen receptor-expressing T cells[J]. Immunol Rev, 2014, 257(1): 107-126.

[27] GRUPP S A, KALOS M, BARRETT D, et al. Chimeric antigen receptor-modified T cells for acute lymphoid leukemia[J]. N Engl J Med, 2013, 368(16): 1509-1518.

[28] CRUZ C R, MICKLETHWAITE K P, SAVOLDO B, et al. Infusion of donor-derived CD19-redirected virus-specific T cells for B-cell malignancies relapsed after allogeneic stem cell transplant: a phase 1 study[J]. Blood, 2013, 122(17): 2965-2973.

[29] RAMBALDI A, BIAGI E, BONINI C, et al. Cell-based strategies to manage leukemia relapse: efficacy and feasibility of immunotherapy approaches[J]. Leukemia, 2015, 29(1): 1-10.

[30] O'HEAR C, HEIBER J F, SCHUBERT I, et al. Anti-CD33 chimeric antigen receptor targeting of acute myeloid leukemia[J]. Hematologica, 2015, 100(3): 336-344.

[31] TETTAMANTI S, BIONDI A, BIAGI E, et al. CD123 AML targeting by chimeric antigen receptors: A novel magic bullet for AML therapeutics?[J]. Oncoimmunology, 2014(3): e28835.

[32] VEMERIS M R, KARAMI M, BAKER J, et al. Role of NKG2D signaling in the cytotoxicity of

activated and expanded CD8$^+$ T cells[J]. Blood, 2004, 103(8): 3065-3072.

[33] INTRONA M, PIEVAN A, BORLERI G, et al. Feasibility and safety of adoptive immunotherapy with CIK cells after cord blood transplantation[J]. Biol Blood Marrow Transplant, 2010, 16(11): 1603-1607.

[34] MARIN V, PIZZITOLA I, AGOSTONI V, et al. Cytokine-induced killer cells for cell therapy of acute myeloid leukemia: improvement of their immune activity by expression of CD33-specific chimeric receptors[J]. Hematologica, 2010, 95(12): 2144-2152.

[35] TETTAMANTI S, MARIN V, PIZZITOLA I, et al. Targeting of acute myeloid leukaemia by cytokine-induced killer cells redirected with a novel CD123-specific chimeric antigen receptor[J]. Br J Hematol, 2013, 161(3): 389-401.

[36] PIZZITOLA I, ANJOS-AFONSO F, ROUAULT-PIERRE K, et al. Chimeric antigen receptors against CD33/CD123 antigens efficiently target primary acute myeloid leukemia cells *in vivo*[J]. Leukemia, 2014, 28(8): 1596-1605.

[37] MERIMS S, LI X, JOE B, et al. Anti-leukemia effect of *ex vivo* expanded DNT cells from AML patients: a potential novel autologous T-cell adoptive immunotherapy[J]. Leukemia, 2011, 25(9): 1415-1422.

[38] KOLB H J. Graft-versus-leukemia effects of transplantation and donor lymphocytes[J]. Blood, 2008, 112(12): 4371-4383.

[39] YOUNG K J, KAY L S, PHILLIPS M J, et al. Antitumor activity mediated by double-negative T cells[J]. Cancer Res, 2003, 63(22): 8014-8021.

[40] HE K M, MA Y, WANG S, et al. Donor double-negative Treg promote allogeneic mixed chimerism and tolerance[J]. Eur J Immunol, 2007, 37(12): 3455-3466.

[41] ACHITA P, DERVOVIC D, LY D, et al. Infusion of ex-vivo expanded human TCR-αβ+double negative regulatory T cells delays onset of xenogeneic graft versus host disease[J]. Clin Exp Immunol, 2018, 193(3): 386-399.

[42] MCIVER Z, SERIO B, DUNBAR A, et al. Double-negative regulatory T cells induce allotolerance when expanded after allogeneic haematopoietic stem cell transplantation[J]. Br J Hematol, 2008, 141(2): 170-178.

[43] HILLHOUSE E E, THIANT S, MOUTUOU M M, et al. Double-negative T cell levels correlate with chronic graft versus host disease severity[J]. Biol Blood Marrow Transplant, 2019, 25(1): 19-25.

第十一章
脐带血移植治疗恶性血液病

第一节
脐带血移植治疗儿童恶性血液病

一、前言

CBT 应用于临床已 30 余年，在治疗多种恶性与非恶性血液系统疾病中具有广泛的前景。迄今为止，已有超过 4 万例儿童和成人血液病患者接受了 CBT。脐带血优点主要表现在采集方便、来源丰富且易于保存；免疫原性弱，受者能耐受 HLA 1/6～2/6 个位点不相合移植；T 淋巴细胞相对原始且不成熟，GVHD 发生率低；胎盘屏障作用，CMV 和 EBV 感染率低等。目前，脐带血已成为骨髓和外周血干细胞以外的新的干细胞主要来源。中国科学技术大学附属第一医院自 2000 年首例 UCBT 成功开展以来，UCBT 已成为最主要的移植方式之一。

二、UCBT 治疗儿童血液病的历史

世界上第一例 CBT 始于 1988 年 [1]。当时一名 5 岁的范科尼贫血的男性患儿由于严重的全血细胞减少急需 HSCT 治疗。脐带血干细胞来源于 HLA 全相合胞妹（未患范科尼贫血）的脐带血，冷冻于美国印第安纳大学医学院（IUSM），后运送至法国巴黎（–175℃保存）。在法国巴黎 Saint Louis 医院，Gluckman 带领的移植团队采用相对低剂量的 CY（由 20mg/kg 代替经典的 200mg/kg），联合 TLI 5Gy 进行预处理。冷冻的脐带血在复苏后检测其活性及含量均没有明显的减少，脐带血输注后第 22 天出现中性粒细胞植入，之后很快出现全血细胞的造血重建和供者的完全嵌合。患者没有任何 GVHD 表现，存活至今并且娶妻生子。世界上第一例脐带血移植治疗儿童血液病宣告成功，至今已 30 余年。

三、UCBT 治疗儿童恶性血液病存在的主要问题

尽管 UCBT 数据表明髓系的植入率能够达到 95% 以上，但是植入延缓或者植入失败

仍然是 UCBT 面临的主要问题。脐带血移植早期认为单份脐带血至多可以满足 30kg 患儿移植的需求，对于大体重儿童，CB 中的 TNC 和 CD34$^+$ 细胞数较低，发生植入失败的风险高，而相对于外周血干细胞移植术，UCBT 的植入是移植成功的关键。为了克服植入延缓与植入失败，如何通过总的有核细胞数（即 TNC）或者脐带血的干 / 祖细胞数（即 CD34$^+$ 细胞数）来更好地选择脐带血、如何通过更多的 HLA 位点进行高分辨配型来明确相合程度的影响、如何进一步制定合理的预处理方案、如何进一步优化 GVHD 预防方案、如何促进干细胞植入等均具有重要的意义。

1997 年 Eurocord[2] 首次描述了脐带血 TNC 及 HLA 相合程度与移植后中性粒细胞和血小板恢复、患者长期生存之间的相关性，对 143 例亲缘 / 无关 UCBT 患者（多数为儿童）进行了临床研究，发现 TNC 数以及 HLA 相合程度是影响 UCBT 的两大重要因素。之后 Rubinstein 等对 562 例儿童与成人 UCBT 进行总结，认为高数目 TNC 和低 HLA 错配能够获得良好地植入，并降低 *TRM*。目前，一般要求 TNC 至少 ≥ 2.5×10^7/kg（采集时）或 2.0×10^7/kg（输注时），并且供受者 HLA 应 ≥ 4/6 个位点相合。

除此之外，UCBT 相关的技术问题包括改良预处理方案，以及优化预防 GVHD 方案等均可能是影响 UCBT 成功的重要因素。研究表明，在接受 UCBT 治疗成人血液病患者中采用以 Flu 为基础的清髓性预处理方案，即使 TNC 数量很低，也具有较高的植入率。而在血红蛋白病患者 CBT 后采用 MTX 预防 GVHD，即使是同胞完全相合的 CBT，也会发生植入延迟或植入失败。目前，在欧洲及美国，UCBT 后 GVHD 的预防药物主要是钙调磷酸酶抑制剂（FK-506，CSA）或同时联合糖皮质激素或 MMF，而在日本主要是钙调磷酸酶抑制剂联合小剂量 MTX。MTX 在 UCBT 中对 GVHD 的预防作用仍然需要进一步的临床试验来阐明。

HSCT 早期应用粒细胞集落刺激因子（granulocyte colony stimulating factor，G-CSF）可以促进中性粒细胞的恢复，还应该早期识别植入失败。多数患者在移植后第 3 ~ 4 周会出现供者嵌合达 90% 以上。临床研究表明，第 3 ~ 4 周的供者嵌合率在 90% 以上，往往伴有很高的植入率。若患者出现移植后全血细胞严重减少且供者嵌合率较低，往往提示脐带血植入失败，此时需要尽早准备进行二次移植，以便更好地挽救患者的生命[3-5]。国际多数中心都将单倍型移植作为二次挽救性移植的供者选择。

为了改善脐带血移植的植入失败及植入延缓的问题，本中心优化了预处理及预防 GVHD 的方案。UCBT 主要采用强化清髓的预处理方案，包括：

1. **TBI+CY+Ara-c 方案** 主要适用于年龄在 14 岁以上或者复发难治移植前未缓解的患者。TBI 3Gy，b.i.d.，–7 ~ –6 天；Cy 60mg/（kg·d），–3 ~ –2 天；Ara-c 2.0g/m^2，q.12h.，–5 ~ –4 天。

2. **Bu+Cy2+Flu 方案** 目前本中心最常用治疗儿童恶性血液病的方案。Bu 0.8mg/kg，q.6h.，–7 ~ –4 天；CY 60mg/（kg·d），–3 天、–2 天；Flu 30mg/（m^2·d），–8 ~ –5 天。预防

GVHD 方案采用 CSA 联合 MMF：CSA 从 –1 天开始使用，按照 2.5 ~ 3.0mg/（kg·d），持续静脉滴注 24h，保持 CSA 血药浓度 250 ~ 300mmol/L。+30 天左右改为口服，保持 CSA 谷浓度 150 ~ 200mmol/L，之后根据是否有 GVHD、感染、复发等情况逐渐减量。MMF 20 ~ 30mg/（kg·d）（分次口服），+1 天开始使用，移植后 3 ~ 4 周开始减量，如无 GVHD 并发症，一般在 +60 天停用。采用上述预处理及 GVHD 预防的方案，本中心的植入率达到 97% 以上。

四、脐带血细胞数量、HLA 相合程度以及疾病诊断三者之间在 UCBT 中的作用

Eapen 等 [6] 通过比较 503 例 UCBT 和 282 例非血缘 HLA 相合供者（MUD）移植治疗儿童白血病的资料，分析细胞数量与 HLA 相合程度之间的相关性。结果示完全相合 UCBT（6/6）与 MUD 具有较高的中性粒细胞和血小板植入率，其次为 HLA 5/6 相合 UCBT，脐带血细胞数量（≥3.0×10⁷/kg）与植入率成正比，植入率最差为 HLA 4/6 相合 UCBT，即使增加脐带血细胞的数量也不能改善植入率，表明提高脐带血细胞的量并不能克服 HLA 明显不合（≤4/6）所带来的不利。近期，Barker 等 [7] 对 1 061 例接受单份 UCBT 治疗 AL 和 MDS 患者的研究发现，HLA 6/6 相合的 UCBT，无论在植入率，还是在 aGVHD、*TRM* 方面，均明显优于 HLA 不合者，并且不受 TNC 数量的影响，对于 HLA 不合者，HLA5/6 相合伴 TNC 2.5×10⁷/kg 与 HLA4/6 相合伴 TNC 5.0×10⁷/kg，两者预后相对良好。

上述两个临床研究是建立在恶性血液病的基础之上（AL 和 MDS），而疾病诊断对 UCBT 植入率也具有很大的影响。对于非恶性血液病如血红蛋白病的患者，骨髓造血功能良好，在预处理前未曾接受过化疗和免疫抑制剂治疗。另外，大多数 AA 患者曾接受过多次输血，或移植时伴有严重的感染，这些均会增加移植后植入的难度。正如前述，增加细胞数量能够减少 HLA 不合（5/6）以提高其带来的植入延迟或失败，故对于非恶性血液病患者，需要接受更高数目的 TNC 来获得植入，要求采集时 TNC≥5.0×10⁷/kg，输注时至少达≥3.5×10⁷/kg，并且要求 HLA 相合≥5/6。

目前国际上已经进行 HLA-A/B/Cw/DRB1 共 8 个位点高分辨配型，本中心受者采用 HLA-A/B/Cw/DRB1/DQB1 共 10 个位点高分辨配型，寻找脐带血仍采用 HLA-A/B/DRB1 共 6 个位点高分辨配型查找，并且发现 HLA 不合程度与 *TRM* 密切相关，表明 HLA 相合程度在 CB 的选择中具有十分重要的作用。对于 HLA 配型与脐带血 TNC、CD34⁺ 细胞数的相关性，目前正在进行较大规模的临床试验，结论表明较高的 HLA 相合度加上较高的 TNC 或 CD34⁺ 细胞计数是血液肿瘤患者进行 UCBT 获得成功的关键性因素 [8-10]。

五、UCBT 与其他移植类型治疗儿童恶性血液病的对比

（一）UCBT 与 HLA 相合同胞外周血或骨髓移植比较

HLA 相合同胞外周血或骨髓移植（PBSCT/BMT）是标准的一线移植方式。但是在中国 HLA 相合的同胞供者少，对于那些缺乏 HLA 相合同胞供者的恶性血液病患者，应进一步考虑 UCBT 或者在非血缘库中寻找非血缘外周血供者。由于寻找无关供者较为困难，且存在供者反悔可能，故在本中心主要以 UCBT 治疗为主。本移植团队曾回顾性分析 115 例接受 HSCT 的高危或者进展期儿童 AL 患者的移植疗效[11]，其中 UCBT 90 例，同胞 HLA 相合 PBSCT/BMT 25 例，研究发现，相对于同胞 PBSCT/BMT 组，UCBT 组中性粒细胞植入及血小板植入率较低（第 42 天中性粒细胞植入率 89.6% vs. 100%，第 60 天血小板植入率 78.4% vs. 100%），且植入时间延长（中性粒细胞中位植入时间 18 天 vs. 12 天，血小板中位植入时间 38.5 天 vs. 15 天）。两组在急、慢性 GVHD 的发生率方面没有显著差异。UCBT 组的 5 年 *TRM* 率更高（32.5% vs. 12.8%），5 年白血病复发率更低（13.1% vs. 45.3%），但两组间的总生存与无病生存率无显著差异。而在 AML 患者中，UCBT 组的 5 年 *LFS* 率显著高于同胞移植组（55.7% vs. 32.7%）。该研究表明在缺乏 HLA 相合同胞供者时，UCBT 是很好的替代供者选择。

（二）UCBT 与单倍型移植比较

UCBT 与单倍型移植均允许存在一定程度的 HLA 错配，故两者均是缺乏 HLA 相合同胞供者的重要移植方式[12]。目前对两者的比较主要建立在一些观察性研究的基础上，而对儿童血液病患者的比较研究较少。尽管两种移植方式在移植后的植入时间、GVHD、*TRM* 率、疾病复发率以及长期生存（*OS/DFS*）等方面存在一定的差别，但是都为缺乏 HLA 相合同胞供者的血液病患者开拓了新的移植途径。莫晓东等[13]对 129 例儿童高危 ALL 患者的移植方式进行了比较研究，其中北京大学人民医院 65 例接受单倍型移植，中国科学技术大学附属第一医院 64 例接受 UCBT，结果发现单倍型移植组的造血重建显著快于 UCBT 组，两组的 2 年 *TRM* 率相似（单倍型移植组 12.8% vs. UCBT 组 18.8%，*P* = 0.277），2 年疾病累计复发率相似（16.1% vs. 24.1%，*P* = 0.169）。但是 Ⅱ ~ Ⅳ 度与 Ⅲ ~ Ⅳ 度 aGVHD 的发生率单倍型移植组显著高于 UCBT 组（分别为 62.4% vs. 28.3%，*P* < 0.001 和 33.8% vs. 15%，*P* < 0.001），2 年 cGVHD、中重度 cGVHD 发生率单倍型移植组也显著高于 UCBT 组（分别为 64% vs. 6.3%，*P* < 0.001 和 56.5% vs. 3.2%，*P* < 0.001）。两组在 CMV 感染、CMV 病、HC 的发生率方面均无显著差异。但是由于 UCBT 组发病时高 WBC 患者显著多于单倍型移植组，而且 UCBT 组的移植前疾病状态更多处于 ≥CR3 以及未缓解或疾病复发状态，使得 UCBT 组患者在长期生存方面稍弱于单倍型移植组（2 年 *OS* 脐带血移植组 69.6% vs. 单倍型移植组 82%，*P* = 0.07；2 年 *DFS* 分别为 57.2% vs.

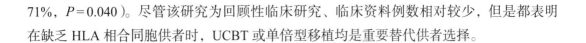

71%，*P* = 0.040）。尽管该研究为回顾性临床研究、临床资料例数相对较少，但是都表明在缺乏 HLA 相合同胞供者时，UCBT 或单倍型移植均是重要替代供者选择。

六、UCBT 治疗儿童恶性血液病是否需要使用 ATG？

在非血缘或者单倍型 HSCT 中，采用含 ATG 的预处理方案能够显著减少急、慢性 GVHD 的发生，改善患者生存、提高患者的生活质量。但是在 UCBT 中是否需要 ATG 治疗尚存在争议。临床研究表明，儿童或者成人患者 UCBT 后发生急、慢性 GVHD 的比例及严重程度均显著低于非血缘供者或者单倍型移植。这可能与脐带血中 T 淋巴细胞的含量只有外周血 T 细胞含量的 1/10，并且脐带血中 T 淋巴细胞主要以初始 T 淋巴细胞（naïve T cell）为主，细胞毒作用较弱且功能不全有关。UCBT 中采用含 ATG 的预处理方案，由于 ATG 体内去除 T 淋巴细胞的作用会导致免疫重建延迟，可能会导致重症感染的发生（病毒、细菌或真菌等）。另一方面，使用 ATG 还会削弱 UCBT 后的 GVL 效应，加之免疫重建延迟，可能会增加疾病的复发。

本中心与国内 8 家儿童血液病中心回顾性研究了 207 例接受 UCBT 患者的临床资料[14]，均为儿童高危或进展期恶性血液病，年龄在 18 岁以下。根据预处理方案中是否含有 ATG，分为 ATG 组（98 例）和非 ATG 组（109 例），研究发现第 42 天中性粒细胞植入率 ATG 组稍高于非 ATG 组（91.2% vs. 90.8%，*P* = 0.62），但是移植后 100 天血小板植入率 ATG 组显著低于非 ATG 组（77.3% vs. 89.8%，*P* = 0.046）。两组之间的 Ⅱ ~ Ⅳ度 aGVHD（26.7% vs. 30.5%）、Ⅲ ~ Ⅳ度 aGVHD（13.3% vs. 14.6%）、2 年 cGVHD（15.2% vs. 18.3%）发生率均无显著统计学差异。移植后 180 天 *TRM* 两组间无显著差异（ATG 组 32.1% vs. 非 ATG 组 28.0%，*P* = 0.46），但是 5 年疾病复发率 ATG 组显著高于非 ATG 组（30.7% vs. 15.4%，*P* = 0.009）。5 年 *OS* 率非 ATG 组稍高于 ATG 组（64.1% vs. 52.1%，*P* = 0.093），但非 ATG 组 5 年 *LFS* 率显著高于 ATG 组（56.6% vs. 37.7%，*P* = 0.015）。该研究表明对于高危或进展期儿童恶性血液病患者，采用不含 ATG 预处理方案的患者能够快速恢复造血重建（特别是血小板的植入），减少移植后疾病的复发，从而提高患者的无白血病生存，而并没有增加 UCBT 后急性或慢性 GVHD 及 *TRM*。本中心采用的不含 ATG 的强化清髓脐带血移植体系使得造血重建、疾病复发、长期生存等指标甚至超过同期国际水平。

Pascal 等[15]分析了 Eurocord 及欧洲血液骨髓移植协会成人 UCBT 的资料，对预处理方案中含 ATG 的 82 例及不含 ATG 的 579 例的 UCBT 患者进行分析比较，发现尽管 ATG 能够降低 aGVHD 的发生，但是 ATG 亦带来了更高的 *TRM*（*HR* = 1.68，*P* = 0.009），且 *OS* 显著低于不含 ATG 的患者（*HR* = 1.69，*P* = 0.003），该研究强烈建议在成人血液病患者接受 UCBT 时不采用含 ATG 的预处理方案。作者随后对接受 UCBT 的 91 例儿童血液肿瘤患者进行研究，患者平均年龄为 12 岁，其中 ATG 组 46 例，非 ATG 组 45 例，Ⅱ ~ Ⅳ度

aGVHD 发生率在 ATG 组为 32%，非 ATG 组为 38%（$P=0.43$），Ⅲ～Ⅳ度 aGVHD 发生率在 ATG 组为 16%，非 ATG 组为 22%（$P=0.43$）。但在 ATG 组，*TRM* 显著增加（$HR=2.54$，$P=0.04$），且 *OS* 与 *EFS* 均显著低于非 ATG 组（分别 $HR=1.99$，$P=0.02$ 和 $HR=1.83$，$P=0.02$）。故从目前的临床研究来看，对于儿童恶性血液病患者接受 UCBT，不应该将 ATG 作为预处理或者 GVHD 预防方案的组成部分。

七、双份脐带血移植（dUCBT）治疗儿童恶性血液病

Wagner[16] 等首次报道了单/双份 UCBT 在儿童及青少年血液肿瘤患者中的多中心前瞻性随机化临床研究，纳入 224 例 1～21 岁的血液肿瘤患者，随机分为 dUCBT 组（111 例）和 sUCBT 组（113 例），均采用清髓性预处理方案。主要观察终点为 1 年生存率。两组在年龄、性别、种族（白人与非白人）、全身状态、供受者 HLA 相合程度、移植时疾病类型和疾病状态等方面进行匹配。dUCBT 组与 sUCBT 组 1 年 *OS* 分别为 65%（95%*CI* 56%～74%）和 73%（95%*CI* 63%～80%，$P=0.17$）。两组在 *DFS*、中性粒细胞植入率、*TRM*、复发、感染、免疫重建及Ⅱ～Ⅳ度 aGVHD 发生率等方面结果相似。然而，sUCBT 组比 dUCBT 组的血小板恢复较快、Ⅲ～Ⅳ度急性 GVHD 的发生率和广泛性慢性 GVHD 发生率较低。该研究示单双份 UCBT 治疗儿童及青少年血液肿瘤患者生存相似，但 sUCBT 的血小板恢复更好且 GVHD 的风险更低。Michel 等在法国也开展了多中心随机化临床试验，发现在儿童及年轻成人急性白血病/MDS 患者中，dUCBT 与 sUCBT 具有相似的中性粒细胞与血小板植入率、相似的 *TRM*、复发率及 *DFS* 等，但是 dUCBT 组广泛型 cGVHD 发生率更高，导致 dUCBT 出现较低的生活质量。

为了进一步研究 dUCBT 的疗效，本中心曾对 97 例接受 UCBT 患者进行了临床研究[17]，患者年龄均在 14 岁以上并且体重大于 50kg，其中 dUCBT 组 37 例，sUCBT 组 60 例。研究发现，dUCBT 组第 42 天的中性粒细胞的累积植入率为 89.2%（95%*CI* 72.7%～95.7%），显著低于 sUCBT 组的 96.7%（95%*CI* 86.9%～99.2%，$P=0.026$），dUCBT 组第 100 天的血小板累积植入率为 70.3%（95%*CI* 51.2%～81.9%），稍低于 sUCBT 组 86.7%（95%*CI* 74.6%～93.0%，$P=0.057$）。dUCBT 组 5 年 *TRM* 明显高于 sUCBT 组（54.1% vs. 33.3%，$P=0.026$）。dUCBT 组 5 年 *OS*、*DFS*，以及无 GVHD/*GRFS* 发生率均显著低于 sUCBT 组（37.8% vs. 56.7%，$P=0.037$；32.4% vs. 55.0%，$P=0.017$；24.3% vs. 50.0%，$P=0.006$），两组的 GVHD 及复发率未见显著差别。

dUCBT 较 sUCBT 的植入失败率更高，从而导致中性粒细胞与血小板的植入率明显降低。Tsang 等发现尽管儿童患者中 dUCBT 比 sUCBT 组的 TNC 及 CD34$^+$ 细胞数更高，但是其中性粒细胞与血小板的植入时间显著延长。Wagner 等 [18] 研究同样表明 dUCBT 患者血小板植入率显著低于 sUCBT 组（65% vs. 76%，$P=0.04$），血小板植入时间也显著延长

（84 天 vs. 58 天）。目前研究表明，即使 dUCBT 最终也仅有单份 CB 植入，由于 dUCBT 中主份 CB 的细胞数低于 sUCBT 患者，这样会导致 dUCBT 的植入率下降。另一方面，"移植物抗移植物"效应也可能是影响植入的重要因素。由于造血干细胞的造血龛是固定的，而"非主份"CB 同样会结合与占据有限的造血龛，最终会影响 dUCBT 的造血恢复，从而导致造血延迟。另一方面，与 sUCBT 相比，dUCBT 的 *TRM* 较高，从而带来较差的长期生存（*OS*，*DFS* 和 *GRFS*）。许多患者在移植后 6 个月内因为植入失败、原发病复发或者重症感染死亡。移植后中性粒细胞缺乏时间延长、造血功能恢复缓慢、免疫功能重建缓慢导致患者易于并发细菌或者真菌感染，导致 *TRM* 升高。

八、辅助方法促进脐带血细胞的植入，改善儿童恶性血液病的疗效

（一）联合输注单倍体血缘供者 CD34+ 细胞或间充质干细胞

目前有 Ⅰ ~ Ⅱ 期临床试验采用辅助细胞输注来提高植入率，取得了一定的经验。西班牙移植协作组[11] 在 UCBT 同时输注一定量高纯度单倍体血缘供者的 CD34+ 细胞，移植后粒细胞缺乏时间显著缩短。这主要归因于第三方供者干细胞的早期植入，经过一定时间的双重嵌合，最终脐带血细胞获得了完全嵌合。早期中性粒细胞快速恢复主要归因于第三方供者干细胞的桥梁植入作用，有利于预防重症感染。同时 GVHD 和复发率亦相对较低，*OS* 和 *DFS* 的生存曲线类似于 HLA 相合同胞 SCT。

Macmillan 等[19] 报道了一项 Ⅰ ~ Ⅱ 期临床试验，在 UCBT 治疗 15 例高危儿童急性白血病患者的过程中，输注经体外扩增培养的单倍体 MSC，其中第 0 天回输 8 例，有 3 例在第 21 天再次输注，7 例未回输。结果示 MSC 输注时未见显著不良反应，可评估的患者 8 例，中性粒细胞均恢复，中位植入时间为 19 天，血小板的植入率为 75%，中位植入时间为 53 天，平均随访 6.8 年，5 例患者无病生存。该研究提示脐带血细胞联合体外扩增培养的 MSC 输注是安全有效的，但是由于资料有限，仍然需要进一步临床试验来验证其疗效。

（二）提高脐带血收集时的细胞数量，促进脐带血细胞的归巢与扩增

可以考虑采用胎盘血管灌注的方法来进一步提高收集时 UCB 细胞的数量。但是这种灌注方法要求技术较高，并且其效果还有待于进一步评价，建议在有经验的脐带血采集中心进一步研究。

基质细胞源因子 -1（stromal cell-derived factor，SDF-1）是目前已知的 CD34+ HSC 的强力趋化剂，能够促进 UCB 细胞的归巢及骨髓造血。而 CD26/ 二肽基肽酶 -4（dipeptidyl peptidase-4，DPP4）是一种氨基肽酶，可以水解 SDF-1 的 N 端 2 个脯氨酸，使其丧失趋化活性。实验研究已表明，采用小分子多肽来阻止 CD26/DPP4 酶的活性，可以促进 HSC/

HPC 的归巢和植入。

目前，已有 Ⅰ ~ Ⅱ 期临床试验开始研究恶性血液病患者输注经体外扩增的脐带血的疗效。Delaney 等通过实验研究证实，经 Notch 介导的人 CD34[+] 剂带血祖细胞的体外扩增，能够显著增加 HSC/HPC 的数量，并且 10 例高危急性白血病患者采用 Notch 介导扩增的脐带血进行 UCBT，患者造血重建恢复快，中性粒细胞平均恢复时间 16 天，而对照组（未经扩增）达 23 ~ 26 天。

（三）骨髓腔内直接注入脐带血细胞，促进归巢

由于脐带血细胞经静脉血输注（IVCB），流经全身脏器至归巢前会部分丢失（20%），小鼠动物实验表明，骨髓腔内直接注入 CD34[+] 脐带血细胞，植入率可增加 15 倍。2010 年 Francesco 等[20] 进行了一项 Ⅰ ~ Ⅱ 期临床试验，对 75 例急性白血病患者（进展期占 62%）进行骨髓腔内直接注入脐带血细胞（IBCB），来评价其安全性及有效性。大多数患者采用了含 ATG 的清髓性预处理方案。脐带血回输 TNC 中位数为 $2.6（1.35 ~ 5.4）\times 10^7/kg$，通过全身麻醉后注入髂后上棘的骨髓腔内。结果示未见明显并发症发生，96%（72/75）的患者获得植入，中性粒细胞和血小板恢复的中位时间分别为 23（14 ~ 44）天和 35（16 ~ 70）天，2 年 *OS* 和 *TRM* 率分别为 46% 和 39%，且未出现严重的 aGVHD。该研究提示 IBCB 与高细胞植入率、早期且稳定的血小板植入及低 aGVHD 发生率相关。近期，一项关于 IBCB（50 例）和 IVCB（88 例）的对比研究发现，IBCB 组较 IVCB 组植入率高，造血重建恢复快，累计中性粒细胞植入率 IBCB 组为 80%，IVCB 组为 70%，第 60 天血小板植入率 IBCB 组为 82%，IVCB 组为 40%（$P<0.000\ 1$）。另外，值得注意的是，IBCB 组 aGVHD 的发生率为 12%（Ⅲ ~ Ⅳ 度 GVHD 仅 2%），而 IVCB 组 aGVHD 的发生率高达 38%（Ⅲ ~ Ⅳ 度 GVHD 约 18%）。1 年 *OS* 率 IBCB 组优于 IVCB 组（67% vs. 43%）。

通过上述的两项临床研究表明，IBCB 能够促进造血恢复，减少植入延迟所带来的一系列临床问题（感染、出血等），特别是 aGVHD 和重型 GVHD 的发生率低，临床上值得进一步研究。

九、总结与展望

UCBT 治疗儿童恶性和良性疾病的临床应用已经 30 余年，脐带血已作为儿童主要的替代供者的移植，疗效也在不断提高。可喜的是中国脐带血移植在儿科中的应用，近年来也在不断扩展，除了治疗恶性疾病以外，在治疗先天性、代谢性和遗传性疾病中也被广泛地应用。相信随着对脐带血生物学和免疫学特性的基础研究和临床试验的不断开展，UCBT 的临床应用将会变得更为安全有效，成为更多儿童血液病患者的治疗选择。

CB 干细胞的植入是 UCBT 成功的第一步，而 CB 细胞数（如总有核细胞数、CD34

细胞数等）是植入的先决条件。如果细胞数量少，那么植入的失败率较高，故可以通过增加 CB 的数量，例如双份 CBT 来提高移植的疗效。即使是高体重的成人患者也可以通过 dUCBT 获得成功[17, 18]。首次 dUCBT 在 1999 年获得成功，1 例成人 ALL 及 1 例 CML 均获得了 CB 的植入，但是均在移植后 3 个月死亡（1 例死于出血、1 例死于疾病复发）。2001 年 Barker 等报道了 dUCBT 患者两份 CB 混合嵌合植入的现象。2003 年和 2005 年分别报道了减低强度 dUCBT 和清髓性 dUCBT 在大宗临床病例的临床试验获得较好的临床疗效。根据 Eurocord 的数据，欧洲在 2005 年之后成人 dUCBT 的数量超过了单份 CBT（sUCBT）的数量。相对于单份 CBT，dUCBT 不仅提高了植入率，而且移植后复发的机会降低，提示 dUCBT 具有较广阔的临床应用前景。美国明尼苏达大学的研究团队研究发现，dUCBT 植入率明显提高，复发率下降，并且获得良好的长期生存。Labopin 等经过研究发现，处于 CR1 的 ALL 患者接受 dUCBT 不仅预后很好，而且还具有很好的生活质量、且疗效 / 经济效益比高。但是也有很多临床研究认为 dUCBT 并不优越于 sUCBT，特别是对于细胞数（TNC 及 CD34+ 细胞数）足够的 sUCBT。

（郑昌成）

参考文献

[1] GLUCKMAN E, BROXMEYER H A, AUERBACH A D, et al. Hematopoietic reconstitution in a patient with Fanconi's anemia by means of umbilical-cord blood from an HLA-identical sibling[J]. N Engl J Med, 1989, 321(17): 1174-1178.

[2] GLUCKMAN E, ROCHA V, BOYER-CHAMMARD A, et al. Outcome of cord-blood transplantation from related and unrelated donors. Eurocord Transplant Group and the European Blood and Marrow Transplantation Group[J]. N Engl J Med, 1997, 337(6): 373-381.

[3] TANG B L, ZHU X Y, ZHENG C C, et al. Successful early unmanipulated haploidentical transplantation with reduced-intensity conditioning for primary graft failure after cord blood transplantation in hematologic malignancy patients[J]. Bone Marrow Transplant, 2015, 50(2): 248-252.

[4] MOSCARDO F, ROMERO S, SANZ J, et al. T cell-depleted related HLA-mismatched peripheral blood stem cell transplantation as salvage therapy for graft failure after single unit unrelated donor umbilical cord blood transplantation[J]. Biol Blood Marrow Transplant, 2014, 20(7): 1060-1063.

[5] FUJI S, NAKAMURA F, HATANAKA K, et al. Peripheral blood as a preferable source of stem cells for salvage transplantation in patients with graft failure after cord blood transplantation: a retrospective analysis of the registry data of the Japanese Society for Hematopoietic Cell Transplantation[J]. Biol Blood Marrow Transplant, 2012, 18(9): 1407-1414.

[6] EAPEN M, RUBINSTEIN P, ZHANG M J, et al. Outcomes of transplantation of unrelated donor

umbilical cord blood and bone marrow in children with acute leukaemia: a comparison study[J]. Lancet, 2007, 369(9577): 1947-1954.

[7] BARKER J N, SCARADAVOU A, STEVENS C E. Combined effect of total nucleated cell dose and HLA match on transplantation outcome in 1061 cord blood recipients with hematologic malignancies[J]. Blood, 2010, 115(9): 1843-1849.

[8] ARMSTRONG A E, SMYTH E, HELENOWSKI I B, et al. The impact of high-resolution HLA-A, HLA-B, HLA-C, and HLA-DRB1 on transplant-related outcomes in single-unit umbilical cord blood transplantation in pediatric patients[J]. J Pediatr Hematol Oncol, 2017, 39(1): 26-32.

[9] PURTILL D, SMITH K, DEVLIN S, et al. Dominant unit $CD34^+$ cell dose predicts engraftment after double-unit cord blood transplantation and is influenced by bank practice[J]. Blood. 2014, 124(19): 2905-2912.

[10] EAPEN M, KLEIN J P, RUGGERI A, et al. Impact of allele-level HLA matching on outcomes after myeloablative single unit umbilical cord blood transplantation for hematologic malignancy[J]. Blood, 2014, 123(1): 133-140.

[11] ZHENG C C, ZHU X Y, TANG B L, et al. Comparative analysis of unrelated cord blood transplantation and HLA-matched sibling hematopoietic stem cell transplantation in children with high-risk or advanced acute leukemia[J]. Ann Hematol, 2015, 94(3): 473-480.

[12] LI D H, LI X F, LIAO L M, et al. Unrelated cord blood transplantation versus haploidentical transplantation in adult and pediatric patients with hematological malignancies-A meta-analysis and systematic review[J]. Am J Blood Res, 2020, 10(1): 1-10.

[13] MO X D, TANG B L, ZHANG X H, et al. Comparison of outcomes after umbilical cord blood and unmanipulated haploidentical hematopoietic stem cell transplantation in children with high-risk acute lymphoblastic leukemia[J]. Int J Cancer, 2016, 139(9): 2106-2115.

[14] ZHENG C C, LUAN Z, FANG J P, et al. Comparison of conditioning regimens with or without antithymocyte globulin for unrelated cord blood transplantation in children with high-risk or advanced hematological malignancies[J]. Biol Blood Marrow Transplant, 2015, 21(4): 707-712.

[15] PASCAL L, TUCUNDUVA L, RUGGERI A, et al. Impact of ATG-containing reduced-intensity conditioning after single- or double-unit allogeneic cord blood transplantation[J]. Blood, 2015, 126(8): 1027-1032.

[16] WAGNER J J, EAPEN M, CARTER S, et al. One-unit versus two-unit cord-blood transplantation for hematologic cancers[J]. N Engl J Med, 2014, 371(18): 1685-1694.

[17] ZHENG C C, ZHU X Y, TANG B L, et al. Double vs. single cord blood transplantation in adolescent and adult hematological malignancies with heavier body weight ($\geqslant$50kg)[J]. Hematology, 2018, 23(2): 96-104.

[18] SANZ J, WAGNER J E, SANZ M A, et al. Myeloablative cord blood transplantation in adults with acute leukemia: comparison of two different transplant platforms[J]. Biol Blood Marrow Transplant, 2013, 19(12): 1725-1730.

[19] MACMILLAN M L, BLAZAR B R, DEFOR T E, et al. Transplantation of ex-vivo culture-expanded parental haploidentical mesenchymal stem cells to promote engraftment in pediatric recipients of unrelated donor umbilical cord blood: results of a phase Ⅰ-Ⅱ clinical trial[J]. Bone Marrow Transplant, 2009, 43(6): 447-454.

[20] FRASSONI F, VARALDO R, GUALANDI F, et al. The intra-bone marrow injection of cord blood cells extends the possibility of transplantation to the majority of patients with malignant hematopoietic diseases[J]. Best Pract Res Clin Haematol, 2010, 23(2): 237-244.

第二节

脐带血移植治疗成人恶性血液病

一、前言

Allo-HSCT 是大多数白血病、淋巴瘤、MDS、骨髓增殖性肿瘤和遗传性代谢性疾病等疾病的根治性方法。迄今为止，世界范围内已完成 UCBT 超过 80 000 例。由于新生儿的免疫细胞功能更幼稚，所以 UCBT 后发生免疫介导的 GVHD 的风险较小，患者与脐带血供者不需要像非血缘骨髓供者那样需要高 HLA 匹配程度，95% 以上的患者可以找到非血缘脐带血移植。UCBT 在儿童患者获得最初令人鼓舞的结果之后，UCBT 逐渐被扩展应用到患有恶性及非恶性血液病的成年人。

二、UCBT 治疗成人恶性血液病的特点和优势

（一）及时获得，对供体无危害，可以作为紧急移植的供源

脐带血（婴儿脐带中的血液）作为一个新的造血干细胞供源，为废物利用，脐带血的采集也不同于骨髓或外周血，对供体（母婴）亦无任何危害。另外，脐带血作为实物冻存，也不存在供者反悔的问题，从开始搜寻到获得供者的时间短。Barker 等[1] 早在 2002 年回顾性比较了 2000 年在美国明尼苏达大学进行非血缘供者移植患者搜寻非血缘供者（unrelated donor，URD）所需时间的比较，对 108 例患者进行正式的 URD 搜索，至少选择 1 名捐献者。获得 URD 骨髓供体所需的时间（从开始正式搜索到最终确定骨髓捐献

者）中位数为 49（32～293）天，而获得 UCB 供体的时间（从开始正式搜索到确定脐带血供体）中位数仅为 13.5（2～387）天。对于需要紧急移植的患者，进行 UCB 供体搜索（占所有 UCB 搜索量的 54%）显著多于骨髓供体搜索（占所有骨髓供体搜索量的 21%，$P<0.01$），因此脐带血可以作为紧急移植的造血干细胞供源之一。

（二）UCBT 后恶性病复发率低，移植物抗白血病作用强

研究表明[2, 3]，Allo-HSCT 前 MRD 阳性的急性白血病患者移植后复发风险高、总生存率低。在移植前 MRD 阳性患者中，发生Ⅱ～Ⅳ度 aGVHD 或 cGVHD 可显著改善无进展生存率，因此 GVL 在降低移植后复发中起着重要的作用。脐带血的 T 淋巴细胞免疫源性弱，移植后 GVHD，特别是 cGVHD 显著低于成人供体造血干细胞移植，但越来越多临床 UCBT 结果表明，UCBT 后复发率低，GVL 效应强。Milano 等[4] 回顾性分析比较了 2006 年 1 月—2014 年 12 月间在美国弗雷德·哈钦森癌症研究中心进行首次清髓性 Allo-HSCT 的临床资料，患者原发病为急性白血病或 MDS，且移植前 MRD 阳性。结果发现，≥4/6 HLA 位点相合的 UCBT 患者复发率显著低于 10/10 及 9/10 HLA 位点相合非血缘成人供体移植［HLA 9/10 位点相合组 $HR=3.01$（95%CI 1.22～7.38），$P=0.02$；HLA10/10 相合组的 $HR=2.92$（95%CI 1.34～6.35）$P=0.007$］。移植前 MRD 阳性的患者移植后死亡率 UCBT 组显著低于 HLA 9/10 相合组［$HR=2.92$（95%CI 1.52～5.63），$P=0.001$］，也低于 HLA10/10 位点相合组，但差异无统计学意义［$HR=1.69$（95%CI 0.94～3.02），$P=0.08$］。因此，在移植前 MRD 仍然阳性的患者接受 UCBT 后 OS 率与接受 HLA 10/10 位点相合的非血缘成人供体移植一样好，且显著高于 HLA 9/10 相合的非血缘供体移植。Hiwarkar 等[5] 的临床前研究表明，在小鼠 B 淋巴细胞淋巴瘤模型中，与外周血来源的 T 淋巴细胞相比，脐带血 T 淋巴细胞的抗肿瘤反应更强。抗肿瘤反应与归巢于肿瘤部位的 CCR7^{hi}CB CD8$^+$ T 巴细胞的增加，以及它们在肿瘤部位快速获得细胞毒性和 Th1 功能密切相关。

（三）移植物抗宿主病发生率低，移植后患者生活质量高

GVHD 是一把双刃剑，与 GVL 效应密切相关，GVHD 的发生降低了移植后复发的风险，但 GVHD 的免疫损伤及治疗 GVHD 引起的感染和毒性是 Allo-HSCT 后 TRM 的主要原因。最近有四项大型研究[6-10] 评估了 GVHD 对 UCBT 结果的影响。Lazaryan 等[6] 观察了急性（Ⅱ～Ⅳ度或Ⅲ～Ⅳ度）或慢性（局限或广泛型）GVHD 与 UCBT 后的 NRM 之间的相关性（$n=711$），发现 aGVHD 不影响复发率，而仅接受 dUCBT 的患者发生 cGVHD 有降低复发的风险。最近 Kanda 等[7] 研究发现，急、慢性 GVHD 均降低了 UCBT 患者移植后复发的风险（$n=2\ 558$），然而只有轻度 GVHD（Ⅰ～Ⅱ度 aGVHD 和局限型 cGVHD）预示更好的 OS，而严重的 GVHD 显著增加了 NRM。Chen 等[8] 研究发现，

Ⅲ~Ⅳ度 aGVHD 患者的生存率更差，而 cGVHD 的发生则对 *OS* 没有显著的影响。Baron 等[9] 研究提示Ⅱ~Ⅳ度 aGVHD 或 cGVHD 均降低复发率，但Ⅱ~Ⅳ度 aGVHD 显著增加移植早期（UCBT 后前 18 个月）的死亡率（*HR*=1.3，*P*=0.02），而 cGVHD 显著增加 UCBT 后早期（*HR*=2.7，*P*<0.001）及晚期（*HR*=4.9，*P*<0.001）移植相关死亡率。

与其他供体移植相比，UCBT 后患者严重急、慢性 GVHD 的发生率均较低，停用免疫抑制剂更早，移植后生活质量也更高[10]。另外 UCBT 患者 GVHD 对治疗的反应率也显著高于其他供体来源[11]。供受者 HLA 相合的程度可以预测 GVHD 的发生。UCBT 患者 GVHD 发生率低的原因可能与脐带血中含有丰富的 Breg 细胞，以及 UCBT 后 B 淋巴细胞及 Breg 细胞的快速重建相关[12]。最近 Sharma 等[13] 研究表明，与 HLA 相合同胞外周血干细胞移植相比，成人 UCBT 患者有相同的 *OS*，并有更好的 *GRFS*。

总体来说，脐带血移植与其他供体移植相比，不降低 *OS*、不增加复发和早期 *TRM*，而且 cGVHD 的发生率、免疫抑制负担和晚期并发症的发生率均显著降低。

三、UCBT 治疗成人恶性血液病的主要障碍

（一）UCBT 后早期造血重建及免疫重建相对延缓，感染率高

UCBT 后机会性感染包括细菌、病毒、真菌等多种病原微生物的感染，是导致移植后死亡、移植失败的主要障碍。UCBT 后早期造血重建和免疫重建延迟所导致的感染是移植后前 6 个月内患者死亡的主要原因。单份脐带血中所含的有核细胞和 CD34+ 细胞数常不足骨髓移植物的 1/10，UCBT 后粒细胞恢复的中位时间为移植后 3 周左右，在中性粒细胞缺乏期最常发生细菌感染。移植物植入失败以及中性粒细胞的恢复延迟是 UCBT 患者早期感染的主要原因[14]。在粒细胞恢复后，由于细胞毒 T 淋巴细胞的减少和功能缺陷，特别是发生 GVHD 的患者，病毒感染及真菌感染的发生率均增高。

Allo-HSCT 后受者 T 淋巴细胞的重建分为两个阶段。第一阶段为移植后早期 T 细胞重建，是由患者血液中已存在的、不依赖胸腺的初始或记忆 T 淋巴细胞的外周扩增（homeostatic peripheral expansion，HPE）。移植物中供者 T 淋巴细胞数量和受体的多样性及预处理方案强度是影响 T 淋巴细胞 HPE 的最主要因素。HPE 恢复外周 T 淋巴细胞受体谱的多样性受限于已存在的成熟 T 淋巴细胞受体谱的多样性。第二阶段移植后长期的 T 细胞重建，主要依赖于胸腺产生的初始（naïve）T 淋巴细胞。由 naïve T 淋巴细胞不断补充外周 T 淋巴细胞池，有功能的主动免疫系统才能逐步恢复。UCBT 受者免疫功能重建具有特殊性，由于脐带血移植物所含的抗原特异性记忆 T 淋巴细胞更少、naïve T 淋巴细胞比例更高，限制了早期不依赖胸腺的记忆 T 淋巴细胞的 HPE，这也可能是清髓性 UCBT 受者早期更易发生感染，特别是病毒感染的原因之一，UCBT 后 100 天内 *NRM* 的原因中早期感染占 50% 以上。UCBT 后无 cGVHD 的受者免疫细胞在移植后持续稳定恢

复，长期免疫重建则优于成人供体造血干细胞移植[15]。

除了移植物供者免疫细胞影响移植后免疫重建，移植前细胞毒治疗及移植后异基因免疫反应也是影响 T 淋巴细胞等免疫细胞恢复的主要因素。采用不含 ATG 清髓性预处理 UCBT 的 PES 发生率高达 50%～80%，重度 PES 患者免疫损伤及免疫抑制剂治疗延长也显著增加 UCBT 患者移植早期 *TRM* 的发生[16]。

（二）移植后复发患者缺少 DLI 治疗

移植后白血病复发是阻碍移植成功的主要障碍，对于复发的患者治疗困难、预后极差。移植后复发患者挽救性治疗措施包括供者 DLI、免疫细胞治疗和靶向治疗及二次移植等。DLI 是 Allo-HSCT 后复发患者较常用的一种挽救性免疫治疗方法，主要副作用为发生 GVHD 和骨髓再生障碍，对于高危白血病患者，移植后采用 DLI 预防和抢先治疗可以降低移植后复发的风险。脐带血供者细胞数量有限，不能储存备份用于 DLI 治疗。但 UCBT 患者移植后复发率低，而且可以使用移植后靶向药物治疗及 CAR-T 细胞等细胞治疗技术。

四、UCBT 治疗成人恶性血液病的进展

（一）优化脐带血移植物选择

UCBT 后的造血和免疫重建延迟，特别是对于成人及大体重儿童患者，与移植物中细胞数量少及 T 淋巴细胞免疫原性弱（naïve 表型）密切相关。故优化脐带血选择（细胞数更高、供受者 HLA 匹配程度更高）是加快 UCBT 后造血及免疫重建、提高 UCBT 成功率的主要手段之一。

1. **增加移植的脐带血细胞数量** 促进 UCBT 后中性粒细胞植入的多种策略如输入双份脐带血、体外扩增 CD34$^+$ 细胞，以及联合输注第三方供体 CD34$^+$ 细胞、加快 CB 细胞归巢和体外扩增脐带血等方法均有探索。有报道，dUCBT 治疗成人恶性血液病有促进植入并降低复发的作用，Barker 等[17]于 2007—2011 年间完成了 dUCBT 的前瞻性临床试验研究，多中心采用 dUCBT 治疗成人高危恶性急性白血病及 MDS 患者，主要目的是评估 UCBT 后患者的 1 年 *OS*。10 个移植中心共 56 例患者（包括 31 例 AML、19 例 ALL、4 例其他类型 AL 及 2 例 MDS）接受了 dUCBT 治疗。回输的 TNC 中位数为 2.63×10^7/kg（大单位）和 2.02（小单位）$\times 10^7$/kg。随访中位时间 37（23～71）个月，结果示 100 天累计中性粒细胞植入率为 89%（95%*CI* 80%～96%），180 天累计 Ⅱ～Ⅳ 度 aGVHD 发生率为 64%（95%*CI* 51%～76%），3 年 cGVHD 累计发生率为 36%（95%*CI* 24%～49%），3 年 *TRM* 为 39%（95%*CI* 26%～52%），3 年复发率为 11%（95%*CI* 4%～21%），3 年 *DFS* 为 50%（95%*CI* 37%～63%）。该研究提示 dUCBT 是一种可行的替代疗法，复发率较低并且

可显著改善 *TRM*。Michel 等[18] 报告了一项前瞻性随机对照研究，分析了单、双份脐带血移植治疗儿童及年轻缓解期急性白血病及 MDS 患者 137 例的临床资料。入组患者至少有 2 份 4~6/6 个 HLA 位点相合，同时主份 TNC$>3.0 \times 10^7$/kg，另外 1 份 TNC$>1.5 \times 10^7$/kg 的脐带血。主要观察终点是累计 2 年移植失败率（包括 *TRM*、植入失败及自体造血恢复）。该研究发现，dUCBT 并不能降低移植失败率（23.4%±4.9% vs. 14.9%±4.2%）。sUCBT 患者 2 年 *OS*、*DFS* 及 *TRM* 率分别为 68.8%±6.0%、67.6%±6.0% 和 5.9%±2.9%，dUCBT 分别为 74.8%±5.5%、68.1%±6.0% 和 11.6%±3.9%。最终复发风险没有显著差别，但 dUCBT 组复发延迟。两组总 GVHD 发生率相似，但 dUCBT 患者的 cGVHD 发生率显著升高（31.9%±5.7% vs. 14.7%±4.3%，$P=0.02$）。探索性亚群分析发现，接受不含 ATG 的 TBI 预处理方案的患者 dUCBT 后复发风险显著降低，而接受 Bu、CY 和 ATG 预处理方案的患者复发风险则无差别。因此，目前认为具有足够细胞数的单份 UCBT 仍然是治疗的标准，dUCBT 只应用于单份脐带血细胞剂量不足的患者。

另外，令人遗憾的是，与单份 UCBT 相比，体外扩增 CD34$^+$ 细胞或联合输注第三方供体 CD34$^+$ 细胞等新方法尚没有显示出明显益处。有研究证明，分别使用通过体外扩增、岩藻糖基化或前列腺素 E2 处理的 CB 或未处理 CB 进行 dUCBT，使用经处理的 CB 进行移植后中性粒细胞和血小板的植入水平更快、更高，但这些对加快 CB 细胞归巢到骨髓和体外扩增等方向的研究都是小规模的，体外扩增研究需要更专门的技术和费用，目前尚没有一项随机研究的结果证明这些技术可以提高生存率。

2. 高分辨 HLA 配型　依赖 HLA-A/B 中分辨和 DRB1 高分辨配型，选择≥4/6 HLA 位点相合的脐带血是当前 UCBT 选择合格 CB 的传统标准[19]。依照这个标准，无论种族和民族背景，几乎所有的患者都可以找到至少一份合适的 CB 进行移植。增加细胞数方案如 dUCBT 并不能加速造血和免疫重建，而高分辨 HLA 配型搜寻更匹配的脐带血有可能改进 UCBT 结果。最近一项研究使用 CIBMTR 和 Eurocord 数据[20] 分析了基于高分辨 HLA 配型的 CB 选择是否会改善单份 UCBT 的移植结果，该研究回顾性比较了 HLA-A/B/C/DRB1 8 个位点配型在 1 568 例清髓性单份 UCBT 治疗血液恶性肿瘤中的作用。其中供受者 8/8 相合仅占 7%、5~6/8 相合占 56%、7/8 相合占 15%、4/8 相合占 16% 和 3/8 相合占 5%。传统 6 个位点（HLA-A/B/DRB1）配型中，6/6 位点相合者中 54% 为 8/8 相合，5/6 位点相合者中 25% 为 6/8~8/8 位点相合，而 4/6 位点相合者中仅 10% 为 6/8~8/8 位点相合。事实上，与≥3 个位点不合者相比，1~2 个位点不合的 UCBT 患者 *TRM* 降低 10%~15%。该研究也证实在年龄大的患者中，HLA 匹配对 *TRM* 的影响与年龄和 TNC 无关。≥3 个位点不合与高风险的原发性植入失败相关，长期的中性粒细胞减少导致机会性感染、增加了 *TRM* 的发生。除了 4 个位点不合的 UCBT 患者外，HLA 相合和 HLA 不合者的移植后复发风险没有显著差异，作者认为，供受者≥3/8 个位点不合 UCBT 由于具有较差的 *OS*、不可接受的 *TRM*，应避免选择。对于位点特异性的影响，单个 HLA-A、HLA-C 或 HLA-

DRB1 不合者 *TRM* 风险增加 3 倍，而在 HLA-B 上的孤立不合似乎有更好的耐受性，然而单独发生此一个位点不合的可能性相对较低，因为 HLA-B 和 HLA-C 位点处于连锁不平衡状态，一个位点上的不合可能伴随发生另一个位点的不合。由于该研究只有 31 对供受者是独立的 HLA-B 位点不合，所以 HLA-B 位点不合的差异效应还需要验证。

TRM 也是 UCBT 失败的主要原因之一，Oran 等[21]研究了高分辨配型对 dUCBT 结果的影响，共纳入 133 例恶性血液病患者。主份脐带血 7/8 ~ 8/8 位点（HLA-A/B/C/DRB1）相合占 10%，6/8 位点相合占 25%，5/8 位点相合占 40%，≤4/8 位点相合占 25%。等位基因配型结果显示，主份脐带血 7/8 ~ 8/8 相合患者 2 年的 *TRM* 为 0，5/8 ~ 6/8 位点相合患者的 2 年 *TRM* 为 39%，而≤4/8 位点相合患者的 *TRM* 为 60%。但更匹配的患者 2 年 *DFS* 无显著升高。多因素回归分析在调整年龄、疾病诊断、CD34⁺ 细胞输注、移植物处理和脐带血间相合等因素后，证实高分辨率分型对预后有独立影响。预后最差组为年龄＞32 岁且 HLA≤4/8 位点相合的 CBT 患者，2 年 *TRM* 高达 74%，而年龄＞32 岁，HLA5 ~ 6/8 位点相合脐带血的 CBT 患者 2 年 *TRM* 的下降幅度约为 30%。该研究证实了对于年龄大的患者，采用 4 个位点的高分辨配型且选择≥5/8 个位点相合的 CB，可以降低 *TRM* 风险并改善 dUCBT 的移植结果。与 CIBMTR/Eurocord 的单份 UCBT 数据分析相似，在不影响疾病进展和 *DFS* 的情况下，高分辨配型更匹配的 UCBT 患者 *TRM* 更低。目前高分辨配型也在世界范围内多个脐带血移植中心被采用和推荐[22]。

采用 HLA 高分辨配型选择脐带血的策略可改善移植后的 *TRM*，但可能降低患者找到合适脐带血的概率，在 CIBMTR/Eurocord 的 sUCBT 研究中，如果只允许使用 6 ~ 8/8 位点相合的脐带血，则约有一半的患者无法找到合适份的脐带血。在 dUCBT 的研究中，如果只允许使用 5/8 ~ 8/8 位点相合的脐带血，那么近 1/4 的患者没有合适份的脐带血。若为了更广泛地应用 UCBT，使其拥有最优的 HLA 匹配，则需要扩大全球脐带血库存。有两种策略可以帮助克服这一障碍，直到全球库存中拥有更好的脐带血单位。首先，若难以获得≤2/8 个位点不合的脐带血，可通过识别可能的允许错配来克服，如 UCBT 的脐带血不合位点与患者出现非遗传的母系 HLA 抗原相匹配，或仅在 GVH 单方向不匹配[23]，则 *TRM* 降低、*OS* 提高。对特定位点不合风险评估的研究表明，单独的 HLA-A、HLA-C 或 HLA-DRB1 等位基因不合存在较高的 *TRM* 风险，而 HLA-B 不合对生存无影响[19]。其次，因 TNC 超过所需的最低剂量可能不会降低因 HLA 不合带来的不良预后，因此，对于 HLA 相合程度高但 TNC 数低的脐带血，可对移植物进行处理，如使用体外扩增等方法来克服细胞数低的缺点，以获得更合适的脐带血。

3. HLA-DP 的影响　相比于 UBMT，UCBT 受者对 HLA 差异影响的耐受性相对较好，因此，可选择 HLA 错配的供体更多。已知 HLA-DPB1 的差异对 UPBSCT/BMT 的移植结果有很大影响，但由于目前常规的脐带血选择方案不包括 HLA-DPB1 分型，HLA-DPB1 错配效应在非血缘 UCBT 中的作用还有待进一步阐明。最近日本学者 Yabe 等[24]研究了日本 7 家脐带血库共 1 157 例 UCBT 供受者的样本，进行 HLA-A/B/C/DRB1/DQB1/DPB1 共 12 个等位基因配型，结合 HLA-A 与 HLA-DQB1 等位基因的差异，确定 HLA-DPB1 不合对结果的影响。结果发现，HLA-DPB1 不合可显著减少白血病复发的风险（$HR=0.61$，$P<0.001$），而其他 HLA 位点不合则对复发无影响。HLA-DPB1 不合对 aGVHD、植入和死亡率无显著影响。这种 HLA-DPB1 不合引起的 GVL 效应而不诱导严重的 aGVHD 或降低生存率的作用在 UPBSCT/BMT 中未见报道，显示了 UCBT 的明显优势，因此选择 HLA-DPB1 不合的脐带血可能是单份 UCBT 治疗恶性血液病的优先选择。

4. KIR 基因型　UCBT 预防复发的能力部分取决于供体 NK 细胞的异基因反应。NK 细胞的作用取决于特定的 KIR 和 HLA 相互作用。因此，在 UCBT 中鉴定出供受者 KIR-HLA 基因型的最佳组合对改善移植结果具有重要的意义。Sekine 等[25]分析了 110 例 UCBT 患者的临床资料、KIR 和 HLA 基因型以及 NK 细胞重建，在 94 例独立队列研究中发现，受者和脐带血移植物的 HLA-KIR 基因分型可预测结果。与 HLA-C1/C1 或 HLA-C1/C2（HLA-C1/x）患者相比，HLA-C2 组等位基因纯合子患者在 UCBT 后的 1 年内复发率更高（67.8% vs. 26.0%）、生存率更低（15.0% vs. 52.9%），这一不良结果与表达 HLA-C2 特异性 KIR2DL1/S1 受体的 NK 细胞恢复延迟有关。与没有 KIR2DS2 或 HLA-C1 的受者相比，HLA-C1/x 患者采用 HLA-C1-KIR2DL2/L3/S2 基因型脐带血进行 UCBT，移植后 1 年复发率更低（6.7% vs. 40.1%）、OS 更高（74.2% vs. 41.3%）。如接受联合 HLA-C2-KIR2DL1/S1 基因型的脐带血，HLA-C2/C2 患者的复发率更低（44.7% vs. 93.4%）、生存率更高（30.1% vs. 0%）。对于复发 / 难治性疾病患者进行 UCBT，受者 HLA-C2/C2 基因型和供体 HLA-KIR 基因型是独立的预后因素。因此，建议在 UCBT 移植物选择标准中加入 KIR 基因分型。HLA-C1/x 患者应接受 HLA-C1-KIR2DL2/L3/S2 的脐带血移植物，而 HLA-C2/C2 患者可从 HLA-C2-KIR2DL1/S1 移植物中获益。

5. HLA 抗体　日本 2008 年开始常规进行 HLA-A/B/DRB1 位点 HLA 抗体筛查。Yamamoto 等[26]对 175 例单份 UCBT 患者做了除特异性抗 HLA-A/B/DRB1 抗体以外的抗 HLA 抗体筛查，回顾性分析其对植入的影响。供受者移植前进行 HLA-A/B/DRB1 位点配型，并筛选抗 HLA 抗体，避免使用具有相应抗原的脐带血。患者年龄中位数为 59（17~74）岁，61% 为男性，89% 患高危疾病，77% 接受清髓性预处理方案，80% 的患者曾大量输血。69 例（39.4%）患者检测出抗 HLA 抗体阳性，39 例仅有抗 HLA-A、HLA-B 或 HLA-DRB1 抗体，13 例有抗 HLA-C、HLA-DP、HLA-DQ，或 HLA-DRB3/4/5 抗体，17 例有抗 HLA-C、HLA-DP、HLA-DQ 或 HLA-DRB3/4/5 抗体以及抗 HLA-A、HLA-B，或 HLA-DRB1 抗体，由于脐带血未进行 HLA-C/DP/DQ 或 HLA-DRB3/4/5 位点配型，针对这些位点的抗体可能是无法识别的 DSA。只有非特异性抗 HLA-A、HLA-B 或 HLA-DRB1 抗体的患者与无抗体的患者相比，具有相同的中性粒细胞植入率（89.7% vs. 83%，$P=0.65$），而有抗 HLA-C、HLA-DP、HLA-DQ 或 HLA-DRB3/4/5 抗体患者显示低植入率（66.7%，

$P=0.12$），特别在供受者 HLA 不合的亚组中具有显著统计学意义（50%，$P=0.01$）。该研究表明，供体非特异性抗 HLA-A、HLA-B、HLA-DRB1 抗体的存在对植入没有显著影响，而抗 HLA-C、HLA-DP、HLA-DQ 或 HLA-DRB3/4/5 抗体则对植入产生不利影响，尤其是在供受体 HLA 不合的 UCBT 中，因患者仅行 HLA6 个位点配型，可能存在未被识别的 DSA。

Cutler[27] 等采用一种统一的检测方法来检测 DSA，试图确定已形成的 DSA 对 dUCBT 结果的影响。DSA 显著增加植入失败发生率（无、单或双份脐带血 DSA 阳性植入失败发生率分别为 5.5%、18.2% 和 57.1%，$P=0.000\,1$），中性粒细胞植入时间延长（未发生 DSA 和发生任何 DSA 分别为 21 天和 29 天，$P=0.04$），移植后 100 天的死亡或复发率增加（无、单或双份脐带血 DSA 阳性分别为 23.6%、36.4% 和 71.4%，$P=0.01$）。DSA 强度与植入失败显著相关（发生植入失败和未发生植入失败患者的 DSA 平均荧光强度中位数 17 650 vs. 1 550，$P=0.039$）。抗双份脐带血 DSA 组与无 DSA 组患者相比，3 年无进展生存率更低（0% vs. 33.5%，$P=0.004$），3 年总生存率更高（0% vs. 45.0%，$P=0.04$）。因此 UCBT 前应对受者进行 DSA 筛查，避免使用存在 DSA 的脐带血供体。

（二）改进预处理方案

除了尽可能增加移植的细胞数量和供受者间 HLA 相合的程度之外，还有很多因素对 UCBT 受者的植入和生存产生影响，如移植前的治疗、移植前疾病状态和移植后免疫抑制剂的使用等。高剂量分次 TBI 是大多数移植中心 UCBT 治疗恶性血液病的清髓性预处理方案的奠基石。多个中心报道，在经典的 TBI/CY 方案的基础上增加 Ara-c 或 TBI 联合 Flu/TT 等方案的植入率均在 90% 以上，采用经典 BU/CY2 联合 Flu 的强清髓性预处理方案的 UCBT 治疗恶性血液病，植入率高达 97%[28]。Ponce 等[29] 研究发现，采用 CY 50mg/kg、Flu 150mg/m^2、TT 10mg/kg、TBI 400cGy 等以免疫抑制为主的减低强度预处理方案的 dUCBT 植入率高达 97%。

尽管含 ATG 的预处理方案降低了 GVHD 和移植物排斥反应的发生率，但无论是 BMT、PBSCT 还是 UCBT，*OS* 都没有明显提高，主要原因是使用含 ATG 方案移植后致命性感染率增加，因预防移植物排斥反应的预处理方案中含 ATG，会影响 UCB 移植物中中枢和外周 T 细胞的数量和功能，导致 UCBT 后免疫重建进一步延迟，从而增加移植早期感染及 TMR。由于移植后足够的 T 细胞重建在防止病毒再激活和疾病复发中至关重要，在移植后的前几个月，T 细胞的重建主要依赖于移植物 T 细胞的稳态 HPE，ATG 应用对输注的 T 细胞的祛除则严重影响了 HPE。ATG 体内去除 T 细胞（早期来自输注的移植物）是导致 UCBT 后 T 细胞恢复延迟最重要的原因。直到至少移植后 6 个月，甚至几年之后，胸腺生成的 naïve T 细胞才能促进移植后 T 细胞的恢复。而不含 ATG 预处理方案的 UCBT 患者 T 细胞重建相对较快，并具有独特的抗病毒和抗肿瘤特性，但不含 ATG

的清髓性方案的 UCBT 后早期免疫反应相对较高，需要及时处理 PES 及 aGVHD 等免疫反应，从而降低 UCBT 患者早期 *TRM*，延长 *OS*。

（三）改进 GVHD 预防方案

难治性重度 aGVHD 仍然是导致 UCBT 后早期 *TRM* 的主要原因，因此控制 aGVHD 的严重程度非常重要。Ponce 等[30] 评估了 115 例 dUCBT 治疗成人患者 GVHD 的发生情况，采用清髓或非清髓预处理方案，预防 GVHD 方案采用钙调磷酸酶抑制剂 / 吗替麦考酚酯（MMF）。累积 180 天 Ⅱ～Ⅳ度和Ⅲ～Ⅳ度 aGVHD 的发生率分别为 53%（95%*CI* 44%～62%）和 23%（95%*CI* 15%～31%），aGVHD 发生的中位时间为 UCBT 后 40（14～169）天。在发生Ⅱ～Ⅳ度 aGVHD 的患者中，80% 累及肠道，79% 和 85% 的患者在第 28 天分别接受了系统性糖皮质激素和布地奈德治疗。该研究发现，dUCBT 后 aGVHD 很常见，主要累及肠道，晚期发生的 GVHD 也往往具有急性特征。Terakura[31] 研究了单份 UCBT 治疗成人急性白血病患者的移植结果，分析了联合使用钙调磷酸酶抑制剂和 MTX 或 MMF 预防 GVHD 的效果，以确定更好的不使用 ATG 的 GVHD 预防方法。该研究共纳入 2000—2012 年间进行第一次清髓性 UCBT 的 1 516 例患者，预防 GVHD 方案采用 CSA 联合 MTX（824 例）、FK506 联合 MTX（554 例）和 FK506 联合 MMF（138 例）。结果发现，基于 CSA 和 FK506 的预防 GVHD 方案对于移植结果没有显著差异。在每组分类比较中，与 CSA 联合 MTX 组相比，FK506 联合 MMF 组发生Ⅱ～Ⅳ度和Ⅲ～Ⅳ度 aGVHD 的风险显著升高。此外，含 MMF 组发生Ⅱ～Ⅳ度和Ⅲ～Ⅳ度 aGVHD 的风险显著高于含 MTX 组。MMF 组患者 GVHD 的肠道受累更为严重。然而，重度 GVHD 的增加并没有增加 *NRM* 或降低 *OS*，推断 GVHD 增加与恒定 *NRM* 之间的分离主要是由于对类固醇治疗反应较好。对于标危患者，采用任何预防 GVHD 方案，总死亡率（overall mortality，OM）均无显著差异。然而，在高危患者中，FK506 联合 MMF 明显降低了 OM 的风险。因此，UCBT 中建议对患者进行复发危险度分层，标危患者首选含 MTX 的预防 GVHD 方案，高危患者首选含 MMF 的预防 GVHD 方案。Terakura[31] 等还分析了 RIC-UCBT 患者使用不同预防 GVHD 方案的疗效，其中钙调磷酸酶抑制剂联合 MTX 组 446 例，钙调磷酸酶抑制剂联合 MMF 组 302 例，多因素分析表明 MMF 组中Ⅱ～Ⅳ和Ⅲ～Ⅳ度 aGVHD 的发生风险明显高于 MTX 组（分别 *RR*=1.75，*P*＜0.001 和 *RR*=1.97，*P*=0.004），但 MMF 组高危 AML 患者复发率降低。该研究建议使用 RIC-UCBT 治疗高危疾病时，采用含 MMF 的预防 GVHD 方案可能更可取，而对于标危疾病，MTX 组和 MMF 组的复发或生存率没有显著差异。Miyamoto[32] 等也比较了 35 例 RIC-UCBT 患者使用不同预防 GVHD 方案的疗效，MMF 联合 CSA 组 17 例，MMF 联合 FK506 组 18 例。多因素分析结果示 MMF 联合 FK506 组 *OS* 明显改善，但对植入和 aGVHD 的发生率无影响。该研究结果表明，使用 MMF 联合 FK506 预防 GVHD 可以在不影响其他临床结果的情况下减少 aGVHD，从而改善 RIC-UCBT 患者 *OS*。Bejanyan 等研究认为增加 MMF 的剂量可以降低 RIC-dUCBT 患者 aGVHD 发生率而不影响其他临床结果。

（四）支持治疗的改进

感染相关的死亡大多发生于 UCBT 后 3 ~ 4 个月。随着支持治疗的改进、广谱抗细菌及抗真菌药的使用，细菌及真菌感染相关的死亡率显著下降[33, 34]，但病毒感染（如巨细胞病毒、腺病毒等）仍然是移植后早期感染的原因。UCBT 后密切监测免疫重建及病毒再激活，并根据检测结果及时调整免疫抑制剂可加快移植后免疫重建，从而提高 UCBT 的成功率。

（刘会兰）

参考文献

[1]　BARKER J N, KREPSKI T P, DEFOR T E, et al. Searching for unrelated donor hematopoietic stem cells: availability and speed of umbilical cord blood versus bone marrow[J]. Biol Blood Marrow Transplant, 2002, 8(5): 257-260.

[2]　NORKIN M, KATRAGADDA L, ZOU F, et al. Minimal residual disease by either flow cytometry or cytogenetics prior to an allogeneic hematopoietic stem cell transplant is associated with poor outcome in acute myeloid leukemia[J]. Blood Cancer J, 2017, 7(12): 634.

[3]　ZHOU Y, SLACK R, JORGENSEN J L, et al. The effect of peritransplant minimal residual disease in adults with acute lymphoblastic leukemia undergoing allogeneic hematopoietic stem cell transplantation[J]. Clin Lymphoma Myeloma Leuk, 2014, 14(4): 319-326.

[4]　MILANO F, GOOLEY T, WOOD B, et al. Cord-blood transplantation in patients with minimal residual disease[J]. N Engl J Med, 2016, 375(10): 944-953.

[5]　HIWARKAR P, QASIM W, RICCIARDELLI I, et al. Cord blood T cells mediated enhanced antitumor effects compared with adult peripheral blood T cells[J]. Blood, 2015, 126(26): 2882-2891.

[6]　LAZARYAN A, WEISDORF D J, DEFOR T, et al. Risk factors for acute and chronic graft-versus-host disease after allogeneic hematopoietic cell transplantation with umbilical cord blood and matched sibling donors[J]. Biol Blood Marrow Transplant, 2016, 22(1): 134-140.

[7]　KANDA J, MORISHIMA Y, TERAKURA S, et al. Impact of graft versus host disease on outcomes after unrelated cord blood transplantation[J]. Leukemia, 2017, 31(3): 663-668.

[8]　CHEN Y B, WANG T, HEMMER M T, et al. GvHD after umbilical cord blood transplantation for acute leukemia: an analysis of risk factors and effect on outcomes[J]. Bone Marrow Transplant, 2017, 52(3): 400-408.

[9]　BARON F, RUGGERI A, BEOHOU E, et al. Occurrence of graft-versus-host disease increases mortality after umbilical cord blood transplantation for acute myeloid leukaemia: a report from Eurocord and the ALWP of the EBMT[J]. J Intern Med, 2018, 283(2): 178-189.

[10]　GUTMAN J A, ROSS K, SMITH C, et al. Chronic graft versus host disease burden and late transplant complications are lower following adult double cord blood versus matched unrelated donor peripheral blood transplantation[J]. Bone Marrow Transplant, 2016, 51(12): 1588-1593.

[11]　MURATA M, NAKASONE H, KANDA J, et al. Clinical factors predicting the response of acute graft versus host disease to corticosteroid therapy: an analysis from the GVHD Working Group of the Japan Society for Hematopoietic Cell Transplantation[J]. Biol Blood Marrow Transplant, 2013, 19(8): 1183-1189.

[12]　SARVARIA A, BASAR R, MEHTA R S, et al. IL-10$^+$regulatory B cells are enriched in cord blood and may protect against cGVHD after cord blood transplantation[J]. Blood, 2016, 128(10): 1346-1361.

[13]　SHARMA P, PUREV E, HAVERKOS B, et al. Adult cord blood transplant results in comparable overall survival and improved GRFS vs matched related transplant[J]. Blood Adv, 2020, 4(10): 2227-2235.

[14]　SANZ J, CANO I, GONZÁLEZ-BARBERÁ E M, et al. Bloodstream infections in adult patients undergoing cord blood transplantation from unrelated donors after myeloablative conditioning regimen[J]. Biol Blood Marrow Transplant, 2015, 21(4): 755-760.

[15]　POLITIKOS I, BOUSSIOTIS V A. The role of the thymus in T-cell immune reconstitution after umbilical cord blood transplantation[J]. Blood, 2014, 124(22): 3201-3211.

[16]　KANDA J, KAYNAR L, KANDA Y, et al. Pre-engraftment syndrome after myeloablative dual umbilical cord blood transplantation: risk factors and response to treatment[J]. Bone Marrow Transplant, 2013, 48(7): 926-931.

[17]　BARKER J N, FEI M W, KARANES C, et al. Results of prospective multicentre myeloablative double-unit cord blood transplantation trial in adult patients with acute leukemia and myelodysplasia[J]. Br J Haematol, 2015, 168(3): 405-412.

[18]　MICHEL G, GALAMBRUN C, SIRVENT A, et al. Single- vs double-unit cord blood transplantation for children and young adults with acute leukemia or myelodysplastic syndrome[J]. Blood, 2016, 127(26): 3450-3457.

[19]　BARKER J N, BYAM C, SCARADAVOU A. How I treat: the selection and acquisition of unrelated cord blood grafts[J]. Blood, 2011, 117(8): 2332-2339.

[20]　EAPEN M, KLEIN J P, RUGGERI A, et al. Impact of allele level HLA matching on outcomes after myeloablative single unit umbilical cord blood transplantation for hematologic malignancy[J]. Blood,

2014, 123(1): 133-140.

[21] ORAN B, CAO K, SALIBA R M, et al. Better allele-level matching improves transplant-related mortality after double cord blood transplantation[J]. Haematologica, 2015, 100(10): 1361-1370.

[22] DEHN J, SPELLMAN S, HURLEY C K, et al. Selection of unrelated donors and cord blood units for hematopoietic cell transplantation: Guidelines from the NMDP/CIBMTR[J]. Blood, 2019, 134(12): 924-934.

[23] STEVENS C E, CARRIER C, CARPENTER C, et al. HLA mismatch direction in cord blood transplantation: impact on outcome and implications for cord blood unit selection[J]. Blood, 2011, 118(14): 3969-3978.

[24] YABE T, AZUMA F, KASHIWASE K, et al. HLA-DPB1 mismatch induces a graft-versus-leukemia effect without severe acute GVHD after single-unit umbilical cord blood transplantation[J]. Leukemia, 2018, 32(1): 168-175.

[25] SEKINE T, MARIN D, CAO K, et al. Specific combinations of donor and recipient KIR-HLA genotypes predict for large differences in outcome after cord blood transplantation[J]. Blood, 2016, 128(2): 297-312.

[26] YAMAMOTO H, UCHIDA N, MATSUNO N, et al. Anti-HLA antibodies other than against HLA-A, -B, -DRB1 adversely affect engraftment and nonrelapse mortality in HLA-mismatched single cord blood transplantation: possible implications of unrecognized donor-specific antibodies[J]. Biol Blood Marrow Transplant, 2014, 20(10): 1634-1640.

[27] CUTLER C, KIM H T, SUN L X, et al. Donor-specific anti-HLA antibodies predict outcome in double umbilical cord blood transplantation[J]. Blood, 2011, 118(25): 6691-6697.

[28] SUN Z M, LIU H L, LUO C H, et al. Better outcomes of modified myeloablative conditioning without antithymocyte globulin vs. myeloablative conditioning in cord blood transplantation for hematological malignancies: A retrospective (development) and a prospective (validation) study[J]. Int J Cancer, 2018, 143(3): 699-708.

[29] PONCE D M, SAUTER C, DEVLIN S, et al. A novel reduced-intensity conditioning regimen induces a high incidence of sustained donor-derived neutrophil and platelet engraftment after double-unit cord blood transplantation[J]. Biol Blood Marrow Transplant, 2013, 19(5): 799-803.

[30] PONCE D M, GONZALES A, LUBIN M, et al. Graft-versus-host disease after double-unit cord blood transplantation has unique features and an association with engrafting unit-to-recipient HLA match[J]. Biol Blood Marrow Transplant, 2013, 19(6): 904-911.

[31] TERAKURA S, WAKE A, INAMOTO Y, et al. Exploratory research for optimal GvHD prophylaxis after single unit CBT in adults: short-term methotrexate reduced the incidence of severe GvHD more than mycophenolate mofetil[J]. Bone Marrow Transplant, 2017, 52(3): 423-430.

[32] TERAKURA S, KUWATSUKA Y, YAMASAKI S, et al. GvHD prophylaxis after single-unit reduced intensity conditioning cord blood transplantation in adults with acute leukemia[J]. Bone Marrow Transplant, 2017, 52(9): 1261-1267.

[33] MIYAMOTO T, TAKASHIMA S, KATO K, et al. Comparison of cyclosporine and tacrolimus combined with mycophenolate mofetil in prophylaxis for graft-versus-host disease after reduced-intensity umbilical cord blood transplantation[J]. Int J Hematol, 2017, 105(1): 92-99.

[34] SPEES L P, MARTIN P L, KURTZBERG J, et al. Reduction in mortality after umbilical cord blood transplantation in children over a 20-year period (1995−2014)[J]. Biol Blood Marrow Transplant, 2019, 25(4): 756-763.

第三节

脐带血移植治疗特殊类型白血病

淋巴母细胞性淋巴瘤（lymphoblastic lymphoma，LBL）是一种罕见的高侵袭性恶性淋巴系统肿瘤，占成人 NHL 总发病率的 1.7%。在 2016 年世界卫生组织骨髓肿瘤和急性白血病的分类中[1]，LBL 和 ALL 因其共同起源于 T 系和 B 系淋巴母细胞而被划分在 ALL/LBL 类别下。LBL 和 ALL 在疾病起源上非常相近，主要区别在于 LBL 不侵犯或部分侵犯骨髓（原始细胞小于 20%）。ALL 患者中只有 20%~25% 源自 T 系淋巴母细胞，LBL 则与之相反，T 细胞与 B 细胞来源之比约为 9∶1，临床中 B 淋巴母细胞淋巴瘤（B-LBL）更为少见。

一、流行病学

德国一项大规模成人 T-ALL/LBL 研究[2] 共纳入了 607 例患者，其中 101 例患者（16.6%）为 T 淋巴母细胞淋巴瘤（T-LBL）。其他研究也得到类似结果，ALL/LBL 中 LBL 的发病率少于总发病率的 10%，年罹患率约为 1.3/10 万人。欧洲 RARECARENet 项目对 2000 年至 2007 年间共 22 800 例患者的统计结果显示，LBL 在欧洲人群中的发病率为 1.5/10 万人。其中，年龄小于 15 岁的人群发病率最高，为 3.6/10 万人，25 岁至 64 岁期间发病率降低为 0.8/10 万人，而大于 65 岁人群的发病率为 1.7/10 万人。另外，LBL 更常见于男性人群，男女患病比例约为 1.4∶1。

二、形态学、免疫表型及遗传学

（一）形态学

在外周血、骨髓或组织活检中均可发现淋巴母细胞。在外周血涂片上，淋巴母细胞主要表现为中等大小的细胞，胞质呈淡嗜碱性，染色质分布均匀而纤细，核分裂象多见，有时也可见少细胞质的小细胞，伴有核染色质浓缩，核仁不明显。在组织切片里，LBL 通常为弥漫浸润型生长，沿副皮质区生长较少。

（二）组化和免疫表型

1. T-LBL 在前体细胞 T-LBL/ALL 中，肿瘤细胞通常表现为末端脱氧核苷酸转移酶（TdT）阳性，并不同程度地表达 CD1a、CD2、CD5、CD7 和 CD8。在这些免疫标记中，CD7 和细胞质 CD3（cCD3）通常阳性表达。唯一特异的种系标记是细胞表面 CD3，而 CD4 和 CD8 常常共表达，CD10 也可为阳性表达。除了 TdT 之外，特异性表达的抗原还有 CD99、CD34 和 CD1a。在 T-LBL/ALL 中有 19%～31% 的患者伴有髓系相关抗原 CD13 和 CD33 共表达。T-LBL 的分子表型和 ALL 几乎完全重叠，但是免疫表型较之 ALL 更偏向于成熟细胞。

2. B-LBL 在 B-LBL 中，肿瘤细胞上的 B 细胞标记 CD19、CD79a 和 CD22 均呈阳性，大多数细胞表达 ALL 抗原 CD10（common acute lymphoblastic leukemia antigen，CALLA）、CD24、PAX5 和 TdT，不同程度表达 CD20 和独立谱系的干细胞抗原 CD34，弱表达 CD45。B-LBL 表面免疫球蛋白通常不表达，但阳性并不能排除诊断，而 TdT 表达和表面免疫球蛋白缺失则是成熟 B 细胞肿瘤的标志，这些特征有助于区分 B-LBL 与成熟 B 细胞肿瘤。最近的研究结果发现，LMO2 和 SALL4 对鉴别 T-LBL 和粒细胞肉瘤有重要作用。

（三）遗传学

1. T-LBL

（1）细胞遗传学：T-LBL 中涉及 14q11～14q13 区域［T 细胞受体 α/δ 基因（*TRA/TRD*）］的细胞遗传学改变较为常见（50%～70%），包括 inv（14）（q11；q32）和染色体 9、10、11，以及 *TRB*（7q34）和 *TRG*（7p14.1）基因的重排。目前最大规模的 T-LBL 细胞遗传学研究[3]显示，56 例病例中有 55% 为核型异常，包括假二倍体（25%）、不同的染色体缺失（20%）、超二倍体和染色体易位（各 18%），其中许多结构异常和易位病例（各 16% 和 5%）都与 9q34 相关。其中 1 例纵隔巨大肿块但未累及骨髓的患者检测出 t（9；17）（q34；q23），这种易位是 T-LBL 的典型表现。将该研究的细胞遗传学结果与三个最大规模的 T-LBL 研究和两个最大规模的 T-ALL 研究联合比较，发现 T-LBL 和 T-ALL 中几乎所有细胞遗传学异常的频率无显著差异，但 T-LBL 中涉及染色体 9q34 的易位显著多于 T-ALL（$P=0.0004$），T-LBL 中 t（9;17）易位显著高于 T-ALL（4% vs. 0%，$P=0.0004$）。也有文献报道在 8p11 骨髓增殖综合征［伴有 t（8;13）（p11; q11）］患者中发现了携带髓样增生或嗜酸性粒细胞增多的 T-LBL 病例。

（2）分子遗传学：基因表达谱（GEP）、二代测序（NGS）和全外显测序（WES）研究揭示了 T-ALL 与 T-LBL 之间的其他差异。对儿童 T-LBL 的初步 GEP 研究表明，参与细胞黏附的基因表达发生了上调。随后的研究显示了 T-LBL 与 T-ALL 在全基因组拷贝数改变谱上的其他差异，以及部分 T-LBL 特异性签名的基因参与了趋化性和血管生成。一项纳入了 5 例儿童 T-LBL 患者的研究[4]报道，通过 NGS/WES 技术发现 T-LBL 中有 45 个基因是在 T-ALL 中没有发现过的，其中一些基因具有高度的功能相关性。此外，绝大多数 T-LBL 有 T 细胞受体 γ 或 β 链基因的克隆性重排，Ig 重链也会同时出现重排。这些特征对疾病的免疫分型没有意义。一项同时纳入成人和儿童的法国研究[5]发现了三种不同的 TR 基因重排亚群（不成熟：无 TR 基因重排或不完全 *TRD* 重排。成熟：双等位基因 *TRD* 缺失，以及 *TRG* 和 *TRB* 重排。中间体：*TRD*、*TRG*、*TRB* 都重排），并且中间体 TR 组伴有 *HOX11/TLX1* 和 *HOXA9* 转录相关的过表达。其中，不成熟 TR 亚群与肿瘤侵犯骨髓的风险有关，而中间体 / 成熟亚群与肿瘤在胸腺的表达显著相关。BFM 工作组对儿童 T-LBL 患者进行了大规模监测，报道了 116 例可评估病例中有 60% 的患者有 *NOTCH1* 突变（临床有利），18% 的患者出现 *FBXW7* 突变（临床有利），而 207 名患者中有 25 例（12%）出现 6q 染色体杂合缺失（LOH6q，临床不利）。同样，法国一项研究[6]报道了 54 例 T-LBL 患者中有 55% 伴有 *NOTCH1/FBXW7* 突变，并且在 18% 的病例里识别出 6q 染色体 *FLASH* 基因的缺失，而这个缺失可进一步作为分子标记用于检测。此外，通过对 49 例 T-LBL 成人患者进行研究，多中心成人 ALL 研究组（GRAALL）报道了 4 个特异基因表达的预后分级（*NOTCH1*、*FBXW7*、*N/K-RAS*、*PTEN*）。T-LBL 与骨髓增殖性疾病的相关性较为少见，包括 8p11 骨髓增殖综合征、嗜酸性粒细胞增多综合征、亚急性或急性粒细胞白血病等。在 T-LBL 和髓系疾病中都可检测到的异常基因包括 *FGFR1* 和 *PDGFRA/B* 的基因重排。通过服用 TKI，例如伊马替尼，伴有 *PDGFRA/B* 基因重排的患者和少数有 NUP214-ABL 的患者可有一定的临床获益。而对于曾被描述为 Ph⁺ALL 或急淋变的伴有 *BCR-ABL* 基因易位的罕见 T-LBL，TKI 也同样适用。

2. B-LBL

（1）细胞遗传学：在法国一项 B-LBL 研究中，26 例可评估病例中有 16 例核型正常，5 例超二倍体，5 例有其他结构异常，但不伴有异常 21 号染色体。

（2）分子遗传学：大多数前体 B 细胞淋巴瘤有 Ig 重链的基因克隆性重排，少数细胞可见轻链重排。*BCR-ABL* 阳性的 B-LBL 病例目前尚未被报道过，但该易位相关的疾病预后极差，所以前体 B-LBL 罕见病例仍应筛查是否有 *BCR-ABL* 易位。虽然有关 B-LBL 细胞遗传学异常病例的文献报道不多，但超二倍体似乎比 B-ALL 少见。此外，一些典型的细胞遗传学结构改变，如 t（9；22）、t（1；19）和 t（4；11）未在 B-LBL 中发现，但 21 号染色体的多余拷贝，如三体、四体或 add（21）（q22）已被检测到。21 号染色体的三倍体及多倍体是 ALL 细胞的常见改变。在 t（12；21）中累及的 21q22 区域可导致 *TEL/AML1* 融合基因出现，亦有文献报道 21 号染色体的三倍体 *TEL/AML1* 阳性 ALL 中最常见的继发畸变。目前与 B-LBL 相关的 GEP、NGS 和 WES 研究数据很少。有研究认为 B-LBL 与前体 B-ALL 之间的差异可能与编码趋化因子受体 CXCR4 及其配体的基因过表达有关，参与髓外迁移和归巢的其他黏附分子也可能有一定相关性。

三、诊断

LBL/ALL 在儿童中的发病率比成年人更高，而且患者多以男性为主。尽管绝大多数（80%）的前体 B 细胞肿瘤表现为伴有骨髓和外周血浸润的急性白血病，另一小部分仍以肿块和骨髓中的原始细胞<20% 为主要表现。与前体 T-LBL 相反，B-LBL 中纵隔肿块和骨髓浸润较为罕见，淋巴结和结外组织的侵犯反而更常见，如皮肤、骨骼和软组织等。如果没有免疫表型的结果，仅凭组织学特征是难以区分 T-LBL 和 B-LBL 的。因为二者都常侵犯膈上淋巴结、CNS 和睾丸，并且大多数患者在发病时都伴有原发病的播散及转移。老年患者的临床症状也较相似。

T-LBL 患者较 B-LBL 患者更为年轻，纵隔肿块或骨髓受累率更高。T-LBL 患者通常为男性，发病年龄在十几岁到二十几岁之间，表现为颈部、锁骨上和腋窝淋巴结病变（50%）或纵隔肿块（50%～75%）[7]。大多数患者的纵隔肿块位于前壁，体积巨大，并伴有胸腔积液、上腔静脉综合征、气管阻塞和心包积液等症状，常常发病时即为Ⅳ期（80%），并表现 B 症状（50%），大多数病例血清乳酸脱氢酶水平升高。患者表现为结外疾病（如皮肤、睾丸和骨骼受累）并不多见，也较少扩散至腹部（主要侵犯肝脏和脾脏）。大多数患者在发病时骨髓正常，但大约 60% 的患者会逐渐出现骨髓浸润，随即进入白血病期。CNS 受累（5%～10%）并不常见，但骨髓受累的患者发生 CNS 浸润的概率会明显升高，因此脑脊液检验作为排除性检查是十分必要的。另外，CNS 浸润是 T-ALL/NHL 的典型表现，临床确诊需有核磁共振成像提示颅脑浸润和 / 或出现非硬膜外肿块引起的颅神经麻痹。

四、预后

LBL 虽然侵袭性较强，但目前的治疗手段多可达到治愈。近年来，随着与 ALL 方案相似的新型强化治疗方案的出现，各年龄组的预后都有了显著提高，儿童 *DFS* 率达到

73%～90%，成人则达到 62%～66%，但高危患者 3 年 *DFS* 率仅为 40% 或者更低。另外，局限性 LBL 非常少见，仅占 10%～15%。早期研究显示，与非淋巴母细胞性淋巴瘤患儿相比，局限性 LBL 患儿预后较差，然而最近的研究结果与先前报告的并不一致。局限性 LBL 经过多药治疗缓解后会复发，有时甚至进展为 ALL，但强化方案中未见类似报道。

与诸多关于 T-ALL 成年患者预后因素的研究报道不同，T-LBL 尚未发现可靠的预后因素。对于 T-ALL，实验室参数（如白细胞计数、免疫表型和细胞遗传学）对预后的影响在试验中各不相同，临床参数（如 CNS 受累和纵隔肿块）则对预后没有影响。对于 LBL，尤其是采用低强度方案治疗时，B 系的预后可能比 T 系更好。德国成人急性淋巴细胞白血病多中心试验（GMALL）对 T-LBL 的研究结果显示 [8]，LDH 升高是影响生存的唯一预后因素，而与复发相关的危险因素尚不明确。在美国 MD 安德森癌症中心（MD Anderson Cancer Center）的系列研究中，只有初发确诊时 CNS 受累与不良预后显著相关。最大规模的儿童 LBL 研究 [9] 未发现任何有意义的预后因素。NHL-BFM 研究中心通过对登记的儿童和青少年进行 LOH6q 检测，发现在 217 例患者中有 25 例（12%）检测到 LOH6q16，且与 T-LBL 不良预后显著相关，*EFS* 率也明显减低（27% vs. 86%）。鉴于 LBL 没有可靠的预测模型，亟需新的预后指标来驱动首次 CR1 后的 SCT。在最近一项针对 280 名 LBL 患者的研究中，通过监测分析 MRD 来调整治疗方案，MRD 与 5 年 *OS* 显著相关，MRD 阴性组 5 年 *OS* 为 75%，而 MRD 阳性组仅为 33%（*P* = 0.001）。但目前 MRD 和最小播散性疾病（minimally disseminated disease，MDD）在风险分层或复发 / 进展预测中的效应尚不明确。为了评价 MDD/MRD 在诊断预测中的效益，目前正在开展针对疾病晚期患者的前瞻性研究。而且，正电子发射体层摄影（PET-CT）可能会提高对关键部位残留性疾病的检测能力，从而优化治疗方案。此外，GRAALL-Lysa 研究发现了一种新的肿瘤遗传学预后模型（有利基因型：*NOTCH1/FBXW7* 突变和 / 或无 *RAS/PTEN* 突变 / 缺失），这对 *EFS*、*DFS* 和 *OS* 有独立预后价值。

五、治疗

（一）化疗

目前 LBL 的标准化疗以多药联合的强化白血病化疗方案为基础。这些方案包含了 7～10 种药物，如 CY、MTX、强的松或地塞米松、长春新碱、Ara-c、硫鸟嘌呤、*L*- 天冬酰胺酶、亚硝酸脲、VP16 和蒽环类等，同时包括强化鞘内注射化疗。

无论是局限性还是进展性 LBL 患者，化疗方案都没有明显改变。LBL 的化疗方法包括传统 NHL 方案、针对高级别 NHL 的强化化疗方案和 ALL 方案，均可包含或不包含预防性颅内照射、预防性或治疗性纵隔照射。此外，治疗方案还包括造血干细胞移植（stem cell transplantation，SCT），其中又以自体造血干细胞移植（autologous hematopoietic stem cell transplantation，Auto-HSCT）为主。LBL 患者采用 NHL 常规化疗方案后，CR 和 *DFS* 相对较低，大多数患者复发并最终死于无应答的疾病进展。针对侵袭性 NHL 设计的强化方案提高了 CR 率（71%），但在相同化疗方案下，LBL 患者生存率仍低于其他侵袭性淋巴瘤患者，5 年 *OS* 率为 32%，5 年 *EFS* 率为 22%。不过，对扩散性 LBL 患儿采用与儿童 NHL 相似方案（如 LSA2-L2 方案）治疗后，患儿 5 年 *OS* 率为 79%，*EFS* 率达 75%。然而，在成人 LBL 患者中，除了一项包含 SCT 治疗并且 *DFS* 达到 75% 的研究外，这些方案均未延长应答时间（*DFS* 35%～44%）。这些研究结果表明，提高强度、延长治疗时间以及 CNS 预防治疗对于改善 LBL 患者的 *OS* 有显著意义。ALL 方案对 LBL 的长期预后有明显改善，多个研究报道疾病 CR 率可达 55%～100%，*DFS* 达到 45%～65%。其中最有力的证据来自一项纳入了 105 名 T-LBL 患儿的研究[9]，通过采用强化的 ALL 方案，包括中等累积剂量的蒽环类和环磷酰胺，以及中等剂量的预防性颅内照射（12Gy），但未予局部放疗，患儿 *EFS* 率达到了 90%。此外，ALL 方案在成人 LBL 患者中也取得了令人鼓舞的结果。德国 BFM 方案临床试验显示[8]，初治 LBL 患者的 5 年缓解率和生存率分别为 65% 和 51%，MDACC 研究[10] 中的 T-LBL 患者则分别达到了 62% 和 67%。最近，意大利北部白血病组（Northern Italy Leukemia Group，NILG）对 21 例 LBL 患者进行了强化的 ALL 方案（NILG-ALL no. 09/00）治疗，CR 和 5 年 *DFS* 分别为 90% 和 72%[11]。此外，GMALL 和 GRAALL 报告了两项大规模成人患者试验，GMALL 研究（No. 149）采用了 07/2003 ALL 方案，结果显示在不予以纵隔放疗的队列中，复发风险较低（15% vs. 31%；$P = 0.07$），患者 OS 也明显改善，但不排除试验性项目对病人管理较佳的影响。值得注意的是，CR/CRu 比率可从首次诱导治疗后的 34% 上升到首次巩固治疗后的 76%。GRAALL-Lysa LL03 试验（No. 148）沿用了儿科发明的 GRAALL-2003 方案，不使用纵隔放疗也得到类似结果。总之，采用强化成人 LBL 治疗方案后，即使不予以纵隔放疗，晚期 CR 和 / 或 PET 阴性 CRu 状态也可达到高存活率。尽管 LBL 治疗已取得了重大进展，但是如 CNS 和纵隔疾病的管理和 SCT 治疗地位之类的问题仍存在诸多争议，需要更进一步的研究。

（二）复发难治 LBL 的治疗

复发 LBL 患者目前没有明确的治疗标准。这些患者预后极差，传统的挽救化疗对他们疗效不佳[12, 13]。非首次 CR 的 LBL 患者行 Auto-HSCT 疗效不佳，CR2 患者行 Auto-HSCT 后 *DFS* 率为 47%，而对化疗无应答的患者 *DFS* 仅为 15%。行异基因 SCT 的 LBL 患者晚期复发（＞1 年）率可能较之 Auto-HSCT 会有所降低。因此，普遍认为异基因 SCT 可作为挽救性治疗方案。但对于没有 HLA 全合异基因供者的患者，二次缓解后的 Auto-HSCT 仍可作为有效治疗方案，一些临床试验在给予复发患者一线化疗方案后，采集外周血干细胞行 Auto-HSCT。11 例复发 / 难治（relapsed or refractory，r/r）LBL 患者采用 SMILE 方案（地塞米松、MTX、异环磷酰胺、L- 天冬酰胺酶和 VP16）后，其中 3 例患者达到 CR，另外 4 例患者部分缓解。有儿童 r/r LBL 研究显示，生存率可达 25%~50%，而在德国 BFM 研究中，入组患者仅有 10% 为耐药或复发，但挽救率极低（OS 为 14%），只有少数接受异基因 SCT 的患者达到了长期生存。而成人 r/r LBL 患者的挽救性治疗效果更差，在 GMALL 研究中，15 例 r/r T-LBL 患者只有 1 例长期存活。

新型细胞抑制性药物对 T 细胞有特异性激活作用，如奈拉滨、Flu、福洛地辛，或用 T 细胞特异性抗体进行免疫治疗，包括抗 CD3、抗 CD52（阿仑单抗）或者蛋白酶体抑制剂，这些新疗法需要更多的前瞻性临床试验来验证疗效。奈拉滨是一种针对脱氧鸟苷的去甲基前体药物，在 r/r T-ALL 中有显著的单药活性。但在 GMALL 试验中，19 例 r/r T-LBL 患者没有一例获得 CR，而 107 例 T-ALL 患者有 45 例（45%）获得 CR（$P = 0.000\ 4$），CALGB 研究中 13 例 T-LBL 患者也只有 4 例（31%）获得 CR。在一项临床试验中对 r/r LBL 患儿采用奈拉滨联合 VP16、CY 化疗时，2 名患儿出现部分缓解，另一项试验中 5 例患儿有 3 例达到 CR。该药目前被当作多药联合化疗的一线药物正在进行许多相关临床试验。近期 COG 一项儿科研究[14]表明，对于 T-ALL 患者予以联合奈拉滨的强化治疗是较为安全的疗法。目前正在进行Ⅲ期临床试验，结果十分令人期待。对 23 例和 17 例初发 T-ALL 和 T-LBL 成人患者给予奈拉滨联合化疗后，3 年 OS 和 DFS 率分别为 63% 和 61%，其中 T-LBL 患者预后更好。氯法拉滨是第二代嘌呤核苷类似物，已经用于以儿童为主的 r/r ALL 挽救性治疗，30%~60% 的病例可达 CR，且药物毒性不高。然而，即使与 CY、VP16 等药物联合使用，其在 r/r T-ALL 中的活性也没有在 B-ALL 中活跃。几个针对氯法拉滨的研究结果显示，T-ALL/LBL 患者的 CR 率分别为 11%（1/9）、12.5%（1/8）和 50%（2/4）。福洛地辛是一种口服的生物可利用嘌呤核苷磷酸化酶抑制剂，对 T-LBL 患者的疗效尚需更多试验进行评价。另一种前体药物硼替佐米是蛋白酶体抑制剂，该药在 B-ALL 中已取得初步疗效，COG 一项随机试验正在评估该药的疗效。而一些新型制剂也有望改善 r/r ALL/LBL 患者的预后。其中最具创新性的是细胞毒性单克隆抗体（利妥昔单抗、伊珠单抗、吉妥珠单抗 – 奥加米星、博纳吐单抗）和嵌合抗原受体修饰 T 细胞（CD19 CAR-T）。然而，这些新型制剂多在 B-ALL 中有较好疗效，并不适用于以 T 细胞表型为主的绝大多数 LBL 患者。利妥昔单抗作为抗 CD20 单克隆抗体，可用于 CD20 阴性 B-LBL 患者。而 CAR-T 细胞、伊珠单抗和博纳吐单抗治疗 LBL 的相关试验数据较少，暂不进一步讨论。

B 细胞和 T 细胞恶性肿瘤多表达泛淋巴细胞抗原 CD52，单克隆抗体阿仑单抗即定位在该靶点。阿仑单抗可用于治疗多种血液系统肿瘤，但在 ALL 中的疗效不佳，一项临床试验结果显示其总 CR 率为 8%，3 例 T-ALL 患者无一例 CR，并且药物毒性较强。更令人感兴趣的是抗 CD30 单克隆抗体布妥昔单抗，一项纳入 34 例 T-ALL 患者的试验显示[15]，其中有 38% 表达 CD30 抗原，而布妥昔单抗在治疗 r/r CD30 阳性淋巴瘤十分有效，或许对 r/r T-LBL 患者也是有效的免疫治疗药物。另外 T-ALL/LBL 中 *NOTCH1* 突变起到了重要的致病作用，伽马分泌酶抑制剂（gamma secretase inhibitor，GSI）则通过抑制 Notch-1 活性来治疗 T-ALL/LBL，地塞米松可减轻 GSI 相关的胃肠道毒性。在最近的 I 期临床试验中，25 例 r/r T-ALL/LBL 成人患者接受了 BMS-906024 GSI 治疗，其中 8 例患者（均为 T-ALL）的骨髓原始细胞减少了 50% 以上，并有 1 例患者达到 CR，这或许是未来治疗 T-LBL 的又一有效方法。

（三）造血干细胞移植

自体骨髓干细胞支持的大剂量化疗已被用于高危 LBL 患者的巩固治疗。研究表明强化巩固治疗后再行 Auto-HSCT 或异基因 SCT 可改善长期预后，但尚不清楚哪些患者群体可能受益于 SCT。在一个小规模随机试验里，欧洲血液骨髓移植组和英国淋巴瘤组对达到 CR1 的成人 LBL 患者行 Auto-HSCT 治疗，与传统化疗相比，实验组患者复发率较低（24% vs. 55%），但 *OS* 没有明显改善（45% vs. 56%）。而在这项研究中化疗组的 CR 率仅为 56%，*DFS* 也较低，为 Auto-HSCT 优于传统化疗提供了 2 级证据。不过，多个单中心研究结果显示接受 Auto-HSCT 的患者 *DFS* 为 31% ~ 77%，而 CR1 后行异基因 SCT 患者可达到 39% ~ 91%。诱导和巩固治疗的强度可能是影响 Auto-HSCT 结果的重要因素。最近关于 SCT 的临床试验报道了更高的 *OS/EFS* 率，分别为 72% ~ 84% 和 68% ~ 76%，但并未明显优于新型 ALL 强化方案，Auto-HSCT 和异基因 SCT 之间也没有显著差异。NILG 研究采用风险调整的治疗策略，对应答较差的患者和 / 或 MRD 阳性患者行自体 / 异体 SCT，共有 14 名患者行 SCT（其中 11 名患者行 Auto-HSCT），*DFS* 和 *OS* 分别为 77% 和 72%[16]。在病情进展（CR>1）的患者中，Auto-HSCT 患者的 *DFS* 率可达到 36% ~ 50%，而异基因 SCT 患者为 14% ~ 46%。一项多中心大规模回顾性研究对 LBL 患者行 Auto-HSCT（No. 128）或 HLA 相合同胞异基因 SCT（No. 76）治疗，发现后者的 5 年复发率与 Auto-HSCT 相比更低（34% vs. 56%，*P*=0.004），但其 *TRM* 较高（6 个月时为 18% vs. 3%，*P*=0.002），而这在一定程度上可能减小了异基因 SCT 后长期生存的优势[17]。其他研究数据也有类似特征。而在 GRAALL-Lysa 研究中，对 CNS 浸润或需要挽救治疗的高危患者行异基因 SCT 以再次达到 CR/CRu，共有 17 例患者行异基因 SCT，结果与非移植组病人相似。这些结果再次表明，异基因 SCT 可能对有高危特征和 / 或对标准诱导 / 巩固治疗反应不佳的患者有效。

异基因造血干细胞又分为多种来源，包括非亲缘供者、同胞供者、单倍体亲缘供者和非亲缘脐带血等，暂无足够临床数据进行各来源移植物的疗效对比。中国医学科学院血液学研究所的一项回顾性分析纳入了 14 例异基因外周血干细胞移植治疗的成人 T 淋巴母细胞淋巴瘤患者[18]，其中 HLA 单倍体亲缘供者 7 例，HLA 全相合亲缘供者 3 例，HLA 全相合非亲缘供者 4 例，试验结果示 1、3、5 年预期 *OS* 率分别为 85.7%、47.6% 及 38.1%，

PFS 率分别为 85.7%、34.1%、34.1%，复发率为 42.8%。

目前关于 UCBT 治疗 LBL 的大样本报道亦罕见。我中心于 2016 年进行了一项回顾性分析[19]，纳入自 2006 年 9 月至 2013 年 12 月在我中心行 UCBT 的 110 例 ALL 患者，其中包括淋巴母细胞白血病 / 淋巴瘤 7 例，分析结果示 3 年 *DFS* 和 *OS* 率分别为 54.5% 和 56.4%，虽然 LBL 病例不多，但其疾病分级高，多为复发 / 难治患者，故该结果十分令人鼓舞。此外，多次复发病人的自体干细胞难以采集，非血缘、同胞等异基因造血干细胞移植对 HLA 要求较高，这些都是临床医生在工作中经常面临的困扰，而脐带血容易获取、配型难度低等特点为更多患者提供了治疗的可能，故单份非血缘脐带血移植是治疗 LBL 的一种安全有效的方法。我中心将进一步扩大样本量，为 UCBT 治疗 LBL 提供更多高等级证据。

（姚雯　黄璐璐）

参考文献

[1] ARBER D A, ORAZI A, HASSERJIAN R, et al. The 2016 revision to the World Health Organization classification of myeloid neoplasms and acute leukemia[J]. Blood, 2016, 127(20): 2391-2405.

[2] HOELZER D, GÖKBUGET N. T-cell lymphoblastic lymphoma and T-cell acute lymphoblastic leukemia: a separate entity?[J]. Clin Lymphoma Myeloma, 2009(9 Suppl 3): S214-S221.

[3] SEKIMIZU M, SUNAMI S, NAKAZAWA A, et al. Chromosome abnormalities in advanced stage T-cell lymphoblastic lymphoma of children and adolescents: a report from Japanese Paediatric Leukaemia/Lymphoma Study Group (JPLSG) and review of the literature[J]. Br J Haematol, 2011, 154(5): 612-617.

[4] BONN B R, HUGE A, ROHDE M, et al. Whole exome sequencing hints at a unique mutational profile of paediatric T-cell lymphoblastic lymphoma[J]. Br J Haematol, 2015, 168(2): 308-313.

[5] BALEYDIER F, DECOUVELAERE A V, BERGERON J, et al. T cell receptor genotyping and HOXA/TLX1 expression define three T lymphoblastic lymphoma subsets which might affect clinical outcome[J]. Clin Cancer Res, 2008, 14(3): 692-700.

[6] BONN B R, ROHDE M, ZIMMERMANN M, et al. Incidence and prognostic relevance of genetic variations in T-cell lymphoblastic lymphoma in childhood and adolescence[J]. Blood, 2013, 121(16): 3153-3160.

[7] MCNEER J L, BLEYER A. Acute lymphoblastic leukemia and lymphoblastic lymphoma in adolescents and young adults [J]. Pediatr Blood Cancer, 2018, 65(6): e26989.

[8] HOELZER D, GÖKBUGET N. Treatment of lymphoblastic lymphoma in adults[J]. Best Pract Res Clin Haematol, 2002, 15(4): 713-728.

[9]　REITER A, SCHRAPPE M, LUDWIG W D, et al. Intensive ALL-type therapy without local radiotherapy provides a 90% event-free survival for children with T-cell lymphoblastic lymphoma: a BFM group report[J]. Blood, 2000, 95(2): 416-421.

[10]　THOMAS D A, O'BRIEN S, CORTES J, et al. Outcome with the hyper-CVAD regimens in lymphoblastic lymphoma[J]. Blood, 2004, 104(6): 1624-1630.

[11]　CORTELAZZO S, INTERMESOLI T, OLDANI E, et al. Results of a lymphoblastic leukemia-like chemotherapy program with risk-adapted mediastinal irradiation and stem cell transplantation for adult patients with lymphoblastic lymphoma[J]. Ann Hematol, 2012, 91(1): 73-82.

[12]　XUE S L, CUI H X, ZOU J Y, et al. Low-dose cytarabine and aclarubicin combined with granulocyte colony-stimulating factor for the treatment of relapsed or primary refractory acute lymphocytic leukemia: a retrospective study of 25 Chinese patients[J].Hematol Oncol, 2013, 31(4): 206-212.

[13]　JOURDAIN A, AUPERIN A, MINARD-COLIN V, et al. Outcome of and prognostic factors for relapse in children and adolescents with mature B-cell lymphoma and leukemia treated in three consecutive prospective "Lymphomes Malins B" protocols. A Société Française des Cancers de l'Enfant study[J]. Haematologica, 2015, 100(6): 810-817.

[14]　WINTER S S, DUNSMORE K P, DEVIDAS M, et al. Safe integration of nelarabine into intensive chemotherapy in newly diagnosed T-cell acute lymphoblastic leukemia: Children's Oncology Group Study AALL0434[J]. Pediatr Blood Cancer, 2015, 62(7): 1176-1183.

[15]　ZHENG W L, MEDEIROS L J, YOUNG K H, et al. CD30 expression in acute lymphoblastic leukemia as assessed by flow cytometry analysis[J]. Leuk Lymphoma, 2014, 55(3): 624-627.

[16]　CORTELAZZO S, INTERMESOLI T, OLDANI E, et al. Results of a lymphoblastic leukemia-like chemotherapy program with risk-adapted mediastinal irradiation and stem cell transplantation for adult patients with lymphoblastic lymphoma[J]. Ann Hematol, 2012, 91(1): 73-82.

[17]　LEVINE J E, HARRIS R E, LOBERIZA F R, et al. A comparison of allogeneic and autologous bone marrow transplantation for lymphoblastic lymphoma[J]. Blood, 2003, 101(7): 2476-2482.

[18]　魏华萍，赵小利，黄文荣，等. 异基因外周血造血干细胞移植治疗成人 T 淋巴母细胞淋巴瘤 14 例疗效观察 [J]. 中国实验血液学杂志，2016，24（02）：433-437.

[19]　汤宝林，郑昌成，刘会兰，等. 强化清髓性非血缘脐带血造血干细胞移植治疗急性淋巴细胞白血病的疗效观察 [J]. 中华内科杂志，2016，55（03）：191-195.

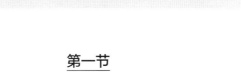

第十二章
脐带血移植治疗先天遗传性疾病

第一节
脐带血移植治疗地中海贫血

地中海贫血（thalassemia）是目前全球最常见、发病率最高的常染色体隐性单基因遗传性疾病，给家庭和社会造成了巨大的负担[1, 2]。研究表明，地中海贫血的病因是珠蛋白基因突变或者缺失，引起珠蛋白肽链合成障碍。近年来，我国地中海贫血发病率逐年上升，引起广泛关注，如何治疗地中海贫血仍是亟待解决的临床难题。现就非血缘脐带血治疗地中海贫血研究进展做一分析。

一、发病机制与流行病学

1. **发病机制**　地中海贫血主要是由于珠蛋白基因突变或者缺失导致珠蛋白肽链合成异常引起的溶血性贫血，根据影响珠蛋白肽链的类型，临床主要分为 α- 地中海贫血和 β-地中海贫血。目前对地中海贫血的研究大多数集中在基因突变或者缺失方面，并取得了一定的成就。此外，表观遗传学、DNA 甲基化、组蛋白修饰等研究也越来越多地受到关注。

血红蛋白是由一对 α 珠蛋白链和一对 β 珠蛋白链形成的四聚体。α- 地中海贫血的病因是 α 珠蛋白基因突变导致 α- 珠蛋白肽链合成受到抑制，其致病基因为 *HBA1* 和 *HBA2*，男女患病率大致相等[3]。根据 α- 珠蛋白缺失情况，分为非缺失型和缺失型 α- 地中海贫血，其中缺失型占大多数[4]。β- 地中海贫血为染色体隐性遗传，其遗传突变主要由于 *HBB* 基因点突变或者小片段缺失导致，极少数是由于大片段的丢失。根据遗传效应，分为 β⁰- 突变型、β⁺- 突变型和 β⁺⁺- 突变型。目前我国共发现 16 种 β- 珠蛋白基因缺失突变和 129 种点突变。

2. **流行病学**　α- 地中海贫血是世界上高发的单基因遗传性疾病，全世界大约 5% 的人群携带 α- 珠蛋白变异基因[5]，其高发于地中海沿岸和东南亚，我国高发于南方，流行病调查显示，我国人群携带率最高的地区分别为海南省（45.04%）、广西壮族自治区（19.11%）和广东省（12.70%）[6]。α- 地中海贫血变异基因分布具有地域及人群特异性。

β- 地中海贫血高发地区包括北非、中东、印度次大陆和我国南方，突变携带率约为

2%～30% 不等 [7]。我国人群携带率最高的三个地区分别为广西壮族自治区（6.66%）、海南省（5.11%）和贵州省（4.63%）[6]。与 α- 地中海贫血相似，β- 地中海贫血变异基因分布同样具有地域及人群特异性。

二、临床特点

α- 地中海贫血的临床表现具有差异性，病情严重程度与 α- 珠蛋白肽链缺失程度密切相关，携带者一般无临床症状。α- 地中海贫血患者按照疾病严重程度可分为血红蛋白 H（HbH）病和巴氏胎儿水肿综合征。HbH 病患者表现为贫血、黄疸及肝脾肿大等。大部分患者日常生活无严重影响，发育正常。少部分重度贫血患者有脾功能亢进，需要切脾治疗。巴氏胎儿水肿综合征又称为重型 α- 地中海贫血，受累胎儿多在宫内或者分娩后数小时内死亡。

与 α- 地中海贫血类似，β- 地中海贫血临床表现亦具有差异性。携带者同样一般无临床症状。β- 地中海贫血按照输血依赖程度可分为中间型 β- 地中海贫血和重型 β- 地中海贫血。若未得到有效、规范治疗，可出现一系列并发症，如肝脾大、特殊面容、骨质疏松、发育滞后和贫血性心脏病等。

三、诊断

α- 地中海贫血患者一般表现为肝脾大、黄疸和骨骼改变（如颧骨突出、上颌骨肥大等），当合并感染、妊娠等情况时，贫血会加重。实验室检查提示 HbA2 水平下降。轻型和静止型 β- 地中海贫血患者 HbA2 水平上升，部分中间型和重型 β- 地中海贫血患者 HbF 升高。中间型 β- 地中海贫血患者可表现为贫血、肝脾大、黄疸以及不同程度骨骼变化，通常为输血依赖。重型 β- 地中海贫血患者出生后数月即出现症状，同时具有典型地中海贫血面容。我国已阐明地中海贫血突变谱，可采用分子诊断技术进一步确诊，包括使用实时 PCR、GAP-PCR、多重连接探针扩增技术（MLPA）等。二代测序技术目前也尝试应用临床。

四、治疗

目前诊断地中海贫血的治疗方法包括规范性红细胞输注治疗、去铁治疗、基因治疗、脾切除或者脾动脉栓塞，以及造血干细胞移植治疗等综合治疗手段。重型 β- 地中海贫血患者若伴有脾功能亢进，可考虑行脾切除术或者脾动脉栓塞术减轻溶血症状。基因治疗技术是利用病毒载体，对致病基因进行修正以达到根治目的，是治疗地中海贫血的未来方向，但基因治疗目前仍受诸多因素限制，导致其临床应用受限。

1. 输血治疗　轻型地中海贫血患者一般不需要输血治疗。规范性输血治疗的目的是使患者 Hb 接近或者达到正常水平，以保证生长发育及日常生活，改善生活质量。输血指征包括：①确诊为重型 β- 地中海贫血；②血红蛋白＜70g/L，排除感染性等其他因素；③血红蛋白＞70g/L，但有明显生长发育障碍。建议输注去白细胞的红细胞血制品，严重过敏患者可考虑输注洗涤红细胞[8]。

2. 去铁治疗　长期输血患者体内存在铁过载，过量的铁沉积于内脏器官，造血组织损害，最终导致脏器衰竭。准确进行铁负荷评估，有效去铁治疗可延长患者生存期。目前临床常用的方法包括：①金标准是肝组织活检测定肝组织铁浓度，但属于创伤性检查；②磁共振检查评估肝脏和心脏铁负荷，具有无创性和快速性；③血清铁蛋白检查简便易行，但影响因素过多。开始去铁治疗的最佳时机为输血刺激达到 10 次以上或者血清铁蛋白值大于 1 000g/L 时[9]。

3. 造血干细胞移植　虽然规范化输血的管理和口服去铁剂的应用使得地中海贫血患者的预后改善，然而，造血干细胞移植仍是目前治愈重型地中海贫血的主要手段。根据造血干细胞来源可分为骨髓移植、外周血造血干细胞移植和脐带血移植等。对于重型 β- 地中海贫血患者，移植时年龄越小造血干细胞移植效果越好，建议 2 ~ 3 岁进行。

1982 年 Thomas 等[10]首次报道了世界首例同胞异基因骨髓移植治疗重型 β- 地中海贫血。患者为 16 个月大男童，预处理方案为 Mel 联合 CTX，骨髓来源于其 16 岁 HLA 全相合的胞姐。移植后 6 个月，患者血红蛋白升高到 144g/dl，白细胞计数为 3.9×10^9/L，造血干细胞移植的疗效令人鼓舞。造血干细胞移植的疗效与患者体能状况、年龄、预处理方案、供者来源，以及并发症等多种因素密切相关。移植前患者需要进行风险评估，通常采用佩萨罗标准。Gaziev 等[11]研究结果显示，影响移植的危险因素包括：肝大（超过肋下2cm）、肝纤维化和不规范去铁治疗。根据危险因素分为三个风险等级：一级患者没有危险因素，二级患者有 1 ~ 2 个危险因素，三级患者具有 3 个危险因素。接受骨髓移植的一、二、三级患者移植后无病生存率分别为 87%、85% 和 80%[11]。

对于异基因造血干细胞移植供者的选择，早期骨髓干细胞（bone marrow stem cell，BMSC）是造血干细胞的主要来源，在过去 20 年间，PBSC 的应用更加广泛，在治疗恶性血液系统疾病中逐渐取代骨髓干细胞，成为主要的异基因造血干细胞移植物来源。和骨髓相比，外周血细胞取材更为方便。Ghavamzadeh 等[12]评估了外周血代替骨髓作为移植物来源治疗地中海贫血的利弊，分析了自 1998 年至 2015 年 567 例输血依赖性地中海贫血患者接受了异基因造血干细胞移植的疗效，其中 425 例患者接受了外周血造血干细胞移植，142 例患者接受了骨髓造血干细胞移植。外周血干细胞移植及骨髓造血干细胞移植 5 年的 *OS* 分别为 74.87% 和 79.38%（*P* = 0.19），提示与外周血干细胞移植相比骨髓移植的生存优势并不显著。此外，接受外周血干细胞移植和骨髓造血干细胞移植患者Ⅰ ~ Ⅳ

度 aGVHD 发生率为 50.83% 和 33.33%（P<0.001），cGVHD 发生率分别为 51.44% 和 26.06%（P<0.001）。单变量分析提示 aGVHD 发生的另一个预测因子是肝纤维化。校正肝纤维化的多变量 Cox 模型显示接受两种移植患者 aGVHD 发生率没有显著差异。男性和老年患者 cGVHD 的发生显著增加，且 cGVHD 发生率不受肝纤维化的影响，采用校正性别和年龄的多变量 Cox 模型显示两组 cGVHD 的发病率同样无显著性差异。因此，外周血细胞可以作为异基因造血干细胞治疗地中海贫血的替代干细胞来源[12]。

　　大多数地中海贫血无法获得亲缘相合供者来源的造血干细胞，而脐带血移植因取材方便、具有良好的抗白血病作用、可以克服 HLA 不完全相合障碍、GVHD 发生率低等优势，越来越多地被认为是造血干细胞移植的重要替代。1995 年 Issaragrisil[13] 等完成了第一例脐带血移植治疗地中海贫血，为日后的脐带血移植治疗地中海贫血奠定了基石。脐带血移植具有 GVHD 发生率低和移植后免疫重建迅速等优势。脐带血中的 CD4$^+$CD25$^+$FoxP3$^+$Treg 在胎儿免疫系统中占有主要地位，分娩后其数量逐渐下降到成人水平。脐带血中 Treg 细胞的强大抑制作用可能减弱了 UCBT 后的 GVHD 反应。Li 等[14] 回顾性分析了 1998 年至 2009 年在中国地区 50 例接受造血干细胞移植的 β- 地中海贫血患儿的疗效，其中 10 例患者接受了外周血干细胞移植，22 例患者接受了 UCBT，9 例患者接受了骨髓造血干细胞移植，5 例患者接受了骨髓联合外周血细胞移植，剩余 4 例患者接受了骨髓联合脐带血干细胞移植。5 年总生存率和无病生存率分别为 83.1% 和 67.3%。单因素分析显示脐带血移植是降低总生存率的潜在因素之一（P=0.051），同时脐带血移植组植入失败发生率高于非脐带血移植组（P=0.004）。2003 年 Locatelli 等[15] 对 33 例非血缘脐带血造血干细胞移植治疗地中海贫血的回顾性调查研究表明，33 例患儿仅 7 例在移植后发生移植物排斥反应，PFS 率为 79%，同时 GVHD 的低发生率显著改善了患者生存，33 例地中海贫血患者在 CBT 后均未死亡。2011 年 Ruggeri[16] 等报道了 35 例脐带血治疗地中海贫血，OS 率为 62%，无病生存率为 21%，其中原发性植入失败是治疗失败的最主要原因。总之，既往研究证实无关 CBT 治疗地中海贫血的结果令人鼓舞。作为一种替代造血干细胞，脐带血的取材方便、可以克服 HLA 不完全相合障碍，以及较低的急性和慢性 GVHD 发病率等特性使得脐带血越来越重要。对 GVHD 和移植相关死亡风险相关的免疫遗传因素的深入了解有助于我们为需要进行脐带血移植的地中海贫血患者选择理想的供体。

（强萍）

参考文献

[1]　郑美琴，李伟，吕建新. 温州地区汉族人群 β- 地中海贫血患者 β 珠蛋白基因突变分析 [J]. 中华检验医学杂志，2010，33（3）：236-240.

[2]　麦凤鸣，颜双鲤. 地中海贫血筛查指标的分析评价 [J]. 中华全科医学，2013，11（3）：350.

[3]　METTANANDA S, HIGGS D R. Molecular basis and genetic modifiers of thalassemia[J]. Hematol Oncol Clin North Am, 2018, 32(2): 177-191.

[4]　SHANG X, XU X M. Update in the genetics of thalassemia: What clinicians need to know[J]. Best Pract Res Clin Obstet Gynaecol, 2017, 39: 3-15.

[5]　PIEL F B, WEATHERALL D J. The α-thalassemias[J]. N Engl J Med, 2014, 371(20): 1908-1916.

[6]　SHANG X, PENG Z Y, YE Y H, et al. Rapid targeted next-generation sequencing platform for molecular screening and clinical genotyping in subjects with hemoglobinopathies[J]. EBioMedicine, 2017(23): 150-159.

[7]　THEIN S L. Molecular basis of beta thalassemia and potential therapeutic targets[J]. Blood Cells Mol Dis, 2018(70): 54-65.

[8]　MADGWICK K V, YARDUMIAN A. A home blood transfusion programme for beta-thalassaemia patients[J]. Transfus Med, 1999, 9(2): 135-138.

[9]　ANGELUCCI E, BAROSI G, CAMASCHELLA C, et al. Italian Society of Hematology practice guidelines for the management of iron overload in thalassemia major and related disorders[J]. Haematologica, 2008, 93(5): 741-752.

[10]　THOMAS E D, BUCKNER C D, SANDERS J E, et al. Marrow transplantation for thalassaemia[J]. Lancet, 1982, 2(8292): 227-229.

[11]　GAZIEV J, LUCARELLI G. Stem cell transplantation for thalassaemia[J]. Reprod Biomed Online, 2005, 10(1): 111-115.

[12]　GHAVAMZADEH A, KASAEIAN A, ROSTAMI T, et al. Comparable outcomes of allogeneic peripheral blood versus bone marrow hematopoietic stem cell transplantation in major thalassemia: A multivariate long-term cohort analysis[J]. Biol Blood Marrow Transplant, 2019, 25(2): 307-312.

[13]　MOLD J E, MICHAELSSON J, BURT T D, et al. Maternal alloantigens promote the development of tolerogenic fetal regulatory T cells in utero[J]. Science, 2008, 322(5907): 1562-1565.

[14]　LI X Y, SUN X, CHEN J, et al.Hematopoietic stem cell transplantation for children with β-thalassemia major: multicenter experience in China[J].World J Pediatr, 2018, 14(1): 92-99.

[15]　LOCATELLI F, ROCHA V, REED W, et al. Related umbilical cord blood transplantation in patients with thalassemia and sickle cell disease[J]. Blood, 2003, 101(6): 2137-2143.

[16]　RUGGERI A, EAPEN M, SCARAVADOU A, et al. Umbilical cord blood transplantation for children with thalassemia and sickle cell disease. Biol Blood Marrow Transplant, 2011, 17(9): 1375-1382.

第二节

脐带血移植治疗原发性免疫缺陷病

一、前言

原发性免疫缺陷病（primary immunodeficiency disease，PID）是一组因先天性遗传缺陷所致的免疫系统发育和 / 或功能出现障碍的疾病，患者常表现为反复感染、易并发自身免疫性疾病和继发肿瘤。PID 是一种罕见病，发病率约 0.001%～0.01%，国际免疫学会联盟（IUIS）2013 年专家会议将 PID 分为 9 大类超过 210 种 [1]，分别为：联合免疫缺陷、联合免疫缺陷相关综合征、抗体缺陷、免疫失调性疾病、吞噬细胞数量和 / 或功能缺陷、固有免疫缺陷、自身炎症性疾病、补体缺陷和 PID 表型疾病。自 1968 年第一例 PID 患者接受 HSCT 获得成功以来，HSCT 目前已广泛应用于 PID 的治疗，成为部分 PID 唯一的治愈手段。UCB 作为 HSCT 供者来源之一具有配型及获得快速、检测方便、对供者无伤害、病毒污染少、GVHD 发生风险低、HLA 配型要求较其他造血干细胞低等优点，适用于儿童 PID 的治疗。本文对 PID 中重度联合免疫缺陷病（severe combined immunodeficiency disease，SCID）、威斯科特 - 奥尔德里奇综合征（Wiskott-Aldrich syndrome，WAS）、慢性肉芽肿病（chronic granulomatous disease，CGD）、极早发型炎症性肠病（very early onset inflammatory bowel disease，VEO-IBD）等几种常见疾病的脐带血干细胞移植问题综述如下。

二、脐带血移植治疗重症联合免疫缺陷病

SCID 是 PID 中最严重的一种，发病率约 1/10 万～2/10 万人，是由先天基因缺陷导致的，以 T 细胞发育和功能障碍为主要特征的严重免疫缺陷。患者体液和细胞免疫功能的异常，表现为 T 细胞数量减少和 / 或功能降低并常继发 B 细胞功能缺陷，这些缺陷导致反复感染、慢性腹泻和发育迟滞，不经治疗通常在出生后 1 年内死亡 [2]。对大多数 SCID 患者来说，HSCT 是唯一的治愈手段，早期诊断并及时接受移植能取得最佳治疗效果。

（一）SCID 突变基因与免疫表型

约 90% 的 SCID 已发现明确的致病基因，涉及胸腺生成、T 细胞发育成熟和发挥功能的各个方面 [3]。不同的基因缺陷表现为不同的表型，按照受累的淋巴细胞不同可以分为 $T^-B^+NK^+$、$T^-B^+NK^-$、$T^-B^-NK^+$、$T^-B^-NK^-$ 四种免疫表型。最常见的是 X- 连锁 SCID（SCID

X-linked），约占所有 SCID 的 40%~50%，表现为 T⁻B⁺ 表型，突变发生于细胞因子受体复合体 γ。的基因 *IL2RG*（OMIM #300400），该复合体是包含了 IL-2、4、7、9、15、21 受体的跨膜蛋白。VDJ 重排缺陷导致的 SCID 约占 30%，表现为 T⁻B⁻ 表型；腺苷脱氨酶（ADA）缺陷约占 10%~15%。其他常见的常染色体隐性遗传基因突变包括 *JAK3*、*IL7R*、*PTPRC*、*CD3D*、*CD3E*、*CD3G* 和 *CORO1A*（分别编码 JAK3、IL-7Rα、CD45、CD3δ、CD3ε、CD3γ 和 Coronin-1A）等。与各表型相关的常见突变基因见图 12-2-1。

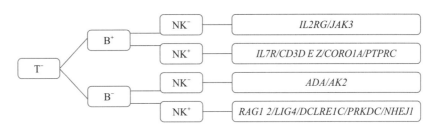

图 12-2-1　SCID 免疫表型与突变基因

（二）SCID 的早期诊断

研究表明 SCID 患者接受 HSCT 治疗的年龄是重要的独立危险因素，<3.5 月龄接受 HSCT 治疗效果最好，延迟诊断患者可因感染和脏器功能损害而丧失移植机会[4]。通过 TREC 检测可以对新生儿进行 SCID 的早期筛查。2005 年 Puck 等[5] 首先报道了使用 TREC 检测通过美国马里兰州新生儿筛查（newborn screening，NBS）项目获得的滤纸片干血滴样本分离的 DNA，成功筛查出了 23 例 SCID 患者。2008 年美国威斯康星州成为世界上第一个将基于 TREC 检测的 SCID 筛查列入 NBS 常规项目的地区[6]。近 10 年来，SCID 筛查已经成为美国和欧洲很多地区的 NBS 常规项目，在亚洲和南美洲部分地区也开始实施。NBS 的开展使得更多的 SCID 患者在出现症状前就得以诊断，并及早进入规范的评估、干预程序，包括停止常规疫苗接种、预防应用复方磺胺甲噁唑和伊曲康唑、免疫球蛋白替代治疗、输注照射血制品、营养支持、保护性隔离等，并尽早接受酶替代、HSCT 或基因治疗等有效治疗，获得更好的生存。

（三）SCID 的脐带血干细胞移植

早在 1968 年就有第一例 SCID 患者通过 HSCT 治疗获得成功[7]，在此后的几十年里，随着 SCID 早期诊断的开展、HLA 配型的进步、非亲缘造血干细胞库和脐带血库的不断扩容、预处理毒性的减低和移植前后支持治疗的提高，SCID 移植治疗效果逐步提高，已经发表的多项 HSCT 治疗 SCID 的大样本回顾性研究表明 HSCT 治疗 SCID 疗效显著。

1. **供者选择**　一旦确诊 SCID，即需要尽快找到合适的供者准备移植。大样本回顾性研究的证据表明供者选择与移植 *OS* 密切相关。根据欧洲免疫缺陷移植协作组（Stem Cell

Transplant for Immunodeficiencies in Europe，SCETIDE）的研究[8]，相合同胞供者（matched sibling donor，MSD）疗效最好，*OS* 接近 90%，是首选供者，相合亲缘供者（matched family donor，MFD）*OS* 与 MSD 相当，是第二选择。

随着全世界范围内骨髓库和脐带血库的建立和不断扩容，非亲缘和脐带血供者为移植提供了更多的供者选择。在缺乏 MSD 和 MFD 的情况下，相合非亲缘（matched unrelated donor，MUD）或 1 个位点不合非亲缘（mismatched unrelated donor，MMUD）、相合或 1~2 个位点不合 UCB 成为治疗 SCID 的替代移植物来源[9]。SCID 患者不同的移植前状态、移植物 HLA 匹配程度、有核细胞数、预处理方案等决定了移植后植入率、血细胞全系完全植入、严重 GVHD 发生率、免疫重建率的不同。MUD 或 MMUD 检索及配型的等待周期常需要 2~4 个月，增加了 SCID 患者的感染机会，因此要评估患者病情及感染状态后慎重选择，对于感染不严重或 T 细胞功能部分缺陷的轻型患者可以考虑。UCB 相比其他移植物具有取得方便、对供者无伤害、HLA 配型要求低、病毒污染率低、GVHD 发生风险低的优点，相合 UCB 或 1~2 位点不相合 UCB 较 MUD 或 1 位点不相合 MMUD 的移植 *OS* 相当[10]。复旦大学附属儿科医院 2014 年起应用 UCBT 治疗 SCID 22 例，植入率 100%，*DFS* 率达 80%，取得了很好的治疗效果。

亲缘单倍体供者在部分移植中心作为缺乏上述相合供者的替代选择，但是其移植生存率仍有待提高，SCETIDE 资料显示 3 年 *OS* 为 66%（*n*=96）[10]，加拿大和意大利的回顾性研究 3 年 *OS* 为 53%（*n*=40）。

2. 预处理方案　SCID 在进行 MSD 及 MFD 移植时可以不用预处理化疗而获得 T 细胞的植入并有较低的 GVHD 发生率。但是不用预处理的患者 B 细胞植入率仅有 1/3，尤其是 T$^-$B$^-$NK$^+$ 亚型的 SCID 患者，移植后仍需要长期静脉注射免疫球蛋白[4]。研究发现化疗或 ATG 等预处理应用后移植造血干细胞能增加植入及移植后的免疫重建，但化疗相关毒性反应相应增加，特别是在 *DCLRE1C*、*LIG4*、*NHEJ1*、*PRKDC*［分别编码 Artemis、DNA 连接酶 4、Cernunnos、DNA 依赖性蛋白激酶催化亚基（DNA-PKcs）］等 DNA 末端连接修复途径相关基因缺陷导致的 SCID 亚型中，烷化剂的应用可显著增加生长迟缓、牙齿发育和内分泌异常等远期并发症的发生率[11]。因此 SCID 患者的移植预处理方案需要考虑患者基因和免疫表型、移植前感染情况、供者类型、HLA 匹配情况等进行合理选择。

ATG 在预处理中的应用可以有效预防 GVHD 和移植物排斥，但也会影响 T 细胞免疫重建。最近的一项研究[12]比较了 137 例接受 UCBT 的患者不同剂量 ATG 预处理的免疫重建和疗效，发现不用 ATG 和低剂量 ATG 组的患者免疫重建更快更好，移植后 ATG 的 AUC 每增加 10%，CD4$^+$ 免疫重建减少 26%，不用或低剂量 ATG 预处理的患者生存率显著增加。

3. 移植后免疫重建　HSCT 患者在接受预处理化疗或放疗后，加之预防 GVHD 的免疫抑制剂应用下，会存在一个重度淋巴细胞缺乏和免疫缺陷的时期。移植后 T 细胞的数量和功能恢复是一个非常缓慢的过程，至少需要 1 年左右的时间[13]。在移植后 1 年内机会感染发生率高，尤其是 T 细胞免疫缺陷相关的病毒感染，如 HPV、ADV、BKV 感染等。CMV 是移植患者最常见的感染，也是移植后主要致死原因之一[14]，绝大多数源于受者组织 CMV 的再激活。UCB 缺乏 CMV 特异性记忆 T 细胞而无法产生对 CMV 的适应性免疫，显著影响 UCBT 受者移植后 CMV 再激活的预后。明尼苏达大学报道最大样本量的 332 例 UCBT 受者研究[15]发现，CMV 再激活在移植前血清学阳性患者中发生率 51%，与成人 HSCT 受者相当，但是有高达 27.1% 的再激活患者进展为 CMV 病，导致更高的 *TRM* 而使 *OS* 降低。在另一项杜克大学 330 例儿童 UCBT 受者研究[16]中发现 CMV 是移植后 6 个月内感染相关死亡的第二大原因。这些研究表明 UCBT 后免疫重建状态是移植受者重要的预后因素。

移植后免疫重建的影响因素包括以下几点。①受者年龄和干细胞数量。二者都是移植后免疫重建延迟的独立危险因素[17]，年龄越大、细胞数越低，TREC 和 naïve T 细胞恢复越慢，导致机会感染增加，影响到患者的总体生存。② GVHD。胸腺也是 GVHD 的靶器官之一，因此发生 GVHD 时将出现胸腺功能减退，T 细胞重建延迟，研究证实急性或慢性 GVHD 是免疫重建延迟的独立危险因素，发生 GVHD 和应用免疫抑制剂治疗都将影响胸腺功能的恢复，使 naïve T 细胞、TREC、T 细胞库多样性恢复延迟[18]。而不发生 GVHD，常规应用预防剂量免疫抑制剂不影响移植后免疫重建[19]。③预处理强度。预处理时使用细胞毒药物和放疗对胸腺功能的恢复及新近胸腺迁出细胞（RTE）的输出产生不利影响[20]，而采用减低强度预处理的移植患者免疫重建更快，研究还提示预处理强度是移植后 6 个月内影响 TREC 和 CD4⁺naïve T 细胞恢复的最重要因素[21]。④其他因素包括 ATG 的应用、移植前宿主 TREC 水平等。

三、脐带血移植治疗慢性肉芽肿病

CGD 发病率约 0.4/10 万 ~ 0.5/10 万人[22, 23]，是一种遗传性中性粒细胞功能缺陷，由编码 NADPH 氧化酶的 5 个亚单位之一的基因发生突变所导致。NADPH 氧化酶为细胞内溶酶体产生过氧化物酶吞噬和消灭细胞内病原体所必需，因此 CGD 患者常表现为出生后早期开始发生的严重的细菌和真菌等病原微生物反复感染，并伴异常的自身炎症反应，导致慢性肠炎、限制性肺病、脉络视网膜炎和肉芽肿，生长迟缓，生活质量差。严重表型的 CGD 患者预期寿命短，通过抗感染、干扰素等常规治疗也仅有 55% 患者可生存至 30 岁以上。HSCT 目前是 CGD 的唯一的治愈手段。

（一）CGD 突变基因和临床表现

CGD 是先天遗传性疾病，有 X- 连锁（XR）和常染色体隐性遗传（AR）两种遗传方式。XR-CGD 最为常见，约占 CGD 的 60%~65%，突变基因为 *CYBB*（ChrXp21.1），该基因编码 NADPH 氧化酶的 gp91^{phox} 蛋白（OMIM #306400）。AR-CGD 较少见，突变基因有 *CYBA*（Chr16q24）、*NCF1*（Chr7q11.23）、*NCF2*（Chr1q25）和 *NCF4*（Chr22q13.1）4 种，分别编码 NADPH 氧化酶的 p22^{phox}（OMIM #233690）、p47^{phox}（OMIM #233700）、p67^{phox}（OMIM #233710）和 p40^{phox}（OMIM #601488）蛋白，其中 *NCF1* 突变占 CGD 患者的 25%~30%，其余 3 种基因突变约占 10%。

CGD 的突变基因与临床表型具有一定相关性，XR-CGD 患者表现出更严重的临床经过，他们起病更早、感染更重，比 AR-CGD 患者往往更早发生疾病相关死亡。感染和脓肿形成是 CGD 患者常见的首发症状，常见的受累部位包括肺部、皮肤、淋巴结和肝脏。在发达国家常见的病原菌以细菌和真菌为主，包括金黄色葡萄球菌、伯克霍尔德菌、黏质沙雷菌、诺卡菌、沙门菌和曲霉菌等[22-24]，而在我国和部分发展中国家的 CGD 患者中卡介菌病和结核感染也较常见[25]。CGD 患者反复发生感染，常需住院抗感染治疗，局部脓肿需要接受外科手术治疗。

近年来，CGD 患者在积极有效的抗感染防治策略下生存率已获很大的提高。随着预期生存的延长，CGD 患者的炎症性疾病并发症越来越受到关注。NIH 的一项大样本的 CGD 生存患者的研究发现，消化道是 CGD 最常见的炎症性并发症受累器官，XR-CGD 较 AR-CGD 发生率更高[26]。文献报道 34%~48% 的 CGD 患者存在消化道受累表现，包括慢性腹泻、血便、腹痛、呕吐、体重减轻和生长发育迟缓等[22, 23]。受累部位包括全消化道，其中结肠和直肠更常见，表现为炎症性肠病（inflammatory bowel disease，IBD），甚至部分 CGD 患者首发症状为 IBD。因此出生后早期发生 IBD 的患者需要考虑鉴别 CGD[27]。肝脏受累也较常见，表现包括结节增生、非肝硬化性门静脉高压、肝脾肿大和脓肿形成。文献报道 32% 的 CGD 患者发生过肝脓肿，其中 48% 的患者反复发生[24]。此外泌尿生殖道受累也有报道，包括膀胱肉芽肿、输尿管梗阻，最近还有 CGD 患者发生罕见的嗜酸性膀胱炎的报道[28]。

（二）CGD 的诊断和常规治疗

CGD 目前最常用的诊断方法包括呼吸爆发试验（DHR 试验）和基因检测。DHR 试验原理是采用流式细胞仪技术检测中性粒细胞受佛波酯（PMA）刺激后产生的过氧化物将无荧光的二氢罗丹明（dihydrorhodamine 123，DHR123）氧化为有荧光的罗丹明的能力。中性粒细胞产生的超氧化物可氧化染料，生成荧光产物，因此，荧光的强度可直接反映超氧化物的水平。DHR 试验结果以刺激指数的形式报告。基因检测可在分子水平明确 CGD 诊断，可检测携带者并做产前诊断。

CGD 患者的治疗策略包括长期预防性应用抗生素和抗真菌药物，即每日口服复方磺胺甲䓬唑和伊曲康唑；避免接种卡介苗，每年接种流感疫苗；出现感染表现及时应用广谱抗生素和抗真菌药物；脓肿形成考虑外科手术干预；IBD 治疗，包括美沙拉嗪、激素、硫唑嘌呤等。有研究提示干扰素可以使 CGD 患者感染发生率和严重程度降低[29]，但其在 CGD 患者中的预防应用仍有争议[30]。

（三）CGD 的脐带血干细胞移植

HSCT 作为一种根治性的治疗手段近年来在 CGD 患者中的应用日益受到重视，但移植相关风险，包括化疗相关脏器损伤、感染、GVHD 等限制了其应用，特别是部分已经存在严重感染和脏器损害的 CGD 患者，可能无法耐受大剂量的清髓性化疗。目前 CGD 患者的 HSCT 移植研究的热点主要包括移植的时机、供者的类型选择和预处理强度的选择等。

1. **移植时机** 近年来的研究比较了接受 HSCT 与仅接受常规保守治疗的两组 CGD 患者长期随访情况，结果显示 HSCT 确实能令 CGD 患者受益，接受移植的 CGD 患者严重感染、手术和住院的发生风险显著降低[31]。但由于移植仍存在一定的并发症和风险，CGD 患者的移植适应证和时机目前仍存在争议。一般认为 NADPH 氧化酶活性完全缺失的 CGD 患者提示预后较差，推荐尽早接受 HSCT。CGD 患者的移植适应证包括：发生一次以上威胁生命的感染、无法耐受或坚持抗感染预防治疗、发生激素依赖的自身炎症并发症[32]。

2. **供者选择** 首例接受 HSCT 的 CGD 患者使用的是同胞相合供者（MSD），近 20 年来随着移植技术的日益完善，越来越多的相关临床研究结果显示 CGD 患者接受 MSD 供者移植 *OS* 可达 90%～95%，*EFS* 超过 80%，而且 HLA 相合非亲缘供者（MUD）移植疗效与 MSD 相当[32-35]。因此目前 MSD 或 MUD 仍是 CGD 患者接受 HSCT 治疗的首选供者。

但仍有很多患者无法找到合适的 MDS 和 MUD 供者。脐带血干细胞是一种备选的供者，特别是对于儿童 CGD 患者来说，脐带血干细胞更具优势。但是目前 UCBT 治疗 CGD 患者的相关临床研究很少，多为个例报道。表 12-2-1 列出了近年来 UCBT 治疗 CGD 的相关文献，总病例数仅 30 余例。复旦大学附属儿科医院 2014 年起应用 UCBT 治疗儿童 CGD，累积 35 例，总体生存率达 90%。

表 12-2-1　文献报道脐带血干细胞移植治疗 CGD

作者	年份	例数/例	预处理方案	GVHD 预防	植入情况	转归
Nakano[36]	1999	1	TBI/CY/ATG	CSA+MTX	植入失败	+51d 死亡
Taneichi[37]	2001	1	Bu/CY/ATG	CSA	+20d	+22d 死亡
Bhattacharya[38]	2003	1	Bu/CY	CSA	植入	生存
Suzuki[39]	2007	1	Flu/CY	CSA+MMF	+24d	生存
Parikh[40]	2007	2	Bu/CY/ATG Bu/CY/Flu/ATG	CSA+MP CSA+MMF	植入失败	二次脐带血 移植后生存

续表

作者	年份	例数 / 例	预处理方案	GVHD 预防	植入情况	转归
Mochizuki[41]	2009	1	Flu/Bu/TBI	FK506+MTX	+19d	生存
Jaing[42]	2010	1	Bu/CY/ATG	CSA+MP	+13d	生存
Morio[43]	2011	7	不明	不明	3 例植入	3 例生存

3. 预处理方案　MAC 作为标准的移植方案过去 20 年间是 CGD 患者主要的预处理方案[44]，由于 CGD 患者粒细胞功能缺陷但数量不低，且可因反复感染和肉芽肿形成刺激骨髓增殖及 T 细胞等免疫细胞功能亢进，所以 CGD 患者移植治疗植入失败发生率较高。UCBT 因细胞数量有限、免疫原性弱、植入缓慢，较其他来源的干细胞更易发生植入失败，既往已报道的 32 例接受 UCBT 的 CGD 患者中，9/32（28.1%）发生了植入失败，可能有更多的接受 UCBT 的 CGD 患者因植入失败而未被报道，所以 UCBT 治疗 CGD 的相关文献很少。复旦大学附属儿科医院 2014 年起采用 MAC 方案的 UCBT 治疗儿童 CGD，8/35（22.8%）发生了植入失败，与已文献报道植入率相当。总之，CGD 患者的 UCBT 预处理方案目前以 MAC 为主，植入率低于其他供者。有待于更多临床研究来优化预处理方案，提高植入率。

RIC 减轻了化疗的强度，对于存在严重感染或并发症的高危 CGD 患者来说更为安全，并能降低远期并发症的发生风险，但前期的研究发现应用 RIC 移植的 CGD 患者植入失败和 GVHD 发生率更高[45, 46]。2014 年 Gungor 等[32] 发表了一项前瞻性多中心临床研究，入组 56 例 CGD 患者，包括 42 例高危 CGD 患者，采用 MSD 或 MUD 骨髓 / 外周血干细胞供者，应用 RIC 方案，2 年 OS 高达 96%，EFS 达 91%，累积严重Ⅲ～Ⅳ度 aGVHD 发生率仅 4%，cGVHD 发生率 7%，93% 的生存患者完全嵌合，取得了很好的疗效。目前尚无 RIC 方案应用 UCBT 治疗 CGD 的报道。

四、脐带血移植治疗湿疹血小板减少伴免疫缺陷综合征

WAS 是由编码细胞骨架蛋白 WASP 的 WAS 基因突变所致的遗传性免疫缺陷病，X 连锁，男性为患者，女性携带，发病率约 0.1/10 万～10/10 万人[47]，是一种罕见病。经典 WAS 患者表现为血小板减少、联合免疫缺陷、自身免疫病及肿瘤易感。WAS 患者长期生存率低，多数经典型 WAS 患者可死于感染、出血和恶性肿瘤，预期生存＜20 岁[48]。1968 年首例 WAS 患者应用 MSD 供者 HSCT 治疗成功[49]，近 50 年来 HSCT 成为 WAS 患者主要的治愈性手段。

（一）WAS 突变基因和临床表型

WAS 突变基因为 WAS 基因（ChrXp11.22-p11.23，OMIM #301000）[50]，编码的 WAS

蛋白（WASP）广泛表达于造血细胞上，参与对细胞骨架中肌动蛋白的调控。正常的WASP 表达在趋化因子作用、细胞信号转导、造血和免疫细胞发育和淋巴细胞凋亡中起到关键作用[51, 52]。

WAS 基因不同的突变可导致 WASP 表达完全或部分缺失，从而使 WAS 患者出现不同的临床表型。WAS 基因发生缺失、插入和无义突变或剪接位点突变导致内含子6、8、9和10缺失或截短，常导致 WASP 表达完全缺失，患者为经典 WAS（classic WAS）表型，临床表现湿疹、血小板减少、免疫缺陷、并发自身免疫病和肿瘤，病情较重[53]；WAS 基因外显子1~4发生错义突变或移码突变常导致 WASP 表达部分缺失，患者表型为 X 连锁血小板减少症（X-linked thrombocytopenia，XLT），表现为血小板减少、轻度湿疹和免疫缺陷[54-56]；*WAS* 基因突变发生在 WASP 的 Cdc42 结合位点上时，患者表型为 X 连锁中性粒细胞减少症（X-linked neutropenia，XLN），表现为中性粒细胞减少和 MDS 高发[57-59]。

（二）WAS 临床评分

因 WAS 存在程度不同临床表型，为了更好地指导治疗方案的选择，临床上应用 WAS评分系统来评估疾病严重程度，见表 12-2-2[53, 60]。1~2 分患者 WASP 部分缺陷临床表现轻，3~5 分患者属经典 WAS，病情重伴免疫缺陷、自身免疫病和恶性肿瘤倾向。

表 12-2-2　WAS 临床评分系统

分值	XLT		WAS		
	1	2	3	4	5
血小板减少	+	+	+	+	+
免疫缺陷	–	–/+	+	++	– ~ ++
湿疹	–	–/+	+	++	– ~ ++
自身免疫 / 肿瘤	–	–	–	–	+

"–"：没有临床表现；"+"：存在临床表现；"++"：存在临床表现且病情反复。

（三）WAS 的脐带血干细胞移植

HSCT 作为 WAS 患者目前唯一的根治性手段，自 1968 年首例患者成功接受移植起就逐渐应用于临床。20 世纪 90 年代以前，文献报道多为应用 MSD 供者移植的单中心病例报道，1994 年首例 UCBT 治疗 WAS 患者报道[61]。近 20 年以来随着越来越多的多中心大样本的临床研究发表，HSCT 治疗在 WAS 患者中的应用越来越成熟。

1. 移植适应证和时机　HSCT 可以根治 WAS 患者恢复正常造血和免疫系统，因此对于起病早、病情重、常规治疗疗效差及临床评分 3 分及以上的经典 WAS 患者，HSCT 是推荐的有效治疗方案。此类患者可通过 WASP 表达和 *WAS* 基因检测早期获得明确诊断，一旦明确 WASP 表达完全缺失，就应考虑尽快接受 HSCT 治疗。

　　病情较轻及临床评分 3 分以下的患者的 WAS 患者，是否具有 HSCT 的适应证仍存在争议。因移植治疗存在一定的风险，对于 WASP 部分表达、临床评分<3 分的轻型 WAS 患者，推荐随访，如出现严重感染、自身免疫病或淋巴增殖性疾病等表现则考虑 HSCT 治疗。

　　2. 供者选择　近年来多中心大样本的临床研究结果显示[62]，2000 年前后相比，WAS 患者接受 HSCT 治疗 5 年 *OS* 从 74.9% 提高到了 89.9%，其中临床评分<3 分和>5 分的患者 5 年 *OS* 分别为 92.4% 和 79.3%，MSD 供者与 MUD 供者生存率相当。因此目前 MSD 与 MUD 仍是 WAS 患者移植的首选供者。

　　UCBT 治疗 WAS 患者的临床研究报道不多，2013 年日本报道了 UCBT 治疗 PID 的多中心临床研究，23 例 WAS 患者中 21 例植入，2 例未植入患者接受二次 UCBT 后植入，5 年 *OS* 为 82%。因此在缺乏 MSD 或 MUD 供者的情况下，UCB 也是可供选择的供者。

　　3. 预处理方案　BU/CY ± ATG 的清髓性预处理是多数移植中心用于 WAS 患者 HSCT 治疗的常用方案[63-65]。WAS 移植后自身免疫反应发生率高，在移植后的 1.5 年内约 20% 的患者可以发生自身免疫反应，且与 GVHD、移植前有无自身免疫反应无关，而与供者植入状态相关，移植后混合或部分嵌合患者中自身免疫反应发生率可达 72%，而完全供者嵌合患者仅 8%。供者不全嵌合还影响移植后免疫重建，并继发顽固性血小板减少，影响移植效果[66]。目前 WAS 患者的 UCB 移植仍建议采用清髓性预处理，增加完全供者植入，减少移植后并发症。

五、脐带血移植治疗极早发型炎症性肠病

　　VEO-IBD 是儿童 IBD 中的一种特殊亚型，2012 年由 Muise 等将发病年龄<6 岁的儿童 IBD 定义为 VEO-IBD[67]。VEO-IBD 患者临床特征为起病早、病情重的腹泻，并发严重营养不良、肛周疾病和反复感染。研究发现 VEO-IBD 多为单基因先天缺陷所导致，部分 VEO-IBD 患者可以通过接受 HSCT 治疗获得治愈。

（一）VEO-IBD 的临床表现和致病基因

　　IBD 是一组非特异性慢性胃肠道炎症性疾病，包括溃疡性结肠炎（ulcerative colitis，UC）、克罗恩病（Crohn disease，CD）和未定型结肠炎（indeterminate colitis，IC），不同类型的病变受累部位和病理表现不同。研究发现 IBD 的病变部位、进展程度和对治疗的反应具有明显的年龄特征，因此近年来对 IBD 进行了新的分类和命名。最初 2005 年蒙特利尔分类[68]将发病年龄小于 17 岁的 IBD 患者定义为儿童 IBD（pediatric-onset IBD），

2011 年巴黎分类[69]又进一步将儿童 IBD 细分为 10 岁以下的早发型 IBD（EO-IBD）、6 岁以下的极早发型 IBD（VEO-IBD），其中 VEO-IBD 还分出婴幼儿 IBD（infantile and toddler-onset IBD）和新生儿 IBD（neonatal IBD）。VEO-IBD 发病年龄＜6 岁，起病时病情就较重，表现为难以控制的腹泻伴重度营养不良、生长发育落后，合并肛周疾病，患者常伴免疫缺陷而易发生严重感染。IBD 的常规治疗手段，如免疫抑制剂、生物制剂、抗感染、营养支持和外科干预等，对 VEO-IBD 患者常疗效不佳，患者易发生早期死亡。

越来越多的研究证实，VEO-IBD 的主要病因是先天性的单基因缺陷[70-72]。目前已发现超过 50 种基因与 VEO-IBD 的发生相关，其中大多数是 PID 相关基因，表 12-2-3 列出了目前已知与 VEO-IBD 发生相关的致病基因[73]。白介素 10 受体（IL-10R）的基因缺陷导致的 VEO-IBD 在 2009 年由 Glocker 等[70]首先报道后，IL-10 和 IL-10R 的基因缺陷相关 VEO-IBD 越来越受到关注，相关文献 20 余篇报道 60 余例。2017 年复旦大学附属儿科医院报道了 42 例 IL-10R 缺陷 VEO-IBD 中国患儿，包括 41 例 *IL10RA* 缺陷（32 例复合杂合突变和 9 例纯合突变）和 1 例 *IL10RB* 缺陷（复合杂合突变），发现了 10 个新的突变。在这些病例中，88.1% 的患者腹泻为首发症状，发生时间为 10.4 天 ± 8 天，其他症状包括口腔炎、肛周病变和湿疹，均存在营养不良[74]。

（二）VEO-IBD 的脐带血干细胞移植治疗

IBD 的常规治疗手段，包括免疫抑制剂、美沙拉嗪、生物制剂、营养支持和外科手术等，对先天单基因缺陷导致的 VEO-IBD 效果不佳。由于先天缺陷的存在，患者疾病易反复并逐步进展，并可并发严重感染、脏器损害或恶性肿瘤，威胁生命。对于突变基因存在于造血干细胞来源的血细胞或免疫细胞的 VEO-IBD 来说，HSCT 是有效的根治性手段。已有 HSCT 有效治疗 IL-10 和 IL-10R 缺陷、XIAP、IPEX 等单基因缺陷 VEO-IBD 的报道。Glocker 等[70]2009 年首次报道了一例采用 MSD 供者的骨髓移植治疗 IL-10RB 缺陷 VEO-IBD 患儿，患儿获得持续缓解，肛周病变愈合，体重增长。目前不同国家的移植团队已报道近 20 例接受移植治疗的 IL-10R 缺陷 VEO-IBD 患儿，供者以 MSD 和 MUD 为主，也有单倍体和脐带血供者的个例报道，均采用清髓性预处理方案。上述报道证实部分 VEO-IBD 可以考虑采用 HSCT 治疗。

复旦大学附属儿科医院 2015 年起应用 RIC 方案 UCBT 治疗 VEO-IBD[75]，目前完成 21 例 IL-10RA 缺陷患儿，包括 7 例男孩和 14 例女孩，年龄中位数 11（3～46）个月，体重中位数 8（3.2～12）kg。UCB 选择标准：HLA 高分≥7/10 相合，TNC≥5×10^7/kg。预处理方案包括 Flu（150mg/m^2）、Bu（8～12mg/kg）和 Cy（100mg/kg），采用 FK506 单药预防 GVHD。随访中位时间 9（1～33）个月，15 例（71%）患儿无病生存，6 例死亡，5 例死亡时间为移植后 60 天内，死亡原因均为重症感染，包括肠道/腹腔感染和脓毒症。15 例生存患儿移植后约 3 个月腹泻症状均显著好转，肛周病变逐渐愈合，体重增加，移

表 12-2-3 VEO-IBD 发生相关致病基因

相关疾病	遗传方式	基因	基因位置	OMIM
甲羟戊酸激酶缺乏症	AR	MVK	12q24	#260920
家族性地中海热	AR	MEFV	16p13	#134610
自身炎症/抗体缺乏/免疫失调综合症	AD	PLCG2	16q23	#614878
家族性自身炎症综合征 2	AD	NLRP12	19q13	#611762
自身炎症性婴儿小肠结肠炎	AD	NLRC4	2p22	#616050
X 连锁淋巴细胞增殖综合征 2	XL	XIAP	Xq25	#300635
家族性噬血细胞淋巴组织细胞增生症 5	AR	STXBP2	19p13	#613101
Hermansky Pudlak 综合征	AR	HPS1	10q23	#203300
	AR	HPS4	22q12	#614073
	AR	HPS6	10q24	#614075
IPEX 综合征	XL	FOXP3	Xp11	#304790
自身免疫性多内分泌念珠菌病外胚层营养不良	AR/AD	AIRE	21q22	#240300
IL-10 及 IL-10R 缺陷相关炎症性肠病	AR	IL10	1q32	#124092
	AR	IL10RA	11q23	#613148
	AR	IL10RB	21q22	#612567
糖原贮积病 1b	AR	SLC37A4	11q23	#232220
严重粒细胞缺乏症 4	AR	G6PC3	17q21	#612541
白细胞粘附分子缺陷 1	AR	ITGB2	21q22	#116920
慢性肉芽肿病	AR	NCF1	7q11	#233700
	AR	NCF2	1q25	#233710
	AR	NCF4	22q12	#613960
	XL	CYBA	16q24	#233690
	XL	CYBB	Xp21	#306400
Wiskott-Aldrich 综合征	XL	WAS	Xp11	#301000
	XL	DCLRE1C	10p13	#603554
Omenn 综合征	AR	RAG1	11p12	#603554
重症联合免疫缺陷病	AR	RAG2	11p12	#603554
LIG4 综合征	AR	LIG4	13q33	#606593
腺苷脱氢酶缺乏症	AR	ADA	20q13	#102700

相关疾病	遗传方式	基因	基因位置	OMIM
重症联合免疫缺陷病	XL	IL2RG	Xq13	#300400
免疫缺陷病 17	AR	CD3G	11q23	#615607
选择性 T 细胞缺陷	AR	ZAP70	2q11	#269840
免疫缺陷病 22	AR	LCK	1p35	#615758
普通变异型免疫缺陷病	AR	LRBA	4q31	#614700
	AD	ICOS	2q33	#607594
IL-21 缺陷	AR	IL21	4q27	#615767
自身免疫性淋巴细胞增殖综合征 V	AD	CTLA-4	2q33	#616100
TACI 缺陷	AR/AD	TNFRSF13B	17p11	#240500
先天性糖基化异常 Ⅲ 型	AR	COG6	13q14	#614576
Bruton 综合征	XL	BTK	Xq22	#300755
无丙种球蛋白血症 7	AR	PIK3R1	5q13	#615214
高 IgM 免疫缺陷病	XL	CD40LG	Xq26	#308230
	AR	AICDA	12p13	#605258
Caspase 8 缺陷	AR	CASP8	2q33	#607271
自身免疫病伴面部多发畸形	AR	ITCH	20q11	#613385
MASP2 缺陷	AR	MASP2	1p36	#613791
多发性肠闭锁	AR	TTC7A	2p21	#243150
三联肝肠综合征	AR	TTC37	5q15	#222470
	AR	SKIV2L	6p21	#614602
X 连锁外胚层发育不良伴免疫缺陷	XL	NEMO/IKBKG	Xq28	#300248
家族性腹泻	AD	GUCY2C	12q13	#614616
大疱表皮松解症	AR	COL7A1	3p21	#226600
新生儿炎症性皮肤和肠道病	AR	ADAM17	2p25	#614328
	AR	EGFR	7p11	#616069
Kindley 综合征	AR	FERMT1/KIND1	20p12	#173650
Loeys-Dietz 综合征	AD	TGFBR1	9q22	#609192
	AD	TGFBR2	3p24	#610168

植后 6 ~ 9 个月复查肠镜可见肠道病变愈合。

VEO-IBD 属于罕见病，目前尚缺乏移植治疗此类患儿的大样本临床数据，UCBT 治疗的报道更少，因此还有较多移植相关问题有待于进一步研究，包括 HSCT 适应证、移植时机、移植前药物治疗、移植中肠道保护、移植后并发症防治和移植后药物治疗等。笔者的经验总结如下。

1. **多学科团队**　VEO-IBD 患儿的移植需要多学科团队共同协作完成患儿移植前、中、后的评估和综合治疗。

2. **明确诊断**　移植前须经严格的诊断和基因检测明确 VEO-IBD 病因为单基因缺陷。

3. **脐带血供者**　由于配型获取简单快速且患儿年龄小、体重低，脐带血干细胞是合适的供者。

4. **移植前充分准备**　包括用药控制肠道病变和肛周感染、改善营养状况、部分患儿需接受外科造瘘手术治疗，能提高移植生存率。

5. 移植中应加强肠道保护和感染预防，须警惕肠道和腹腔感染发生。

（翟晓文　钱晓文）

参考文献

[1] AL-HERZ W, BOUSFIHA A, CASANOVA J L, et al. Primary immunodeficiency diseases: an update on the classification from the international union of immunological societies expert committee for primary immunodeficiency[J]. Front Immunol, 2011(2): 54.

[2] VAN DER BURG M, GENNERY A R. Educational paper. The expanding clinical and immunological spectrum of severe combined immunodeficiency[J]. Eur J Pediatr, 2011, 170(5): 561-571.

[3] GASPAR H B, QASIM W, DAVIES E G, et al. How I treat severe combined immunodeficiency[J]. Blood, 2013, 122(23): 3749-3758.

[4] PAI S Y, LOGAN B R, GRIFFITH L M, et al. Transplantation outcomes for severe combined immunodeficiency, 2000−2009[J]. N Engl J Med, 2014, 371(5): 434-446.

[5] CHAN K, PUCK J M. Development of population-based newborn screening for severe combined immunodeficiency[J]. J Allergy Clin Immunol, 2005, 115(2): 391-398.

[6] ROUTES J M, GROSSMAN W J, VERBSKY J, et al. Statewide newborn screening for severe T-cell lymphopenia[J]. JAMA, 2009, 302(22): 2465-2470.

[7] GATTI R A, MEUWISSEN H J, ALLEN H D, et al. Immunological reconstitution of sex-linked lymphopenic immunological deficiency[J]. Lancet, 1968, 2(7583): 1366-1369.

[8] ANTOINE C, MÜLLER S, CANT A, et al. Long-term survival and transplantation of haemopoietic stem cells for immunodeficiencies: report of the European experience 1968-99[J]. Lancet, 2003,

361(9357): 553-560.

[9] FERNANDES J F, ROCHA V, LABOPIN M, et al. Transplantation in patients with SCID: mismatched related stem cells or unrelated cord blood[J]. Blood, 2012, 119(12): 2949-2955.

[10] CHIESA R, GILMOUR K, QASIM W, et al. Omission of in vivo T-cell depletion promotes rapid expansion of naïve CD4+ cord blood lymphocytes and restores adaptive immunity within 2 months after unrelated cord blood transplant[J]. Br J Haematol, 2012, 156(5): 656-666.

[11] DE LA MORENA M T, NELSON R P. Recent advances in transplantation for primary immune deficiency diseases: a comprehensive review[J]. Clin Rev Allergy Immunol, 2014, 46(2): 131-144.

[12] CASTILLO N, GARCÍA-CADENAS I, BARBA P, et al. Early and long-term impaired T lymphocyte immune reconstitution after cord blood transplantation with antithymocyte globulin[J]. Biol Blood Marrow Transplant, 2017, 23(3): 491-497.

[13] WILLIAMS K M, HAKIM F T, GRESS R E. T cell immune reconstitution following lymphodepletion[J]. Semin Immunol, 2007, 19(5): 318-330.

[14] WALKER C M, VAN BURIK J A, DEFOR T E, et al. Cytomegalovirus infection after allogeneic transplantation: comparison of cord blood with peripheral blood and marrow graft sources[J]. Biol Blood Marrow Transplant, 2007, 13(9): 1106-1115.

[15] BECK J C, WAGNER J E, DEFOR T E, et al. Impact of cytomegalovirus (CMV) reactivation after umbilical cord blood transplantation[J]. Biol Blood Marrow Transplant, 2010, 16(2): 215-222.

[16] SZABOLCS P, NIEDZWIECKI D. Immune reconstitution in children after unrelated cord blood transplantation[J]. Biol Blood Marrow Transplant, 2008, 14(1 Suppl 1): 66-72.

[17] UHLIN M, SAIRAFI D, BERGLUND S, et al. Mesenchymal stem cells inhibit thymic reconstitution after allogeneic cord blood transplantation[J]. Stem Cells Dev, 2012, 21(9): 1409-1417.

[18] KRENGER W, HOLLÄNDER G A. The immunopathology of thymic GVHD[J]. Semin Immunopathol, 2008, 30(4): 439-456.

[19] WEINBERG K, BLAZAR B R, WAGNER J E, et al. Factors affecting thymic function after allogeneic hematopoietic stem cell transplantation[J]. Blood, 2001, 97(5): 1458-1466.

[20] CHUNG B, BARBARA-BURNHAM L, BARSKY L, et al. Radiosensitivity of thymic interleukin-7 production and thymopoiesis after bone marrow transplantation[J]. Blood, 2001, 98(5): 1601-1606.

[21] JIMÉNEZ M, MARTÍNEZ C, ERCILLA G, et al. Reduced-intensity conditioning regimen preserves thymic function in the early period after hematopoietic stem cell transplantation[J]. Exp Hematol, 2005, 33(10): 1240-1248.

[22] WINKELSTEIN J A, MARINO M C, JOHNSTON R B, et al. Chronic granulomatous disease. Report on a national registry of 368 patients[J]. Medicine (Baltimore), 2000, 79(3): 155-169.

[23] VAN DEN BERG J M, VAN KOPPEN E, AHLIN A, et al. Chronic granulomatous disease: the

European experience[J]. PLoS One, 2009, 4(4): e5234.

[24] MARCIANO B E, SPALDING C, FITZGERALD A, et al. Common severe infections in chronic granulomatous disease[J]. Clin Infect Dis, 2015, 60(8): 1176-1183.

[25] LEE P P, CHAN K W, JIANG L P, et al. Susceptibility to mycobacterial infections in children with X-linked chronic granulomatous disease: a review of 17 patients living in a region endemic for tuberculosis[J]. Pediatr Infect Dis J, 2008, 27(3): 224-230.

[26] MARCIANO B E, ROSENZWEIG S D, KLEINER D E, et al. Gastrointestinal involvement in chronic granulomatous disease[J]. Pediatrics, 2004, 114(2): 462-468.

[27] ALIMCHANDANI M, LAI J P, AUNG P P, et al. Gastrointestinal histopathology in chronic granulomatous disease: a study of 87 patients[J]. Am J Surg Pathol, 2013, 37(9): 1365-1372.

[28] CLAPS A, DELLA CORTE M, GEROCARNI NAPPO S, et al. How should eosinophilic cystitis be treated in patients with chronic granulomatous disease[J]. Pediatr Nephrol, 2014, 29(11): 2229-2233.

[29] International Chronic Granulomatous Disease Cooperative Study Group. A controlled trial of interferon gamma to prevent infection in chronic granulomatous disease[J]. N Engl J Med, 1991, 324(8): 509-516.

[30] MARTIRE B, RONDELLI R, SORESINA A, et al. Clinical features, long-term follow-up and outcome of a large cohort of patients with Chronic Granulomatous Disease: an Italian multicenter study[J]. Clin Immunol, 2008, 126(2): 155-164.

[31] COLE T, PEARCE M S, CANT A J, et al. Clinical outcome in children with chronic granulomatous disease managed conservatively or with hematopoietic stem cell transplantation[J]. J Allergy Clin Immunol, 2013, 132(5): 1150-1155.

[32] GÜNGÖR T, TEIRA P, SLATTER M, et al. Reduced-intensity conditioning and HLA-matched haemopoietic stem-cell transplantation in patients with chronic granulomatous disease: a prospective multicentre study[J]. Lancet, 2014, 383(9915): 436-448.

[33] SONCINI E, SLATTER M A, JONES L B, et al. Unrelated donor and HLA-identical sibling haematopoietic stem cell transplantation cure chronic granulomatous disease with good long-term outcome and growth[J]. Br J Haematol, 2009, 145(1): 73-83.

[34] KANG E M, MARCIANO B E, DERAVIN S, et al. Chronic granulomatous disease: overview and hematopoietic stem cell transplantation[J]. J Allergy Clin Immunol, 2011, 127(6): 1319-1326.

[35] MORILLO-GUTIERREZ B, BEIER R, RAO K, et al. Treosulfan-based conditioning for allogeneic HSCT in children with chronic granulomatous disease: a multicenter experience[J]. Blood, 2016, 128(3): 440-448.

[36] NAKANO T. A case of phenotype chronic granulomatous disease who received unrelated cord blood transplantation. J Pediatr Hematol, 1999; 13: 264(abstract).

[37] TANEICHI H. A case of gp91-phox deficit chronic granulomatous disease who received cord blood transplantation. J Pediatr Infect Dis Immunol, 2001; 13: 267-268(abstract).

[38] BHATTACHARYA A. SLATTER M, CURTIS A, et al. Successful umbilical cord blood stem cell transplantation for chronic granulomatous disease. Bone Marrow Transplant, 2003; 31(5): 403-405.

[39] SUZUKIN, HATAKEYAMAN, YAMAMOTOM, et al. Treatment of McLeod phenotype chronic granulomatous disease with reduced-intensity conditioning and unrelated-donor umbilical cord blood transplantation. Int J Hematol, 2007; 85(1): 70-72.

[40] PARIKHS H, SZABOLCS P, PRASADV K, et al. Correction of chronic granulomatous disease after second unrelated-donor umbilical cord blood transplantation. Pediatr Blood Cancer, 2007; 49(7): 982-984.

[41] MOCHIZUKI K, KIKUTAA, ITO M, et al. Successful unrelated cord blood transplantation for chronic granulomatous disease: a case report and review of the literature. Pediatr Transplant, 2009; 13(3): 384-389.

[42] JAING TH, LEE W I, CHENG P J, et al. Successful unrelated donor cord blood transplantation for chronic granulomatous disease. Int J Hematol, 2010; 91(4): 670-672.

[43] MorioT, AtsutaY, Tomizawa D, et al. Outcome of unrelated umbilical cord blood transplantation in 88 patients with primary immunodeficiency in Japan. Br J Haematol, 2011; 154(3): 363-372.

[44] TEWARI P, MARTIN P L, MENDIZABAL A, et al. Myeloablative transplantation using either cord blood or bone marrow leads to immune recovery, high long-term donor chimerism and excellent survival in chronic granulomatous disease[J]. Biol Blood Marrow Transplant, 2012, 18(9): 1368-1377.

[45] HORWITZ M E, BARRETT A J, BROWN M R, et al. Treatment of chronic granulomatous disease with nonmyeloablative conditioning and a T-cell-depleted hematopoietic allograft[J]. N Engl J Med, 2001, 344(12): 881-888.

[46] RAO K C, AMROLIA P J, JONES A, et al. Improved survival after unrelated donor bone marrow transplantation in children with primary immunodeficiency using a reduced-intensity conditioning regimen[J]. Blood, 2005, 105(2): 879-885.

[47] WORTH A J, THRASHER A J. Current and emerging treatment options for Wiskott-Aldrich syndrome[J]. Expert Rev Clin Immunol, 2015, 11(9): 1015-1032.

[48] IMAI K, MORIO T, ZHU Y, et al. Clinical course of patients with WASP gene mutations[J]. Blood, 2004, 103(2): 456-464.

[49] BACH F H, ALBERTINI R J, JOO P, et al. Bone-marrow transplantation in a patient with the Wiskott-Aldrich syndrome[J]. Lancet, 1968, 2(7583): 1364-1366.

[50] DERRY J M, OCHS H D, FRANCKE U. Isolation of a novel gene mutated in Wiskott-Aldrich

syndrome[J]. Cell, 1994, 78(4): 635-644.

[51] ORANGE J S, RAMESH N, REMOLD-O'DONNELL E, et al. Wiskott-Aldrich syndrome protein is required for NK cell cytotoxicity and colocalizes with actin to NK cell-activating immunologic synapses[J]. Proc Natl Acad Sci U S A, 2002, 99(17): 11351-11356.

[52] BOSTICARDO M, MARANGONI F, AIUTI A, et al. Recent advances in understanding the pathophysiology of Wiskott-Aldrich syndrome[J]. Blood, 2009, 113(25): 6288-6295.

[53] OCHS H D, THRASHER A J. The Wiskott-Aldrich syndrome[J]. J Allergy Clin Immunol, 2006, 117(4): 725-738.

[54] VILLA A, NOTARANGELO L, MACCHI P, et al. X-linked thrombocytopenia and Wiskott-Aldrich syndrome are allelic diseases with mutations in the WASP gene[J]. Nat Genet, 1995, 9(4): 414-417.

[55] ZHU Q, ZHANG M, BLAESE R M, et al. The Wiskott-Aldrich syndrome and X-linked congenital thrombocytopenia are caused by mutations of the same gene[J]. Blood, 1995, 86(10): 3797-3804.

[56] NOTARANGELO L D, MAZZA C, GILIANI S, et al. Missense mutations of the WASP gene cause intermittent X-linked thrombocytopenia[J]. Blood, 2002, 99(6): 2268-2269.

[57] ZHU Q, WATANABE C, LIU T, et al. Wiskott-Aldrich syndrome/X-linked thrombocytopenia: WASP gene mutations, protein expression, and phenotype[J]. Blood, 1997, 90(7): 2680-2689.

[58] ANCLIFF P J, BLUNDELL M P, CORY G O, et al. Two novel activating mutations in the Wiskott-Aldrich syndrome protein result in congenital neutropenia[J]. Blood, 2006, 108(7): 2182-2189.

[59] OCHS H D, FILIPOVICH A H, VEYS P, et al. Wiskott-Aldrich syndrome: diagnosis, clinical and laboratory manifestations, and treatment[J]. Biol Blood Marrow Transplant, 2009, 15(1 Supp l): 84-90.

[60] SULLIVAN K E, MULLEN C A, BLAESE R M, et al. A multiinstitutional survey of the Wiskott-Aldrich syndrome[J]. J Pediatr, 1994, 125(6Pt1): 876-885.

[61] KERNAN N A, SCHROEDER M L, CIAVARELLA D, et al. Umbilical cord blood infusion in a patient for correction of Wiskott-Aldrich syndrome[J]. Blood Cells, 1994, 20(2/3): 245-248.

[62] MORATTO D, GILIANI S, BONFIM C, et al. Long-term outcome and lineage-specific chimerism in 194 patients with Wiskott-Aldrich syndrome treated by hematopoietic cell transplantation in the period 1980−2009: an international collaborative study[J]. Blood, 2011, 118(6): 1675-1684.

[63] KOBAYASHI R, ARIGA T, NONOYAMA S, et al. Outcome in patients with Wiskott-Aldrich syndrome following stem cell transplantation: an analysis of 57 patients in Japan[J]. Br J Haematol, 2006, 135(3): 362-366.

[64] PAI S Y, DEMARTIIS D, FORINO C, et al. Stem cell transplantation for the Wiskott-Aldrich syndrome: a single-center experience confirms efficacy of matched unrelated donor transplantation[J]. Bone Marrow Transplant, 2006, 38(10): 671-679.

[65] STEPENSKY P, KRAUSS A, GOLDSTEIN G, et al. Impact of conditioning on outcome of hematopoietic stem cell transplantation for Wiskott-Aldrich syndrome[J]. J Pediatr Hematol Oncol, 2013, 35(6): e234-e238.

[66] OZSAHIN H, LE DEIST F, BENKERROU M, et al. Bone marrow transplantation in 26 patients with Wiskott-Aldrich syndrome from a single center[J]. J Pediatr, 1996, 129(2): 238-244.

[67] MUISE A M, SNAPPER S B, KUGATHASAN S. The age of gene discovery in very early onset inflammatory bowel disease[J]. Gastroenterology, 2012, 143(2): 285-288.

[68] SILVERBERG M S, SATSANGI J, AHMAD T, et al. Toward an integrated clinical, molecular and serological classification of inflammatory bowel disease: report of a Working Party of the 2005 Montreal World Congress of Gastroenterology[J]. Can J Gastroenterol, 2005, 19(Suppl A): 5A-36A.

[69] LEVINE A, GRIFFITHS A, MARKOWITZ J, et al. Pediatric modification of the Montreal classification for inflammatory bowel disease: the Paris classification[J]. Inflamm Bowel Dis, 2011, 17(6): 1314-1321.

[70] GLOCKER E O, KOTLARZ D, BOZTUG K, et al. Inflammatory bowel disease and mutations affecting the interleukin-10 receptor[J]. N Engl J Med, 2009, 361(21): 2033-2045.

[71] UHLIG H H, SCHWERD T, KOLETZKO S, et al. The diagnostic approach to monogenic very early onset inflammatory bowel disease[J]. Gastroenterology, 2014, 147(5): 990-1007.

[72] KELSEN J R, DAWANY N, MORAN C J, et al. Exome sequencing analysis reveals variants in primary immunodeficiency genes in patients with very early onset inflammatory bowel disease[J]. Gastroenterology, 2015, 149(6): 1415-1424.

[73] BIANCO A M, GIRARDELLI M, TOMMASINI A. Genetics of inflammatory bowel disease from multifactorial to monogenic forms[J]. World J Gastroenterol, 2015, 21(43): 12296-12310.

[74] HUANG Z L, PENG K Y, LI X Q, et al. Mutations in interleukin-10 receptor and clinical phenotypes in patients with very early onset inflammatory bowel disease: A Chinese VEO-IBD collaboration group survey[J]. Inflamm Bowel Dis, 2017, 23(4): 578-590.

[75] PENG K L, QIAN X W, HUANG Z H, et al. Umbilical cord blood transplantation corrects very early-onset inflammatory bowel disease in Chinese patients with IL10RA-associated immune deficiency[J]. Inflamm Bowel Dis, 2018, 24(7): 1416-1427.

第十三章
脐带血移植治疗再生障碍性贫血

第一节
脐带血支持下抗胸腺细胞球蛋白治疗

一、重型再生障碍性贫血治疗概况

（一）获得性重型再生障碍性贫血的一线治疗选择

获得性再生障碍性贫血（aplastic anemia，AA）是一种骨髓造血功能衰竭性疾病，西方国家年发病率约 0.4/10 万人[1]，我国报道为 0.74/10 万人[2]。重型再生障碍性贫血（severe aplastic anemia，SAA）起病急，病情重，进展快，严重威胁患者的生命。SAA 由于骨髓造血功能极度衰竭造成了粒细胞缺乏、血小板严重低下及重度贫血（中性粒细胞绝对数 $< 0.5 \times 10^9/L$，血小板 $< 20 \times 10^9/L$，和 / 或网织红细胞绝对数 $< 20 \times 10^9/L$），若不进行及时有效的干预和治疗，随时有致命性感染和脑出血的风险。快速、较完整地恢复造血功能是 SAA 患者治疗的目标和获得长期生存的关键。目前成功率达 60%～80% 的有效的治疗方法包括 HLA 相合亲缘供体（同胞）骨髓移植（bone marrow transplantation，BMT）和 ATG 联合 CSA 的免疫抑制剂治疗（immunosuppressive therapy，IST）。无论是 BMT 还是 IST 治疗 SAA 的疗效均与从诊断到治疗时间的长短有关，从诊断到治疗时间越短疗效越好。因此 SAA 患者作为血液科的急诊，在尽快明确诊断的同时，年轻患者还需紧急进行 HLA 配型，在病情尚稳定的情况下（感染和出血控制）尽快进行同胞相合供体 BMT 或 IST 治疗。

HLA 相合同胞供体异基因骨髓移植（allogeneic bone marrow transplantation，Allo-BMT）可获得最快速的造血功能重建，降低早期病死率，而且是治愈性治疗，可减少复发和晚期克隆性疾病形成的风险，因此 Allo-BMT 是年轻（西方 < 40 岁，亚太地区 < 50 岁）新诊断的 SAA 患者一线治疗首选。20 岁以下 SAA 患者进行 HLA 相合供体 Allo-BMT 的长期生存率接近 90%，20 岁以上患者生存接近 80%。但 Allo-BMT 可引起急性和慢性 GVHD 的风险，年龄较大（ > 30～40 岁）的患者移植效果相对较差，主要的原因是 GVHD 和 GF 的发生率增加。由于同胞之间 HLA 相合的概率只有 25%，大部分 SAA 患者没有合适的供体。

SAA 导致的血细胞减少是由于免疫介导的造血干 / 祖细胞破坏，而非内源性造血干 / 祖细胞缺乏，对于年龄大的 SAA 患者以及无 HLA 相合同胞供体的年轻 SAA 患者，首选联合 IST。经典的 IST 方案为 ATG+CSA。目前 ATG/CSA 治疗的有效率可达 60%～80%，但 5 年 *EFS* 率仅 30%～40%。ATG/CSA 为主的 IST 治疗主要存在的问题如下：①造血恢复反应延迟且不完全，中位反应时间为 120 天；② 20%～30% 的患者获得造血恢复后会复发；③部分发生反应不良的患者需要延长或终生免疫抑制剂治疗，影响生活质量；④疗效与 ATG 的剂型有关，马源性 ATG/ALG 明显优于兔源性 ATG/ALG，但目前许多国家（包括我国）尚无马源性 ATG/ALG；⑤ IST 治疗后克隆性疾病风险明显增加。德国 SAA 研究组报道 SAA 患者经 ATG/CSA 治疗后 11 年发生 MDS/AML 为 8%，阵发性睡眠性血红蛋白尿（paroxysmal nocturnal hemoglobinuria，PNH）10%，实体肿瘤为 11%。近期一项欧洲 SAA 工作组发表的随机对照研究 [3] 表明，接受首次 IST 治疗的 SAA 患者，不论年龄大小，随访 15 年后长期 *EFS* 不到 25%。这项严密跟踪随访的对照研究发现，晚期事件包括 MDS、AML、PNH、实体瘤、无菌性骨坏死、慢性肾功能不全和复发等累积发病率高达 50%，可能是由于 SAA 患者本身存在异常克隆造血、长期的造血压力及长期的免疫抑制药物治疗等因素综合所致。有研究发现 AA 患者诊断时克隆造血的发生率在 60% 以上，AA 患者常见的 4 个突变基因为 *PIGA*、*BCOR/BCORL1*、*DNMT3A* 和 *ASXL1*，克隆造血是 IST 治疗后继发克隆性疾病的主要原因 [4]。

尽管感染（通常是真菌感染）和出血是 SAA 患者早期死亡的最常见原因，改进支持治疗已在控制出血和感染等急性并发症方面取得了重大进展，但在克隆性疾病和长期输血后铁过载等晚期并发症的治疗上仍进展甚微，后者是 IST 治疗的 SAA 患者晚期死亡的主要原因。

（二）获得性重型再生障碍性贫血治疗进展

1. 艾曲泊帕增加 IST 治疗反应率　近 15 年来，为了改进 IST 的疗效，世界范围内的 SAA 领域研究专家在不断探索和研究，在标准 IST 的基础上增加免疫抑制剂如吗替麦考酚酯、西罗莫司等并不能改进 IST 的疗效，大剂量 CY、抗 CD52 单抗等单药治疗均显示有一定的疗效，但并不优于标准 IST（ATG/CSA）治疗。增加的或改变的免疫抑制剂均增加了淋巴细胞清除的程度和深度，但也增加了机会性感染的发生率，而疗效并没有明显改进。

近年来，有越来越多的研究证实艾曲泊帕可恢复部分难治性再生障碍性贫血患者的造血功能。近期 Townsley 等 [5] 研究表明，在一线 IST 治疗中联合艾曲泊帕明显增加血液学反应率。92 名患者进行Ⅰ～Ⅱ期前瞻性 IST 联合艾曲泊帕研究。这三个连续入选的队列在起始时间和治疗时间上有所不同（三组接受艾曲泊帕治疗的时间分别为：队列 1 从第 14 天到第 6 个月，队列 2 从第 14 天到第 3 个月，队列 3 从第 1 天到第 6 个月）。6 个月的完全反应率在队列 1、队列 2 和队列 3 分别为 33%、26% 和 58%。6 个月的总体反应率分别为 80%、87% 和 94%。合并队列的完全和总体反应率高于其历史队列，历史队列完全反应率仅为 10%、总体反应率为 66%。随访中位时间 2 年，生存率为 97%，一名患者在研究过程中死于非血液学原因。骨髓细胞数量、CD34+ 细胞数量和早期造血祖细胞比例显著增加。复发率和克隆形成与历史对照组相似，2 例患者出现严重皮疹，导致艾曲泊帕早期停用。艾曲泊帕是近年来发现的能改进 SAA 非移植治疗疗效的唯一有效的新药，联合标准的 IST 治疗增加了早期治疗反应率，但尚不能证实其有降低疾病复发和晚期恶性及非恶性并发症形成的风险 [4, 5]。

2. 替代供体移植治疗 SAA 进展 在一线治疗缺少 HLA 相合同胞供体的情况下，作为治愈性治疗的替代供体 Allo-HSCT，具有降低复发及晚期克隆性疾病形成的风险，对于缺乏 HLA 相合亲缘供体的年轻 SAA 患者是非常有吸引力的选择。替代供体包括非血缘和单倍型骨髓和 / 或外周血干细胞供体及非血缘脐带血造血干细胞供体。随着高分辨配型技术的开展、支持治疗的进步和移植方案的改进，替代供体移植技术在恶性血液病的治疗上已取得了重要进展，已经跃居为一线治疗，但对于 SAA，GVHD、GF 及预处理相关的毒性等仍限制其作为一线治疗的选择。近 20 多年来，由于移植技术的持续进展，非血缘 HLA 相合供体 Allo-HSCT 治疗 SAA 的生存率也在逐步提高，非血缘 HLA 相合供体移植对儿童 SAA 患者的疗效也接近 HLA 相合同胞供体移植，特别是在发达国家搜寻非血缘供体时间较短，非血缘 Allo-HSCT 正在逐步代替 IST 成为儿童 SAA 患者的一线治疗选择。但在中国找到 HLA 相合的非血缘供体时间相对较长，而 SAA 病情重，进展快，发病后尽快采取非血缘 Allo-HSCT 治疗 SAA 较困难。可快速获得的替代供体有单倍型供体（子女给父母，父母给子女，同胞之间半相合概率有 50%）和非血缘脐带血（实物冻存，可迅速获得）。近 10 年来，单倍型供体移植治疗恶性血液病疗效有较大的提高，采用单倍型供体治疗 SAA 的报道也在增多。在经典 SAA 移植方案中增加 BU 6.4mg/kg 的"北京方案"以及霍普金斯的移植后 CY 方案均显著促进了单倍型移植治疗难治性 SAA 的植入率、降低了 GVHD 的发生率，但目前单倍型移植仍然是作为 SAA 患者 IST 治疗失败后的二线或三线治疗选择。

非血缘脐带血是除单倍型供体以外的另一个可快速获得 Allo-HSCT 供源，1988 年 Gluckman 等采用了 HLA 相合的同胞 UCBT 成功治疗一例 5 岁范科尼贫血（先天性再生障碍性贫血）的患儿，开创了 UCBT 治疗恶性及非恶性疾病的先河。UCBT 最显著的优点是移植后 cGVHD 发生率明显低于其他供体来源的 Allo-HSCT，因而 UCBT 后长期生存患者生活质量高。但由于单份脐带血含有的细胞数量有限、脐带血中 T 细胞免疫原性较弱，UCBT 治疗 SAA 的最大障碍就是 GF。对于 UCBT 后 GF，目前可采取的措施主要一方面是选择 HLA 更匹配细胞数量更高且无供者特异性抗体的脐带血，另一方面是改进预处理方案和 GVHD 预防方案。美国、欧洲及日本报道认为 UCBT 需要的脐带血 TNC 最好为

＞$5 \times 10^7/kg$（冷冻前）、＞$3.9 \times 10^7/kg$（冷冻前）及＞$2 \times 10^7/kg$（复温后）受者体重，而且供受者 HLA（HLA-A/B 低分辨，HLA-DRB1 高分辨）≥4/6 个位点相合，高分辨 HLA 配型相合可改进 UCBT 治疗非恶性病结果。在脐带血的选择方面，随着世界范围内公共脐带血库容量的扩大和高分辨配型及 HLA 抗体检测等技术的开展，找到更高细胞数量、更匹配的脐带血成为可能。国内外开展的 UCBT 治疗 SAA 的研究主要选择 IST 治疗失败的病例，GF 率仍较高。增加对受者的免疫抑制可能促进植入，但会增加毒性和感染风险。根据 SAA 的发病机制，病人异常的免疫激活损伤了骨髓造血细胞和基质细胞，导致造血功能衰竭，因此采用较强地清除患者免疫功能组合低强度细胞毒药物，以达到最好的植入率而降低细胞毒药物所致的副作用。ATG 为抗 T 细胞多克隆抗体，具有强大的抑制 T 细胞功能，特别是在非血缘 Allo-HSCT 中应用 ATG 能起到促进植入并明显降低 GVHD 发生率的作用，HLA 相合同胞供体 Allo-HSCT 治疗 SAA 的经典预处理方案为 ATG［90mg/kg（马源性），11.5mg/kg（兔源性）］联合 CY（200mg/kg），非血缘供体在此基础上增加 TBI 2Gy 可明显促进植入。对于病史长、多次输血的患者，将 Flu 加入 SAA 预处理方案具有明显促进植入的作用。然而在非血缘供体 Allo-HSCT 治疗 SAA 的研究中发现，联合 Flu 及低剂量 TBI 时，CY 剂量超过 150mg/kg 时毒性将显著增加，去除 CY 又会显著增加植入失败，因此联合 Flu 时 CY 剂量需要适度降低。采用 ATG 或后置 CY 的体内去 T 细胞方案因进一步加剧了脐带血供体 T 细胞的减少，增加了 UCBT 后 GF 发生率并延缓移植后免疫重建，从而增加感染等移植相关的死亡率。脐带血移植专家仍在致力于探索和优化不同药物、不同剂量及不同用药时间的组合来达到促进植入并降低毒性的目的。

二、脐带血输注联合 IST 治疗 SAA

脐带血输注支持下的 IST 治疗 SAA，也代表 UCBT 治疗 SAA 的探索过程。与经典 IST 方案相比，增加一份非血缘脐带血输注有何影响呢？国内多家医院采用 IST 联合脐带血输注的回顾性或前瞻性研究显示，脐带血输注可能加快 IST 后自体造血的恢复，而无明显不良反应发生[6-9]。中国科学技术大学附属第一医院自 2000 年起一直致力于 UCBT 治疗恶性及非恶性疾病研究，自 2005 年 5 月开始尝试采用 UCBT 治疗新诊断且无 HLA 相合同胞供体的 SAA 患者，入组的 4 例患者均经历了原发性或继发性植入失败，2 例患者恢复自体造血，2 例患者经二次单倍型移植挽救治疗后存活。考虑到 UCBT 治疗 SAA 常导致不可避免的 GF，采用以免疫抑制为主的减低强度预处理方案的 UCBT，基于以下设想：①通过多药联合免疫抑制预处理以增加对受者 T 细胞的抑制，可能增加植入率；②考虑到 SAA 发病机制，采用抑制 T 细胞为主的 Flu、ATG 及减低剂量的 CTX 等药物，而避免大剂量 CTX、TBI 等预处理毒性，使 UCBT 植入失败后患者仍有可能较快地恢复自体造血；③考虑到即使植入失败，早期脐带血细胞在免疫抑制的患者中可以形成不同程度的短期供体嵌合状态，输入的脐带血中的 CD8$^+$ 细胞毒 T 细胞等免疫细胞也可能杀伤受者 T 细胞从而加快自体造血细胞的恢复，另外输注脐带血中含有的少量间充质干细胞也可能有不同程度的免疫抑制作用，从而促进自体造血恢复。2006 年 3 月—2010 年 7 月中国科学技术大学附属第一医院采用 Flu（120mg/m^2）、CY（40mg/kg）和不同剂量的 ATG 组成的减低强度预处理方案的 UCBT 治疗 SAA，虽然该方案毒性低，可获得较佳的生存率，但未能充分清除宿主免疫功能而导致较高的 GF，故又称为脐带血支持下 ATG 治疗。该方案治疗 SAA 17 例，其中极重型 11 例，SAA 7 例。年龄中位数 17（5～61）岁，体重中位数 48（16～65）kg，自诊断到移植中位时间为 34（15～195）天。输注脐带血 TNC 数量中位数为 4.14（2.34～13.02）×10^7/kg，CD34$^+$ 细胞数中位数为 2.02（0.71～4.35）×10^5/kg。除 2 例患者早期死亡外，15 例患者均恢复了自体造血，中性粒细胞绝对数＞0.5×10^9/L 的中位时间为 +37（14～57）天；血小板＞20×10^9/L 的中位时间为 +87（43～330）天，1 例患者复发死亡，1 例转成 MDS，5 年总生存率为 77.5%。2012 年 5 月以来采用经典 IST（ATG+CSA）联合脐带血输注治疗 SAA 16 例，与历史对照研究比较表明，ATG 的剂量达到 15mg/kg 与较低剂量 ATG 相比，具有明显加快自体粒细胞恢复的作用（数据未发表）。IST 联合脐带血输注是否加快造血恢复、改进 IST 的疗效尚需多中心随机对照研究进一步证实。

（刘会兰）

参考文献

[1] YOUNG N S, KAUFMAN D W. The epidemiology of acquired aplastic anemia[J]. Haematologica, 2008, 93(4): 489-492.

[2] 付蓉. 再生障碍性贫血诊断与治疗中国专家共识（2017 年版）[J]. 中华血液学杂志，2017，38（01）：1-5.

[3] TICHELLI A, DE LATOUR R P, PASSWEG J, et al. Long-term outcome of randomized controlled study in patients with newly diagnosed severe aplastic anemia treated with antithymocyte globuline, cyclosporine, with or without G-CSF: Severe Aplastic Anemia Working Party Trial from the European Group of Blood and Marrow Transplantation[J]. Haematologica, 2020, 105(5): 1223-1231.

[4] MARSH J C, MUFTI G J. Clinical significance of acquired somatic mutations in aplastic anaemia[J]. Int J Hematol, 2016, 104(2): 159-167.

[5] TOWNSLEY D M, SCHEINBERG P, WINKLER T, et al. Eltrombopag added to standard immunosuppression for aplastic anemia[J]. N Engl J Med, 2017, 376(16): 1540-1550.

[6] LUO X, LU H N, XIU B, et al. Efficacy and safety of combined immunosuppressive therapy plus umbilical cord blood infusion in severe aplastic anemia patients: A cohort study[J]. Exp Ther Med, 2018, 15(2): 1966-1974.

[7] XIE L N, FANG Y, YU Z, et al. Increased immunosuppressive treatment combined with unrelated umbilical cord blood infusion in children with severe aplastic anemia[J]. Cell Immunol, 2014, 289(1/2): 150-154.

[8] LI Y X, SHENG Z X, NIU S N, et al. Rapid and complete reconstitution of autologous haemopoiesis after cord blood infusion in treatment-naive patients with severe aplastic anemia receiving high-dose cyclophosphamide/ATG therapy[J]. Eur J Haematol, 2013, 90(1): 45-50.

[9] LIU H L, SUN Z M, GENG L Q, et al. Unrelated cord blood transplantation for newly diagnoses patients with severe acquired aplastic anemia using a reduced-intensity conditioning: high graft rejection, but good survival[J]. Bone marrow transplant, 2012, 47(9): 1186-1190.

第二节
脐带血移植治疗骨髓衰竭性疾病

骨髓衰竭性疾病是一组少见的异质性疾病，分为先天性和获得性。先天性骨髓衰竭性疾病占儿童骨髓衰竭性疾病的三分之一左右，包括不同的遗传性疾病如范科尼贫血（Fanconi anemia，FA）、先天性角化不良、先天性纯红细胞性再生障碍性贫血、婴儿遗传性粒细胞缺乏症等。尽管发生骨髓衰竭的机制还不清楚，Allo-HSCT 是绝大部分骨髓衰竭性疾病患者唯一有效的治疗方法，但约 2/3 需要移植的患者因无合适的供体而失去了治愈的机会。获得性 SAA 根据疾病严重程度 AA 可分为：重型和非重型（Camitta 标准）。SAA 的诊断标准包括以下几种。①骨髓细胞增生程度＜正常的 25%。若骨髓细胞增生程度≥正常的 25% 但＜50%，则残存的造血细胞应＜30%。②血常规具备下列三项中的两项，分别是 ANC＜0.5×10^9/L、网织红细胞绝对值＜20×10^9/L、PLT＜20×10^9/L。③若 ANC＜0.2×10^9/L 为极重型 AA。SAA 具有病情重、进展快、死亡率高的特点。Allo-HSCT 也是唯一治愈方法。

1988 年世界首例 UCBT 便是采用同胞供体治疗 1 例 FA 患者，此后，UCBT 被广泛应用于治疗儿童及成人恶性和非恶性疾病。由于脐带血能迅速获得与 GVHD 危险性低的优势，UCBT 已成为对非恶性疾病患者非常有吸引力的选择之一，但 UCBT 治疗骨髓衰竭性疾病仍存在较高的原发性 GF 风险。

一、脐带血移植治疗先天性骨髓衰竭性疾病的临床结果

FA 是一种遗传学和表型方面均异质性的疾病，表现为先天性畸形、进行性骨髓衰竭及具有肿瘤易发倾向的综合征，Allo-HSCT 是其唯一有效的治疗方法。因 FA 患者很少有相合的正常的亲缘供者，无关供者 BMT 成为重要的治疗选择，但早期无关供者 BMT 患者面临高危险的 *TRM* 和严重的 aGVHD 的风险，自采用体外去 T 细胞的移植物及改进的预处理方案后，无关供者 BMT 已成为了 FA 患者的一线治疗选择，Wagner 等报道含Flu 的预处理方案显著促进了无关供者 BMT 患者的植入和生存[1]。自 1988 年首例同胞UCBT 治疗 FA 获得成功以来，由于亲缘 HLA 相合的正常的同胞供体较少，UCBT 成为了FA 患者新的治疗选择。Gluckman 等[2] 回顾性分析了欧洲脐带血库 1994 年至 2005 年世界范围内非血缘 UCBT 治疗 FA 的结果，93 例患者年龄中位数 9（1 ~ 45）岁，HLA 6/6 位点相合 12 例、5/6 位点相合 35 例和 4/6 位点相合 45 例。输注的 TNC 和 CD34$^+$ 细胞数中位数分别为 4.9×10^7/kg 和 1.9×10^5/kg。预处理方案以含 Flu 的方案为主：Flu 25mg/（m²·d）×4 天，CY 10mg/（kg·d）×4 天。TBI 200cGy×1 天，大部分患者接受 CSA 联合强的松预防GVHD。累计 60 天中性粒细胞植入率为 60%±5%，累计发生 Ⅱ ~ Ⅳ度 aGVHD 和 cGVHD分别为 32%±5% 和 16%±4%，随访中位时间为 22（3 ~ 121）个月，*OS* 为 40%±5%。Ruggeri 等[3] 报道了双份 UCBT 治疗 14 例（9 例遗传性，5 例获得性）高危骨髓衰竭性疾病的结果，8 例为单份脐带血植入，10 例发生 aGVHD，随访中位时间为 13 个月，6 例（1 例获得性,5 例遗传性）患者死亡，可评估的 *OS* 分别为 80%±17%（获得性）和 44%±16%（遗传性）。

二、脐带血移植治疗 SAA 的临床结果

SAA 年发病率在我国为 0.74/10 万人，可发生于各年龄组，老年人发病率较高，男、女发病率无显著差异。AA 分为先天性及获得性。目前认为 T 淋巴细胞异常活化、功能亢进造成骨髓损伤在原发性获得性 AA 发病机制中占主要地位，新近研究显示遗传背景在AA 发病及进展中也可能发挥一定作用，如端粒酶基因突变，也有部分病例发现体细胞突变。SAA 具有病情重、进展快、死亡率高的特点。

AA 一旦确诊，应明确疾病严重程度，尽早治疗。SAA 的标准疗法是对年龄≤35 岁且有 HLA 相合同胞供者的重型 AA 患者，如无活动性感染和出血，首选 HLA 相合同胞供者造血干细胞移植。对年龄＞35 岁或虽年龄≤35 岁但无 HLA 相合同胞供者的患者首选 ATG/ALG+CSA 的 IST。HLA 相合无关供者造血干细胞移植仅用于 ATG/ALG 和 CSA治疗无效的年轻 SAA 患者。英国血液学标准委员会（British Committee for Standards in Haematology，BCSH）2016 版 AA 指南做出了改变。首先，首选移植年龄＜35 岁，但是

年龄介于 35～50 岁的 SAA 患者可以根据个人意愿、治疗中心的技术水平选择 HLA 相合同胞供者 Allo-HSCT 或者 IST。IST 失败后，有经验的移植中心也可尝试进行替代供者移植。<16 岁的儿童若无同胞相合供体，可以选 IST 或无关供体的 HSCT[4]。

HSCT 是治疗恶性或非恶性血液病的重要手段，目前，发达国家大约 20% 血液病患者能够受益于 Allo-HSCT 治疗，但在我国仅只有不到 0.5% 的患者能够得到 Allo-HSCT 治疗。HLA 相合同胞供者是 Allo-HSCT 最佳的 HSC 来源，其次是 HLA 相合的非血缘供体[5]。然而在同胞中 HLA 相合概率仅为 25%，非血缘关系随机志愿者中为几百分之一到万分之一，在较为罕见的 HLA 配型中，相合概率只有几十万分之一。在我国，寻找合适的非血缘供者平均需要半年左右时间。因此，我国的 HLA 相合供体远远满足不了患者移植的需求。对于缺乏同胞全相合供者、免疫抑制剂治疗失败、病情紧急无法等待无关全相合供者患者，单倍体供者和脐带血可作为重要的替代选择。

近年来，由于体内、体外 T 细胞去除技术的提高、支持治疗的进步及预处理方案的完善，单倍体移植治疗恶性血液病取得了显著进步，其在治疗 SAA 方面的作用也引起高度重视。国内单倍体移植治疗 SAA 占所有 Allo-HSCT 治疗 SAA 的比例由 2008 年的 32.1%（18 例）上升至 2015 年的 47.2%（268 例）。国外研究显示，移植后给予大剂量 CY 的单倍体移植治疗 SAA 可获得较好的植入，患者移植后 GVHD 发生率低，但是尚缺乏大样本数据的支持。北京大学人民医院进行的一项多中心、前瞻性研究结果显示，单倍体移植治疗 SAA 可达到与亲缘全相合移植相同的疗效，3 年总体生存率分别为 89% 和 91%（$P=0.555$），3 年 DFS 率为 86.8% 和 80.3%（$P=0.659$）。单倍体移植与亲缘相合移植相比，Ⅱ～Ⅳ度 aGVHD 发生率为 33.7% 和 4.2%（$P<0.001$），cGVHD 发生率为 22.4% 和 6.6%（$P=0.014$），但Ⅲ～Ⅳ度 aGVHD 发生率的差异无统计学意义（7.9% vs. 2.1%，$P=0.157$）[6]。单倍体移植后 GVHD 的防治尤为重要，目前国际上最常使用两种预防 GVHD 方案：① CSA+MTX+MMF+ 抗 CD25 单抗 +ATG；②移植后大剂量 CY。一些致力于促进造血及免疫植入、降低 GVHD 同时提高 SAA 患者总生存率的研究正在进行。亚太血液学联盟（APHCON）指出，由于单倍体移植的优势及近年来取得的显著进步，对于需行紧急移植治疗的 SAA 患者，单倍体移植可作为优先考虑的替代治疗方案。

血缘关系 HLA 1～3 个位点不相合或单倍型供者来源虽然相对丰富，并且近年来在我国应用逐年增多，但由于受到 HLA 屏障的严格限制，患者移植后往往会伴随植入困难、难治性 GVHD、免疫恢复延迟、移植相关死亡发生率高等问题，并且移植后患者生活质量不高，长期疗效报道差异较大。脐带血以其来源丰富、获得及时、HLA 配型要求低、GVHD 发生率低等优点，成为骨髓、外周血外又一重要的 HSCT 供源。

由于脐带血中含有的细胞数量低及免疫原性低，UCBT 治疗 SAA 中 GF 发生率高，所以其治疗获得性 SAA 资料较少[7]。2008 年至 2011 年间本中心采用非血缘 UCBT 治疗 SAA 18 例，所有患者均采用减低强度预处理方案：Flu+CY+ATG 方案：Flu 30mg/（m²·d）×

4 天，CY 300mg/（m² · d）× 4 天，兔源 ATG 10mg/（kg · d）× 3 天。除 2 例患者早期死亡外，其余 16 例中性粒细胞恢复，中位时间 37（14 ~ 57）天。但 16 例患者中仅 1 例患者获得了脐带血植入，但于移植后 3 个月出现了继发性移植物排斥[8]。减低强度的方案降低了对造血微环境和重要脏器的损伤，降低了 TRM，虽然发生了原发性 GF。但绝大部分患者自身造血功能恢复。考虑除了预处理免疫抑制作用外，输注的脐带血细胞也可能对自体造血恢复有一定的促进作用。患者虽然 Flu 增加，但 CY 剂量明显降低，另外由于 ATG 的半衰期较长，可能预处理不足以抑制受者免疫，ATG 清除了部分脐带血 T 细胞，从而导致了较高的 GF。

Chan 等[9]报道了 9 例儿童难治性 SAA 患者接受非血缘 UCBT 的结果，6 例患儿第一次 UCBT 获得植入，2 例患儿第二次 UCBT 获得植入，采用的预处理方案为 Flu、CY、ATG 及低剂量 TBI，所有接受 CY≥120mg/kg 的患者均获得植入。随访中位时间 34 个月，7 例患儿不依赖输血存活。最近，一项来自法国的前瞻性多中心 Ⅱ 期临床试验（APCORD）[10]中，采用 Flu 30mg/（m² · d）× 4 天，CY 30mg/（kg · d）× 4 天，ATG 2.5mg/（kg · d）× 2 天和 TBI 2Gy 的方案治疗 26 例难治性 SAA 患者，随访中位时间 38.8 个月，23 例（88%）患者植入成功，一年后所有植入的患者仍然存活。

日本 Yoshimi 等[11]报道 31 位 SAA 患者接受非血缘 UCBT，年龄中位数 28（0.9 ~ 72）岁，中性粒细胞和血小板累积植入率为 55% 和 72%，急性和慢性 GVHD 发生率分别为 17% 和 20%，随访中位时间 33.7（6 ~ 77）个月，2 年总生存率（overall survival，OS）为 41.1%。其中接受低剂量 TBI 2 ~ 5Gy、Flu 和 CY 预处理方案的 5 例患者可评估的 2 年 OS 率为 80%。

三、影响脐带血移植成功治疗骨髓衰竭性疾病的主要因素

患者的年龄、从诊断到移植之间时间的长短，以及骨髓造血功能的残存情况是影响所有骨髓衰竭性疾病患者 Allo-HSCT 长期生存的主要因素。Wagner 等[1]认为 FA 患者年龄 > 10 岁，移植前输血 > 20 单位及受者 CMV 血清学阳性是预后不良的指标。除了患者及疾病因素外，预处理方案及脐带血供体的选择对骨髓衰竭性疾病的植入和生存有重要的影响。

（一）预处理及预防移植物抗宿主病方案

尽管放射线增加第二肿瘤发生的危险，但 Kojima 等[12]认为加用低剂量的 TBI 促进了无关供者 BMT 患者植入、提高了长期生存率，ATG 的应用在无关供者 BMT 治疗 SAA 中也产生了良好的效果。非血缘 UCBT 治疗 SAA 的报道较少，因 GF 高，移植前增加免疫抑制剂通常是 SAA 患者获得植入的重要保证。国际上多使用低剂量 TBI（2 ~ 5Gy）和

Flu 来促进 UCBT 的植入率以提高移植后的生存率，但对 ATG 的使用仍存在争议。许多中心省略了 ATG，而采用低剂量 TBI、Flu 联合 CY 或 Mel 或 Bu 预处理，主要是考虑 UCBT 治疗 SAA 发生严重 GVHD 危险性较低，而长半衰期的 ATG 在体内清除了有利于植入的脐带血供者 T 细胞，可能使 GF 增加。对于 FA 患者，标准的 CY+TBI+ATG 预处理方案不足以清除受者异常的 T 细胞来保证充分植入，采用 Flu 依赖的预处理方案及体外去 T 细胞显著促进了无关供者 BMT 患者的植入和生存[13]。Gluckman 等[2] 报道了 26 个欧洲移植中心对 93 例 FA 患者进行非血缘 UCBT 的结果，也认为含 Flu 的预处理方案改进了 UCBT 患者的植入和生存。在接受 Flu 的 57 例患者中，13 例采用 CY 40mg/kg 和 TBI 5Gy，11 例采用 CY 和 Bu 8mg/kg，45 例加用 ATG，非 Flu 组有 35 例均采用低剂量 CY，22 例采用 TBI 5Gy，6 例 TLI 4Gy，29 例加用了 ATG，2 例加用了抗 T 细胞单抗。Flu 组和非 Flu 组患者移植前特征及移植物特征均无统计学差异，单因素分析显示 0~1 个 HLA 位点不合、移植前红细胞输注<20 单位、输注细胞数>4.9×10^7/kg、受者体重<26kg 及 Flu 预处理是中性粒细胞恢复的有利因素，多因素分析显示输注细胞数>4.9×10^7/kg 及含 Flu 预处理方案有利于植入。由于 MTX 有延迟植入和增加植入失败率的风险，MacMillan 等推荐使用 CSA 联合 MMF 方案预防 GVHD[14]。

关于预处理方案中是否采用 ATG 治疗也存在争议。APCORD 的 II 期临床试验中预处理方案包含 ATG，虽然植入率 88%，但是考虑入组患者均为既往免疫抑制剂治疗失败的难治 SAA 患者，1 年 OS 达到 88.4%，最终疗效还是非常理想的。而在另外一项日本的研究[15]中，27 例儿童 SAA 患者，11 例采用不含 ATG 的 Flu+CY/Mel+TBI 方案，另外 16 例患者采用含 ATG 的其他方案进行脐带血移植治疗。结果采用不含 ATG 的患者 5 年 OS 达到了 100%，而采用含 ATG 的其他方案治疗后 5 年 OS 仅为 48.6%。本中心现采用不含 ATG 的预处理方案对 SAA 患者行 UCBT 治疗，具体方案 Flu 40mg/（$m^2 \cdot d$）×5 天，CY 60mg/（kg·d）×4 天，TBI 或 TMI 4Gy×1 次，目前该项目已在中国临床试验注册中心获得伦理批准并成功注册（注册号：ChiCTR1900021038），现已入组结束，短期临床疗效与 APCORD 研究相仿。

（二）脐带血的选择

细胞数量是影响 UCBT 植入和移植后患者生存的重要因素，相对于恶性疾病来说，SAA 及 FA 等非恶性疾病由于移植前曾多次输血导致体内淋巴细胞致敏及移植前未接受任何化疗，GF 发生率更高。Gluckman 等分析了 93 例 UCBT 治疗 FA 的结果发现，输注的细胞数>4.9×10^7/kg 预后好[2]。英国血液和骨髓移植协会脐带血工作组（CBWG）指南推荐对于骨髓衰竭性疾病（AA 或先天性骨髓衰竭），冻存时 TNC>5×10^7/kg、CD34$^+$ 细胞数在冻存及复苏后细胞数均应>1.7×10^5/kg。近年来，有双份 UCBT 治疗 SAA 的报道，因双份 UCBT 增加 GVHD 发生率，故双份 UCBT 治疗有 GVHD 高危险性的 FA 有待于进

一步研究 [4]。HLA 相合是影响 UCBT 植入、GVHD 和生存的另一重要因素，高细胞剂量可部分抵消 HLA 不合对植入的不利影响，但 HLA 差异越大，GVHD 发生率越高。因非恶性疾病不需要移植物抗肿瘤效应，GVHD 的增加只会降低生存和生活质量。因此，对于 SAA 或 FA 等非恶性疾病，尽可能选择 HLA 严格相合的脐带血，尽量避免选择大于 2 个位点不合的脐带血。

（三）移植后供受者嵌合体的动态监测

对于 SAA 等非恶性疾病，可发生早期（原发性）GF 及迟发性 GF。对于原发性 GF，只有等待自体恢复或二次移植，而移植后嵌合体的动态监测对预防迟发性 GF 具有重要的作用。现有多篇成人供体异基因移植治疗 SAA 后嵌合体监测的报道，提示在降低或停用免疫抑制剂时易出现受者细胞升高的趋势。因此，在免疫抑制剂开始减量时要密切监测嵌合体变化，若受者细胞成分升高，可再次恢复 CSA 的用量，使其恢复全供者嵌合，3 个月后再次根据检测结果缓慢调整 CSA 用量。增加 CSA 用量可促进全供者嵌合，也说明 SAA 患者存在较持久的免疫攻击。对于 UCBT 来说，输注的供者细胞含量少、免疫原性弱，又无法进行供者淋巴细胞输注，故除了加强预处理对受者的免疫抑制、减少对供者细胞的免疫损伤外，移植后嵌合体的动态监测对移植后免疫抑制剂的调整可能具有重要的作用。

综上所述，随着预处理方案改进和脐带血库扩大，非血缘 UCBT 逐渐成为无 HLA 相合或不能等待 HLA 相合的成人供体移植的遗传性骨髓衰竭性疾病患者合理的一线治疗选择。考虑到获得性 SAA 发病的免疫学机制及 UCBT 治疗后高危险的 GF，虽然免疫抑制治疗目前仍然是无 HLA 相合亲缘供体 SAA 患者的首选，但随着 UCBT 作为二线治疗及一线治疗的一些鼓舞人心的结果不断出现，通过选择合适的脐带血和改进的预处理方案，UCBT 将会更早成为无合适成人供体骨髓衰竭性疾病患者的治疗选择。

（汤宝林）

参考文献

[1] WAGNER J E, EAPEN M, MACMILLAN M I, et al. Unrelated donor bone marrow transplantation for the treatment of Fanconi anemia[J]. Blood, 2007, 109(5): 2256-2262.

[2] GLUCKMAN E, ROCHA V, IONESCU I, et al. Results of unrelated cord blood transplant in fanconi anemia patients: risk factor analysis for engraftment and survival[J]. Biol Blood Marrow Transplant, 2007, 13(9): 1073-1082.

[3] RUGGED A, DE LATOUR R P, ROCHA V, et al. Double cord blood transplantation in patients with high risk bone marrow failure syndromes[J]. Br J Haematol, 2008, 143(3): 404-408.

[4] KILLICK S B, BOWN N, CAVENAGH J, et al. Guidelines for the diagnosis and management of

adult aplastic anaemia. British Society for Standards in Haematology[J]. Br J Haematol, 2016, 172(2): 187-207.

[5]　XU L P, XU Z L, WANG F R, et al. Unmanipulated haploidentical transplantation conditioning with busulfan, cyclophosphamide and anti-thymoglobulin for adult severe aplastic anaemia[J]. Bone Marrow Transplant, 2018, 53(2): 188-192.

[6]　KOSAKA Y, YAGASAKI H, SANO K, et al. Prospective multicenter trial comparing repeated immunosuppressive therapy with stem cell transplantation from an alternative donor as second-line treatment for children with severe and very severe aplastic anemia[J]. Blood, 2008, 111(3): 1054-1059.

[7]　MAO P, ZHU Z, WANG H, et al. Sustained and stable hematopoietic donor recipient mixed chimerism after unrelated cord blood transplantation for adult patients with severe aplastic anemia[J]. Eur J Haematol, 2005, 75(5): 430-435.

[8]　LIU H L, SUN Z M, GENG L Q, et al. Unrelated cord blood transplantation for newly diagnosed patients with severe acquired aplastic anemia using a reduced-intensity conditioning: high graft rejection, but good survival[J]. Bone Marrow Transplant, 2012, 47(9): 1186-1190.

[9]　CHAN K W, MCDONALD L, LIRA D, et al. Unrelated cord blood transplantation in children with idiopathic severe aplastic anemia[J]. Bone Marrow Transplant, 2008, 42(9): 589-595.

[10]　DE LATOUR R P, CHEVRET S, JUBERT C, et al. Unrelated cord blood transplantation in patients with idiopathic refractory severe aplastic anemia: a nationwide phase 2 study[J]. Blood, 2018, 132(7): 750-754.

[11]　YOSHIMI A, KOJIMA S, TANIGUCHI S, et al. Unrelated cord blood transplantation for severe aplastic anemia[J]. Biol Blood Marrow Transplant, 2008, 14(9): 1057-1063.

[12]　KOJIMA S, MATSUYAMA T, KATO S, et al. Outcome of 154 patients with severe aplastic anemia who received transplants from unrelated donors: the Japan Marrow Donor Program[J]. Blood, 2002, 100(3): 799-803.

[13]　CHAUDHURY S, AUERBACH A D, KERNAN N A, et al. Fludarabine based cytoreductive regimen and T-cell-depleted grafts from alternative donors for the treatment of high risk patients with Fanconi anemia[J]. Br J Haematol, 2008, 140(6): 644-655.

[14]　MACMILLAN M I, AUERBACH A D, DAVIES S M, et al. Haematopoietic cell transplantation in patients with Fanconi anemia using alternate donors: results of a total body irradiation dose escalation trial[J]. Br J Haematol, 2000, 109(1): 121-129.

[15]　OHGA S, ICHINO K, GOTO K, et al. Unrelated donor cord blood transplantation for childhood severe aplastic anemia after a modified conditioning[J]. Pediatr Transplant, 2006, 10(4): 497-500.

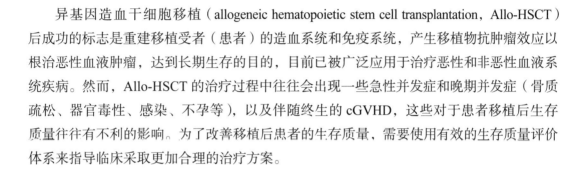

异基因造血干细胞移植（allogeneic hematopoietic stem cell transplantation，Allo-HSCT）后成功的标志是重建移植受者（患者）的造血系统和免疫系统，产生移植物抗肿瘤效应以根治恶性血液肿瘤，达到长期生存的目的，目前已被广泛应用于治疗恶性和非恶性血液系统疾病。然而，Allo-HSCT 的治疗过程中往往会出现一些急性并发症和晚期并发症（骨质疏松、器官毒性、感染、不孕等），以及伴随终生的 cGVHD，这些对于患者移植后生存质量往往有不利的影响。为了改善移植后患者的生存质量，需要使用有效的生存质量评价体系来指导临床采取更加合理的治疗方案。

一、定义

根据世界卫生组织（World Health Organization，WHO）1993 年对"生活质量"的定义，生活质量是指个体在其所处的文化和风俗习惯的背景下，由生存的标准、理想、追求的目标所决定的对其目前社会地位及生存状况的认知和满意程度。早在 1948 年，WHO 即对健康相关生活质量（health-related quality of life，HRQOL）进行了定义，指患者所患疾病及其治疗对其生活的影响的一种认知，这一评价指标包含多个维度，主要涵盖生理（physical）、心理（psychological）、社会（social）3 个方面。目前，HRQOL 是从生理状态、心理状态、社会功能状态、角色功能状态和总体健康状态 5 个方面综合评价健康的一种模式，可以反映健康对生存质量的影响。

HRQOL 这一概念最初来源于抗肿瘤药物疗效的评估体系，对指导临床治疗方案的选择起了很大的帮助。后来将患者自我评价（patient-reported outcomes，PRO）引入 HRQOL 的调查问卷，不仅规范了 HRQOL 的评价方式，帮助临床医生完整掌握患者的健康状况，更促进了医患之间的沟通，有助于患者更好地实现自我期待的"好生活"。

二、脐带血移植后生活质量的评估工具

（一）儿童生存质量测定量表

儿童生存质量测定量表 [1]（the pediatric quality of life inventory measurement models，

PedsQL）4.0 为 2 ~ 18 岁慢性病患儿 HRQOL 的一种有效且可靠的评价量表，目前已经广泛用于评价 HSCT 患儿的 HRQOL。PedsQL 最初用于评价儿童体功能状况。经过不断地优化和补充，逐渐成为针对 WHO 所定义的核心健康维度进行评价的综合量表。该量表包含儿童自评量表和家长代评量表两种形式，根据儿童不同的年龄阶段设计相应的问题及选项。儿童自评量表分为 5 ~ 7 岁、6 ~ 12 岁和 13 ~ 18 岁 3 种，家长代评量表分为 2 ~ 4 岁（学步期儿童）、5 ~ 7 岁（幼儿）、6 ~ 12 岁（儿童）和 13 ~ 18 岁（青少年）4 种。每种量表均包含 23 个项目，分别评价身体机能（8 项）、情感状况（5 项）、社会功能（5 项）和学校表现（5 项），4 个方面的得分分别累加可以评价躯体健康状况（等同于身体机能）、社会心理健康状况（情感状况＋社会功能＋学校表现）和总体生存质量三个方面的情况。总分和各项目的得分为 0 ~ 100 分，得分越高，表示患儿生存质量越好[2]。

（二）成年人移植后生存质量评估的标准量表

NIH 建议采用 SF-36 量表和癌症治疗功能评价系统骨髓移植生存质量评价量表（the Functional Assessment of Cancer Therapy-Bone Marrow Transplantation，FACT-BMT）作为成年人移植后生存质量评估的标准量表[3]。

1. **SF-36 量表**　SF-36 量表是美国波士顿健康研究所研制的简明健康调查问卷，被广泛应用于普通人群的生存质量测定、临床试验效果评价，以及卫生政策评估等领域。SF-36 量表作为简明健康调查问卷，从生理机能（physical functioning，PF）、生理职能（role-physical，RP）、躯体疼痛（bodily pain，BP）、一般健康状况（general health，GH）、精力（vitality，VT）、社会功能（social functioning，SF）、情感职能（role-emotional，RE）和精神健康（mental health，MH）八个方面全面概括了被调查者的生存质量[4]。根据以上八个方面的得分可综合评价总体生存质量，躯体健康状况（physical component summary，PCS）包括 PF、RP、BP 和 GH，以及社会心理健康状况（mental component summary，MCS）包括 VT、SF、RE 和 MH[5]。除此之外，SF-36 量表还包含另一项健康指标，健康变化（reported health transition，HT）用于反映被调查者对于自调查之日起过去的 1 年健康状况总体变化的主观感受。

2. **FACT-BMT 量表**　FACT-BMT 量表系列是由美国拉什大学医学中心研制的癌症治疗功能评价系统（the functional assessment of cancer therapy，FACT）[6]。该量表体系设计的初衷是评估癌症治疗对于患者生存质量的四个主要方面的影响，即躯体状况、社会／家庭状况、情感状况及机体功能状况。随着时间的推移，该量表内容得到不断优化，但是设计的重心始终着眼于评价患者的价值观和自我感受。该评价系统包含共性部分和特异性部分二大模块，共性部分是普适性地测量癌症患者生存质量的量表群，特异性部分是根据不同的癌症种类设计的特定癌症子量表群。FACT-BMT（第 4 版）包括癌症治疗功能评价通用量表（the Functional Assessment of Cancer Therapy-General，FACT-G）和 FACT-BMT 两个部分，由 50 个条目构成。FACT-G 包含躯体状况 7 条、社会／家庭状况 7 条、情感状况

6条、功能状况7条，共4个部分27个条目。骨髓移植分量表用于评价骨髓移植生存质量相关状况，包含23个条目。每1个条目都有0~4五个等级，分别表示患者受到该条目的影响程度由轻至重，每1个等级有不同的权重，根据权重将各条目的得分计算出来并相加得到各部分的总分，总分越高，表示该部分的生存质量越好。

三、接受造血干细胞移植后患者健康相关生存质量的变化

（一）生理状态

生理状态反映个人体能和活力的状态，许多研究者发现患者接受HSCT后生理状态会经过先变差，然后逐渐恢复的过程。Pidala等[7]对既往研究成年患者接受HSCT后HRQOL的文献进行了荟萃分析，结果显示移植前患者的生理状态低于健康个体的人均水平，并且移植后不断下降，于移植后30~100天达到谷值，之后逐渐恢复，并在移植后1年达到移植前的水平。Oberg等[8]前瞻性研究了80例恶性或非恶性血液疾病患儿HSCT后的HRQOL，结果显示约1/3患儿在HSCT后100~180天内生理状态下降，其中非恶性血液疾病患儿的生理状态相对较好，HSCT后2年生理状态能基本恢复到健康人群水平。Grulke等[9]的研究结果也显示，在HSCT后1年患者的HRQOL能基本恢复至移植前水平，该作者对33篇运用QLQ-C30量表评估自体造血干细胞移植（autologous hematopoietic stem cell transplantation，Auto-HSCT）或Allo-HSCT后患者HRQOL的文献进行了分析，共涉及2 800例患者，分析结果显示HSCT后生理状态的恢复在HRQOL各个模块中最为显著，移植3年后，生理状态评分最高，为86分，其他状态评分在75分左右。另有学者通过前瞻性队列研究对HSCT后长期生存的恶性或非恶性血液病患者进行了HRQOL评估，研究结果显示患者移植后经历了3~5年的恢复过程，长期生存者的生理状态与健康人群无差别[10, 11]。然而，Andrykowski等[12]对来自40多个移植中心的662例HSCT后长期生存（平均生存时间为7年）的患者进行了HRQOL评估，研究结果显示这些患者的生理状态比健康人群差。综上所述，大多数研究结果均支持患者接受HSCT后，生理状态会经历先下降后恢复的过程，而HSCT后长期生存患者的生理状态能恢复到健康人群水平。

（二）心理状态

心理状态主要指情绪反应和认知功能的测定。大多数研究结果显示，患者接受HSCT后心理状态较移植前无明显改变或有所提高[7-9, 13]，造成该结果的原因可能是患者认为HSCT是新生活的开始，或者是重获新生。Gupta等[14]对64例RIC和51例MAC后接受HSCT患者的HRQOL进行对比，结果显示所有患者接受HSCT前、后心理状态均没有明显改变。Chang等[15]通过前瞻性队列研究结果显示，在患者接受HSCT后12个月内神经认知功能不断提高，并且推测在移植后18个月时会得到进一步改善。1项针对109例行HSCT

超过 20 年的地中海贫血患者的回顾性调查中，行 HSCT 治疗者长期情感状况比传统治疗更好[13]。但是也有研究结果显示，接受 Auto-HSCT 患者在移植后 90 天精神健康评分较移植前有所升高，然而接受 Allo-HSCT 者的精神健康评分减低[16]。El-Jawahri 等[17, 18] 前瞻性研究了 93 例接受 Auto-HSCT 或 Allo-HSCT 患者的 HRQOL，结果显示 HSCT 后 6 个月，28.4% 患者出现创伤后应激障碍，43.3% 患者出现抑郁。另有一项法国的队列研究指出，接受 HSCT 的白血病患儿的长期心理状态评分较健康对照人群低[19]。综合大多数研究结果，患者接受 HSCT 后的心理状态较移植前有所提高，但长期存活者心理状态仍较健康人群低。

（三）社会功能状态

社会功能状态指人与社会的交互过程中，对社会的适应能力。对于患者 HSCT 后早期社会功能状态的改变，各研究得出的结论不尽相同[7]。Oberg 等[8] 用 PedsQL 4.0 量表追踪了 HSCT 后 2 年内患儿 HRQOL 的变化，他们发现，移植前年龄较小的患儿比 8 岁以上患儿的社会功能状态差，但是在 2 年的研究过程中，患儿的社会功能状态与普通儿童没有差异。Grulke 等[9] 的一项荟萃分析研究发现，HSCT 后 1 年内社会功能状态会有一个先下降后上升的过程，在移植至少 1 年以后，社会功能状态比移植前上升 10 分。一项纳入 9 个研究中心共计 427 例患者的前瞻性研究显示，同时合并 aGVHD 和 cGVHD 的患者比单纯 cGVHD 患者的社会功能状态更差[20]。对于患者接受 HSCT 后长期社会功能状态的改变，Andrykowski 等[12] 回顾性分析结果显示，HSCT 后长期生存的患者社会功能状态仍然较健康人群差。因此，患者接受 HSCT 后短期的社会功能状态与移植前相近或者有所提高，但是长期的社会功能状态低于健康人群。

（四）角色功能状态

角色功能状态主要测量生理和心理问题对职能的影响，许多学者均发现患者接受 HSCT 后的角色功能状态会先下降后升高。Pidala 等[7] 的荟萃分析指出，患者接受 HSCT 后，其角色功能状态会立刻减低，之后随着时间的推移而逐渐恢复，尤其是从基线时间到移植后 90 天，患者的角色功能、工作能力和家庭事务处理能力等均出现了不同程度下降，直到 HSCT 后 1 年，其角色功能状态才能基本恢复到移植前的水平。Grulke 等[9] 的回顾性研究显示，患者角色功能恢复最主要的时间段为 HSCT 后 1 年内。Syrjala 等[11] 等在美国进行的一项前瞻性纵向队列研究结果显示，对于患病前有外出工作史的患者，20% 患者在 HSCT 后 1 年重返工作岗位（全职工作），而 HSCT 后 5 年工作率能达到 34%，其中生存 5 年以上且无复发者，有 84% 重返工作岗位或者重回学校读书。另有研究者对 312 例接受 Auto-HSCT 或者 Allo-HSCT 患者进行了长期随访，随访时间点分别为移植后 6 个月、1 年、2 年和 3 年，研究者发现 HSCT 后 6 个月时，44% 患者重新工作（包括全职工作和兼职工作），移植后 1 年、2 年和 3 年时，重回工作岗位的患者分别占总人数的 66%、74% 和 76%[21]。综合大多数研究结果可知，HSCT 后早期角色功能状态会有所下降，之后会逐渐恢复到移植前的水平，长期生存者有 50% 以上能重返工作岗位或重回校园。

（五）总体健康状态

大多数研究对于总体健康状态的调查都得出了相似的结果，即接受 HSCT 患者的各项生存质量评分在移植后 1 年内均有所降低，在移植后 30 天达到最低，之后均有小幅度的提升 [7, 13, 14, 16, 21]。Grulke 等 [9] 报道，接受 HSCT 患者在移植 1 年后，总体健康状态能恢复到移植前的水平，而情绪低落、呼吸困难及失眠症状在移植后一直存在，且低于一般人群的得分。另外，Terrin 等 [22] 通过联合模型（joint model）方法对儿童患者移植后 HRQOL 的变化轨迹进行了分析，结果显示患儿总体健康状态在移植后 45 天内有所降低，之后逐渐恢复，并且移植后 1 年内总体健康状态的变化轨迹对移植相关死亡时间有预测意义。La 等 [13] 则报道，对于接受 HSCT 的地中海贫血患者，其移植后的总体健康状态和健康人群没有差异；同时，同接受传统治疗的患者相比，接受 HSCT 患者的生活质量更好。Syrjala 等 [11] 通过前瞻性队列研究发现，总体健康状态恢复时间为移植后 1 ~ 5 年。综合大多数研究结果，总体健康状态在 HSCT 后也会经历先下降后上升的过程。

四、影响移植后健康相关生存质量的因素

（一）年龄

许多学者发现患者年龄越小，HSCT 后 HRQOL 越好。Oberg 等 [8] 发现，患者接受移植时年龄越小，情绪问题越少。La 等 [13] 的研究也得出了类似的结果，他们统计了 109 名行 HSCT 的地中海贫血患者 20 年后的 HRQOL，结果表明移植年龄越小，长期 HRQOL 越高。这可能因为儿童患者的脏器受到铁过载等损伤的风险较小，所以儿童的脏器基础状况较成年人好，而且发生 GVHD 的风险也相对较小。然而，对于有中到重度 cGVHD 的患者而言，年长的患者（≥60 岁）与青年（18 ~ 40 岁）患者生存质量相当（$P=0.990$），且比中年（41 ~ 59 岁）患者更好（$P=0.004$）[23]。

（二）性别

许多研究者发现，患者移植后的 HRQOL 与性别也有一定的关系。Mo 等 [24] 报道，接受 HSCT 的女性患者移植后精神健康评分低于男性患者。Cohen 等 [25] 研究结果也显示，接受 HSCT 的男性患者比女性患者疲劳程度更低，而且粒细胞缺乏症状也较轻。因此，医护人员应对女性患者移植前后的 HRQOL 给予更多的关注。

（三）预处理方案

RIC 和 MAC 是目前最常用的预处理方案。Gupta 等 [14] 报道，RIC 组（$n=64$）患者

移植后 30 天的躯体功能评分高于 MAC 组（$n=51$），但是从移植后 100 天开始，RIC 组患者出现了认知功能下降，这可能与 RIC 组患者平均年龄比 MAC 组平均年龄大有关（59 岁 vs. 41 岁，$P<0.000\,1$）。接受 RIC 方案的患者移植后总躯体功能评分比接受 MAC 方案者更高。除此之外，在 Allo-HSCT 的患者中，预处理方案使用 Bu 者，移植后的躯体功能状况明显较差，可能是因为 Bu 与慢性肺部疾病有关[21]。另有研究结果表明，接受 RIC 方案的患者移植后总体生存质量与接受 MAC 方案者相似，但是后者恢复到基线水平的速度更快[26]。对于 UCBT 治疗恶性血液病，Sun 等[27] 的一项回顾性研究发现，在传统的清髓方案（Bu/CY 或 TBI/CY）基础上加入 Flu 或 Ara-c 形成的改良清髓方案（Flu/Bu/CY 或 Ara-c/TBI/CY）可以显著提高患者的 3 年 DFS（67.6% vs. 45.8%，$P<0.05$）以及 3 年非复发非 GVHD 生存率（67.6% vs. 45.8%，$P=0.09$），提示接受改良清髓方案的患者生存质量更好。

（四）慢性移植物抗宿主病

严重的 cGVHD 出现多系统损害，是 Allo-HSCT 后严重并发症和主要的死亡原因。大量研究证明，cGVHD 为 Allo-HSCT 后患者 HRQOL 最不利的影响因素[28]。Mo 等[24] 发现，cGVHD 的严重程度对患者的生存质量有显著影响，重度 cGVHD 患者的生存质量评分显著低于轻度、中度 cGVHD 者；在中度 cGVHD 患者中，合并多脏器功能异常和严重的脏器损伤者躯体状况更差。移植后发生 cGVHD 患儿的躯体功能状况也明显下降[8]。此外，多种 cGVHD 症状共同存在的患者的生存质量评分低于单一 cGVHD 症状者[19]。同健康人群标准评分数据相比，cGVHD 患者的 SF-36 评分在总体躯体功能方面和生理角色评分方面各下降 10 分，在其他评分模块的得分也降低了 4～10 分[26]。Wong 等[21] 研究结果显示，Allo-HSCT 后 cGVHD 患者的心理状况评分较未发生 cGVHD 者降低了 7%，躯体状况评分降低了 11%。中度或重度 cGVHD 患者的躯体状况同 SSc 和 SLE 等慢性病患者的躯体状况相似，而比一般的慢性病，包括糖尿病、高血压、慢性肺部疾病等躯体状况差。对于地中海贫血患者，移植后发生 aGVHD 和 cGVHD 患者有明显躯体功能障碍，相反，未发生 GVHD 者长期的情感状况甚至比健康人群更好[13]。因此，采取有效预防 GVHD 的措施及采用 cGVHD 发生率低的移植方案是改善移植后 HRQOL 的重要措施。

（五）移植类型

Sirilla 等[16] 对 159 例接受 HSCT 患者的移植后 HRQOL 进行了研究，结果显示 Auto-HSCT 的生存质量评分最高，其移植后 90 天的精神状况评分升高，相反，Allo-HSCT 和其他移植方案患者却有所降低。Wong 等[21] 比较了 312 例接受 Auto-HSCT 或者 Allo-HSCT 患者的移植后 HRQOL，结果显示 Allo-HSCT 患者的躯体功能状况和心理功能状况相对 Auto-HSCT 者较差（$P<0.05$），接受 Allo-HSCT 患者移植后 1 年内重返工作的比例较低，而其最大阻力来源于较差的健康状况。Tong 等[29] 的一项回顾性研究比较了脐带血

移植与非血缘外周血干细胞移植的疗效，研究表明两种移植后患者 3 年总生存率未见显著差异，但脐带血移植组患者的 cGVHD 发生率，尤其是中度或重度 cGVHD 发生率显著低于非血缘外周血干细胞移植组（分别 $P < 0.001$ 和 $P = 0.004$），而 Karnofsky 评分及 3 年 *GRFS* 更高（分别 $P = 0.03$ 和 $P = 0.04$）。

（六）体育锻炼

研究表明，可耐受的、安全的锻炼有助于提高患者接受 HSCT 后的 HRQOL[30]。并且，在行 HSCT 前或移植结束近期开始适当锻炼是最有效的。研究者建议，适当的有氧锻炼和抗阻训练对接受 HSCT 的患者是可行且有益的。然而，锻炼开始的具体时间点、周期和强度仍不明确，还需进一步研究确定。非药物治疗，例如规律的体育锻炼有积极的治疗意义。Fiuza-Luces 等 [31] 发现，规律的体育锻炼可以增强患者机体的耐力、供氧能力及肌肉力量，改善躯体功能，使疼痛感减低、压力减弱，好斗行为也有所减少。由此可见，体育锻炼可能具有减缓虚弱患者或者严重免疫抑制患者（cGVHD 患者）躯体功能下降的效果，从而从躯体功能状况方面改善患者的生存质量。

（七）其他

Mo 等 [32] 报道，供受者之间 HLA 不相合并不会影响患者移植后 HRQOL。然而，高鑫 [33] 研究结果显示，在接受 UCBT 的患者中，脐带血 HLA 相合度越高的患者移植后的 HRQOL 评分越高。二者的差异可能来源于移植方案的不同，关于 HLA 相合度是否会影响患者移植后 HRQOL 仍需更多、更大样本量的研究证实。另有研究发现，独自一人生活的患者 HSCT 后 HRQOL 显著低于和至少与 1 位亲人一起生活的患者 [13]。因此，应建议移植后患者与亲人一起生活，一方面降低患者的孤独感，另一方面更好地给予患者适当的照顾并及时掌握患者的生存状况。此外 Wong 等 [21] 研究显示，在接受 Auto-HSCT 的患者中，较低的受教育程度同较差的心理功能状况、社会功能状况和精神状况有关。

HSCT 已广泛应用于恶性血液疾病的治疗之中，HRQOL 也已成为评价移植方案疗效和判断预后的重要指标。总体来说，患者接受移植后 30～100 天的生存质量最差，此后其各方面生存质量均有所改善，直至移植后 1 年其 HRQOL 基本恢复至移植前水平，并且随着生存时间延长而趋于更佳。这提示医护人员要着重关注患者在移植后 30～100 天的治疗和护理。

cGVHD 是影响患者移植后 HRQOL 最不利的因素，因此积极有效地预防和治疗 cGVHD 的方案亟待研究。另一方面，采用 cGVHD 发生率低的移植方案也是实现更好的移植后生存质量的重要途径。UCBT 由于脐带血采集方便、病毒感染率低、免疫原性弱，以及对供受者之间的 HLA 相合度要求不高等优点越来越广泛应用于儿童及成年人的血液病治疗 [34]。UCBT 后 GVHD，尤其是 cGVHD 发生率低，抗白血病效应好，术后长期存活的患者返校、重回工作岗位，以及摆脱免疫抑制治疗的比例显著高于其他移植方案 [35]，这提示接受 UCBT 的长期生存患者可能有更好的 HRQOL。目前，对于 UCBT 后患者的 HRQOL 尚缺乏系统性研究，相关的临床研究亟待进行。

综上所述，HSCT 后对患者密切观察，并进行多学科随访和干预，有利于改善患者移植后 HRQOL，包括预防和积极处理 cGVHD、适当的体育锻炼减压、针对患者不同的需求给予针对性心理干预等。如何提高患者 HSCT 后 HRQOL，并最终使患者回归健康人群的生活，是从事造血干细胞移植医务工作者的最终目标。

（罗晨晖　孙自敏）

参考文献

[1] VARNI J W, SEID M, KURTIN P S. PedsQL™ 4.0: Reliability and Validity of the Pediatric Quality of LifeInventory™ version 4.0 generic core scales in healthy and patient populations[J]. Medical Care, 2001, 39(8): 800-812.

[2] WILLIAMS J, WAKE M, HESKETH K, et al. Health-related quality of life of overweight and obese children[J]. JAMA, 2005, 293(1): 70-76.

[3] PARSONS S K, TIGHIOUART H, TERRIN N. Assessment of health-related quality of life in pediatric hematopoietic stem cell transplant recipients: progress, challenges and future directions[J]. Expert Rev Pharmacoecon Outcomes Res, 2013, 13(2): 217-225.

[4] WARE J E, SHERBOURNE C D. The MOS 36-Item Short-Form Health Survey (SF-36). I. Conceptual framework and item selection[J]. Medical Care, 1992, 30(6): 473-483.

[5] MCHORNEY C A, WARE J E, RACZEK A E. The MOS 36-Item Short-Form Health Survey (SF-36): II. Psychometric and clinical tests of validity in measuring physical and mental health constructs[J]. Med Care, 1993, 31(3): 247-263.

[6] MCQUELLON R P, RUSSELL G B, CELLA D F, et al. Quality of life measurement in bone marrow transplantation: development of the Functional Assessment of Cancer Therapy-Bone Marrow Transplant (FACT-BMT) scale[J]. Bone Marrow Transplant, 1997, 19(4): 357-368.

[7] PIDALA J, ANASETTI C, JIM H. Quality of life after allogeneic hematopoietic cell transplantation[J]. Blood, 2009, 114(1): 7-19.

[8] OBERG J A, BENDER J G, MORRIS E, et al. Pediatric allo-SCT for malignant and non-malignant diseases: impact on health-related quality of life outcomes[J]. Bone Marrow Transplant, 2013, 48(6): 787-793.

[9] GRULKE N, ALBANI C, BAILER H. Quality of life in patients before and after hematopoietic stem cell transplantation measured with the European Organization for Research and Treatment of Cancer (EORTC) Quality of Life Core Questionnaire QLQ-C30[J]. Bone Marrow Transplant, 2012, 47(4): 473-482.

[10] BEVANS M F, MITCHELL S A, BARRETT J A, et al. Symptom distress predicts long-term health

and well-being in allogeneic stem cell transplantation survivors[J]. Biol Blood Marrow Transplant, 2014, 20(3): 387-395.

[11] SYRJALA K L, LANGER S L, ABRAMS J R, et al. Recovery and long-term function after hematopoietic cell transplantation for leukemia or lymphoma[J]. JAMA, 2004, 291(19): 2335-2343.

[12] ANDRYKOWSKI M A, BISHOP M M, HAHN E A, et al. Long-term health-related quality of life, growth, and spiritual well-being after hematopoietic stem-cell transplantation[J]. J Clin Oncol, 2005, 23(3): 599-608.

[13] LA NASA G, CAOCCI G, EFFICACE F, et al. Long-term health-related quality of life evaluated more than 20 years after hematopoietic stem cell transplantation for thalassemia[J]. Blood, 2013, 122(13): 2262-2270.

[14] GUPTA V, PANZARELLA T, LI L, et al. A prospective study comparing the outcomes and health-related quality of life in adult patients with myeloid malignancies undergoing allogeneic transplantation using myeloablative or reduced-intensity conditioning[J]. Biol Blood Marrow Transplant, 2012, 18(1): 113-124.

[15] CHANG G, MEADOWS M E, ORAV E J, et al. Mental status changes after hematopoietic stem cell transplantation[J]. Cancer, 2009, 115(19): 4625-4635.

[16] SIRILLA J, OVERCASH J. Quality of life (QOL), supportive care, and spirituality in hematopoietic stem cell transplant (HSCT) patients[J]. Support Care Cancer, 2013, 21(4): 1137-1144.

[17] EL-JAWAHRI A R, VANDUSEN H B, TRAEGER L N, et al. Quality of life and mood predict posttraumatic stress disorder after hematopoietic stem cell transplantation[J]. Cancer, 2016, 122(5): 806-812.

[18] EL-JAWAHRI A R, TRAEGER L N, KUZMUK K, et al. Quality of life and mood of patients and family caregivers during hospitalization for hematopoietic stem cell transplantation[J]. Cancer, 2015, 121(6): 951-959.

[19] BERBIS J, MICHEL G, CHASTAGNER P, et al. A French cohort of childhood leukemia survivors: impact of hematopoietic stem cell transplantation on health status and quality of life[J]. Biol Blood Marrow Transplant, 2013, 19(7): 1065-1072.

[20] PIDALA J, VOGELSANG G, MARTIN P, et al. Overlap subtype of chronic graft versus host disease is associated with an adverse prognosis, functional impairment, and inferior patient-reported outcomes: A chronic graft versus host disease consortium study[J]. Haematologica, 2012, 97(3): 451-458.

[21] WONG F L, FRANCISCO L, TOGAWA K, et al. Long-term recovery after hematopoietic cell transplantation: predictors of quality-of-life concerns[J]. Blood, 2010, 115(12): 2508-2519.

[22] TERRIN N, RODDAY A M, PARSONS S K. Joint models for predicting transplant-related mortality from quality of life data[J]. Qual Life Res, 2015, 24(1): 31-39.

[23] EL-JAWAHRI A, PIDALA J, INAMOTO Y, et al. Impact of age on quality of life, functional status,

and survival in patients with chronic graft versus host disease[J]. Biol Blood Marrow Transplant, 2014, 20(9): 1341-1348.

[24] MO X D, XU L P, LIU D H, et al. Health related quality of life among patients with chronic graft versus host disease in China[J]. Chin Med J (Engl), 2013, 126(16): 3048-3052.

[25] COHEN M Z, ROZMUS C L, MENDOZA T R, et al. Symptoms and quality of life in diverse patients undergoing hematopoietic stem cell transplantation[J]. J Pain Symptom Manage, 2012, 44(2): 168-180.

[26] PIDALA J, KURLAND B, CHAI X, et al. Patient-reported quality of life is associated with severity of chronic graft versus host disease as measured by NIH criteria: report on baseline data from the Chronic GVHD Consortium[J]. Blood, 2011, 117(17): 4651-4657.

[27] SUN Z M, LIU H L, LUO C H, et al. Better outcomes of modified myeloablative conditioning without antithymocyte globulin versus myeloablative conditioning in cord blood transplantation for hematological malignancies: A retrospective (development) and a prospective (validation) study[J]. Int, J, Cancer, 2018, 143(3): 699-708.

[28] ANDERSSON I, AHLBERG K, STOCKELBERG D, et al. Health-related quality of life in patients undergoing allogeneic stem cell transplantation after reduced intensity conditioning versus myeloablative conditioning[J]. Cancer Nurs, 2009, 32(4): 325-334.

[29] TONG J, XUAN L, SUN Y L, et al. Umbilical cord blood transplantation without antithymocyte globulin results in similar survival but better quality of life compared with unrelated peripheral blood stem cell transplantation for the treatment of acute leukemia: A retrospective study in China[J]. Biol Blood Marrow Transplant, 2017, 23(9): 1541-1548.

[30] VAN HAREN I E, TIMMERMAN H, POTTING C M, et al. Physical exercise for patients undergoing hematopoietic stem cell transplantation: systematic review and meta-analyses of randomized controlled trials[J]. Phys Ther, 2013, 93(4): 514-528.

[31] FIUZA-LUCES C, GARATACHEA N, BERGER N A, et al. Exercise is the real polypill[J]. Physiology，2013, 28(5): 330-358.

[32] MO X D, XU L P, LIU D H, et al. Patients receiving HLA-haploidentical/partially matched related allo-HSCT can achieve desirable health-related QoL that is comparable to that of patients receiving HLA-Ⅰ identical sibling allo-HSCT[J]. Bone Marrow Transplant, 2012, 47(9): 1201-1205.

[33] 高鑫. 成人恶性血液病患者造血干细胞移植后生存质量影响的研究 [D/OL]. 安徽：安徽医科大学，2014[2022-12-30].

[34] 孙自敏. 脐血造血干细胞移植的现状 [J]. 中华器官移植杂志，2014，35（1）：1-2.

[35] LIU H L, SUN Z M, GENG L Q, et al. Similar survival, but better quality of life after myeloablative transplantation using unrelated cord blood vs matched sibling donors in adults with hematologic malignancies[J]. Bone Marrow Transplantat, 2014, 49(8): 1063-1069.

第十五章
脐带血移植中的护理

第一节
移植病房管理

一、环境管理

（一）全环境保护

全环境保护包括空间环境和人体环境两个方面的保护。造血干细胞移植病房的空间环境主要依靠空气层流洁净室（laminar air flow room，LAFR）行环境保护。LAFR 通过高效过滤器装置以 2~3m/s 的流速形成循环以清除空气中 99.97% 以上直径大于 0.3μm 的尘粒和细菌，控制浮游微生物在极低范围，使患者处于基本无菌的空间环境，从而预防和减少感染。本中心采用垂直式层流，空气由室顶垂直向下，从 3 侧墙面底端回风口排出，进入密闭循环管道，层流室物品摆放不可阻挡回风口，保障回风畅通。人体环境包括体表环境和体内环境，其中体表环境指的是能与空气直接接触的人体部位，如全身皮肤、指（趾）甲、毛发、眼、耳、鼻腔、口腔、肛周以及会阴部，是微生物侵入机体的屏障；体内环境包括胃肠系统、循环系统、各组织器官及浆膜腔等，是内源性感染的主要场所。

1. 层流环境的日常维护

（1）患者的医疗护理处置应集中完成，不可多人同时进入层流室。为患者进行治疗护理操作时，应按从一般患者到感染患者的顺序依次进行，进出室内及时关闭门窗。

（2）室内物品按规定位置放置，不可堵住空气流动出口，以免造成空气紊流、回流受阻，影响空气净化效果。

（3）使用中的高效过滤网每 2~3 年更换，中效过滤网每季度更换，初效和办公区域回风过滤网每 2 周清洁。

（4）层流室墙面、地面、病床每日采用 500~1 000mg/L 含氯消毒液浸泡的无菌毛巾和墩布擦拭 1 遍，擦拭顺序由上至下，由清洁区至污染区，每室需用 5 条毛巾和 1 块墩布。盆巾采用高压灭菌法，一用一消毒。患者接触的物品表面，如床栏、餐桌、床头柜、遥控器、呼叫手柄等用一次性季铵盐消毒湿巾擦拭 3 遍，患者使用的仪器用一次性季铵盐消毒湿巾擦拭 1 遍。卫生间面盆、水龙头用消毒湿巾擦拭 2 遍，马桶采用 500mg/L 含氯消毒液擦拭 1 次，马桶储水箱用 500mg/L 含氯消毒液浸泡 30 分钟。

（5）按要求定期更换经高压灭菌的无菌床单位、衣服、洗漱毛巾、盆、卫生用纸。血压计袖带、听诊器、止血带、手电筒、皮尺、指甲剪均环氧乙烷消毒，一人一用，每次用后消毒湿巾擦拭，定点放置。

（6）药浴池每次使用前后清洁，并使用 500mg/L 含氯消毒液浸泡 30 分钟。

（7）患者拖鞋专人专用，每周含氯消毒液浸泡消毒 2 次。工作人员拖鞋分区域使用，一用一消毒，用 500mg/L 含氯消毒液浸泡消毒。

（8）患者使用的生活用品按类别分别使用 75% 乙醇消毒、高压消毒或含氯消毒液浸泡消毒。

（9）办公区电脑显示器采用一次性季铵盐消毒湿巾擦拭表面 2 次 / 日，键盘使用保护膜覆盖，保护膜每周用 500mg/L 含氯消毒液浸泡处理 1 次。水龙头、开关等采用消毒湿巾擦拭 1 次 / 日，遇污染时随时清洁消毒。

（10）清洁物品传递窗每日用 75% 乙醇擦拭 1 遍，患者污物传递窗每日 500mg/L 含氯消毒液擦拭 1 遍，一床一巾，传递窗每日紫外线灯照射 30 分钟并有记录。

（11）无菌物品、消毒物品、清洁物品分类摆放于专柜内，按照灭菌、消毒日期依次摆放。治疗盘高压消毒每日更换。

2. 层流环境的终末消毒

（1）患者使用的所有物品均装袋由污染传递窗送出。根据物品性质进行清洁、分类、包装、消毒处理。

（2）回风过滤网卸掉清洗，用 500mg/L 含氯消毒液浸泡 30 分钟。

（3）房间地面、墙面、床、桌、床头柜所用面用 500mg/L 含氯消毒液擦拭 2 遍，若是严重感染患者房间须擦拭 3 遍，最后再用清水擦拭 1 遍。

（4）海绵床垫使用 500mg/L 含氯消毒液擦拭后，使用床单位消毒机消毒 1 小时。

（二）饮食管理

食物中普遍含有细菌及其他微生物，移植期间患者的饮食均需高压消毒或微波消毒，以预防发生食源性病原微生物感染。但消毒后的食物色、香、味及营养成分均有一定程度改变和丢失，满足不了患者营养要求。2017 年欧洲胃肠外营养学会推荐各移植中心探讨符合食品安全饮食（即只要食物的购买、保存、处理、加热等流程达到食品安全法的要求）的可行性[1]。HSCT 患者采取无菌饮食的科学性还需要进一步验证。

本中心根据患者所处的移植时期给予不同的饮食限制。主要分三个阶段：从预处理开始至中性粒细胞植入前，饮食制作过程中应注重手卫生，餐具用高压锅高温蒸煮 30 分钟，食物煮熟后用高压锅蒸煮 5~10 分钟以达到保温和避免污染；中性粒细胞植入后至出院期间，餐具仍需高压蒸煮后使用，食物煮熟后不需高压锅再次蒸煮；出院后，患者可与家人同食，但须分餐具进餐。建议患者移植后1年内禁食生肉、生鱼片、生水果等，以防食源性感染。移植期间患者的消化吸收功能减弱，进食少，正规三餐不能满足患者的营养需求，主张少食多餐，增加辅食2次，包括酸奶、乳清蛋白粉冲剂、苏打饼干等。酸奶保质期内，小分子肽奶和乳清蛋白粉冲剂必须在配制1小时内食用，苏打饼干必须高压锅隔水干蒸后食用。

（三）口腔管理

移植患者晨起、进餐后须常规进行刷牙，刷牙可以清除口腔代谢的黏膜，促进血液循环和唾液分泌，改善口腔内的环境。无明显活动性出血情况下，为了避免刷牙对口腔黏膜的刺激，应选择刷头较小的软毛牙刷，牙刷柄选择长短适中，柄中段要稍向上弯曲，并具有一定的弹性，牙刷柄最好有防滑橡胶便于掌握刷牙力度，这样不仅可以清洁牙间隙，又不损伤牙龈和牙齿。牙膏选择刺激小的功能性牙膏或儿童牙膏。每次刷牙前，牙刷放入开水中烫1~2分钟，使牙刷毛软化。刷牙用30~36℃左右温开水，如果水温过冷或过热会刺激牙齿，易导致牙髓出血或痉挛，影响口腔正常的代谢。不可以用漱口替代刷牙，因为漱口不能完全清除牙齿表面的软垢和牙缝中的残渣。建议移植期间牙刷每周更换1~2次，口腔黏膜炎时增加更换频率。不进食的患者刷牙同样重要，因为口腔黏膜代谢产物会成为感染源。移植期间不建议佩戴义齿，因不易清洁和保管，易引起口腔出血和感染。除了刷牙之外，两餐之间、呕吐后、睡前及夜间如厕后还应加强漱口，以每2~3小时一次为宜。正确漱口能去除口腔内食物残渣和部分软垢，并暂时减少口腔内细菌的数量，对于保持口腔清洁、预防和治疗口腔疾病大有益处。本中心常备的漱口液有2%~3%碳酸氢钠、维生素B_{12} 50mg+庆大霉素96万单位+无菌生理盐水500ml及口腔护理液。

（四）皮肤管理

皮肤作为机体抵御外界刺激的第一道防线，具有保护机体免受各种物理、化学、微生物等因素侵袭的保护性屏障作用，主要由角质细胞、细胞间脂质及皮脂膜组成。角质层含水量减少<10%（通常正常为10%~20%）和经皮肤丢失水分增多可导致皮肤缺水、干燥，表现为皮肤干燥、脱皮、渗液、瘙痒、紧绷感、刺痛等。皮脂膜由皮脂、汗液和表皮细胞产生的脂类组成，属半透明膜。除了脂类和水分外，皮脂还含有还有许多代谢产物和水溶性物质，称为"天然保湿因子"，可以起到润滑皮肤、减少水分丢失的作用。不当的皮肤护理（过度清洁）、物理、化学刺激、皮疹等均会破坏皮肤的屏障功能，即抵御外界刺激、保湿等功能受影响。为了保持移植患者皮肤清洁应不过度使用消毒剂，以避免和消除引起皮肤屏障功能损害的因素。每日用温水擦浴1次，晨起、餐后用温水洗脸，睡前泡脚后均

及时擦干，同时，使用有皮肤屏障修复功能且刺激性小的护肤品。

为了更好地清除腔道和皮肤皱褶处隐藏的细菌，每日2次五官护理，给予阿昔洛韦和利福平眼药水交替滴眼；使用稀碘伏消毒液擦拭鼻腔、耳道、腋窝、腹股沟、会阴部和肛周，鼻腔涂抹金霉素眼膏；肛周外涂京万红软膏，并在睡前给予痔疮栓纳肛1次；会阴部予稀碘伏坐浴1次。

二、人员管理

（一）工作人员管理

护士长每周进行护理人力安排，主班护士根据能级对应原则合理安排床位，责任护士严格执行危重患者护理制度，严密观察和评估病情，做好护理记录。

（二）陪护人员管理

1. 陪护条件 年龄≤5岁的患儿；脑出血、消化道大出血致生命体征不稳定患者；住院期间突发精神异常者；情绪不稳定，有放弃治疗或者轻生念头者；有自杀、自伤、伤人、毁物倾向和行为冲动者。

2. 陪护人员职责及要求

（1）陪护人员必须身体健康，没有传染性疾病，无不良生活嗜好。签署陪护告知同意书，陪护负责患者心理支持和防范患者坠床、自伤等。

（2）服从医院和病房的管理，保持病房清洁及安静，自用物品一律不可带入仓内使用，包括手机、饮水杯等。

（3）进仓前须修剪指、趾甲、头发（女患者留2cm左右长度）。

（4）严格遵守仓内消毒隔离制度，在护士指导下，洗头、沐浴、正确洗手、戴口罩、帽子、更换无菌衣，穿脱无菌隔离衣、更换各区域拖鞋。

（5）长期陪护者须每日洗头、洗澡、更换清洁的贴身穿棉质衣物。每次进出仓均须更换口罩、帽子、各区域拖鞋，洗手，按要求穿脱隔离衣并放置规定位置，隔离衣一日一换，污染时及时更换。

（6）严格执行仓内手卫生，双手不可触及自身暴露部位（面部）或被患者触及。

（7）不可使用患者卫生间，吃、喝、洗漱、大小便均须出仓处理。

（8）出仓须告知床位护士，不可擅自离开患者，在仓外不可逗留、聊天。

（9）更换的脏衣物、饭盒等用塑料袋装好，放置规定位置由家属带回清洗。

（10）禁止使用仓内办公电话，以免造成交叉感染和影响正常医疗活动，急需事务由护士打电话转达。

（三）家属访视管理

1. 为了保障免疫力低下的造血干细胞移植患者安全，病房实行全环境保护隔离和无陪护管理，家属通过可视对讲系统每日可视对讲 1 次，每次 30 分钟。

2. 按规定时间可视对讲，避免影响正常医疗活动。特殊情况（办理募捐、医保等）需临时可视对讲者，须经同意并安排合适时间方可接通。应避开患者坐浴、擦浴、大小便、更换衣服等，避免暴露患者隐私。

3. 原则上只允许关系密切或照顾患者的亲属，其他人员访视须经过家属同意。

4. 每次访视人员不可超过 2 人，传染病流行季节只允许 1 人，有呼吸道传染病者禁止探视。

5. 对讲时多倾听，多鼓励患者，避免带有不良情绪和使用过激语言影响患者。

6. 可视对讲时如遇到患者接受治疗或大小便等，请主动中断探视。

7. 工作人员每日用 500mg/L 含氯消毒液擦拭对讲机话筒、物体表面、湿拖地面 2 次。

第二节

脐带血移植前的准备

一、移植前评估

（一）移植前评估的重要性

移植前评估是降低移植后复发率和 TMR 的关键，移植前的患者评估可决定患者是否可以移植以及移植的最佳时机。通过全面评估可以判断患者应该尽早移植、暂缓移植、不宜移植还是紧急移植，从而保证每个患者移植的合理性，最终使患者从移植中获益。

（二）移植患者身体状况评估

1. **年龄**　年龄是影响移植疗效的主要原因，特别是对于年龄大的患者，如既往患有其他疾病，如高血压、糖尿病等，加之既往化疗或放疗对患者身体造成了不同程度的伤害，移植的风险均会增加。对于儿童患者，预处理会对其神经发育和认知产生影响，移植前应进行神经认知评估，对于表现差的患者，应建议取消移植。

2. **心血管系统**　通过心电图和超声心动图评估心脏功能，必要时行心脏冠脉成像或冠脉造影检查。患者年龄在 50 岁以上或既往接受过蒽环类药物治疗是心脏并发症的危险因素。二维超声显示射血分数（EF）低于 50%、既往有充血性心力衰竭病史是严重心功能不全的高危因素，此类患者预处理方案应采用减低强度预处理，并避免使用心脏毒性药物。

3. **肺** 在预处理前 1～2 周内完成肺部 CT 和肺功能检查。移植前有肺病史，肺的弥散功能和用力呼气量 / 用力肺活量（FEV/FVC）降低可预测移植后肺部并发症，特别是肺部的 cGVHD。如果患者近期诊断活动性肺结核，应推迟移植，进行抗结核治疗 3～6 个月，并请结核专业医师评估病情。既往已经正规治疗，在移植期间应采用异烟肼、乙胺丁醇和喹诺酮类抗生素三联预防，至免疫抑制剂停用 3～6 个月。

4. **口腔和消化道** 口腔感染灶须进行专科评估，必须进行口腔科检查，若不是反复感染的坏死牙，尽量修补保留而不必过度拔牙。是否需要拔牙，要结合既往粒细胞缺乏期是否反复感染而定。对于肛周脓肿、肛裂、窦道或瘘管内外痔，应请肛肠科会诊，避免移植中性粒细胞缺乏期出现肛周感染。对于慢性腹泻的患者，应进行纤维结肠镜检查，排除克罗恩病、溃疡性结肠炎及万古霉素耐药肠球菌定植。对于慢性阑尾炎反复发作患者，建议行阑尾切除术。对于急性阑尾炎，如没有反复发作可以保守治疗。

5. **肝脏** 移植前应进行肝功能检测，因为移植过程中多种药物和 GVHD 都可能对肝脏造成损伤，最严重的并发症为 VOD，如果患者有肝硬化或肝脏纤维化，应慎重考虑。对于乙型病毒性肝炎的患者，活动期应先治疗肝炎并适当推迟移植；HBsAg 阳性携带者，若 HBV-DNA 阴性，可以接受 HSCT，若 HBV-DNA 阳性肝功能正常，应进行抗病毒治疗待病毒转阴后进行 HSCT，并且在移植期间服用抗病毒药物治疗。对于 HCV 阳性的肝炎患者，待肝功能正常甚至病毒转阴后再进行 HSCT。

6. **肾脏** 完善肾功能和尿常规检查，血肌酐水平成人宜小于 1.5mg/L，肌酐清除率高于 60ml/min。

7. **营养评估** 由于疾病本身对机体的消耗、放化疗及治疗的不良反应等因素，在移植前患者可能已经存在营养不良、消瘦，部分患者在移植前存在超重或肥胖，可能与患儿活动减少及糖皮质激素的促进合成代谢、促进脂肪堆积有关。有研究显示，实际体重应在理想体重的 95%～145% 之间，低于 95% 或高于 145% 的患者预后不良，特别是低于理想体重的 85% 的患者最差，因此，需要特别关注恶病质和病态的肥胖。对于肥胖的患者，若病情允许可适当推迟移植。

8. **身体功能评估** 采用 Karnofsky 积分系统对患者身体功能进行评估，分值越高表明体能状态越好。一般认为成人患者不应低于 70 分，儿童患者 Lansky Play-Performance 评分不应低于 60 分。

9. **心理状态评估** 脐带血干细胞移植是一个漫长的治疗过程，患者和家属应有较强的心理承受能力。特别是疾病恶性程度高及长期化疗的患者，通常存在焦虑、抑郁，以及与癌症有关的负性情绪。在移植的各时期，焦虑、抑郁、创伤后应激障碍等不良心理情绪均会降低患者生活质量，影响生存率。因此，移植前要充分评估患者的心理状态，对于具有抑郁或其他精神方面的问题，须请专科医生进行评估。

二、静脉导管准备

（一）血管通路装置的置入

血管通路装置的置入是造血干细胞移植患者全程治疗的重要生命线，它保证了大剂量化疗药物、高渗肠外营养液和造血干细胞的安全输注，同时保护了周围静脉，满足了患者治疗和康复的需要。根据置管途径不同，中心静脉插管分为四种类型。①无隧道式（nontunneled），如锁骨下静脉插管，是导管直接由锁骨下静脉、颈静脉插入上腔静脉并原位固定。②隧道式（tunneled），如带涤纶套的 Hickman 导管，导管前端在上腔静脉，后半部分在胸壁皮下潜行，可减少插管感染率，延长插管使用寿命，目前应用较少。③输液港（port），采用手术方法将输液港放置在前胸或腹部皮下，应用时将针头刺入输液港，建立中心静脉输液通道。此插管使用时间长，感染机会少，便于患者自我护理，日常生活不受影响。④经外周静脉穿刺的中心静脉导管（PICC）。PICC 操作方法简单，护士易于掌握，插管成功率高，置管时间长，并发症少；多由上臂头静脉、贵要静脉、肘正中静脉置入，其中贵要静脉走行直、粗大、静脉瓣少，常为首选。

1. 置管前护理评估

（1）健康史：插管史，血细胞计数，凝血象，血管情况，心脏基础疾病等。

（2）导管的选择：根据患者年龄、血管内径及移植种类选择不同型号的 PICC 导管，常用的有 3Fr/4Fr 三向瓣膜导管、5Fr 双腔导管。

（3）心理社会因素：评估患者对疼痛的耐受情况、对插管的认识及带管活动的接受程度。

2. 血管通路装置的维护中心静脉导管是保障各种静脉治疗的重要途径，须留置较长时间，做好导管维护工作能够有效减少导管相关并发症，减轻患者痛苦，保证移植顺利进行。

（1）中心静脉导管：使用中的中心静脉导管应每天常规冲管 1 次，在输注血制品、肠外液营养液、高粘滞药物后，以及连续输血或输注胃肠道营养液时需要每 4～6 小时冲管一次，不可依赖重力静滴方式冲管。另外，中心静脉导管应常规每周至少换药 1 次，存在穿刺点红肿、瘙痒、有分泌物等异常情况时，应及时换药并做处理。

（2）输液装置：非密闭式输液应常规每日更换一次，输血液制品应在每袋血输注完毕前后更换输血器，连续输注血制品应在 4 小时更换输血器；输注特殊药物或存在配伍禁忌的药物应更换输液器；如疑似污染或输液产品及输液系统的完整性受到破坏时应立即更换输液器。

（3）输液接头：每周至少更换 1 次；当接头有血液残留或完整性受损、导管内抽取血培养后应立即更换；当导管输血、抽血、输注营养液后应及时更换。

（二）血管通路装置的置入并发症

1. 置管时并发症

（1）心律失常：由于导管插入过深进入右心房或右心室内，将刺激心脏引起心律失常。患者主要表现为突然出现心慌、胸闷，频发室性期前心律失常。处理方法为立即将导管退出 1~2cm，症状即可消失。因此，操作者要做好置管前评估，了解患者是否有心脏基础疾病，且熟练掌握置管技术及准确测量导管方法。

（2）血肿：穿刺静脉首选贵要静脉，其次为肱静脉和头静脉。肱静脉有动脉伴随，穿刺过程中易误伤动脉，如处理不当，极易发生血肿，严重时压迫肢体血管和神经。反复穿刺静脉致静脉壁破损，亦可导致血肿。为了避免反复穿刺和误伤动脉，掌握静脉走向及其周围的解剖关系非常重要，同时做好置管前的血象评估，若血小板数低和凝血功能异常，应及时做好防范。如已发生误伤动脉，在拔出穿刺针后，须用力按压 30 分钟以上，按压部位应为误伤动脉的部位而不是穿刺点。

2. 留置导管并发症

（1）感染：导管相关感染是中心静脉置管后最常见的并发症，是由患者、导管和病原微生物相互作用导致的。在造血干细胞移植过程中，由于接受大剂量化疗和应用免疫抑制剂等原因，患者长期免疫力低下，加之移植过程中行长期静脉营养、支持治疗，极易发生导管感染。置管周围皮肤的微生物是引起感染的主要来源。血栓形成与导管感染引起的脓毒血症亦有密切关系，导管内的血栓是细菌黏附的良好附着物和培养基，可明显增加感染机会。其次，工作人员在置管及维护过程中不能严格执行无菌技术操作也是造成导管感染的重要原因。其预防措施如下。

①加强置管人员导管知识的教育和培训，使其能够正确操作和维护程序，实施正确的感染控制措施。

②每班次评估、交接导管外露长度，观察导管口局部皮肤感染征象，红斑、硬结、红肿患者应行全血细胞分析，监测体温，观察有无伴随症状。敷料粘贴是否牢固，卷边、潮湿、松动。如穿刺点出现红、肿、压痛或有分泌物时，应及时做分泌物培养，增加换药次数，如局部仍无好转，并出现发热，应考虑拔管，同时取导管血、导管尖端送微生物培养。

③严格做好工作人员的手消毒，在接触导管前后均应严格执行手卫生程序，严格无菌操作，认真做好导管维护工作。穿刺位点皮肤消毒首选 2% 葡萄糖酸氯己定，其更能降低导管相关感染。其次，选择碘伏消毒皮肤，置管或更换敷贴时以 2% 葡萄糖酸氯己定或碘伏棉球消毒穿刺位点皮肤 3 遍及以上，消毒面积应大于敷贴面积。造血干细胞移植患者经过大剂量的放化疗后，皮肤变薄、弹性减弱、表皮松解干燥，酒精刺激皮肤后可导致导管穿刺口周围皮肤静脉炎。

④输液治疗的管理也是预防中心静脉导管感染的又一重要措施。造血干细胞移植患者免疫功能低下及全血细胞减少，因此配制液体均应使用层流工作台净化设备。通过加压风机将室内空气经高效过滤器过滤后送到净化工作台区域，最终达到局部100级洁净度的操作环境。注射药液应现用现配，溶液放置3～5小时，细菌可呈对数增长。

⑤尽量避免通过中心静脉导管采血和推注药物，以免反复、多次地分离输液管路，增加血栓形成和管路污染的机会。

⑥表面涂有抗菌涂层的导管对降低导管的炎症反应有一定作用。

⑦做好患者皮肤清洁、消毒，氯己定能够广谱有效地降低抗微生物活性、降低微生物集聚，每日可以用1∶2 000氯己定或0.02%碘伏稀释液擦洗、清洁患者皮肤，更换无菌病员服，及时更换污染的床单位。

⑧尽量缩短导管留置时间，当患者处于恢复期，病情稳定，静脉输液减少，应及时拔除静脉导管。在导管留置期间，如患者出现寒战、发热等症状，而全身组织器官又未发现其他感染源时，应考虑存在导管感染，须立即拔管，并在无菌操作下剪下导管尖端做细菌、真菌培养，以便医生根据培养结果应用抗菌药物。

（2）血栓形成及栓塞：主要原因包括置管时或导管移动刺激血管壁致血管内膜损伤，使血小板易于凝集形成血栓；异物反应激活补体系统，使血小板黏附在血管壁，形成血栓；输液时滴速过慢，导管内压力低于静脉压力，血液发生反流，在局部停滞；化疗药物的输注等。中心静脉导管血栓并发症包括导管内栓塞、无症状的深部静脉血栓及肺栓塞。静脉栓塞主要表现为穿刺血管出现局部压痛、红肿和所供血运肢体肿胀、水肿等。血栓形成的发生率与导管留置时间成正比。PICC穿刺部位于肘窝处比中上臂发生导管相关的静脉血栓概率更高。在造血干细胞移植过程中，患者往往需要带管30～40天，期间经常需要输注化疗药物、血制品和肠外营养等药物，这些都是导致血栓形成的重要因素，导管正确护理是预防血栓发生的关键。

①尽量选择聚氨酯导管或硅胶管，以减少微生物在导管表面黏附而减少血栓形成。

②预防评估全血细胞分析、凝血功能。每班测量臂围，观察局部有无肿胀。导管型号与血管相匹配。中心血管通路装置的尖端终止在中心血管系统中，如上腔静脉或下腔静脉。

③保证输液畅通，当导管发生血液回流，应立即用生理盐水冲管。在输入血制品、肠外营养物时应注意滴速适宜，输液后及时以生理盐水脉冲式冲管。在滴注伊曲康唑等易与其他药物发生相互作用的药物时，输注前、后均须用生理盐水及对应的溶媒冲管。对于须控制输液速度的患者，应选用输液泵输液。

④因治疗需要，移植患者置入的多为双腔导管，连续维持输入同一种药物时，如环孢素、他克莫司，应做到主、次导管交替使用并充分冲管。

⑤尽量避免导管采血，如遇特殊情况必须使用时，抽血后应按维护流程冲管及更换输液接头。

⑥当导管出现堵塞、输液不畅时，严禁强行推注，可用肝素或尿激酶稀释液溶栓。

⑦置管肢体出现肿胀、麻木、温度及感觉异常、肩周不适等症状时考虑血栓形成。严重时可发生肺栓塞，当出现以下症状时应警惕肺栓塞，如血痰、咳嗽、出汗、胸痛、呼吸困难、恐惧等。怀疑静脉血栓形成，给予安静、舒适的环境，备好抢救物品，监测生命体征、氧疗，同时遵医嘱对症处理。

（3）静脉炎：主要分为机械性静脉炎、化学性静脉炎、细菌性静脉炎、血栓性静脉炎。机械性静脉炎多发生于外周导管和PICC，尤其是将较粗的导管置入较细的静脉时对血管壁和内膜造成摩擦所致。化学性静脉炎由于高浓度、刺激性强的药物输入速度过快，超过血管的应激能力或长时间滴入血管，持续刺激血管导致内皮细胞破坏所致。细菌性静脉炎因未严格遵守无菌技术操作和手卫生原则导致的细菌感染引起。血栓性静脉炎是静脉导管的插入和对血管的化学刺激导致的炎症和血栓形成。其预防措施如下。

①有计划选择外周静脉，评估血管条件、既往静脉穿刺史、静脉损伤程度，置管避免肢体关节。

②行中心静脉导管穿刺时给予最大限度的无菌防护，戴一次性无菌帽、穿隔离衣、戴口罩。

③戴无粉手套或用无菌生理盐水冲净手套上的滑石粉，避免有粉手套直接接触导管，防止微粒对血管内膜的刺激。置管前将导管充分浸泡在生理盐水中，增加润滑度，减少导管摩擦对血管内膜的损伤。

④选择合适的导管型号，避免在瘫痪肢体做静脉穿刺，选择材料优质和表面光滑的硅胶导管，降低静脉炎的发生。

⑤穿刺及送管过程中，动作轻柔，匀速送管，防止损伤血管内膜。

⑥置管后，观察有无静脉炎的发生。发生静脉炎时抬高患肢，避免剧烈活动，可做握拳或松拳运动。

⑦局部湿热敷，扩张血管，减少导管对血管内膜的摩擦。方法：从置管后第一天开始，湿毛巾热敷置管上臂10~20分钟，2次/天，温度控制在40℃以内，同时配合使用预防静脉炎软膏涂抹置管侧上臂静脉的皮肤，3次/天，连用10天。

⑧外敷药物，如如意金黄散，每天1~2次；也可采用热敷30分钟后涂抹非甾体抗炎药膏，如双氯芬酸二乙胺乳胶剂，每天3~4次。

⑨应用水胶体敷料。其作用原理为密闭的半透膜在皮肤表面形成低氧张力，促进毛细血管生成，改变局部组织微循环，促进纤维蛋白溶解，保证局部组织正常代谢和功能。优点是局部清洗、沐浴不受影响，易于观察受损部位的皮肤，不影响关节和肢体的活动，保持穿刺部位皮肤干燥，阻挡了外界微生物，减少菌落生长，减少穿刺点感染。

（4）导管堵塞：原因包括冲封管方法不正确、多腔管路未交替使用、输注黏稠度较高液体及血制品后未彻底冲管、未达到正压封管，血液反流、药物不相容等。结晶沉积堵塞导管、输液管路打结受压、输液过程中管路装置夹闭都易引起导管堵塞。其预防措施如下。

①每日开管前及封管前使用 20ml 无菌生理盐水脉冲式冲洗导管，冲掉滞留在导管壁上残余药液。规范正压封管的手法，防止血液反流进入导管造成阻塞。

②每次开管后，发现导管重力滴速减慢时，及时查找原因。移植患者长期输注药质黏稠的免疫抑制剂 CSA 及血制品，可选择使用小于 10 单位 /ml 稀释肝素液封管，达到肝素化以抑制血栓形成。

③合理使用管路，避免一腔多用或有腔不用，有计划地使用多腔导管。持续输注液体时，每 24 小时更换输液管路及附加装置。

④导管出现堵塞时检查管路是否弯折、受压。使用 5 000 单位 /ml 尿激酶注射液 0.1ml 溶管，不可强行推注封管液。使用一次性三通接头，分别连接空的 20ml 一次性无菌注射器和内有 5 000 单位 /ml 尿激酶的 5ml 注射器。先关闭尿激酶注射器，用 20ml 一次性无菌注射器将导管腔抽吸形成负压关闭其通路，打开尿激酶注射器一端与导管腔相通，利用导管腔负压自动将尿激酶注射液吸入。密闭 30 分钟后，将尿激酶注射液抽出，确认管路通畅后可继续使用。

（5）导管脱出：原因包括患者缺乏导管自我保护的意识、穿脱衣服不慎强拉导管而导致导管脱出；导管缺乏固定装置；导管留体外超出规定长度，造成导管牵拉；导管无菌敷料松动；揭除无菌敷料方法不正确等。导管脱出可使留置导管脱出静脉，如未及时发现仍通过导管进行输液或给药，可出现药物外渗，严重者可导致胸腔积液，造成严重后果。因此，在使用时应做到以下几点。

①每班评估导管外露刻度，固定翼松动应及时更换，缝合线断开及时给予缝合。检查导管的外露段长度是否增加，置管后导管预留体外长度不应超过 5cm。

②每次输液前必须回抽血液，如未见回血应查明原因，确定导管已脱出静脉时应立即拔管。

③做好健康指导，避免患者无意牵拉导管，尤其在更换衣物时。对于不能配合者提前做好镇静、妥善固定肢体等防范措施。

④切忌将脱出导管再送回血管内，因为脱出的导管已经与穿刺点皮肤接触，而皮肤不能够提供无菌条件，导管回送易造成导管相关性血流感染；揭除贴膜时，自下而上，逆导管方向，并一手固定导管，一手揭除敷料。

（6）导管异位：见于置管未达到预期的上腔静脉，而进入对侧的无名静脉或锁骨下静脉、同侧或对侧的颈内静脉、奇静脉左或右的胸廓内静脉、心包隔静脉、右心房或右心室。PICC 导管尖端移位进入心脏与手臂的内收和弯曲有关。导管固定不牢固。患者主诉肩膀、背部和胸部出现疼痛和水肿，导管插入同侧部位可听见汩汩声或者血流声，感觉异常。输入液体进入颅内静脉窦时可影响神经系统。置入导管后，推注 0.9% 无菌生理盐水，边推注边询问患者耳后有无异样感觉，是否有"嗖嗖"声。预防措施如下。

①密切观察临床症状与体征，判断有无血液回流，冲管是否通畅。

②置管时，协助患者摆好正确穿刺体位，患者穿刺侧上臂与身体成90°，送导管将至颈部时，嘱患者头偏向穿刺侧，使下颚靠近肩部以阻断导管误入颈内静脉，送管动作轻柔、匀速送管，防止粗暴操作。

③置管后给予X线检查，使用前评估导管功能。

④出现导管异位时，及时调整，再次通过X线检查确定导管尖端位置，避免反复调整，增加静脉炎及血栓的发生率。

（7）导管断裂：与导管质量、过度牵拉、导管同一个部位被反复折曲、以止血钳直接夹闭导管、拔管时用力过大使导管静脉内折断有关。如未及时发现，可出现输液渗漏、出血等情况，如导管远端完全断离，可随血流进入右心，造成严重后果。预防的措施主要为选择优质的导管、避免牵拉和折曲导管、不可直接以止血钳夹闭导管、拔管时用力要适度、注意检查拔出的导管是否完整。

（8）空气栓塞：胸膜腔压力低于外界大气压而呈负压状态，因此在导管破裂、输液管道连接不牢固、输液滴空时，空气极易通过导管进入循环系统发生空气栓塞，危及患者生命。在患者带管过程中应注意如下事项。

①观察导管有无破损，肝素帽或正压型无针密闭输液接头是否与导管连接完好。

②保证输液管道连接紧密，管路中空气充分排净，输液过程中加强巡视，避免输液滴空，最好使用有气泡自动报警系统的输液泵。

③在更换正压型无针密闭输液接头或将注射器、输液装置直接与导管连接时，必须先将导管夹闭。

④拔管后应充分压迫置管口至少30分钟，避免空气经皮肤静脉隧道进入静脉。

⑤当患者突然出现呼吸困难、大汗、低血压等空气栓塞症状时，应迅速使患者安置于头低足高、左侧卧位，同时给予高流量吸氧。

第三节
脐带血输注的护理

一、患者评估

患者输注当天的生命体征、血小板计数、心理状态、配合程度、前一日的出入量、输血过敏史、静脉通路、输注时不良反应等。

二、输注前准备

1. **环境准备**　脐带血输注前用消毒湿巾清洁擦拭层流室四壁及物体表面，更换无菌床单位。室温控制在 22～24℃，湿度为 50%～60%，避免人员流动。

2. **静脉通路准备**　脐带血由中心静脉导管输注，输注全程严格遵守无菌技术操作规范。输注前 5 分钟暂停泵入 CSA 等药物。更换输注静脉导管的贴膜，输液器接无菌生理盐水缓慢静滴维持输液通畅。输注侧静脉导管下铺无菌巾，在无菌区域内备 20ml 注射器 2 支，其中 1 支抽 10～20ml 无菌生理盐水。

3. **患者准备**　协助患者擦浴后更换无菌病员服并适量饮水，排空大小便。脐带血输注前 30 分钟给予地塞米松 2mg 和盐酸异丙嗪 10mg 静脉应用，预防过敏反应。指导患者输注过程张口呼吸，陪伴患者使其放松心情。

4. **脐带血复温**　用 70% 乙醇清洁擦拭恒温水浴箱，盛放 37℃温水 10L，保持水温恒定。2 人交叉核对脐带血和患者信息无误后，取出液氮中的脐带血静置在气相空气中 5 分钟，然后轻放入温水中缓慢摆动，解冻复温 2 分钟使其成均匀液态。

三、输注中护理

1. **不良反应监测和处理**　输注过程中的前 3～5 分钟内脐带血滴速在 10～15 滴/分钟，患者无不适调至 30～40 滴/分钟，每袋脐带血 20 分钟缓慢输完[2]。输注过程给予患者氧气低流量吸入和心电、血压、氧饱和度监测。嘱患者张口呼吸，放松心情。密切关注患者主诉及不良反应发生。给予硝苯地平舌下含服、利尿剂静脉推注、甘露醇快速静滴、氧气吸入等降血压、脱颅压、缓解头痛等对症处理均能缓解症状。

2. **预防堵管**　输注过程严格遵守无菌操作，除输注不畅需要开通"三通"外，保证输注通路的密闭性。脐带血滴注速度明显缓慢时，护士戴无菌手套，用 20ml 注射器连接"三通"，旋转"三通"接头，先用无菌生理盐水冲管，评估和保证导管通畅，然后用力适中地抽取脐带血 10ml，再缓慢、匀速推注脐带血。每次抽取脐带血量不得超过 15ml，用力不可过度，避免造成注射针筒脱离及输血器过滤网对干细胞的切割损伤。

四、输注后护理

脐带血输完后，用生理盐水充分冲洗输血器。24 小时内遵医嘱予匀速静脉补液，并碳酸氢钠碱化，呋塞米强迫利尿，同时协助患者多饮水，并鼓励患者勤排尿。提前告知患者脐带血输完后 6 小时内小便颜色可能会改变，以免血红蛋白尿时引起患者恐慌。

五、脐带血输注风险

了解脐带血在解冻、复温和输注前、中、后可能出现各种风险，并对其进行有效识别，使风险防患于未然。

1. 脐带血袋破袋的风险 解冻过程做好脐带血破袋防护，脐带血从液氮里取出应放置在 –80℃气相中静置 5 分钟，使脐带血袋表面的液氮变为气态，以免液氮滴落冻伤操作人员及袋外温度快速变化造成破袋。复温动作要熟练，轻柔，避免碰伤脐带血袋。

2. 低温输注的风险 国内各脐带血库冻存脐带血终体积稍有差异，约在 20 ~ 40ml。本中心验证，冻存脐带血在 37℃水温、2 分钟复温时间的条件下，水量为 10L，用探针测温仪全程测量近 200 份脐带血，测得复温后脐带血袋温度为 24.0℃ ± 1.72℃。并经双人对光检查，确认复温后脐带血为均匀液体，输注无阻力，输注过程病人无严重不良反应发生。因此，脐带血复温水量不得低于 10L，可以避免低温输注的风险。

3. 静脉导管堵管风险 脐带血干细胞为人工采集，与机采的外周血干细胞相比，脐带血含有较多的纤维蛋白、白细胞、血小板等血液成份。经冻存、复温后，部分有形细胞破裂成细胞碎片，在纤维蛋白作用下聚集成肉眼可见的凝块，被输血器过滤网拦截或累积沉积于导管中，导致脐带血输注不畅甚至堵管。正确使用"三通"装置和输血装置可有效过滤凝块，避免发生堵管。

4. 脐带血输注不良反应 研究报道，脐带血输注不良反应发生率高达 22% ~ 79%，不良反应从 I 级到 V 级（参照 National Cancer Institute Common Toxicity Criteria version 3.0[3]），包括：胃肠道反应（恶心、呕吐、腹痛、腹泻等）、心血管反应（头痛、高血压、低血压、心动过缓、心律失常等）、呼吸系统症状（呼吸有大蒜味、胸闷、呼吸困难、急性肺水肿等）、神经系统症状（抽搐、手脚发麻、癫痫发作、意识丧失等）、泌尿系统症状（血红蛋白尿、急性肾损伤等）、皮肤反应（皮疹、皮肤潮红等）及过敏、溶血反应等。

（1）脐带血输注并发高血压的风险：DMSO 毒性作用导致的高血压和头痛通过对症处理通常可在 2 ~ 6 小时内基本缓解，但也有部分患者头痛症状持续 3 ~ 4 周才完全好转。因此，进一步提高脐带血冻存技术是有效预防重度高血压发生的关键，及时、有效的控制高血压对于预防急性脑出血至关重要。

（2）脐带血输注并发肾功能损伤的风险：冻存脐带血与外周血干细胞相比因经历冻存、复温处理，部分红细胞破碎游离出血红蛋白，经小便排出，是形成血红蛋白尿的主要原因。血型不合和大体积脐带血含有红细胞较多，在输注时可能发生急性溶血反应导致血红蛋白尿。患者在脐带血输后的尿检结果普遍存在尿蛋白的改变，24 小时后基本好转。因此，脐带血输注前，给予患者静脉补液以维持有效循环血量，输注后及时碱化、强迫利尿，可以加快代谢废物排出，血红蛋白尿通常在 6 小时内基本好转。

六、脐带血输注不良反应的影响因素

目前国内脐带血采集后人工分离干细胞，每袋脐带血的终体积在 25～45ml 之间，含冷冻保护剂 DMSO（浓度为 10%），脐带血均含有一定量的红细胞。临床快速输注导致单位时间内输入高浓度脐带血，高渗透压、极低温的脐带血与患者体内温差大，大量破碎红细胞经肾小球滤过时会对肾脏产生损伤导致 DMSO 的毒性增强。因此，临床快速输注是影响脐带血输注不良反应发生率及不良反应严重程度的关键因素。

1. 不良反应与单位时间内输入高浓度脐带血的渗透压大小相关　任何原因引起的高渗状态早期都会引起细胞脱水收缩。细胞脱水的效应主要表现在中枢神经系统，收缩的神经元会受到牵拉，导致膜电位改变而致神经功能失常，脏器缺氧缺血引发脏器再灌注损伤。高浓度脐带血快速输注可致高渗状态，延长输注时间可以减缓血浆高渗状态，降低头痛、胸闷、腹痛等不良反应发生率和发生程度。

2. 不良反应与单位时间内输入脐带血温度相关　正常体温是机体进行新陈代谢和生命活动的必要条件。–196℃冻存脐带血在 37℃温水中 2 分钟内解冻成液体，干细胞状态从固态达到液态。过低温度的脐带血可使患者出现寒战、肌肉痉挛，通过压力反射器增加收缩血管物质的分泌量，刺激交感神经兴奋释放儿茶酚胺，增强血管收缩，影响血流量，导致血压急剧升高、心动过速，甚至心肌缺血及肾功能衰竭，患者会发生剧烈头痛、胸闷、心悸、呼吸困难、无尿等。在相同水温和复温时间内，提高复温水量和延长脐带血输注时间可以降低输注不良反应。

3. 不良反应与单位时间输注脐带血含破碎红细胞的量有关　脐带血经分离后仍含有部分红细胞，经冻存、解冻、复温后可能破裂成为红细胞碎片，由于每份脐带血含有破碎红细胞量有限，通过充分的补液、碱化尿液及利尿处理，2～3 次血红蛋白尿后小便都逐渐变清。快速输注可导致单位时间输入较多的破碎红细胞，阻塞肾小管影响肾小球的滤过功能，甚至发生急性肾功能衰竭。减慢脐带血输注速度可以减轻血红蛋白尿的程度。

4. 不良反应与单位时间输入的 DMSO 浓度有关　DMSO 不良反应的产生与药物浓度有关，当输入 10% 或更低浓度 DMSO 时可能出现高血钠和组织水肿。冻存脐带血的 DMSO 终浓度均为 10%，快速输入体内时，瞬间血管内 DMSO 的浓度会急剧降低，可能会导致肺、脑、肠道等血运丰富组织发生急性水肿，患者常发生剧烈头痛、胸闷、呼吸困难、肠道痉挛等不适。

5. 不良反应与输注时间有关　2000 年至 2010 年，为了降低复温后脐带血的体外损失，本中心脐带血输注均在 5～10 分钟之内完成，116 例脐带血移植患者在静脉回输过程中不良反应发生率高至 82.8%，严重不良反应为 76.7%[4]。患者出现剧烈头痛、血压急剧升高、心率缓慢、呼吸极度困难，甚至发生急性肾衰和休克等严重不良反应，病情变化复杂且凶险。临床实践证明，静脉输注速度过快或一次性输入脐带血量偏大均会导致患者发生重度高血压、急性溶血、过敏等不良反应，不良反应发生率及严重程度与脐带血输注速度正相关。

2011 年，本中心使用体外实验研究脐带血干细胞复温后放置 0、10、20 和 30 分钟后干细胞的活性及增殖分化能力的改变。结果发现，复苏后的脐带血造血干 / 祖细胞集落形成数量在 30 分钟内有所下降但 20 分钟内无显著变化。因此，脐带血复苏后 20 分钟输注完毕可能不影响集落形成单位 [5]。

2012 年以后，20 分钟脐带血输注时间在临床应用近 1 000 例患者，既保证了脐带血干细胞的植入，又降低了输注不良反应的发生率和严重程度，无严重不良反应发生，保证了移植患者的安全。

第四节

脐带血移植患者的症状护理

由于疾病本身及脐带血移植治疗的副作用，患者在移植期间极易产生发热、口腔黏膜炎、恶心、呕吐、腹泻等症状，承受很严重的症状负担。

1. 发热　在移植过程中，早期发现感染征兆是非常必要的。从移植前预处理到移植后 2 ~ 3 周内，患者全血细胞显著减少，当中性粒细胞低于 0.5×10^9/L 时，感染往往不可避免，而发热是常见症状。

（1）观察与评估：护士常规每天监测患者体温 5 次，并注意观察患者发热的热型，是否伴有乏力、口腔黏膜变化、皮肤黏膜变化（有无皮肤出疹、肛周皮肤是否完好且有无疼痛）、腹泻以及置管处的皮肤红肿等症状。

（2）护理：一旦患者出现体温大于 37.5℃，应询问患者有无畏寒症状，若有畏寒或半小时后复测体温有上升趋势，应立即汇报医生，遵医嘱抽取两份血培养，外周血和中心静脉导管分别抽取一份，并及时送检。当患者体温超过 38.5℃，应立即遵医嘱进行物理及药物降温，并应用广谱抗生素进行经验性抗感染治疗，对于血培养阳性的患者，则根据药敏试验使用对其敏感的抗生素。高热时，护士要特别关注患者心率和血压的变化，注意感染性休克的发生。休克一旦出现，应立即给予仰卧位，头偏向一侧，并给予心电、血压、氧饱和度监护及氧气吸入，遵医嘱给予容量补充及足量抗生素静脉应用。另外，在患者粒细胞缺乏伴发热期间，护士一定要关注患者皮肤情况，有无颜面部、耳廓发红或全身皮肤出疹，注重鉴别植入前或植入综合征。

2. 口腔黏膜炎　口腔黏膜炎（oral mucositis，OM）是指发生于口腔黏膜或周围软组织的一类炎症反应，主要表现为红斑、肿胀、出血、溃疡及疼痛等，是造血干细胞移植早期常见的并发症。OM 发生部位与组织学有关，多发于口腔颊部、口唇、上腭等部位，不仅增加患者痛苦，而且造成进食、服药困难，严重者甚至继发全身感染。

（1）观察与评估：严密观察患者口腔黏膜的变化，每班评估患者口腔咽部、上腭、左右颊部、舌面、舌缘、舌下、牙龈、口唇有无红斑、水肿、溃疡、出血等，并询问患者有无口干、烧灼感等情况。根据 WHO 分级标准，做好患者口腔黏膜的观察与记录。

（2）OM 的预防：移植前进行口腔科会诊，全面检查口腔情况，去除残牙、牙斑、牙结石，治疗龋齿、牙龈炎，修复破损的牙齿或义齿。入层流病房后指导患者做好正确的刷牙、漱口等预防措施。为了减少对口腔黏膜的刺激，应选择较小的软毛牙刷，牙刷柄长短适中，每周更换 1 次牙刷。选用不含硫酸钠发泡剂、刺激小的牙膏或儿童牙膏。每天晨起、三餐后各刷牙 1 次，两餐之间、呕吐后、睡前及夜间起床如厕时漱口。采用 5% 碳酸氢钠、口腔护理液、庆大霉素及维生素 B_{12} 漱口液交替含漱，以清除口腔内食物残渣和部分软垢，减少口腔内细菌的数量，改善口腔环境。对于应用 CY 的患者，输注期间给予口腔冷疗法，使口腔末梢血管收缩，血流速度减慢，降低口腔黏膜局部药物分布的浓度，减弱药物对细胞的毒性作用。对于应用 MTX 的患者，加用亚叶酸钙漱口，告知患者第一口咽下，然后再漱口，避免 MTX 损伤口腔黏膜上皮细胞，造成上皮层萎缩和溃疡。

（3）OM 的护理：重视口腔黏膜的早期变化，一旦出现病变，给予重组牛碱性成纤维细胞成长因子外喷，采用低剂量激光疗法照射破溃处，促进口腔黏膜的修复[6]。对于疼痛明显的患者，可选用利多卡因漱口，用于局部止痛。对于大面积溃疡者，予流量 4~6L/min 的湿化氧气进行吹氧治疗，以改善溃疡组织中的低氧状态，减少分泌物，促进溃疡面的愈合。针对 OM 患者，可给患者提供柔软的食物或流质饮食，尽量避免坚硬、有刺激的食物，对于疼痛导致患者难以经口饮食的情况，可协助患者采用利多卡因漱口后再进食，告知患者正常进食才可减少口腔正常菌群溶菌酶的破坏，降低口腔感染发生的机会。

3. **恶心、呕吐**　恶心、呕吐是化疗药物引起的最常见的早期毒性反应，严重者可导致脱水、电解质紊乱、营养不良，频繁呕吐使患者进食减少甚至影响患者移植的信心，给后续治疗带来困难。

（1）观察与评估：注意观察患者恶心与呕吐发生的时间、频率和诱因，以及与进食的关系；观察移植患者呕吐物颜色、量、形状及次数，患者呕吐时所使用的化疗药，以及是否伴有腹痛、呕血、腹泻、发热、头痛、眩晕等症状；呕吐量大者注意评估有无水电解质紊乱、酸碱平衡失调。

（2）预防：移植患者化疗前给予护胃止吐药物，做好恶心、呕吐的预防。刷牙或做口腔护理时动作要轻柔，以免刺激引起呕吐。饮食以少渣、易消化食物为主，避免生冷、油腻、辛辣刺激、甜、油煎油炸、味道浓烈的食物，每餐不宜饱食，少食多餐；进餐前后 1 小时少饮水，餐前可进食一些饼干、面包等干且温和的食物。在心理上注意消除患者紧张情绪，特别是呕吐与精神因素有关的患者，教会患者深呼吸法（用鼻吸气，然后张口慢慢呼气，反复进行）；加强与患者交谈、指导患者利用看电视、听音乐、阅读等方法转移注意力，减少呕吐的发生。

（3）护理：患者一旦发生呕吐，应帮助其坐起或侧卧，头偏向一侧，以免误吸；呕吐后立即漱口，及时处理患者呕吐物。观察患者呕吐的特点，记录呕吐的次数、呕吐物的性质和量、颜色、气味以及生命体征的变化；剧烈呕吐应根据病情和医嘱给予禁食、流质、半流质或软食；指导患者进餐后勿立即躺下，以免食物反流，导致恶心呕吐。遵医嘱监测电解质、肝肾功能等，及时遵医嘱给予液体、电解质、营养物质的补充，以满足患者的生理需要；严重恶心与呕吐、禁食、全身症状显著者经静脉补充水分和电解质，注意输液速度。

4. 疼痛　疼痛是一种与组织损伤或潜在组织损伤相关的感觉、情感、认知和社会维度的痛苦体验。控制疼痛是患者的基本权益，如果疼痛不能得到及时、有效的控制，可能会引起或加重患者焦虑、抑郁、乏力、失眠以及食欲减退等症状，显著影响患者的日常活动、自理能力、社会交往和整体生活质量。

（1）疼痛发生的原因：包括化疗药物、放射线照射导致的疼痛，如 CY 导致的口腔疼痛，TBI 导致的腮腺疼痛；骨髓抑制期导致的口腔疼痛、咽喉疼痛及肛周疼痛；肛周破溃导致的肛周疼痛；胃痛；皮肤 GVHD 导致的疼痛；肠道 GVHD 导致的腹痛；移植后白细胞恢复期导致的肌肉和骨骼疼痛。

（2）观察与评估：所有移植患者应每天常规评估疼痛，并以患者主诉为依据遵循"常规、量化、全面、动态"的原则进行评估。首次常规疼痛评估应当在患者入院后 8 小时内完成，有疼痛症状的患者，应将疼痛评估列入护理常规进行连续评估和记录。轻度疼痛每日评估一次，中、重度疼痛每日评估 2～3 次。镇痛措施实施后需要常规评估，如口服给药后 60 分钟，皮下给药后 30 分钟，静脉给药后 15 分钟。推荐采用疼痛数字分级法（numeric rating scale，NRS）或面部表情疼痛评定法（face pain scale，FFS）等量化工具评估患者的疼痛程度，并全面评估疼痛发生的原因、性质、部位、时间、加重或减轻因素、治疗情况及效果，以及不良反应和对日常活动、情感等的影响。住院期间针对同一患者，应使用同一种疼痛评估工具持续、动态评估患者的疼痛症状变化情况。

（3）护理：遵医嘱按照 WHO 癌性疼痛"三阶梯镇痛，五项给药原则"治疗方案镇痛，即口服、按时、按阶梯、个体化、注意细节。按照患者疼痛的程度、性质以及疼痛发生的原因，选择不同阶梯的镇痛药物。非药物镇痛治疗可以协同药物镇痛，减轻疼痛症状，包括物理治疗、认知 - 行为训练、社会心理支持治疗等方法。教育患者正确认识疼痛，告知患者药物治疗可以有效控制疼痛，非药物镇痛也有协同作用。教会患者掌握疼痛自我评估的方法，鼓励主动表达疼痛感受。

5. 腹泻　预处理超大剂量化疗药引起的肠道黏膜改变、镇吐抑酸药及广谱抗生素的应用、肠内菌群变化、饮食结构改变等因素常导致患者发生腹泻。

（1）观察与评估：严密观察大便颜色、性状、次数及量，并准确记录，询问患者有无伴发腹痛、恶心、呕吐、肠梗阻等临床表现。

（2）护理：患者一旦出现腹泻，特别是大便颜色、性状出现首次改变时，应立即通知医生，遵医嘱留取大便标本送检。针对腹泻的患者，应调整饮食结构，提供低脂肪、低纤维素、易消化的食物，指导患者少食多餐以减轻肠道负担。对于腹泻严重或便血的患者，遵医嘱予禁食，以保证肠道短期静养，并给予静脉营养支持补充身体需要能量及电解质；当其腹泻好转、禁食可改为经口饮食时，首次进食应从流质开始，并且应少量、阶段性、循序增加摄入量，最后过渡到完全经口摄入。患者腹泻期间食物、食具应高压锅高温水蒸煮或微波炉消毒，防止继发性肠道感染；及时准确使用抗排斥药物，做好药物的相关健康宣教。另外，情绪不安和压力过大会刺激自主神经使腹泻恶化，因此，对于腹泻的患者要做好病情的解释，并指导患者积极应对。患者此阶段输液量较大，须合理安排输液通道并严格控制输液速度，保护患者心脏功能，密切观察患者生命体征，必要时测量中心静脉压及监测脑利尿钠肽（brain natriuretic peptide，BNP）。

6. 便秘　移植患者便秘发生的原因有很多种，包括移植前大剂量化疗药物的应用、进食量少、食物缺乏纤维素或水分不足、生活环境的改变、精神心理压力、活动量过少、腹肌及盆腔肌张力不足等。

（1）观察与评估：询问患者有无便秘史，每天评估患者大便情况，有无大便干结、排便费力、排便不净感，是否伴有腹痛或腹部不适。评估患者的饮食结构、量及饮水情况。

（2）护理：教育患者养成规律排便的习惯，并安排足够的时间和安静的环境促进排便。告知患者饮食均衡尤其是粗细搭配的重要性，鼓励患者进食新鲜水果、蔬菜及粗粮等高纤维素食物，如食物中的纤维素和水分不足，对肠道不能形成一定的刺激；增加水的摄入量，成人每日2 000~3 000ml，有助于清洁和刺激肠道蠕动。在患者身体能够承受的情况下，鼓励患者下床床边活动，适当做有氧活动，若患者情况较差不能下床，可嘱其在床上活动。指导患者应进行腹部按摩等以促进胃肠动，教育患者进行提肛运动，以增强肛门外括约肌和耻骨外括约肌的收缩能力。对于有便秘史或排便困难的患者，可服用轻泻药或使用开塞露塞肛，起到软化粪便刺激肠蠕动的作用。

7. 肛周破溃　肛门因其具有皱褶的解剖结构特点，为细菌隐藏创造了条件；化疗药物造成的肛周表面组织损伤；另外，迫于移植的最佳时机，患者带有肛周痔核、肛瘘等感染灶，在移植的粒细胞缺乏期，患者往往会发生肛门皮肤的破损。

（1）观察与评估：严密观察患者肛周皮肤的变化，每班评估患者肛周皮肤的完整性、有无破溃；伴有肛周痔核的患者，观察痔核有无红肿、疼痛及出血；伴有肛瘘的患者，观察窦道有无红肿、疼痛及分泌物，以及分泌物的颜色及性状。

（2）肛周破溃的预防：所有患者入层流病房后指导其进行每日2次腹部按摩和缩肛运动，每日2次肛周外涂京万红软膏，采用0.5%稀碘伏坐浴每日1次。伴有肛周痔核的患者，每晚进行一次痔疮栓纳肛；伴有肛瘘的患者，采用高锰酸钾坐浴，每日采用外用生理盐水冲洗，戴无菌手套挤压患处，观察有无脓液流出，再次冲洗，0.5%碘伏消毒，中药外敷 2 次。所有患者从入层流病房至粒细胞稳定植入期间，选择无菌饮食，根据患者进食进水情况，实施不同的开塞露纳肛辅助通便方案以预防便秘[7]。对于腹泻的患者，每次便后采用不含酒精的湿巾擦拭肛周，外用皮肤保护剂保护肛周；对于水样便的患者，采用一次性硅胶肛管连接引流袋收集大便，避免大便对肛周皮肤的刺激。

（3）肛周破溃的护理：一旦肛周出现破溃或失禁性皮炎，采用莫匹罗星软膏或多粘菌素软膏外涂破溃处；应用重组牛碱性成纤维细胞成长因子外喷，采用低剂量激光疗法照射破溃处，促进破溃皮肤的修复；联合使用皮肤保护剂及造口粉以隔离大便对肛周的刺激。对于重度肛周失禁性皮炎患者，给予流量 6 ~ 9L/min 的湿化氧气进行吹氧治疗，以改善组织的低氧状态，促进皮炎的愈合。

8. 皮疹　皮疹是由病原体或其毒素直接或间接造成皮肤、黏膜的损害，使得毛细血管扩张，通透性增加，导致渗出或出血。皮肤是 aGVHD 最早累及的靶器官。皮疹一般开始出现在面颊、手心、脚心、耳后、颈部及前胸，皮肤呈红斑和 / 或伴有针尖大小的斑丘疹，伴或不伴有瘙痒，开始为红色，逐渐变为暗红，略高出皮肤表面，压之可褪色，也可发生于躯干及四肢，四肢以近心端多见。皮疹较严重时可融合成片，重者皮肤显著充血，类似阳光烧灼样改变，有触痛，也可有皮肤干燥脱皮。

（1）观察与评估：严密观察患者全身皮肤的变化，每班评估患者全身皮肤的完整性及有无皮疹，以及皮疹的颜色、部位、面积与瘙痒程度，观察皮肤易受损部位，如骨突处、皮肤皱褶处（腋下、乳房皱褶处及臀部、会阴、腹股沟）的情况，并评估患者是否存在其他伴随症状。

（2）皮肤的清洁保湿：保持层流病房内合适的温湿度，温度 22 ~ 24℃，湿度 50% ~ 60%，患者床单位用品采用高压灭菌消毒，每周更换两次，保持床单位的整洁，无皱褶，及时清理床单位上的皮屑，脱屑严重时，每日更换无菌的床单位。每日采用 0.5% 稀碘伏擦浴全身皮肤 1 次，为预防皮肤的干燥，擦浴后涂抹润肤露或维生素 E 乳膏，形成一层脂质保护膜以减少皮肤水分的丢失。由于层流病房内 24 小时空气净化，患者无形水分流失较多，嘱患者多饮水，保证患者体内水分的平衡。

（3）皮疹的护理：皮疹一旦出现，嘱患者不要搔抓皮肤，以防感染，皮肤瘙痒不适时，遵医嘱予地奈德软膏外涂，或口服氯雷他定糖浆或者抗组胺类药物抗过敏止痒。皮疹发生后，采用不含碘伏的温水擦浴，外涂无刺激性维生素 E 软膏，保持皮肤的清洁湿润。待干后再外涂芦荟胶，补充皮肤损失的水分，恢复其胶原蛋白的功能，并在皮肤表面形成保护膜隔离污染环境，预防感染。重度的皮肤 aGVHD 时，患者可出现大面积皮肤剥脱和水疱，不要用手撕拉皮肤，应用无菌剪刀剪去脱落、坏死的皮肤。每日换药，创面予 0.9% 生理盐水清洗，创面周围予安尔碘消毒，促进细胞生长，再用 0.5% 碘伏油纱布湿敷，外层予无菌纱布包扎固定，保证透气。每次更换时切忌用力撕拉，避免黏附在纱布上的新鲜肉芽组织损伤，造成新的创面。水疱较大时，每日应用无菌注射器抽去疱内液体，皮肤破溃的，采用暴露疗法，积极预防感染。此类患者还要注意压疮的预防，保持床单位的清洁平整，增加翻身的次数，协助患者更换体位时动作要轻柔，避免存在剪切力和摩擦力。

9. 出血 造血干细胞移植的出血主要是由于血小板异常或凝血功能障碍所致，可有皮肤、口腔、鼻腔、内脏及颅内出血等。

（1）观察与评估：严密监测患者血象变化，重点观察患者皮肤黏膜有无瘀点、瘀斑，有无口腔黏膜血泡、牙龈渗血、鼻腔出血、球结膜出血、血尿、血便及阴道流血等，有无单侧或双侧肢体及面部感觉异常、视物模糊、头痛、恶心、呕吐等，同时监测患者呼吸、血压情况，注意患者神志及瞳孔有无变化，及时识别颅内出血。

（2）预防及护理：各种护理操作动作轻柔，各种注射拔针后压迫至不出血为止，防止发生皮下出血。使用软毛牙刷刷牙，忌用牙签剔牙，牙龈渗血时可用冰盐水漱口使血管收缩，减少出血，或使用盐酸去甲肾上腺素棉球压迫止血。鼻腔出血时，指导患者压迫鼻子外侧至鼻中隔、鼻根部位或者进行冷疗法；大量出血时及时报告医师，遵医嘱使用盐酸去甲肾上腺素棉球或者膨胀海绵进行鼻腔填塞；如出血不止，可用碘伏棉条填塞止血，填塞后定时使用无菌液体石蜡润湿，48～72 小时拔除棉条。球结膜出血时，确认患者出血的程度、视力是否异常及有无其他自觉症状，告知不要揉擦眼睛，以防再出血或出血加重。避免不必要的穿刺，加强穿刺技术，在出血倾向较强的时期，避免频繁穿刺或调整穿刺行为。皮肤黏膜出现瘀点、瘀斑时，可采用多磺酸粘多糖乳膏涂抹瘀点、瘀斑处，促进吸收。针对消化道出血，应观察并记录呕吐物及排泄物的颜色、量、形状及呕吐次数，定时准确测量生命体征，记录出血量；少量出血的患者可选用温和、清淡、无刺激的饮食，并遵医嘱口服凝血酶和盐酸去甲肾上腺素；大量出血的患者应禁食，让胃肠道休息，同时遵医嘱使用止血药（奥曲肽、酚磺乙胺等）和补充血容量。女性患者经期月经量多，可以肌注丙酸睾酮，肌注后延长按压时间。对于血尿的患者，要督促患者多饮水，勤排尿，有尿道堵塞者可以通过导尿进行膀胱冲洗。所有移植患者应避免各种可能引起出血的劳力性活动，当 PLT＜50×10⁹/L 时，应减少活动量；当 PLT＜20×10⁹/L 时，仅可在床上活动，进行呼吸锻炼及四肢、躯干的伸展运动，并及时遵医嘱输注血小板；当 PLT＜10×10⁹/L 时，应绝对卧床休息。

第五节
脐带血移植后并发症护理

一、感染

脐带血造血干细胞移植前患者需接受大剂量的化疗和／或全身放疗，预处理将肿瘤细胞杀灭的同时也破坏了非肿瘤细胞，这直接导致患者造血功能受到损伤和抑制。同时，脐

带血含造血干 / 祖细胞数量有限，其细胞数量（包括有核细胞数和 CD34⁺ 细胞数）仅为骨髓移植细胞数量的 1/10，因此相较其他移植类型，其植入相对延迟。移植过程免疫抑制剂的应用会加重各种感染症状。另外，白细胞恢复后，患者的免疫缺陷状态仍会持续很长时间。因此，感染仍是 UCBT 患者死亡的主要原因之一。

1. 感染的预防　为了预防感染，从预处理开始，UCBT 患者经葡萄糖酸氯己定消毒液药浴后入住空气层流室行全环境保护。患者的所有物品必须经过消毒后方可带入层流室，患者的血液、体液、分泌物、排泄物及破损的皮肤和黏膜等均被视为感染物，接触前后要进行洗手。工作人员严格遵守消毒隔离、医务人员洗手等标准预防措施，并根据预期的暴露选择适宜的防护用品，包括口罩、手套、隔离衣、防护面罩等，杜绝外源性感染可能，从而达到全环境保护。

2. 感染的护理　感染管理，首先要做好感染的预防；其次，需要了解患者所处的移植时期；最后，判定患者是否伴有发热、腹泻、咳嗽等感染征兆。为了防止微生物传播引起的感染，护士要严格遵守无菌操作，做好消毒隔离措施。由于涉及预防感染相关的各种限制，还有因感染症状而感到的疲乏、看不到未来的不安等强烈压力，护士要特别注重患者的心理护理。当患者出现感染症状时，护士应对患者做好充分的解释，告知其目前所发生的发热、皮肤症状、消化道症状等均不是个例，而是移植手术的必须经过，这些症状通过抗菌治疗和在干细胞的植入后会得到改善。同时，通过列举具体感染得到控制的实例也可帮助患者恢复信心。

二、植入前综合征

PES 是 UCBT 后患者在中性粒细胞植入前出现的以充血性皮疹及非感染性发热、腹泻为主的一系列临床症状。UCBT 患者 PES 发生率高，轻症 PES 可促进造血重建，降低 UCBT 后原发性植入失败率；重症 PES 患者死亡率升高，且重度 aGVHD 发生率升高，*TRM* 增加，降低了 UCBT 的成功率。因此，PES 的护理应及时评估 PES 发生时间，密切观察患者的病情变化及用药效果，做好发热、皮疹、腹泻等症状护理。

1. PES 的病情观察和评估　PES 最特异的临床表现为非感染性发热及充血性皮疹，其他临床症状包括体重增加（≥3%）、非感染性腹泻（每天 3 次或以上）、肝功能异常（转氨酶基值 2 倍以上或胆红素 ≥34μmol/L）、肾功能损害（血肌酐基值 2 倍以上）、弥漫性肺部浸润的非心源性肺水肿及缺氧症状，或者不能用其他原因解释的一过性脑病等。对于发热时间早，尤其是脐带血输注后 5~6 天出现非感染性发热，临床症状出现 3 个或以上的 PES 高危患者，护士应严密监测患者生命体征、体重、腹围，观察皮疹、大小便情况以及肝肾功能等变化，遵医嘱正确执行 MP 为基础的干预治疗，观察用药效果。

2. 症状护理

（1）发热：监测患者腋温＞37.5℃且有体温上升趋势，或患者体温＜36℃伴畏寒、寒战指征，遵医嘱在 5 分钟内留取外周血和静脉导管血培养标本各 1 份，以排除感染性发热。根据体温监测情况，及时给予患者保暖或物理降温，保证患者生活需求，避免跌倒坠床发生。遵医嘱经验性使用广谱抗生素和氧气吸入。

（2）皮疹：观察皮疹出现的时间、性状、范围、伴随瘙痒症状等，皮疹处皮肤用温水清洁，外涂维生素 E 乳膏保湿，避免消毒剂刺激，遵医嘱给予他克莫司软膏止痒及静脉甲泼尼龙应用，观察用药效果。

（3）腹泻：患者大便次数大于 2 次 / 天并伴大便性状改变，立即留取大便标本行病原菌培养及菌群分析。指导患者及家属给予低脂肪少纤维素饮食，严密观察大便次数、性状、量、有无伴随腹痛症状，肛周外喷皮肤保护剂和京万红软膏保护。遵医嘱给予胃肠道黏膜保护药物，并调节肠道菌群、补充电解质等。

三、移植物抗宿主病

GVHD 是造血干细胞移植过程中，重建供者免疫期间，供者的淋巴细胞攻击受者器官，产生累及多系统脏器的一种并发症。它分为急性和慢性两种。aGVHD 常发生在植入前后，多累及皮肤、胃肠道和肝脏。皮肤是最早发生的，患者可伴或不伴有发热，其次是胃肠道，晚期可有肝脏受累，三种器官受累可单独存在，亦可三种并存。

1. 皮肤 GVHD

（1）观察与评估：严密观察患者全身皮肤的变化，每班评估全身皮肤的完整性及有无皮疹，以及皮疹的颜色、部位、面积与瘙痒程度。

（2）皮肤的清洁护理：入层流病房后采用 0.5% 稀碘伏每日擦浴全身皮肤 1 次，为预防皮肤的干燥，擦浴后涂抹润肤露或维生素 E 乳膏，形成一层脂质的保护膜，减少皮肤水分的丢失。更换无菌棉质、柔软的衣裤，每日消毒湿巾扫床 2 次，保持床单位的清洁、干燥、平整，避免摩擦皮肤。定时剪短患者指 / 趾甲，嘱其勿搔抓皮肤。由于层流病房内 24 小时空气净化，患者无形水分流失较多，嘱患者多饮水，保证患者体内水分的平衡。

（3）皮疹的护理：皮肤是 aGVHD 最早累及的靶器官。皮疹一般开始出现在面颊、手心、脚心、耳后、颈部及前胸，皮肤呈红斑和 / 或伴有针尖大小的斑丘疹，伴或不伴有瘙痒，开始为红色，逐渐变为暗红，略高出皮肤表面，压之可褪色，也可发生于躯干及四肢，四肢以近心端出现较多。皮疹较严重时可融合成片，重者皮肤显著充血，类似阳光烧灼样改变，有触痛，可有皮肤干燥脱皮。皮疹一旦出现，嘱患者不要搔抓皮肤，以防感染，皮肤瘙痒不适时，遵医嘱予地奈德软膏外涂，应用氯雷他定糖浆或者抗组胺类药物抗过敏止痒。皮疹发生后，采用不含碘伏的温水擦浴；外涂无刺激性维生素 E 软膏，保持皮肤的清洁湿润，待干后再外涂芦荟胶，补充皮肤损失的水分，恢复其胶原蛋白的功能，并在皮肤表面形成保护膜隔离污染环境，预防感染。

2. 胃肠道 GVHD

（1）观察与评估：严密观察大便颜色、性状、次数及量，并准确记录，询问患者有无伴发腹痛，以及疼痛的部位、强度、性质、疼痛发生时间特征、缓解或加重疼痛的因素、疼痛对患者日常生活和心理的影响。注重评估患者有无恶心、呕吐、肠梗阻等临床表现。

（2）腹泻的护理：肠道 GVHD 发生时，大便可为糊状便或水样便，颜色由黄色逐渐变成黄绿色、草绿色、墨绿色，直至发展为血水样便。在大便颜色、性状出现首次改变时，应立即通知医生，遵医嘱留取大便标本送检。患者一旦出现腹泻，应调整饮食结构，提供低残渣、低脂肪、低纤维素、易消化的食物，指导患者少食多餐以减轻肠道负担。若患者腹泻严重或便血，遵医嘱予禁食，以保证肠道静养，并给予静脉营养支持补充身体需要的能量及电解质。当腹泻好转、禁食可改为经口饮食时，首次进食应从流质开始，并且应少量、阶段性、循序渐进地增加摄入量，顺利过渡到经口摄入。患者腹泻期间食物及食具应严格消毒，防止继发性肠道感染。及时准确使用抗排斥药物，做好药物的相关健康宣教。另外，不安和压力等情绪变化会刺激自主神经使腹泻恶化，因此，对于腹泻的患者要做好病情的解释，并指导患者积极应对。对于轻度腹痛的患者，给予腹部热敷、转移患者注意力等物理疗法；重度腹痛者，遵医嘱应用曲马多等止痛药物，并做好患者的疼痛教育。患者此阶段输液量较大，须合理安排输液通道并严格控制输液速度，保护患者心脏功能，密切观察患者生命体征，必要时测量中心静脉压及 BNP。

3. 肝脏 GVHD

（1）观察与评估：严密监测患者胆红素、转氨酶等肝脏酶学指标有无改变；观察患者皮肤黏膜黄染的程度、询问有无皮肤瘙痒；关注患者有无肝脏肿大、肝区疼痛、体重增加及全身浮肿等情况。

（2）护理：肝脏受累一般出现在皮肤和肠道之后，当患者肝功能异常时，通常表现为厌食、恶心、呕吐等，严密监测患者肝功能的变化，每日早晚各监测体重及腹围 1 次，严格统计 24 小时出入量，并详细记录。若患者体重、腹围增加和 / 或液体出量大于入量时应及时汇报医生，并根据医嘱使用利尿剂。密切观察患者皮肤黏膜黄染的情况有无加重或减轻，做好患者皮肤的清洁与护理。遵医嘱限制水、钠的摄入，必要时输注白蛋白以维持血浆渗透压。对于有肝脏损害的药物，输注速度不宜过快，密切观察用药不良反应。

四、出血性膀胱炎

HC 为造血干细胞移植术后常见的并发症，其临床表现为不同程度的血尿，伴或不伴尿频、尿急、尿痛等膀胱刺激征，常导致患者生活质量下降、住院时间延长，严重者可出现尿路梗阻，甚至肾功能衰竭，重者偶可危及生命。

1. HC 的预防　早发型出血性膀胱炎（early onset hemorrhagic cystitis，EOHC）治疗

的关键在于预防。对于烷化类药物（尤其是环磷酰胺）导致的 EOHC，通常给予患者大剂量静脉水化治疗、碱化尿液及适当剂量的利尿剂，同时给予适当剂量的膀胱黏膜保护剂。迟发型出血性膀胱炎（late onset hemorrhagic cystitis，LOHC）发病机制尚不明确，目前尚无有效防治手段。

（1）水化：预处理期间应大剂量水化，鼓励患者多饮水，每日 2 500ml 以上，使 CY 及其代谢产物稀释并迅速排出体外，减少其对膀胱黏膜的刺激。护理中密切观察患者心率、心律及呼吸情况，根据患者心肺功能合理安排输液速度，24 小时匀速输入，避免循环负荷过重引起的心衰、肺水肿。

（2）碱化：输 CY 前后及输液期间，予 5% 碳酸氢钠静脉输注，使尿液 pH 稳定在 7～8，避免丙烯醛在酸性环境中形成结晶沉淀在肾脏或膀胱内造成损害。

（3）利尿：输注 CY 时充分的水化、碱化、利尿，保证患者的尿量达到 200～250ml/h。向患者讲解定时排尿的重要性和必要性，鼓励患者每小时排尿，尤其在夜间应督促患者及时排尿，避免药物在膀胱内停滞。监测患者的电解质情况，维持水电解质平衡。

（4）膀胱黏膜保护：临床较为常用的膀胱黏膜保护剂为美司钠，其进入体内后主要浓集于肾脏，并迅速在组织中转化为无生物活性的二硫化物，经肾小球滤过后经肾小管上皮再次转变为美司钠，能与丙烯醛结合，形成非毒性产物从尿液中排除，能有效预防 HC。在输注 CY 时同步、输注后 4 个小时、输注后 8 个小时（或输注时同步、输注后 3 个小时、输注后 6 个小时、输注后 9 个小时）使用美司钠，并在 CY 方案结束后次日再次使用美司钠。

2. HC 的护理

（1）移植早期引起的 EOHC：多属自限性，经补液、利尿、碱化尿液等措施，多数几天内可治愈。移植晚期出现的 HC 症状较重，持续时间长，用上述方法往往难以奏效，多主张进行综合治疗，有效输注血小板支持治疗。存在病毒感染时，积极抗病毒治疗，并在此基础上应用小剂量激素进行免疫治疗，静脉输注免疫球蛋白可提高 HC 患者膀胱黏膜免疫力，合并 GVHD 时，可适当调整免疫抑制剂的应用。责任护士每日仔细观察和记录尿液的颜色、性质及量，评估 HC 的分度，详细询问患者有无尿路刺激征及程度，及时汇报医生。遵医嘱积极留取血、尿标本进行血常规、生化、尿常规及血尿病原学检查。

（2）移植晚期出现 LOHC：患者病情复杂，常伴有多种问题，使用的药物种类多，且常须输注多种成分血，责任护士应合理安排输液通路和输液顺序，密切观察患者心率、心律及呼吸情况，避免循环负荷过重引起心衰、肺水肿。同时输几种成分血液制品时，应先输血小板，若确实不能及时输注，应在血库 22℃振荡器上保存，不能冷藏，任何时候都不可剧烈震荡，以免引起血小板不可逆性聚集或破坏，以患者能耐受的最快速度输注。输注过程中护士应随时观察生命体征及有无过敏反应发生，输后严密观察患者皮肤黏膜出血与血尿情况有无好转。责任护士应关注患者的水分摄取量、进食情况及营养状态，宣教饮水和进食的重要性，指导摄入清淡、易消化的高营养饮食，并注意合理的烹饪方法和饮食多样性，必要时遵医嘱予静脉营养支持。为患者实施保护性隔离，医护人员应严格执行手卫生制度；平时注意病房的门处于关闭状态，工作人员有呼吸道症状时禁止进入病房，避免交叉感染。并发病毒感染时，其物品如便盆及尿壶等每日使用 500mg/L 的含氯消毒液单独浸泡，避免交叉感染。

（3）留置三腔导尿管护理：膀胱冲洗是通过三腔导尿管将 3L 袋装生理盐水灌入膀胱内，稀释引流出膀胱内的血液及血凝块，避免在膀胱内形成血凝块导致下尿路梗阻而引起出血、膀胱痉挛等一系列不良反应。膀胱冲洗管道及装置每日更换 1 次，膀胱冲洗时指导患者不断变换体位，不但可以减轻冲洗液对膀胱黏膜固定区域的机械性冲击造成的黏膜损伤，还可以冲洗到膀胱内壁，将沉积于黏膜皱褶部位的血液、分泌物及其他有害物质及时引流出体外，充分发挥膀胱冲洗的最大作用。留置导尿管初期患者对气囊导管的压迫较敏感，经常出现尿路刺激征，非常痛苦，不能配合治疗，残存的血凝块也时常阻塞尿管，导致冲洗液引流不通畅。护士在护理过程中应及时安慰患者，经常关注患者的感受，告知患者留置导尿管的必要性，鼓励患者适当观看电视、阅读书籍等以转移注意力。妥善固定尿管，以免患者活动时跌倒或尿管滑落，保证尿管引流通畅。发现尿管堵塞时，用 50ml 注射器反复抽吸直至通畅。

（4）心理护理：HC 患者伴有尿频、尿急、尿痛，常常使患者心烦意乱，严重者坐卧不安，每几分钟排尿一次，患者无法正常休息和睡眠。护士应耐心安慰患者，讲解成功案例，鼓励患者，增强信心。同时从细小事件中关心理解患者，如各项治疗护理工作尽量集中完成，必要时遵医嘱使用镇静药以保证患者的休息。对于较轻微的尿痛，可通过与患者多交流，或鼓励患者适当观看电视、阅读书籍等以转移注意力。对于疼痛程度较剧烈的患者，可遵医嘱给予解痉镇痛药以缓解疼痛。

第六节
脐带血移植患者的出院指导

移植成功后顺利出院，是患者新生的第一步，随后可能会出现各种并发症。做好出院健康宣教，对于减少并发症，以及并发症出现后的正确应对至关重要。

1. **定期门诊随访**　移植后 1 个月内每周 1 次，1 个月至 3 个月每 2 周 1 次，3 个月至半年每个月 1 次，半年后根据情况每 3 个月 1 次门诊随访。

2. **电话随访**　出院后 1 周内由 N3 能级以上专科护士进行电话随访，内容包括血常规、环孢素浓度、骨髓象等检查结果，症状管理，以及用药、活动、饮食指导等，有问题则进行追踪随访。

3. **用药指导**　遵医嘱正确服用药物，忌任意停药或自行减药，一定要按时服药。注意观察用药不良反应，如有异常，请及时就医。出院患者常用药物及其副作用：

（1）免疫抑制剂

①环孢素：较常见的有厌食、恶心、呕吐等胃肠道反应，牙龈增生伴出血、疼痛、多毛症、震颤。服药时间长者有可逆性肝、肾损伤。

②吗替麦考酚酯：厌食、腹泻、食管炎、胃炎、胃肠道出血、干咳、呼吸困难等。也可致皮肤疱疹病毒和巨细胞病毒感染。

③他克莫司：主要为肾毒性。也可引起震颤、头痛、失眠、感觉异常、癫痫等神经毒性，以及腹泻、恶心、高血压、高钾血症、高尿酸血症及高血糖。

（2）抗真菌药

①伊曲康唑：恶心、便秘、腹痛、厌食等胃肠道症状，有一定的心脏毒性。

②伏立康唑：视觉障碍、发热、皮疹、恶心、呕吐等胃肠道症状，头痛、败血症、周围性水肿。

③氟康唑：恶心、呕吐等胃肠道症状，皮疹，可见头晕、头痛。

（3）糖皮质激素

甲泼尼龙：类库欣综合征，诱发或加重感染，精神异常等。

（4）头孢菌素类

过敏反应主要表现为荨麻疹、哮喘、过敏性休克等，恶心呕吐等胃肠道反应，肝毒性。

4. **症状的观察**　出现以下任一症状，须医院就诊。

（1）发热，腋下体温超过38℃或连续两次（间隔2小时）超过37.5℃；

（2）出现肝区疼痛，眼黄、眼睛干燥、流泪、视力异常，尿黄、肝功能异常，体重明显增加或减轻等；

（3）出现皮肤瘙痒、皮疹、腹泻等；

（4）出现尿色发红，尿急，尿频、尿痛等；

（5）有持续发作的胸闷、气急等。

5. **休息与活动**　根据自身情况，逐步增加活动量，以不觉乏力、心慌气短为宜。

（1）当血小板$< 10 \times 10^9/L$时，需绝对卧床休息；

（2）在血小板$< 20 \times 10^9/L$时，可在床上活动，如呼吸训练和进行伸展运动；

（3）在血小板$< 50 \times 10^9/L$时，可在房间内活动；

（4）血小板达到$50 \times 10^9/L$及以上时可在户外活动，但外出要戴口罩、帽子，避免去人员密集的公共场所（如超市、电影院、书店等）；

（5）脐带血移植后1年可根据个人情况恢复工作和学习。

6. **饮食与排泄**　出院后，可与家人同食，但食物须先盛出，放入高温消毒的餐具食用。

（1）进食高蛋白、维生素含量高、营养丰富的食物，如牛肉、羊肉、新鲜蔬菜及水果等。选用新鲜水果时，可食用厚皮、易清洗的苹果、橙子等，开始食用应从小量（如1/4个苹果）开始，连续食用几天确认大便性状及次数没有异常后，可逐渐增加用量。

（2）食物材料要新鲜，禁止食用生肉、生鱼片等和饮用未经煮沸的水，避免食用剩菜、腌制食物，不可食用坚果和过硬的食物。

（3）移植后6个月内，避免饮酒。

（4）养成定时排便的习惯，以防便秘，每天饮水2 000ml以上，促进排尿。

7. 个人卫生与居家环境

（1）养成良好的卫生习惯，经常洗手，特别是饭前便后。

（2）每日更换、清洗毛巾及贴身衣物，并在阳光下晒干，定期更换被服。

（3）经常沐浴，且每次沐浴后涂抹无刺激的润肤露，保持皮肤湿润，避免皮肤干燥、过敏。

（4）居家环境应保持清洁，地面、物体表面每日湿式擦拭2次，每日早晚各一次开窗通风，每次30分钟。室内不使用地毯，不摆放植物和鲜花，不要饲养宠物，防止引起微生物感染。

8. 导管维护

（1）出院当日责任护士会提供书面的导管维护资料，医生根据情况决定导管是否需要保留及保留时间。需要拔管者必须在PICC门诊拔管，切勿自行拔管，以免导管撕裂、血栓脱落等危险情况发生。

（2）导管每周更换，注意观察穿刺处有无红、肿、热、痛，有无渗血、渗液，贴膜有无潮湿、卷边。如发现异常，及时去PICC门诊更换。如感觉胸闷气短或胸痛，或发生导管划出体外、置管侧手臂麻木、手臂或颈部肿胀、臂围增大2cm以上、体温大于38.5℃、导管回血、输液接头脱落等情况也应及时去医院就诊。

（3）观察导管周围有无出现泛红、压痛或疼痛、皮肤温度升高、肿胀或静脉条索状改变，如有请及时就诊。

（4）儿童可穿着贴身类型的衣物覆盖手臂，以防止因好奇而玩弄导管，避免意外拔出导管的危险。该类型的衣物还可防止儿童将导管放入口中或咬断导管。

（5）如遇导管断裂或破损，立即将可见的外露导管打折并用胶带固定，并立即去医院就诊。不要在导管周围使用任何药品，防止其成分损伤导管。

（6）洗澡时可用保鲜膜将导管保护起来，并用胶布将保鲜膜固定，将胳膊抬起，以防贴膜潮湿，洗后检查导管贴膜情况，如有异常及时更换。

（7）置管后可做一般家务，如煮饭、洗碗、扫地。为促进血液循环，置管侧手臂可以做握拳、伸展等柔和的运动。严禁游泳、打球、拖地、抱小孩、拄拐杖、托举哑铃，或用置管侧手臂支撑着起床，避免盆浴、泡浴。严禁提五公斤以上重物。衣服袖口不宜过紧。

（8）严禁在置管手臂进行血压测量；PICC导管均不可用于CT或MRI检查推注造影剂，导管生产商确认可以进行者除外。

9. 性功能指导

（1）造血干细胞移植过程中患者经受了大剂量放疗，对性腺的损伤比较严重，可出现原发性性腺功能障碍，可导致不孕。对移植后的患者应定期随访性功能，移植治疗后未婚的男、女青年均可以结婚，但应以负责任的态度对待个人和配偶，取得理解。

（2）性行为易有感染和出血的风险，根据造血恢复情况确定避孕。应避免与不特定人数发生关系，免疫抑制剂可能影响胎儿的生长，服药期间要避孕。

10. 心理护理

（1）保持良好的心态，正确、乐观地面对可能出现的移植后相关并发症，对移植后生活要有短期和长期目标，坚定信念，朝着目标努力。

（2）患者出仓前，护士可及时了解患者的想法，并预先给予指导，让其有心理适应的过程，帮助患者重建生活信念。

（3）有些患者比较在意自我形象，要告知患者头发脱落、皮肤改变等外观形象的变化一般在半年内能逐渐恢复。

（4）指导患者平时多阅览有益的书籍、报刊，有利于修身养性，还可以分散患者注意力。增强沟通以交流心理感受，遇到不开心的事情或身体不适时要与家人倾诉，以得到及时的心理支持和帮助，减轻心理压力。

（黄璐　涂美娟　吴云）

参考文献

[1] ARENDS J, BACHMANN P, BARACOS V, et al. ESPEN guidelines on nutrition in cancer patients[J]. Clin Nutr, 2017, 36(1): 11-48.

[2] 吴云，宋瑰琦，涂美娟，等. 冻存脐血复温后输注时间对脐血移植患者输注不良反应及植入效果的影响 [J]. 安徽医学，2014，35（04）：416-419.

[3] Cancer Therapy Evaluation Program. Common Terminology Criteria for Adverse Events, Version 3.0[M]. 2006.

[4] 黄璐，宋瑰琦，吴云. 深低温冻存脐血复温后输注导致高血压的影响因素分析 [J]. 护理学报，2012，19（23）：1-3.

[5] HUANG L, SONG G Q, WU Y, et al. Optimal length of time of cryopreserved umbilical cord blood infusion after thawing[J]. Hematology, 2014, 19(2): 73-79.

[6] 邱效东. 低剂量激光疗法对骨髓移植后预防和治疗效果的 META 分析 [D/OL]. 济南：山东大学，2014[2023-01-04].

[7] 吴云，贾成珍，黄璐，等. 开塞露纳肛预防脐血移植患者肛周感染的应用研究 [J]. 中华医院感染学杂志，2018，28（17）：2603-2606.

第十六章
脐带血及脐带的临床应用

一、概论

脐带血是新生儿出生时脐带及胎盘内留存的血液，在妊娠期内，胎儿的营养、气体交换和排泄都是通过其运输。它的成分基本与成人血液一样，包括血浆、血小板、红细胞和有核细胞，在整个胚胎发育过程中，血细胞数量和构成均动态变化。脐带血血浆中存在着多种细胞活性因子，包括IL-3、IL-4、IL-5、IL-6、IL-7、IL-10、IL-15、MCP-1、SCF和SDF，以及G-CSF、GM-CSF、HGF、PDGF-BB、VEGF等生长因子，这些细胞因子主要来源于胎盘滋养层，对脐带血干/祖细胞的促增殖作用显著强于骨髓，而且具有抗炎、抗凋亡、促血管生成的作用，可应用于各类细胞、组织再生领域。有核细胞中包括白细胞，也含有相当数量的干/祖细胞成分，如造血干细胞（HSC）、间充质干细胞（MSC）、非限制成体干细胞、血管内皮细胞（EPC）、小胚胎样干细胞等，脐带血细胞还可以通过基因编辑转为诱导多能干细胞（iPSC），这些干/祖细胞作为种子细胞，越来越多地被人们应用于治疗各类疾病。脐带血有核细胞中还含有大量的免疫活性细胞及其前体祖细胞，在体内外均可以增殖、分化为功能成熟的效应细胞，是细胞免疫治疗的极好来源。而脐带中血管及周围填充的基质细胞则是目前临床治疗用MSC、EPC的最主要来源[1]。

因脐带血来源的干细胞没有成瘤性、核型稳定、免疫调节性高、GVHD风险低、传递细胞突变或病毒感染风险低、免疫源性低，且收集容易、安全无痛、容易获得，所以目前脐带血HSC已经被广泛应用于临床移植，治疗儿童及成人的各类血液系统疾病。脐带血对于某些白血病具有更强的GVL效应，而其他各成分也被逐渐被开发利用，广泛应用于各临床学科，用于组织修复和重建、免疫调节等[2]。

二、脐带血及脐带的应用

（一）脐带血全血及血浆/血清

1. **脐带血作为血源用于输血** 因为脐带血的成分和功能基本上与成人血相同，所以具有输血的治疗作用。在早期，新鲜脐带血主要被用于临床辅助治疗，用于治疗出血及非出血性疾病，亦可作为白血病与其他恶性肿瘤化疗后的支持治疗，可加快骨髓恢复，缩短白细胞和血小板恢复时间，提高细胞免疫力。脐带血输注在儿科的应用更为广泛，可纠正手术失血、贫血，治疗新生儿肺透明膜病、新生儿缺氧缺血性脑病等疾病效果显著。

2. **脐带血作为预测性指标**　首先，胎儿在宫腔内，行脐带血穿刺常用于胎儿遗传学及分子生物学产前诊断；其次，脐带血中化学品残留、代谢产物、细胞因子、细胞组分可评估、预测环境因素对胎儿健康影响、营养及发育状况、胎儿感染和脑损害疾病风险、儿童早期过敏反应等。如脐带血中趋化因子 CCL22/CXCL10 比值可以预测儿童早期过敏反应；脐带血中 CD34[+] 细胞比例异常增高，或者血浆中 TNF-α、IL-6 浓度显著增高可预示新生儿脑局部缺血缺氧性脑损伤；S100-alarmin 与单核细胞炎性活化有关，其在脐带血单核细胞水平升高是早产儿对的炎性应答，是宫内感染独特的临床风险因子[3]；糖基化纤维连接蛋白、抑制素和抗米勒管激素在先兆子痫病理生理过程中起重要作用，而降钙素水平与疾病严重程度相关，所以检测这些指标对诊断孕妇先兆子痫有重要意义[4]。

3. **脐带血血浆 / 血清用于添加物用于细胞增殖和分化**　胎牛血清（fetal bovine serum，FBS）是各种细胞培养过程中必不可少的添加物，可以促进细胞的增殖、分化。但 FBS 是异种血清，在应用方面不仅存在伦理学问题，还存在动物源性感染因子和过敏的风险。目前无血清培养基仍然无法替代含血清的培养基，因此人们一直在探讨替代 FBS 的无害的生物制品以用于临床细胞治疗。研究表明用脐带血血浆 / 血清可以有效替代 FBS 体外培养、扩增人胚胎干细胞、HSC、MSC、EPS、DC 等多种细胞成分，其还可以作为冷冻保存细胞的保护剂。

4. **脐带血血浆在眼科的应用**　脐带血血浆可以制成滴眼液，用于治疗干眼综合征、GVHD 导致的或持续的角膜上皮缺损、复发性角膜糜烂、化学灼伤及神经营养性角膜炎等角膜疾病。脐带血血浆中的生物活性成分具有促进血管细胞生长等作用，可以调节细胞增殖、分化和迁移，修复角膜，其中 EGF 在角膜修复中起关键作用。实践也证明，自体血浆的有效性弱于供者的脐带血或外周血，且脐带血浆来源广、便于筛选，其优点更为显著，可以安全、有效地应用于临床治疗[5]。有研究发现，在自然分娩产程＞6 小时，产妇年龄＜30 岁、脐带血 CD34[+] 细胞浓度＞0.05×10⁹/L 的脐带血中 EGF 浓度最高，可作为筛选治疗用脐带血血浆的依据。

5. **富含血小板血浆或血小板凝胶**　血小板裂解物及提取物富含高浓度的营养和促血管生成因子，可以促进 MSC 和 PEC 增殖、分化及迁移，促进损伤组织修复，适宜作为制作皮肤伤口药物贴片的人源性材料，因此富含血小板血浆或血小板凝胶广泛应用于外科的组织修复。而脐带血血小板不仅富含血管内皮细胞生长因子（vascular endothelial growth factor，VEGF）、PDGF-BB、成纤维生长因子、肝细胞生长因子、TGF-β1 等，还可以通过外泌体经 miRNA 促进血管及成纤维细胞的功能，而脐带血中血小板裂解物则可以替代异源性 FBS，用于临床扩增 MSCs，因而更具临床应用价值[6]。

（二）脐带血及脐带 MSC（UCMSC）的临床应用

MSC 广泛存在于骨髓、脂肪、子宫内膜、脐带及脐带血中，在体外及机体内特殊的微环境下可以诱导分化为肌肉、脂肪、骨和软骨、神经、尿路上皮、肝脏等组织细胞，改善局部微环境、修复损伤组织。此外，MSC 能分泌免疫抑制细胞因子，如 IL-10 和 TGF-β，且本身也高表达 IL-17 受体，参与 Treg 及 Th17 细胞的增殖和分化。MSC 分泌的外泌体作为细胞间信息传递的重要载体，不仅可以抑制 CD4$^+$ 和 CD8$^+$ T 细胞的增殖，抑制 IFN-α、IL-6、TNFα 炎症因子的分泌，还可以抑制氧化应激和中性粒细胞炎性应答反应，具有抗炎和免疫抑制活性，且保留了向 T 细胞递呈抗原的特性，被认为是耐受性抗原递呈细胞[7]。MSC 细胞表面 CD73、CD90、CD105 等抗原呈阳性，而造血细胞表面标记如 CD14、CD79a、CD11b、CD19、CD34、CD45、HLA-DR 等表达阴性，因其低表达主要组织相容性复合体 MHC-I，而不表达 MHC-II、CD80、CD86，因此免疫源性低，不易引起异基因免疫排斥反应。因此，MSC 的免疫调节作用在支持造血、预防和治疗免疫排斥反应、治疗自身免疫性疾病方面也得以广泛应用。但一方面，不同组织，如骨髓、脂肪、脾等来源 MSC 的表型、增殖能力等生物学特性有所不同，甚至胎盘组织不同部位的 MSC 也存在差异，且不同的培养条件也严重影响其细胞功能。另一方面，自体 MSC 由于受基础疾病和治疗的影响，细胞功能存在缺陷，尤其是治疗所需的 MSC 要满足一定的细胞数量，所以第三方 MSC 是最理想的供者细胞来源。脐带血及脐带、胎盘、羊膜、绒毛膜等组织均含有 MSC，但因脐带血 MSC 制备效率较低且细胞生物学特性不均一，所以不是最理想的来源。通过分析各来源 MSC 细胞的表型、增殖、分化等生物学特性，目前认为脐带是最理想的来源：脐带获取容易、来源广泛，华通胶组织制备 MSC 的方法简单、容易标准化、细胞增殖能力强、生物学特性和功能较为稳定，目前已经具备大规模临床应用的条件[8]。

1. UCMSC 在异基因 HSCT 中的作用

（1）促进 HSC 植入：脐带血作为 HSC 重要来源之一已经在临床得以广泛应用，但由于其 HSC 数量有限，应用于大体重成人受限，因此提高其植入率是扩展其应用的前提之一。体外实验已经证实 UCMSC 通过细胞接触的方式支持脐带血 CD34$^+$ 细胞的扩增，动物及临床试验亦证实 UCMSC 能促进异基因 HSC 植入，缩短中性粒细胞和血小板植入的时间，这可能与 MSC 改善骨髓微环境有关。尽管最近有学者用荟萃分析后得出了 MSC 对植入和 GVHD 无明显影响的结论，但造成这些临床结果的差异可能与应用的 MSC 组织来源、选择输注的时机、数量、次数、预处理方案等均没有统一的标准有直接关联[9]。

（2）治疗 GVHD：GVHD 是 HSCT 后常见的并发症，在 HLA 半相合 HSCT 更为常见，损害常累及多脏器，严重影响受者的生活质量，同时也是非复发死亡的重要原因之一。临床常规采用糖皮质激素治疗，但同时可能因为抑制了 GVL 效应而增加复发，且约有 1/4 病例对激素并不敏感。最初临床研究是用第三者骨髓来源 MSC 治疗激素耐受的 aGVHD，55 例患者平均接受 1.4×10^6/kg 的 MSC，供者为 HLA 相合的同胞或半相合、HLA 不合的第三者，39 例获得完全缓解，9 例有改善，缓解与供受者 HLA 匹配无关，完全应答者移植后 1 年移植相关死亡率比部分反应或无反应者低，而 2 年的总存活率显著增加，因此认为输注 MSC 可以有效治疗 HSCT 后激素耐受的 aGVHD，由此开启了应用 MSC 预防与治疗 GVHD[10]。研究发现，UCMSC 输注后记忆性 B 细胞、Treg、Th1/Th2 比例增加，NK 细胞数减低。因为 T 和 B 细胞都参与 cGVHD 的病理发生过程，尽管 UCMSC 输注后并不影响 T 细胞数量，但患者 Treg 比例增加，由于 Th2 细胞减低，因而 Th1/Th2 比例增加，提示 Th1/Th2 比例也是抑制 cGVHD 的机制之一。UCMSC 输注后外周血 CD27+ 记忆 B 淋巴细胞比例和数量显著增加，提示其也影响记忆 B 细胞亚群。尽管担心 MSC 输注有可能增加白血病复发的风险，但结果并没有发现显著增加的风险，因此认为 HLA 半相合的 HSCT 后反复输注 UCMSC 可以降低 cGVHD 发生的风险。近期有学者研究证实，在 0 天和 7 天以低剂量（2×10^6/kg）和高剂量（10×10^6/kg）MSC 静脉输注，治疗相关不良事件追踪至 42 天，异位组织形成追踪到 90 天，临床应答反应追踪至 180 天。结果证实，中低剂量均安全，70% 的患者临床改善，40% 的患者获得完全缓解[11]。尽管有很多报道都认为 MSC 对治疗急慢性 GVHD 有效，但有学者检索了全球几大权威数据库的临床随机对照试验结果，分析后认为，MSC 对 GVHD 预防和治疗结果的有效性并不能完全令人信服，治疗方案需要规范。之所以临床结果有差异，可能与研究者采用的 MSC 制备工艺、MSC 输注时机与剂量、输注次数、预处理方案等缺乏统一性有关联。

2. 抑制器官移植排异反应　急性排异反应在异体器官移植后很常见，应用免疫抑制剂虽然能有效预防和治疗，但仍有部分人对药物不敏感，且药物的毒性作用也会引起很多并发症，临床研究发现可以利用 MSC 的免疫抑制特性用于辅助治疗。给肝移植后发生急性排异反应的病人输入 UCMSC 后 4 周，转氨酶显著降低并持续 12 周维持在低水平状态，更重要的是移植物组织学明显改善，Tregs/Th17 比例明显提高，TGF-β 和 PGE2 显著增加；另有多中心研究结果证实，UCMSC 可以安全有效地用于预防与治疗急性肾移植排异反应[12]。

3. 治疗神经系统疾病　UCMSC 是神经系统疾病治疗中极具前景的细胞，它通过分泌多种细胞因子促进神经及血管生成，通过抑制神经细胞凋亡起到神经保护作用。早期有学者给脊髓损伤（spinal cord injury，SCI）患者进行鞘内注射 UCMSC，移植 1 个月后，患者的痛觉、触觉、运动和日常活动能力显著改善。最近有学者用荟萃分析法对近年来 MSC 治疗 SCI 结果进行分析，显示尽管部分患者可发生短暂和轻微的副反应，但患者的感觉和膀胱收缩功能有明显改善，并且明显可见脊髓修复和轴突髓鞘再生[13]。UCMSC 同样可以用来治疗外伤性脑损伤后遗症，通过腰椎穿刺术多次移植，6 个月后，患者神经功能和自我护理能力的指标如上下肢活动评分、感觉和平衡评分明显改善，患者自我护理评分、括约肌控制评分、机动性评分、运动评分、沟通和社交认知评分也明显改善。UCMSC 同样适用于脑创伤后遗症的治疗，患者腰椎穿刺给予 UCMSC 移植，6 个月后随访发现患者的神经功能及生活自理能力得到极大改善，而 MSC 的辅助治疗同样能明显改善脑瘫患儿的各项功能。此外，越来越多的证据也表明，UCMSC 在治疗神经退行性疾病，如阿尔茨海默病、多发性硬化症、帕金森病、亨廷顿舞蹈症等方面显示出一定的疗效，为这些目前尚无特效药的疾病的治疗带来希望 [14]。

4. 治疗局部缺血性疾病 体外实验和动物实验均显示，新鲜脐带血来源的干细胞有改善缺血性心脏病的作用，它们能迁移至梗死部位，缩小梗死面，改善心脏功能，增加毛细血管密度。其作用机理可能是通过：①心肌细胞重塑，即脐带血富含的干细胞在局部微环境下特异性分化为心肌细胞样细胞，改善心肌梗死后血流动力学和神经激素的失衡；②血管再生；③旁分泌作用；④抗炎症作用，即 MSC 分泌抗炎症因子可以直接减轻心肌内源性炎症。比较脐动脉、脐静脉和华通胶 MSC 的成血管潜能时发现，虽然 MSC 在表型和成脂、软骨、神经元样细胞分化没有差别，但脐动脉来源 MSC 的 CD146 和与血管成熟相关的 JAG1 表达量更高，体外形成脉管样结构更长，因而更合适应用于临床缺血性疾病的治疗。Li 等人 [15] 给冠状动脉慢性完全性闭塞的老年患者进行冠状动脉内注射 UCMSC 治疗，治疗后观察 12～24 个月，结果所有患者均未发生心血管不良事件及死亡。心脏 CT 检查发现，患者心肌梗死面积有所减小，并且左心室射血分数显著上升，表明 UCMSC 移植是安全的，且有助于改善心肌缺血程度、减小心肌梗死面积，并可提高左心室射血分数。目前通过局部注射自体骨髓治疗缺血性心肌病已经在临床广泛应用且取得明显的疗效，但由于骨髓细胞成分复杂，尚难以鉴别疗效是仅 MSC 作为效应细胞还是 MSC 与其他细胞共同作用的结果，而采用异基因 MSC 治疗可能还有潜在的风险，临床应用仍须谨慎。

5. 治疗内分泌系统疾病 1 型糖尿病（type 1 diabetes，T1D）是自身免疫因素引起胰岛 β 细胞的破坏，导致胰岛素分泌严重不足而引起的。目前认为，UCMSC 治疗 T1D 的基本原理可能与重建 β 细胞、调节免疫、治疗并发症等有关。Hu 等人 [16] 将 29 例新发的 T1D 患者随机分为 UCMSC 移植治疗组和常规胰岛素替代治疗组，在 21 个月的随访期内，发现 UCMSC 移植治疗组患者未发生任何移植后免疫排斥反应和不良反应，糖化血红蛋白及 C 肽值比治疗前及胰岛素替代治疗组有明显改善。而同时也有研究发现，在 UCMSC 联合自体骨髓单个核细胞经胰背动脉灌注治疗 T1D，1 年后患者各项糖代谢相关检测指标明显改善，每日对胰岛素需要量降低。2 型糖尿病（type 2 diabetes，T2D）是由胰岛素抵抗导致胰岛素相对不足引起的，UCMSC 移植对于 T2D 的治疗也同样有效 [17]。

6. 治疗肝脏相关疾病 研究表明 UCMSC 移植可能通过减少肝细胞损伤、抑制肝脏上皮细胞向间质细胞转化，减轻急性肝损伤和纤维化程度，恢复肝功能。有学者将 UCMSC 移植到终末期肝硬化患者的肝脏组织中，移植后所有患者未出现任何不良反应及并发症，且移植后 2 ~ 3 周患者腹胀、少尿、水肿等症状明显缓解。随访 24 周，与移植前相比，患者血清白蛋白及前白蛋白水平均显著上升[18]。血浆置换是治疗乙型肝炎相关的急、慢性肝衰竭的有效手段，辅以输注 UCMSC 4 周后，肝功能相关指标如白蛋白、总胆红素、直接胆红素、凝血酶原活性、血浆凝血酶原时间等有明显改善，24 个月后白蛋白、PT 指标持续改善，生存率也同样明显高于对照。此外，UCMSC 治疗自身免疫病引起的肝硬化也有明显疗效，输注后转氨酶减低，血清白蛋白水平显著增加，PT 减低，MELD 评分明显改善，且所有患者 MSC 输注后无严重不良反应。UCMSC 也可以通过 miRNA 调控的机制减轻肝脏缺血再灌注引起的损伤。

7. 治疗自身免疫病 UCMSC 用于治疗各类自身免疫病如 SLE、RA 等时，显示出对各种免疫细胞的免疫调节特性。南京鼓楼医院风湿免疫科的研究团队发现，通过静脉输注 UCMSC 能使 SLE 疾病活动指数、血清自身抗体、白蛋白和补体水平、肾功能等得到明显改善，使 RA 患者临床症状得到显著改善，且多次输注可提高疾病治疗的效果。为了进一步探讨 UCMSC 在治疗中的作用机制，他们将输注 UCMSC 前的活动性 SLE 患者外周血单个核细胞与 UCMSC 混合培养，同时监测 UCMSC 的增殖、凋亡、表面标志物、功能分子、信号通路。结果显示，外周血细胞促进 UCMSC 增殖，更容易刺激其分泌 VEGF 和 CXCL12，Akt、IκB、STAT5 信号通路被激活，但不影响 Erk1/2 和 Smad1/5/8。患者输注 UCMSC 后，如果外周血中 IFN-γ 水平增加，提示对 UCMSC 治疗有反应，这样可以预先选择合适的患者及 UCMSC 细胞针对性地用于细胞治疗，提高临床效果。长期随访 81 例发现异基因 UCMSC 治疗严重和耐药的 SLE 病人发现，5 年的 OS 为 84%，临床缓解率为 34%，在随访期间，SLE 疾病活性指数评分、血清白蛋白、补体 C3、外周白细胞和血小板数、蛋白尿水平均持续改善[19]。近期有鹿瓜多肽联合 UCMSC 有效治疗 RA 患者的报道，鹿瓜多肽能降低炎症因子、调节免疫、改善微循环，有助于 UCMSC 迁移修复损伤的组织。

多发性硬化症是一种神经功能障碍性自身免疫病，近年来临床研究发现 MSC 可以辅助治疗，显著改善症状。Li 等人[20]给 23 例此类患者分组治疗，其中 13 例在给予抗炎治疗的同时静脉输注 UCMSC，其余患者单纯给予抗炎治疗，结果显示 UCMSC 治疗组患者的疗效显著提高。另有临床研究显示，患者经 MSC 治疗后，症状及生活质量明显改善，磁共振扫描显示病灶数减少，外周血 CD86、IL-2、CTLA-4、HLA-DRB1 的 mRNA 水平显著减低。

8. 治疗肌营养不良 目前肌营养不良尚无有效治疗方法，尽管动物实验已经证实 MSC 能重建肌肉组织，但临床治疗中则缺乏有说服力证据。通过静脉输注 UCMSC，1 周后患者四肢肌肉力量及日常活动明显改善，血清肌酸激酶、乳酸脱氢酶降低到正常水平，但肌肉活检并没有发现明显地肌肉再生，其作用机制值得深入探讨[21]。

9. 修复皮肤、黏膜、软骨损伤 UCMSC 在修复皮肤、黏膜损伤方面也显示出独特的疗效，局部应用可以通过改善局部微环境，降低长期不愈伤口部位的慢性炎症反应，促进伤口愈合。用 UCMSC 调制的乳膏，可以用于辅助治疗激光治疗皮肤松弛美容术后炎症后过度色素沉着，加速伤口愈合，减少红斑形成。通过静脉或玻璃体途径注射可以修复冷冻诱导的视网膜损伤，局部注射可以减轻严重的肢端局部缺血。另外，UCMSC 已被广泛地用于临床修复软骨、填补骨缺损、促进骨愈合。Park 等人[22] 用 UCMSC 用来修复骨关节炎患者的软骨，患者持续 7 年的临床症状得以改善，核磁共振扫描发现软骨得以修复，且没有发现患者有成骨或肿瘤发生。临床研究中，通常直接抽取患者自身骨髓，分离单个核细直接填充于骨或软骨缺损部位，以促进骨修复，通过对比研究发现，UCMSC 和骨髓抽取物修复软骨后临床各项相关评分均明显改善，磁共振扫描结果显示两组无明显差异。

10. 病毒感染的辅助治疗　新型冠状病毒感染（coronavirus disease 2019，COVID-19）是传染性极强的传染病，目前尚无特效药物治疗。研究发现，静脉输注 UCMSC 2 天后患者的肺功能和肺炎症状明显改善，7 天后恢复出院。治疗后淋巴细胞亚群比例和数量升高，IL-6、TNF-α、CRP 显著降低，表明 MSC 辅助治疗可以缓解病情，其机制可能与 MSC 抗炎和免疫调节特性相关[23]。

（三）蜕膜基质细胞（DSC）

胎盘 DSC 和 MSC 在细胞表型、增殖分化特性等方面不完全形同，实验证实其免疫抑制活性比 MSC 更强。最近 Baygan 等人[24] 报道，给予患者输注 DSC 的量为 1.5×10^6/kg，平均输注 2 次，GVHD 组中 1 年总存活率为 67%，出血性膀胱炎组中 1 年总存活率为 90%，效果明显优于同期对照及以前治疗的患者。

（四）脐带血 EPC 的扩增及应用

因为 EPC 和造血细胞有共同来源，HSC 在体外可以增殖分化形成血管，亦被认为是 EPC 的前体细胞。EPC 不仅能直接分化为成熟的内皮细胞参与血管网络的构建，还能够通过分泌细胞因子促进内皮细胞增殖、分化、迁移，重建血管网络，在局部缺血性疾病后期修复中发挥重要的作用。但外周循环中 EPC 的数目、增殖能力以及迁移能力有限，动员自身的 EPC 向缺血部位迁移并不足以治疗血管栓塞、脑卒中等严重疾病，而移植 EPC 可以弥补这一缺陷。脐带血管内壁、华通胶及脐带血中均富含 EPC 及其前体细胞，这些 EPC 更为幼稚，免疫源性弱，较成人外周血 EPC 形成的血管持续时间长，形成的血管通透性和血流与正常血管无显著差异，且脐带血 EPC 表达和分泌 HLA-G、IL-10、TGF-β1，也具有免疫抑制的特性，使其临床应用中具有独特的优势。因此脐带血已成为研究 EPC 种子细胞的极好来源，也是可方便、快捷用于临床治疗的细胞来源。目前已证实，局部或静脉输注 EPC 或其前体细胞可以促进缺血部位的血管新生，缩小局部病灶，增加血流灌注量，促进功能恢复。在治疗肝纤维化的研究中发现，MSC 治疗组的白蛋白明显增加、转氨酶明显减低，UCEPC 治疗组 MMP-2、VEGF、HGF、αSMA、Ki-67、TGF-β 表达明显高于骨髓 MSC 组[25]。但由于目前 EPC 体外扩增的稳定性及安全性问题还不能保证，且移植的时机及剂量、移植途径等还需要进一步探讨，EPC 移植治疗远期效果也还需要多病例累积和长时间随访。

（五）脐带血诱导多能干细胞（iPSC）

iPSC 最初由日本学者通过慢病毒载体将转录因子的基因 *Oct4*、*Sox2*、c-*Myc*、*Klf4* 导入小鼠成纤维细胞，使其重编程转化为类似于胚胎干细胞特性和功能的多能干细胞，此后不久也成功诱导出人 iPSC。这种通过对成熟体细胞进行人为改造得到的干细胞家族新成员不仅改变了传统干细胞来源的局限性，同时也避免了其他类型干细胞诸如伦理学、排异反应等诸多困扰，使 iPSC 在细胞移植、疾病模型制作、疾病机制研究、药物筛选等领域具有独特的优势。目前利用 iPSC 已成功建立起多种疾病模型，且已经应用于临床的治疗，但由于人类 MHC 分子的限制，用于治疗的 iPSC 必定来源于自体或 HLA 相合的个体，这在很大程度上限制了其在临床中的实际应用[26]。由于脐带血细胞较为幼稚，免疫源性弱、基因组变化小、可以长期冷冻保存，是较为理想的 iPSC 细胞来源，可以满足绝大多数 HLA 配型人群的需要，并且新鲜或是冻存的脐带血均能通过非病毒转染、不含其他动物源性成分的方式下诱导出 iPSC。目前 UCBT 是最好的研究供受者 HLA 相容性活体模型，脐带血库已经着手制定了标准操作流程以建立脐带血 iPSC 库，可以满足很大一部分人群 HLA 配型需要，为将来大规模临床治疗提供理论和实践支持。虽然基于 iPSC 的细胞治疗已经应用于临床治疗，但大规模应用仍有很长的一段路要走，还要解决其安全性问题，对其稳定性、均一性、致瘤性、毒性和免疫原性等指标进行一系列标准化检测，其次要解决低诱导率和机制不完善等问题。但随着技术的不断完善，iPSC 在再生医学、药物研发等领域必将产生重大影响。

（六）脐带血有核细胞的临床应用

脐带血有核细胞既包括非成熟的免疫细胞，又含有 HSC、MSC、EPC。尽管对某些疾病的治疗作用十分明显，但因发挥作用的效应细胞及其作用机制十分复杂，是效应细胞直接发挥作用还在局部微环境下增殖、分化发挥了修复作用，是通过局部或机体的免疫细胞或分子发挥的调节作用还是特定的效应细胞单独或多细胞协同的作用，这些都不是完全清楚。脐带血细胞在临床治疗下列疾病时，对病人的预处理与严格意义上的干细胞移植完全不同，只是一种辅助治疗。

1. **造血干细胞扩增**　由于单份脐带血细胞数量有限，植入延迟或者失败可能会增加早期机会性感染和复发风险，*TRM* 风险随之增加，在一定程度上限制了在脐带血移植成人中的应用。除可以通过改良预处理方案、改变移植方式等方式促进植入外，通过扩增部分脐带血，增加单份脐带血造血干细胞数也被证明在临床是可行的方法，但必须保证造血干细胞在体外既能有效扩增，又要维持自身干细胞的特性，移植后能长期植入。研究证实BET（bromodomain and extra-terminal motif）抑制剂 CPI203、基质细胞调节剂 Nov/CCN3 等均既有活化扩增也有促进植入的作用[27]。最近有学者临床研究[28]证实，用造血干细胞自我更新激动剂 UM171 扩增单份脐带血，22 例均植入，中性粒细胞植入的中位时间是18 天，血小板植入时间为 42 天，没有发生严重的不良反应。

2. 治疗糖尿病　目前已证实，脐带血干细胞在体外可以分化为产生胰岛素和 C 肽的细胞。Voltarelli 等人[29]发表了在初发 T1D 患者中使用自体移植的结果，他们先动员并冷冻保存患者的外周造血干细胞，此后用兔源性抗胸腺细胞免疫球蛋白联合环磷酰胺处理，静脉回输外周造血干细胞后 15 例患者中有 14 例至少在移植后 1 个月内不需要注射胰岛素，大多数患者超过 6 个月可以不用胰岛素。目前人们普遍认为 UCBT 治疗糖尿病可能通过以下机制：脐带血干细胞可以迁移至胰腺损伤部位，分化为能够产生胰岛素的细胞；脐带血中的某些细胞可能作为滋养细胞孵育残存的健康细胞增殖；脐带血中 Treg 直接或间接抑制效应 T 细胞或者通过对多种细胞类型的抑制作用维持耐受状态。但与外周造血干细胞相比，用脐带血治疗糖尿病的结果并不是特别理想，可能是与移植的脐带血中有效的细胞数量有限相关。

3. 治疗脑性瘫痪、卒中及创伤性脑损伤　对于胎儿在生产过程中或子宫内颅骨受压引起的新生儿损伤造成动脉局部缺血性脑瘫，用自体脐带血单个核细胞移植后发现，患儿的脑功能、运动、心理、智力恢复可与常人无异，功能改善的原因可能是促进了内源性神经干细胞的再生。但实际上并非每个新生儿都有条件冷冻保存自体脐带血，于是国内有学者尝试用异基因脐带血有核细胞治疗脑瘫患儿，临床结果证明同样安全有效。最近Laskowitz 等人[30]研究发现，成人在卒中发生后 3~9 天给予异基因无关脐带血输注，输注的有核细胞和 CD34+ 细胞中位数分别为 1.54×10^7/kg 和 2.03×10^5/kg，输注后患者没有发生严重的副反应，3 个月后所有患者 Rankin 及卒中评分有改善。脐带血细胞也可以治疗创伤性脑损伤，其机制可能是通过促进神经血管细胞释放刺激及神经营养因子、降低炎症反应、促进内源性神经细胞再生等方式促进运动和神经功能恢复。

4. 治疗 SCI　动物实验已经证实移植脐带血单个核细胞能修复动物 SCI，临床研究结果证明同样有效。Zhu 等人[31]给 28 例慢性完全 SCI 患者在损伤的上下位置注射≥4/6位点 HLA 相合脐带血单个核细胞，结果显示脊髓白质缺损变窄，患者行走及自理能力提高。

5. 治疗心肌疾病　局部注射骨髓细胞或 MSC 可以治疗心肌梗死。亦有研究发现，给左心室发育不全的婴儿局部注射自体脐带血单个核细胞，3 个月时心室心肌收缩功能增加，射血分数提高[32]。

6. 治疗自闭症　自闭症的原因尚不清楚，可能与免疫系统异常、神经血流量不足有关，目前尚无有效治疗手段。最近发现 UCBT 可明显增加脑脊液中神经生长因子浓度，改善患者症状，提高其生活质量[33]。

7. 治疗肝硬化　脐带血移植在肝硬化患者的辅助治疗中亦发挥效用。近来有学者用荟萃分析法统计了国内用脐带血移植治疗肝硬化的结果，发现患者总胆红素、谷丙转氨酶、谷草转氨酶水平显著降低，凝血酶原时间缩短，血清白蛋白和凝血酶原活性增加，患者生活质量明显提高，表明脐带血移植是安全、有效的肝硬化患者的辅助治疗方法[34]。

8. 治疗实体肿瘤　为了增加实体肿瘤病人的免疫力、预防复发、延长生存时间，也可以输注脐带血有核细胞。Qiu 等人[35]选择 63 例胃癌病人用非清髓性方案预处理后移植脐带血单个核细胞，与对照组相比，患者 T 淋巴细胞和 B 淋巴细胞快速增加，12 周后80% 移植患者血清中炎症因子 IFN-γ、IFN-α 均高于正常范围，病人病情稳定，延缓了疾病进展，但未改善缓解率及死亡率，因此认为输注脐带血有核细胞可能可以增强病人的免疫力。

（七）作为细胞治疗的效应细胞

脐带血除了作为干细胞移植资源外，同时也被视为珍贵的免疫治疗效应细胞来源。脐带血中的淋巴细胞主要是 naïve T 细胞，可诱导分化为细胞毒性 T 淋巴细胞（cytotoxic T-lymphocyte，CTL），也可以通过基因编辑转化为 CAR-T 细胞。脐带血含有 Treg，可以被有效地扩增。此外，脐带血富含 NK、DC 的祖细胞如 CD34+、CD133+ 细胞，可以被扩增及诱导分化成熟，被广泛地应用于细胞免疫治疗病毒感染、自身免疫性疾病、恶性血液病及实体瘤等疾病的相关研究。

1. 脐带血 DC 与 CTL　DC 是目前已知功能最强的 APC，能负载抗原刺激 naïve T 细胞产生特异性免疫应答并产生免疫记忆。脐带血亦含有 DC 及前体细胞，尽管数量有限，但其中的 CD34+ 细胞不仅可以扩增、诱导出大量的 DC，也可以通过 Notch 和四聚体 TCR 信号扩增出抗原特异性 CD8+T 细胞。与外周血 DC 相比，脐带血 DC 抗原递呈能力强，刺激产生的 CTL 细胞毒活性更强，实际应用价值更大[36]。DC 也可以直接用于实体瘤的辅助治疗，可以增强患者细胞免疫功能，增加无病存活率。为了最大限度地发挥 DC 的效用，通常将 DC 负载各类病毒、肿瘤特异性抗原或 RNA，刺激脐带血 naïve T 细胞，扩增出各类抗原特异性 CTL，用于预防和治疗各类病毒感染性疾病及肿瘤。

UCBT 后造血及免疫重建较慢，机会性感染较为常见，因此预防和治疗病毒感染，防止白血病复发尤其重要。但脐带血细胞数量有限，高危或体内肿瘤负荷高的白血病患者，由于 UCBT 后缺乏供体细胞行淋巴细胞输注以诱导更强的 GVL，复发风险高，因此用特异性 CTL 治疗可以提高存活。对于 UCBT 后供者细胞缺乏的问题，首先，可以预留少量脐带血用于扩增；其次，可用 HLA 部分或全相合的第三方脐带血用来扩增特异性 CTL，建立各类病毒特异性 CTL 库，为临床提供有力支持。

有研究证实，脐带血 T 细胞抗肿瘤活性比成人外周血 T 细胞强，其抗肿瘤活性是同种异基因反应性的，而不是由肿瘤特异性 CTL 引起的。通过分析肿瘤浸润性淋巴细胞发现脐带血 CCR7⁺CD8⁺T 细胞通过快速浸润至肿瘤细胞处，在肿瘤局部微环境中诱导 CD8⁺、CD4⁺Th1。而外周血 T 细胞浸润慢，倾向于分化为抑制性 Th2 及 Treg。此外，脐带血 PR1-CTL 含量较外周血高，且表达效应记忆性 T 细胞标记，而 PR1 是 HLA-A2 限制性白血病相关抗原，在髓系白血病细胞上过表达，因此用 PR1 多肽脉冲的 DC 刺激后，可以裂解表达 PR1 的白血病细胞，此结果提示脐带血 T 细胞在预防和治疗髓系白血病复发方面具有非常广阔的应用前景 [37]。对于淋系细胞白血病，输注嵌合白细胞特异性抗原的 CAR-T 可以清除 MRD，但由于患者 T 细胞受损，体外扩增效率比较低，难以获得足量细胞满足临床治疗需要。用细胞因子 IL-12 和 IL-15 刺激以扩增脐带血 T 细胞，扩增可达 150 倍，且表达独特的中枢记忆 / 效应性表型。此外，通过基因编辑，脐带血 T 细胞表达 CD19 特异性 CAR 和 1 928z，分泌 IL-12，临床移植 CAR 修饰的脐带血 T 细胞能放大 GVL 效应，提高移植的 B 淋巴细胞恶性肿瘤患者存活 [38]。

2. Treg 扩增及应用　Treg 一般表达 CD4⁺CD25^high CD127^low Foxp3^high，依赖于其他 T 细胞分泌的 IL-2 维持其增殖及存活，其通过释放细胞因子如 IL-10、TGF-β、IL-35 或者通过间接抑制 APC 的方式直接或间接抑制 CD4、CD8、NK、DC 的功能，在维持机体自身免疫耐受和免疫平衡中发挥关键性的作用。虽然脐带血中的大部分 Treg 为前体细胞，细胞未成熟，抑制活性低于正常人外周血，但经体外扩增后的抑制活性却显著高于外周血。与外周血来源的 Treg 相比，脐带血来源的细胞表现出更显著的基因多样性和谱系稳定性。如将外周血和脐带血中 Treg 用不同刺激剂扩增，发现脐带血 Treg 高表达 Foxp3、CD39 和 CTLA-4，低表达 CD127、IL-2、IFN-γ，扩增的脐带血 Treg 维持着 *GARP* 基因表达，抑制 GVHD 的作用显著强于外周血，且扩增的 Treg 有抗原特异性的抑制能力，这意味着其可以克服非特异性免疫抑制的缺陷，在临床的应用意义更大。研究还发现，选择第三方脐带血扩增的 Treg 经岩藻糖基化后，可以增加其归巢能力，提高其抗 GVHD 潜能。最新的研究认为，经典的用抗 CD3/28 抗体包被的磁珠刺激，联合 IL-2 扩增 Treg 的效率不及用表达高亲和力 Fc 受体 CD64、CD86 和 CD28 配体的 K562 作为抗原递呈细胞（KT64/86）的扩增方法，后者经两轮刺激后，Treg 扩增倍数比前者高 20～30 倍，而细胞表型及功能不受影响。经过扩增，单份脐带血获得的 Treg 可以超过 1×10^9 个，完全可以满足临床治疗所需 [39]。

目前脐带血来源的 Treg 已经被应用于预防和治疗 HSCT 后 GVHD 及自身免疫相关疾病，且 Treg 还能加速免疫重建，而不会增加感染、复发或早期死亡的风险。Brunstein 等人用选择冷冻复苏的 HLA 部分相合的脐带血，Treg 分选后常规扩增，23 例接受 dUCBT 后的患者在 +1、+15 天分别输注 Treg，细胞量为 $0.1 \times 10^5 \sim 30 \times 10^5$/kg，输注 14 天后仍然能检测出 Treg，与对照相比，Ⅱ～Ⅳ度 aGVHD 的发生率显著降低，而且没有增加患者感染、复发和早期死亡率。最近，他们的研究团队用 KT64/86 作为 APC 刺激扩增脐带血 Treg，给 11 例 dUCBT 的受者输注，输注的细胞数为 $3 \times 10^6 \sim 100 \times 10^6/kg$，没有发生副反应，与对照组相比，100 天 II ~ IV 度 aGVHD 发生率显著降低（9% vs. 45%），1 年的 cGVHD 发生率是 0% 和 14%，但两组之间的造血重建及嵌合、累积感染率、复发、*NRM* 及 *DFS* 均无显著差别 [40]。

3. NK 细胞的扩增及运用　NK 细胞是先天性免疫系统中最重要的细胞，能杀灭肿瘤细胞和病毒感染的细胞，它们在 HSCT 后最先被重建，发挥抗感染和 GVL 作用。异基因反应性 NK 细胞通过清除宿主残留的 APC 和供者异基因反应性 T 细胞，促进植入且不引起 GVHD，NK 还可以通过增加 HSC 克隆形成促进干细胞植入。因为脐带血含有大量的 NK 及其来源的干/祖细胞，冷冻保存对脐带血诱导分化的 NK 功能无影响，所以通过选择扩增及冷冻保存脐带血 NK 更适用于临床细胞免疫治疗的应用推广。与外周血相比，虽然脐带血 NK 高表达抑制性受体 NKG2A，缺乏终末分化表型 CD57，低表达活化性受体 NKp46、NKG2C、DNAM-1，细胞毒活性低，但是脐带血 NK 高表达 CXCR4，易于其骨髓归巢。此外，新鲜脐带血和冷冻保存的脐带血，以及纯化的 CD34+ 细胞均可以扩增诱导出功能成熟的 NK[41]。研究发现，用 IL-2、链球菌 A、唑来膦酸盐组合的方法，平均可从单份脐带血扩增出 90% 纯度的 NK 细胞 1.59×10^{10} 个，这些细胞高表达 CD16、NKG2D、NKp30、NKp44、NKp46、活化性标记 CD62L 和 CD69，而抑制性受体 CD158a、CD158b 的表达变化不显著。这些细胞可以大量分泌 IFN-γ、TNF-α、GM-CSF，对髓系白血病细胞毒水平明显高于脐带血原先的 NK 细胞 [42]。如用 IL-12 替代常规的 IL-2 刺激，则产生的 NK 更为成熟，细胞表达更高水平的 NKG2A、KIR，对靶细胞刺激更为敏感，产生的 IFN-γ 更多、细胞毒活性更强，在体内抗白血病作用更强。

目前，临床已经开展多项用脐带血扩增 NK 治疗白血病或实体瘤的临床试验。Dolstra 等人 [43] 用部分 HLA 相合脐带血 CD34+ 细胞扩增的 NK 治疗 AML，结果显示 10 例老年 AML 患者形态学完全缓解，在接受化疗后输入 $3 \times 10^6 \sim 30 \times 10^6/kg$ NK，平均 75% 的 NK 为高度活化的细胞，尽管患者体内没有额外注射体外用于扩增 NK 的细胞因子，但直到第 8 天外周血 NK 细胞仍然＞21%，血浆 IL-15 升高，骨髓中供者嵌合率超过 3.5%，NK 细胞在体内快速成熟，表达 CD16、KIR 和活化性受体，2 例骨髓中 MRD 由治疗前的阳性转为阴性，且持续 6 个月，所有患者均未发生毒副反应和 GVHD。脐带血 NK 细胞亦可以用来清除自体干细胞移植前 MM 患者体内 MRD，在患者体内的脐带血 NK 细胞被检测出具有 NKG2D+/NKp30+ 活化表型。近年来研究发现，通过遗传学重编的 K562 细胞刺激活化脐带血 NK 或者直接通过遗传学方法给脐带血 NK 添加特异性基因〔如 CAR-CD19、IL-15、iC9（inducible caspase-9）〕，可以改变其抗原非特异性杀伤模式，使其能获得长期持久的特异性杀伤靶细胞的能力，可以显著提高其细胞毒功能 [44]。研究还发现，用 NK 细胞制作有效的 CAR，治疗 CD19 阳性的白血病细胞。有可能很好地规避 CAR-T 细胞治疗引起的副反应。Liu 等最新的临床研究显示，11 例患者化疗后，经 CD19-CAR-NK 治疗后，没有发生细胞因子释放综合征、神经毒性、GVHD，病人体内炎症因子水平并没有增加，7 例患者完全缓解，1 例部分缓解，在输注后各剂量组均在 30 天内起效，CAR-NK 细胞在体内扩增且以低水平状态持续存在至少 12 个月 [45]。

4. γδT 细胞　γδ T 细胞具有抗病毒与肿瘤的作用，但在外周血含量比较低，此群细胞在脐带血中的比例亦较低，且功能不成熟。最近 Berglund 等人 [46] 用 IL-2 联合唑来膦酸扩增脐带血 γδ T 细胞，2 周后扩增了 1 085 倍，且细胞完全具有细胞毒功能，体内实验证实，扩增的 γδ T 细胞具有很强的抗肿瘤作用。最近随着 CAR-T 细胞治疗各类恶性血液病的热潮，有学者成功地开发出 γδ -CAR-T 细胞，用于抗人类巨细胞病毒感染，这必将为 UCBT 后最为常见的此类病毒感染提供又一种新的治疗手段。

三、展望

随着新观念、新方法持续涌现，以及临床实践的进一步拓展和深入，脐带血及胎盘组织中各类细胞逐渐被开发利用起来，已经成为人类再生医学最热门的材料库，被广泛地应用于细胞、组织重建和细胞生物治疗各类疾病，其潜在的临床应用价值巨大。但无论在基础理论还是实际应用上依然存在一些待解决的问题。如进一步增加脐带血中目的细胞的含量并提高冷冻保存的效率以满足临床期望。脐带血细胞在治疗血液系统以外的疾病方面不断被拓展并取得不错的疗效，但治疗机制还并未完全明了，是因为供者细胞直接替代了损伤或病原细胞，还是因为移植的细胞在特殊微环境下增殖、分化为正常组织细胞，或是脐带血中免疫细胞释放各类细胞因子，刺激或抑制相应的靶细胞发挥了作用？这些问题仍需要大量的基础研究和临床试验予以论证，以便于针对性地选择和放大特定效应细胞的作用，或者通过有目的地改善局部微环境，维持长期的疗效。利用脐带血本身的免疫细胞或干细胞的分化特性，开发新的特异性免疫细胞辅助治疗方法，用于抗感染、抗肿瘤，调节机体免疫反应。总之，增加脐带血中期望的效应细胞的含量、维持其固有的细胞学特性、克服可能的异基因反应性且不影响细胞的功能、规范和优化治疗程序和评估方法是保证脐带血应用的关键，也是今后探索的方向。

（汪健）

参考文献

[1] ANWAR I, ASHFAQ U A, SHOKAT Z. Therapeutic potential of umbilical cord stem cells for liver regeneration[J]. Curr Stem Cell Res Ther, 2020, 15(3): 219-232.

[2] HOURIGAN C S, HAFERLACH T, HOKLAND P. Cord-blood transplantation in patients with minimal residual disease[J]. N Engl J Med, 2016, 375(22): 2204.

[3]　GOLUBINSKAYA V, PUTTONEN H, FYHR I M. Expression of S100A Alarmins in cord blood monocytes is highly associated with chorioamnionitis and fetal inflammation in preterm infants[J]. Front Immunol, 2020(11): 1194.

[4]　DIPRISCO B, KUMAR A, KALRA B, et al. Glycosylated fibronectin and inhibin are lower and anti-mullerian hormone is higher in umbilical cord blood when mothers have preeclampsia[J]. Endocr Pract, 2020, 26(3): 318-327.

[5]　KAMBLE N, SHARMA N, MAHARNA P K, et al. Evaluation of the role of umbilical cord serum and autologous serum therapy in reepithelialization after keratoplasty: a randomized controlled clinical trial[J]. Eye Contact Lens, 2017, 43(5): 324-329.

[6]　KATIA A, MARESCHI K, CASTIGLIA S, et al. Inactivated platelet lysate supports the proliferation and immunomodulant characteristics of mesenchymal stromal cells in GMP culture conditions[J]. Biomedicines, 2020, 8(7): 220.

[7]　YAO J, ZHENG J, CAI J Y, et al. Extracellular vesicles derived from human umbilical cord mesenchymal stem cells alleviate rat hepatic ischemia-reperfusion injury by suppressing oxidative stress and neutrophil inflammatory response[J]. FASEB J, 2019, 33(2): 1695-1710.

[8]　CHOI W, KWON S J, JIN H J, et al. Optimization of culture conditions for rapid clinical-scale expansion of human umbilical cord blood –derived mesenchymal stem cells[J]. Clin Transl Med, 2017, 6(1): 38.

[9]　MUNNEKE J M, SPRUIT M J, CORNELISSEN A S, et al. The potential of mesenchymal stromal cells as treatment for severe steroid-refractory acute graft versus host disease: a critical review of the literature[J]. Transplantation, 2016, 100(11): 2309-2314.

[10]　LE BLANC K, FRASSONI F, BALL L, et al. Mesenchymal stem cells for treatment of steroid-resistant，severe, acute graft versus host disease: a phase Ⅱ study[J]. Lancet, 2008, 371(9624): 1579-1586.

[11]　SODER R P, DAWN B, WEISS M L, et al. A phase Ⅰ study to evaluate two doses of wharton's jelly-derived mesenchymal stromal cells for the treatment of de novo high-risk or steroid-refractory acute graft versus host disease[J]. Stem Cell Rev Rep, 2020, 16(5): 979-991.

[12]　SUN Q P, HUANG Z Y, HAN F, et al. Allogeneic mesenchymal stem cells as induction therapy are safe and feasible in renal allografts: pilot results of a multicenter randomized controlled trial[J]. J Transl Med, 2018, 16(1): 52.

[13]　FAN X, WANG J Z, LIN X M, et al. Stem cell transplantation for spinal cord injury: a meta-analysis of treatment effectiveness and safety[J]. Neural Regen Res, 2017, 12(5): 815-825.

[14]　REYHANI S, ABBASPANAH B, MOUSAVI S H. Umbilical cord-derived mesenchymal stem cells in neurodegenerative disorders: from literature to clinical practice[J]. Regen Med, 2020,

15(4): 1561-1578.

[15] HU J X, YU X L, WANG Z C, et al. Long term effects of the implantation of Wharton's jelly-derived mesenchymal stem cells from the umbilical cord for newly-onset type 1 diabetes mellitus[J]. Endocr J, 2013, 60(3): 347-357.

[16] CAI J Q, WU Z X, XU X M, et al. Umbilical cord mesenchymal stromal cell with autologous bone marrow cell transplantation in established type 1 diabetes: a pilot randomized controlled open-label clinical study to assess safety and impact on insulin secretion[J]. Diabetes Care, 2016, 39(1): 149-157.

[17] XUE H L, ZENG W Z, WU X L, et al. Clinical therapeutic effects of human umbilical cord-derived mesenchymal stem cells transplantation in the treatment of end-stage liver disease[J]. Transplant Proc, 2015, 47(2): 412-418.

[18] LI Y H, XU Y, WU H M, et al. Umbilical cord-derived mesenchymal stem cell transplantation in hepatitis b virus related acute-on-chronic liver failure treated with plasma exchange and entecavir: A 24-month prospective study[J]. Stem Cell Rev, 2016, 12(6): 645-653.

[19] LI J F, ZHANG D J, GENG T C, et al. The potential of human umbilical cord-derived mesenchymal stem cells as a novel cellular therapy for multiple sclerosis[J]. Cell Transplant, 2014(23 Suppl 1): S113-S122.

[20] MENG M Y, LIU Y, WANG W J, et al. Umbilical cord mesenchymal stem cell transplantation in the treatment of multiple sclerosis[J]. Am J Transl Res, 2018, 10(1): 212-223.

[21] LI P, CUI K, ZHANG B, et al. Transplantation of human umbilical cord-derived mesenchymal stems cells for the treatment of Becker muscular dystrophy in affected pedigree, members[J]. Int J Mol Med, 2015, 35(4): 1051-1057.

[22] PARK Y B, HA C W, LEE C H, et al. Cartilage of allogeneic umbilical cord blood-derived mesenchymal stem cells and hyaluronate hydrogel: results from a clinical trial for safety and proof-of-concept with 7 years of extended follow-up[J]. Stem Cells Transl Med, 2017, 6(2): 613-621.

[23] ZHANG Y X, DING J, REN S D, et al. Intravenous infusion of human umbilical cord Wharton's jelly-derived mesenchymal stem cells as a potential treatment for patients with COVID-19 pneumonia[J]. Stem Cell Res Ther, 2020, 11(1): 207.

[24] BAYGAN A, ARONSSON-KURTTILA W, MORETTI G, et al. Safety and side effects of using placenta-derived decidual stromal cells for graft versus host disease and hemorrhagic cystitis[J]. Front Immunol, 2017(8): 795.

[25] ABDELGWAD M, EWAISS M, SABRY D, et al. Comparative study on effect of mesenchymal stem cells and endothelial progenitor cells on treatment of experimental CCL4-induced liver fibrosis[J]. Arch Physiol Biochem, 2020, 128(4): 1071-1080.

[26] MANDAI M, WATANABE A, KURIMOTO Y, et al. Autologous induced stem-cell-derived retinal cells for macular degeneration[J]. N Engl J Med, 2017, 376(11): 1038-1046.

[27] HUA P, HESTER J, ADIGBLI G, et al. The BET inhibitor CPI203 promotes ex vivo expansion of cord blood long-term repopulating HSCs and megakaryocytes[J]. Blood, 2020, 136(21): 2410-2415.

[28] COHEN S, ROY J, LACHANCE S, et al. Hematopoietic stem cell transplantation using single UM171-expanded cord blood: a single-arm, phase 1-2 safety and feasibility study[J]. Lancet Haematol, 2020, 7(2): e134-e145.

[29] VOLTARELLI J C, COURI C E, STRACIERI A B, et al. Autologous nonmyeloablative hematopoietic stem cell transplantation in newly diagnosed type 1 diabetes mellitus[J]. JAMA, 2009, 302(6): 624-625.

[30] LASKOWITZ D T, BENNETT E R, DURHAM R J, et al. Allogeneic umbilical cord blood infusion for adults with ischemic stroke: clinical outcomes from a phase 1 safety study[J]. Stem Cells Transl Med, 2018(7): 521-529.

[31] ZHU H, POON W, LIU Y, et al. Phase Ⅰ-Ⅱ clinical trial assessing safety and efficacy of umbilical cord blood mononuclear cell transplant therapy of chronic complete spinal cord injury[J]. Cell Transplant, 2016, 25(11): 1925-1943.

[32] BURKHART H M, QURESHI M Y, PERAL S C, et al. Regenerative therapy for hypoplastic left heart syndrome: first report intraoperative intramyocardial injection of autologous umbilical-cord blood-derived cells[J]. J Thorac Cardiovasc Surg, 2015, 149(3): e35-37.

[33] LI Q, CHEN C F, WANG D Y, et al. Transplantation of umbilical cord blood mononuclear cells increases levels of nerve growth factor in the cerebrospinal fluid of patients with autism[J]. Genet Mol Res, 2015, 14(3): 8725-8732.

[34] TAO H M, LIU Y F, WANG T T, et al. Umbilical cord blood stem cells transplantation as an adjunctive treatment strategy for liver cirrhosis in Chinese population: a meta-analysis of effectiveness and safety[J]. Ther Clin Risk Manag, 2018(14): 417-440.

[35] QIU Y, ZHAO R D, YUN M M, et al. Immunity enhancement in immunocompromised gastrointestinal cancer patients with allogeneic umbilical cord blood mononuclear cell transfusion[J]. Biomed Res Int, 2017(2017): 5945190.

[36] SZARYNSKA M, PREIS K, ZABUL P, et al. Diversity of dendritic cells generated from umbilical cord or adult peripheral blood precursors[J]. Cent Eur J Immunol, 2018, 43(3): 306-313.

[37] HIWARKAR P, QASIM W, RICCIARDELLI I, et al. Cord blood T cells mediate enhanced antitumor effects compared with adult peripheral blood T cells[J]. Blood, 2015, 126(26): 2882-2891.

[38] GARFALL A L, MAUS M V, HWANG W T, et al. Chimeric antigen receptor T cells against CD19 for multiple myeloma[J]. N Engl J Med, 2015, 373(11): 1040-1047.

[39] MCKENNADH J R, SUMSTAD D, KADIDLO D M, et al. Optimization of cGMP purification and expansion of umbilical cord blood-derived T-regulatory cells in support of first-in-human clinical trials[J]. Cytotherapy, 2017, 19(2): 250-262.

[40] BRUNSTEIN C G, MILLER J S, CAO Q, et al. Infusion of ex vivo expanded T regulatory cells in adults transplanted with umbilical cord blood: safety profile and detection kinetics[J]. Blood, 2011, 117(3): 1061-1070.

[41] CICHOCKI F, COOLEY S, DAVIS Z, et al. CD56^{dim}CD57$^+$NKG2C$^+$NK cell expansion is associated with reduced leukemia relapse after reduced intensity HCT[J]. Leukemia, 2016, 30(2): 456-463.

[42] MU Y X, ZHAO Y X, LI B Y, et al. A simple method for in vitro preparation of natural killer cells from cord blood[J]. Biotechnol, 2019, 19(1): 80.

[43] DOLSTRA H, ROEVEN M W, SPANHOLTZ J, et al. Successful transfer of umbilical cord blood CD34+ hematopoietic stem and progenitor-derived NK cells in older acute myeloid leukemia patients[J]. Clin Cancer Res, 2017, 23(15): 4107-4118.

[44] LIU E, TONG Y, DOTTI G, et al. Cord blood NK cells engineered to express IL-15 and a CD19-targeted CAR show long-term persistence and potent antitumor activity[J]. Leukemia, 2018, 32(2): 520-531.

[45] LIU E, MARIN D, BANERJEE P, et al. Use of CAR-transduced natural killer cells in CD19-positive lymphoid tumors[J]. N Engl J Med, 2020, 382(6): 545-553.

[46] BERGLUND S, GABALLA A, SAWAISORN P, et al. Expansion of gammadelta T cells from cord blood: a therapeutical possibility[J]. Stem Cells Int, 2018(2018): 8529104.

48检